国家卫生健康委员会"十三五"规划教材
全国高等学校教材
供本科应用心理学及相关专业用

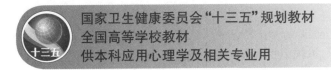

性心理学
Sexual Psychology

第2版

U0208113

主　编　李荐中

副主编　许华山　曾　勇

编　委　（以姓氏笔画为序）

王海娜（大庆市第三医院）　　　　　侣雪平（黑龙江中医药大学附属第二医院）

许华山（蚌埠医学院）　　　　　　　周　甦（南京中医药大学）

孙　毅（北京回龙观医院）　　　　　郑亚楠（赣南医学院）

李荐中（南京中医药大学）　　　　　秦海兵（长治医学院）

杨　磊（新乡医学院）　　　　　　　韩惠民（齐齐哈尔医学院）

杨维莉（陕西中医药大学）　　　　　曾　勇（玉溪市人民医院）

吴义高（皖南医学院第一附属医院）

编写秘书　韩惠民（兼）
　　　　　郑亚楠（兼）

人民卫生出版社

图书在版编目（CIP）数据

性心理学 /李荐中主编 . —2 版 . —北京：人民卫生出版社，2018

全国高等学校应用心理学专业第三轮规划教材

ISBN 978-7-117-26403-7

I . ①性… II . ①李… III . ①性心理学 - 高等学校 - 教材 IV . ①R167

中国版本图书馆 CIP 数据核字（2018）第 081668 号

人卫智网	www.ipmph.com	医学教育、学术、考试、健康，购书智慧智能综合服务平台
人卫官网	www.pmph.com	人卫官方资讯发布平台

性 心 理 学
第 2 版

主　　编：李荐中

出版发行：人民卫生出版社（中继线 010-59780011）

地　　址：北京市朝阳区潘家园南里 19 号

邮　　编：100021

E - mail：pmph @ pmph.com

购书热线：010-59787592　010-59787584　010-65264830

印　　刷：三河市尚艺印装有限公司

经　　销：新华书店

开　　本：850×1168　1/16　　印张：16　　插页：8

字　　数：429 千字

版　　次：2013 年 3 月第 1 版　2018 年 8 月第 2 版
　　　　　2021 年 11 月第 2 版第 2 次印刷（总第 4 次印刷）

标准书号：ISBN 978-7-117-26403-7

定　　价：65.00 元

全国高等学校应用心理学专业第三轮规划教材
修订说明

全国高等学校本科应用心理学专业第一轮规划教材于 2007 年出版，共 19 个品种，经过几年的教学实践，得到广大师生的普遍好评，填补了应用心理学专业教材出版的空白。2013 年修订出版第二轮教材共 25 种。这两套教材的出版标志着我国应用心理学专业教学开始规范化和系统化，对我国应用心理学专业学科体系逐渐形成和发展起到促进作用，推动了我国高等院校应用心理学教育的发展。2016 年经过两次教材评审委员会研讨，并委托齐齐哈尔医学院对全国应用心理学专业教学情况及教材使用情况做了深入调研，启动第三轮教材修订工作。根据本专业培养目标和教育部对本专业必修课的要求及调研结果，本轮教材将心理学实验教程和认知心理学去掉，增加情绪心理学共 24 种。

为了适应新的教学目标及与国际心理学发展接轨，教材建设应不断推陈出新，及时更新教学理念，进一步完善教学内容和课程体系建设。本轮教材的编写原则与特色如下：

1. 坚持本科教材的编写原则　教材编写遵循"三基""五性""三特定"的编写要求。

2. 坚持必须够用的原则　满足培养能够掌握扎实的心理学基本理论和心理技术，能够具有较强的技术应用能力和实践动手能力，能够具有技术创新和独立解决实际问题的能力，能够不断成长为某一领域的高级应用心理学专门人才的需要。

3. 坚持整体优化的原则　对各门课程内容的边界进行清晰界定，避免遗落和不必要的重复，如果必须重复的内容应注意知识点的一致性，尤其对同一定义尽量使用标准的释义，力争做到统一。同时要注意编写风格接近，体现整套教材的系统性。

4. 坚持教材数字化发展方向　在纸质教材的基础上，编写制作融合教材，其中具有丰富数字化教学内容，帮助学生提高自主学习能力。学生扫描教材二维码即可随时学习数字内容，提升学习兴趣和学习效果。

第三轮规划教材全套共 24 种，适用于本科应用心理学专业及其他相关专业使用，也可作为心理咨询师及心理治疗师培训教材，将于 2018 年秋季出版使用。希望全国广大院校在使用过程中提供宝贵意见，为完善教材体系、提高教材质量及第四轮规划教材的修订工作建言献策。

教材目录

序号	书名	主编	副主编
1	心理学基础（第3版）	杜文东	吕 航 杨世昌 李 秀
2	生理心理学（第3版）	杨艳杰	朱熊兆 汪萌芽 廖美玲
3	西方心理学史（第3版）	郭本禹	崔光辉 郑文清 曲海英
4	实验心理学（第3版）	郭秀艳	周 楚 申寻兵 孙红梅
5	心理统计学（第3版）	姚应水	隋 虹 林爱华 宿 庄
6	心理评估（第3版）	姚树桥	刘 畅 李晓敏 邓 伟 许明智
7	心理科学研究方法（第3版）	李功迎	关晓光 唐 宏 赵行宇
8	发展心理学（第3版）	马 莹	刘爱书 杨美荣 吴寒斌
9	变态心理学（第3版）	刘新民 杨甫德	朱金富 张 宁 赵静波
10	行为医学（第3版）	白 波	张作记 唐峰华 杨秀贤
11	心身医学（第3版）	潘 芳 吉 峰	方力群 张 俐 田旭升
12	心理治疗（第3版）	胡佩诚 赵旭东	郭 丽 李 英 李占江
13	咨询心理学（第3版）	杨凤池	张曼华 刘传新 王绍礼
14	健康心理学（第3版）	钱 明	张 颖 赵阿勐 蒋春雷
15	心理健康教育学（第3版）	孙宏伟 冯正直	齐金玲 张丽芳 杜玉凤
16	人格心理学（第3版）	王 伟	方建群 阴山燕 杭荣华
17	社会心理学（第3版）	苑 杰	杨小丽 梁立夫 曹建琴
18	中医心理学（第3版）	庄田畋 王玉花	张丽萍 安春平 席 斌
19	神经心理学（第2版）	何金彩 朱雨岚	谢 鹏 刘破资 吴大兴
20	管理心理学（第2版）	崔光成	庞 宇 张殿君 许传志 付 伟
21	教育心理学（第2版）	乔建中	魏 玲
22	性心理学（第2版）	李荐中	许华山 曾 勇
23	心理援助教程（第2版）	洪 炜	傅文青 牛振海 林贤浩
24	情绪心理学	王福顺	张艳萍 成 敬 姜长青

配套教材目录

序号	书名	主编
1	心理学基础学习指导与习题集（第2版）	杨世昌　吕　航
2	生理心理学学习指导与习题集（第2版）	杨艳杰
3	心理评估学习指导与习题集（第2版）	刘　畅
4	心理学研究方法实践指导与习题集（第2版）	赵静波　李功迎
5	发展心理学学习指导与习题集（第2版）	马　莹
6	变态心理学学习指导与习题集（第2版）	刘新民
7	行为医学学习指导与习题集（第2版）	张作记
8	心身医学学习指导与习题集（第2版）	吉　峰　潘　芳
9	心理治疗学习指导与习题集（第2版）	郭　丽
10	咨询心理学学习指导与习题集（第2版）	高新义　刘传新
11	管理心理学学习指导与习题集（第2版）	付　伟
12	性心理学学习指导与习题集（第2版）	许华山
13	西方心理学史学习指导与习题集	郭本禹

主编简介

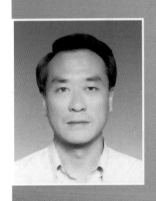

　　李荐中，精神医学教授，硕士研究生导师，现任南京中医药大学心理学院院长，应用心理硕士专业学位授权点负责人，应用心理学科带头人，应用心理学专业负责人，大学生心理健康教育咨询中心主任；东南大学附属中大医院心理精神科专家门诊主任医师；江苏省第二中医院心理科专家门诊主任医师。中国心理卫生协会森田疗法应用专业委员会常务委员；中国心理卫生协会老年心理专业委员会委员；江苏省中西医结合学会心身疾病专业委员会副主任委员；《中国妇幼卫生杂志》首届编委；《中国全科医学杂志》心理治疗相关专栏负责人。1988年接受美国夏威夷大学曾文星教授心理治疗技术培训；2000—2002年接受北大医学部中德心理治疗技术连续培训。擅长精神疾病和心理问题的诊断与治疗；研究方向：整合取向心理治疗与心理治疗本土化。

　　从事精神科和心理科临床、教学、科研35年。出版学术专著7部，发表论文50余篇，获市科技进步一等奖1项，获省卫生系统"有突出贡献的优秀中青年专家"称号。国内高校设立应用心理学专业初期即参加12院校统编教材的编写，此后相继参加本规划教材第一轮、第二轮、第三轮的编写，其中担任教材主编2部，副主编2部，参编1部。

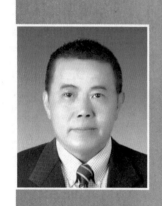

许华山，教授，硕士研究生导师，蚌埠医学院精神医学系主任，全国精神医学专业教材评审委员会委员，全国应用心理学专业教材评审委员会委员，全国高等医学教育学会医学心理学分会理事，安徽省心理学会副理事长，安徽省心理卫生协会副理事长，安徽省心理咨询师协会副理事长，安徽医学会行为医学分会副主任委员，安徽省大学生心理健康教育研究会心理咨询与治疗专业委员会副主任，国际中华精神病学家学会常务理事，国际中华应用心理学研究会常务理事。

从事教学工作30年，主讲《心理学导论》《医学心理学》《社会心理学》《社会医学》《心理咨询治疗学》《精神病学》等多门本科生课程及《临床心理学》《精神病与精神卫生学》等研究生课程。以第一完成人获安徽省教学成果奖2项，主编国家级及省级规划教材10余部，参编学术著作5部，主持省级教科研项目多项，在国内外发表学术论文30余篇。

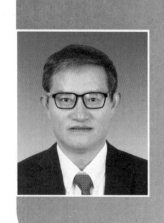

曾勇，博士，二级教授，博士研究生导师，主任医师，昆明医科大学第六附属医院院长。云岭名医、云南省中青年学术和技术带头人及有突出贡献优秀专业技术人才。昆明医科大学心理学硕士点负责人、云南省精神科质量控制中心主任。系中华医学会精神科分会委员，中国医师协会精神科分会常委，中国心理卫生协会心理治疗与心理咨询专委会常委，中国心理卫生协会残疾人心理卫生分会副理事长，中国心理卫生协会心理评估专委会委员，云南省医师协会精神科分会主任委员。

培养博士、硕士35名，发表论文114篇（SCI收录10篇），主编、副主编人民卫生出版社教材2部、英文专著译著2部、参编专著10部。获云南省科技进步二、三等奖8项，主持及参与国家自然科学基金、国家科技支撑计划项目等科研项目15项。

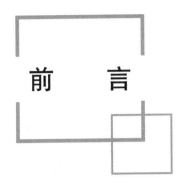

前　言

　　性心理学是研究人类性行为的诸多学科之一；而与性相关的心理问题也是心理咨询与治疗、心理健康教育的重要工作之一。《性心理学》(第1版)出版使用已经5年，使用过的师生反映，希望第2版教材能够再增加一些案例。我们接受了上述意见。本版教材总结了新的研究成果，调整了部分章节，增加了一章，更新内容在20%左右。同时，在部分章节中增添了实践案例，以便学生能够更好地理解实际生活中与性相关的心理问题，提高解决实际问题的能力，较好地体现了"三基""五性""三特定"的基本要求。在此感谢各位编委的付出与劳动，同时也感谢由于各种原因没有继续参加第2版编写的邱鸿钟教授等几位老师，他们在第1版编写的部分主要内容仍然在第2版中有所体现。

　　由于时间紧、任务重，教材中难免出现不足和错误，恳请广大师生和读者批评指正，以利再版更正。

李荐中

2018年5月

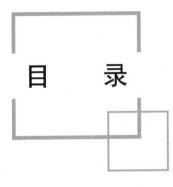

目 录

第一章 绪 论

学习目标

掌握：性心理学的概念、研究内容与范围。

熟悉：性心理学的研究方法及其应用。

了解：性心理学的研究目的与意义、性心理学的研究对象、性心理学与相关学科的关系以及性心理学的发展历史。

性，作为人类繁衍生息的本能行为，有其多元和复杂的特点。性，不仅仅是简单的两个生物体间的纯粹的生理行为，它更是一个涉及个体情感、道德、伦理、家庭幸福乃至社会稳定的潜在问题。越来越多的学者意识到性以及性心理的重要性，逐渐摒弃以往人们对性问题的神秘羞涩的态度，开始以科学、理性、独特的视角来理解和研究性及性心理。本章将围绕着性心理学的概念、研究内容、发展历史以及常用的研究方法等问题，和读者一起揭开性心理学的神秘面纱，走进性心理学的神奇世界。

第一节 概 述

由于文化禁忌，大多数人会对性产生兴趣，并且在生命的某些时期会有强烈的愿望去获取某些与性相关的知识，以帮助自己释疑解惑，以期从性活动中获得更大的满足。性心理学所做的研究可以从特定的角度给人们提供相关的知识。那么究竟何为性心理学？性心理学研究哪些内容？其研究有什么意义？本节将对性心理学的一些相关问题进行概括性的介绍。

一、性心理学的概念

（一）性的概念

在探讨性心理学之前，首先要明确什么是性。性的含义是多种多样的，可以指性别，男性或女性；指性器官；指性行为，如接吻、性交；也可以指与性相关的感受、想法等，如性欲、性幻想。因此我们往往需要根据上下文来理解其具体的意义。唐代医家孙思邈在《千金要方》中这样描述性："男不可无女，女不可无男，无女则意动，意动则神劳，神劳则损寿法。"这是指两性的性行为，是对性的狭义理解。当代也有研究者将性理解为性行为，认为"性行为是产生性唤醒并增加性高潮的行为。"还有研究者认为"人类的性是我们作为有性的个体的经历和表达自我的方式。"性作为延续生命的手段，在人类生命过程中是一项重要的活动，但是随着人类的发展，人类的性行为已经不单单是一种繁衍后代的义务，而是具备更多的社会性，因此比单纯的生物性行为更加复杂，受到许多综合因素的影响，日益成为人们关注并进行深入研究的对象。

（二）性心理学的概念

性心理学是研究人类性行为的诸多学科之一。从心理学的视角来看，人类的性不仅是一种生物现象，更是一种心理现象，因为性对于人类来说，繁育后代只是其一部分功能，而性体验则是欲望、感受、想象、经验等，是受多重复杂因素影响的心理现象，需要从心理学角度进行研究。那么性心理学究竟是什么呢？弗洛伊德（Sigmund Freud）、霭理士（Henry Havelock Ellis）以及其他一些研究者对性心理学的许多重要问题进行了研究，并给予了解释，也提出了一些理论和原则，但都没有给出统一明确的"性心理学"概念。性心理学目前缺乏公认的体系和规范，研究范畴也不够清晰，对于性心理学的概念，研究者们目前还没有达成一致。综合各家认识，本书认为，性心理学是以心理学的观点、理论和方法研究人类性活动及其规律的一门学科，是心理学的分支学科。这里的性取其广义，不仅指性交活动，还包括人类的性生理特点、性心理发展、性别的社会化、性健康、异常性心理、性心理咨询与治疗、婚恋心理、性犯罪心理等。

二、性心理学的研究目的与意义

人类的性活动不仅仅是生物的本能反应，同时也是非常复杂的心理现象，性心理学的研究目的就是揭示人类的性作为一种心理现象发生、发展的活动规律，了解和维护人类性健康、提高生活质量、提供预防和纠正不利于身心健康的性行为的措施和方法。

在人类的历史发展中，性逐渐从单纯的生物性行为进化为复合有社会因素的复杂行为，其目的早已不局限于繁衍后代，而是拥有更为丰富的内容。但是从人类懂得遮羞之后，性逐渐地成为禁区，公开地谈论性在大多数时候都会为文明人所不齿，使得关于性科学的研究成为隐秘的事情或者是不能登大雅之堂的旁门左道，而性知识也因此受到了屏蔽，无法正常地传播。这样做的结果是导致无知与偏见，甚至迷信充斥着与性相关的领域，很大程度上妨碍人们正常的性活动，甚至导致一些人的性行为出现偏差。目前，传统的观点、旧的规范与禁忌已不再受到人们的重视，不确定的、多重的价值观与广泛的信息来源使得人们尤其是年轻人迷失了自我，性是这场迷失中的重要线索甚至是核心线索。有人说，性不是最好的东西，也不是最坏的东西，但它是独一无二的。由于与性相关的问题与每个人、每个家庭都密切相关，对此进行科学的研究并给予人们以正确的指导具有重要的意义。

首先，性心理学的发展加深了人们对性的认识，不再把性行为仅看作单纯的生物冲动和生殖途径。虽然性的确是许多动物共有的一种本能，而且繁殖后代是性的一种重要功能，但是人类从事性活动不仅仅是为了生育后代，而是有着其他更大的驱动力，即获得肉体的快乐和精神的满足。

其次，性心理学研究人类性心理活动的规律，帮助人们更好地理解人类的性行为，并为人类的性心理适应提供理论依据。在现代信息社会里性知识得到了快速的传播，但是其对个体以及人类社会长远利益的影响却并未得到有效的评估，一些非常态的性活动和性生活体验对个体的心理健康造成潜在的损害。对于人类的性心理活动规律的充分把握，有助于：①有效地指导性教育，从而促进性心理的健康发展；②为性生活提供更加完备的知识，使性生活更加和谐，从而提高生活质量，相应地有利于家庭的幸福；③更好地理解性心理异常，提供有效的预防与干预措施，以维护人们的身心健康；④树立合理的性道德观，增进社会的和谐，促进社会的文明与进步。

三、性心理学的研究对象

性心理学研究的对象为有关人类性行为的心理活动及其规律。因此，前面将性心理学的概念定义为研究人在性行为中的心理活动及规律的科学。由此看来,性心理学是心理学的一个分支学科。同时,人们也常常将性心理学视为性科学的研究领域之一。性科学是以人类的性为研究对象的综合性学科,它的研究者包括来自各领域的专家,如生物学家、医学家、心理学家、人类学家、社会学家等。

人的心理活动以生物学为基础,同时又带有明显的社会学属性。由于性的生物学功能(种族的繁衍)、个人的性体验功能(性体验是人生最重要的体验之一)和性的社会功能(两性关系是一切人际关系的前提或起源)三者密不可分,在性心理学的研究中必然与其他学科存在交叉互融的情况,因此性心理学具有跨学科的性质。

四、性心理学的研究内容与范围

性心理学既要探讨性心理现象的生物学基础,又要研究性心理现象的社会文化基础;既要研究正常的性心理,又要研究异常的性心理。因此其研究范围非常广泛,与其他一些相关学科存在着千丝万缕的联系。

性心理学的研究内容与范围主要包括:

1. **性生理心理学基础**　性生理心理学基础探讨性的解剖生理基础及心理机制。人类的性心理现象必然有其物质基础,了解性器官的解剖结构和生理反应过程及其与心理活动的相互作用,是理解性心理的基础。

2. **性心理的发展与健康的性心理**　探讨性心理的发展过程,性别角色的社会化过程以及影响因素,不同性别和不同年龄阶段的人群有不同的性心理特征,面临不同的发展任务。在此过程中,个体的性心理发展受到自身遗传因素和外在的社会文化环境的影响和制约,最终是否具有健康的性心理会对人的身心健康产生重要的影响。

3. **性观念与性态度**　探讨人类的性观念和性态度的发展与演变,涉及多元视角下的性道德和性文化现象的争议、人们对于性从崇拜、疑惑、禁锢到解放的认知演变、具有复杂层次结构的性情感以及不同人群间的性行为等内容。

4. **性心理健康教育**　性心理健康教育作为性健康教育的一个方面,不仅仅是性知识的教育,更是人格的教育和心身健康的教育。针对不同年龄阶段的人群,性心理健康教育的内容和方法途径都是各有侧重的,这对于增进个体的身心健康,提高各年龄阶段人群的生活质量,促进个体恋爱成功、婚姻美满、家庭幸福,进而对维护整个社会的和谐与稳定都有极其重要的意义。

5. **性心理咨询与治疗**　性心理咨询与治疗既可以面向正常人提供有关的解释、指导与教育,也可以针对有异常性心理或性行为者进行相应的治疗。多种心理咨询与治疗的理论与技术都可用于性心理咨询与治疗,性心理咨询与治疗也发展了一些独特的技术与方法,对相关从业者更是提出了有针对性的要求。

6. **婚恋心理研究**　在对人类婚姻历史进行回顾的基础上,重点探讨恋爱心理、择偶心理、婚姻心理、离婚心理、婚外恋心理及其他性关系的心理特点及其处理方式。美满的婚姻离不开健康的性生活,也需要性心理的健康指导,而婚姻生活中的一些特殊情况,如离婚、婚外恋等,更需要予以关注。

7. **同性恋**　对同性恋群体的历史进行梳理并探讨同性恋的原因及其特征。随着人类社会文明的不断进步,同性恋群体在逐渐地被人们接受和认可,并得到越来越多的理解和尊重,但同性恋群体在自我认同、情绪稳定、社会和家庭对其的接纳与融入过程中,依然还存在着诸多问题,需要从科学的理性的角度去面对和解决。

8. **性心理障碍与性功能障碍**　探讨常见的性心理障碍与性功能障碍的成因、临床表现与干预问题。人类的性心理与性行为变异很大,对于性的异常认识与判断,不仅是医学与

3

心理学问题，也是文化问题。异常的性行为与性功能障碍往往存在一定的心理问题，性心理学试图理解其原由，确立诊断并探索有效的治疗方法。

9. **性犯罪心理研究与相关法律**　探讨性犯罪的成因、类型及干预问题。各种类型的性强迫都构成性犯罪，因为其对他人造成了直接和潜在的伤害。了解性犯罪的发生原因、类型，探索相应的预防与补救措施是性心理学等学科的任务。

五、性心理学与相关学科的关系

正如性本身有着多重含义一样，人类的性也受到多种因素的影响，因此我们可以从生理、心理、社会、文化、宗教等多种角度对性进行研究。而性科学本身也缺乏统一规范的学术界限，多表现为交叉学科，生物学、心理学、社会学、人类学、医学等从各自的角度入手进行研究。性心理学作为心理学的一个分支学科，与心理学内部的许多学科在研究内容上存在交叉，如发展心理学与性心理学都探讨性心理的发展过程，不同年龄段的性心理特点；社会心理学与性心理学都探讨性别意识的社会化过程；变态心理学与性心理学都研究性心理障碍的原因、表现及干预；医学心理学与性心理学都探讨通过心理咨询与治疗对性心理障碍进行治疗的方法与技术。

作为同属于性科学的学科，性心理学与其他学科在研究内容和方法上密切相关，同时也各有其独特之处。性心理学与性生物学、性医学都注重从个体层面对性进行研究，而性社会学和性人类学则从更广泛的视野——社会文化的层面对性进行研究。其中，性生物学的研究关注性器官的解剖结构和生理机制以及性发育的过程；性医学以生物学知识为基础，从临床角度出发研究多种因素引起的性功能障碍、性心理障碍以及性传播疾病等；性社会学侧重探讨婚姻家庭、种族、阶级等社会因素与性的关系；性人类学则注重探讨文化因素对性行为的影响并进行跨文化的比较。

第二节　性心理学的发展历史

在漫漫的历史长河中，人类从未停止过对世界和自身奥秘的孜孜探索的脚步，这其中自然也包括对性心理及性行为的探究。人类的性心理始终贯穿和反映在生殖、婚姻、性关系等具体问题上的性态度、情绪和行为以及宗教、风俗、习惯等文化现象之中，并随着社会文化的变迁而不断演化。

一、国外性心理学研究的发展与兴起

人类的性生活形态一直呈现出多元的状况，从远古人类对性的蒙昧与崇拜到古希腊时期提倡对性的自由和爱的浪漫，从中世纪对性的禁锢与规制到文艺复兴后对性的觉醒与反思，直至17—18世纪自英国开始的工业革命和科学革命后，人们对待性及其性心理的态度变得越来越文明和理性。

性心理学作为一门独立的学科研究，通常认为始于德国精神病理学家理查德·冯·克拉夫特-艾宾（Richard von Krafft-Ebing）关于刑事法庭性犯罪者的精神鉴定工作。艾宾因为接触司法鉴定工作而研究了大量的性变态者，1886年出版了《性病态心理学》（*Psychopathia Sexualis*）一书，共收集了238个涉及犯罪的性变态案例。这本书被翻译成多国文字，对学术界和社会影响深远。艾宾开创的性变态心理学研究不仅需要勇气、胆识，而且需要高度的社会责任感。他认为，医学尤其是精神病学，必须直面生命的缺陷与痛苦，即使是任何生理或道德上的痛苦和恶劣的事情，也不应退避三舍，都应该勇于说出所有的真相。艾宾关于性变态心理学的研究主要还以临床现象的描述为主，虽然也提出了关于性变态机制的一些

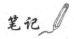
笔记

假说，但仍尚未形成系统化的理论体系。艾宾描述了许多性反常行为的案例，这些掩盖在色情狂、强奸者、鞭笞者行为后面令人恐惧的、厌恶的病态和罪恶无意中给人们带来了一些对性的恐惧心理。

英国医学家、性心理学家和文艺评论家霭理士被公认为西方现代性心理学研究的先驱者之一。他同情妇女对权利和自由的追求，反对宗教、道德和习俗对妇女的压迫和禁忌，冲破重重阻力和克服多种困难，立志以进化论为基础，研究人类的性心理现象，解读人们关于性问题的迷惑。从1896年写作《性心理学研究录》第一卷《性逆转》开始，先后写了第二卷《羞怯心理的进化，性的季候性现象，自动恋》、第三卷《性冲动性质的分析，恋爱与痛楚，女子的性冲动》、第四卷《人类的性选择》、第五卷《性爱的象征现象，解欲的机制，妊娠的心理状况》、第六卷《性与社会》。1928年，他又写了一部《哀鸿现象和其他若干补充研究》，并把这部书列为《研究录》的第七卷。这七大卷的《性心理学研究录》奠定了霭理士在性心理学领域一代大师的地位。1933年，霭理士基于研究录，写成了一本《性心理学》（*Psychology of Sex*），这是第一本较为系统全面研究性心理学问题的专著，内容涉及性生物学、性生理学、性的畸变、婚姻心理和恋爱心理等，是为非专业研究人员编写的一本浅显易懂而又不失系统全面的性心理手册，该书在世界范围内被多次重印发行，影响深远，读者远远超出了医学界的范围。霭理士认为，同性恋不是一种疾病，而是一种天生的异常状况。他提出手淫并不是一种疾病，也不会导致疾病，而是缓解性压力的一种方式。因为在他看来，这是一个对手淫充满困惑和误解的时期，即使是英国维多利亚时代，大多数医学家也将手淫当作一种造成神经衰弱、阳痿、癫狂和儿童性早熟、发育不良等问题的病因。在19世纪后期，神经衰弱受到了英、法、美医生的高度重视，并认为性器官就是耗尽神经能量的主要场所，他们还发明了许多所谓促进能量恢复的治疗器械，如将电振荡的电极插入直肠和尿道内，用以促进性动力的恢复。

1900年，奥地利心理学家、精神分析学的创始人西格蒙德·弗洛伊德发表《释梦》一书，开创了对梦的意义进行解析的精神动力学方法，并提出了梦的无意识愿望满足理论。在弗洛伊德的研究中，他不仅发现了自己对母亲爱恋的情感，而且逐渐将这一情感扩展到对幻想和神经症临床后面隐藏的性动力的解释。他把性心理作为生活的最基本动力，先后发表了《性学三论》《快乐原则之外》等论文，建构了泛性主义的心理学理论体系。

德国医学家摩尔（A. Moll）于1891年写了第一本有关同性恋的专著，1897年发表《人类性欲的本质》，1909年发表第一本关于儿童性问题研究的著作，1912年编写了第一本《性学手册》，并在1913年建立"国际性研究学会"，主持召开国际性学研究大会。

德国医学家和医史学家布洛赫（I. Bloch）把社会学方法引入性学研究，被称为现代"性学之父"。1906年他首先创用"性学"一词，1907年著《我们时代的性生活》一书，他和赫菲尔德（Herzfeld）等人一起为性教育、性改革而努力呼吁，指出性倒错患者是没有责任能力的。

美国生物学教授和性学家阿尔弗雷德·C·金赛（Alfred C.Kinsey）在动物学家马丁（Martin）、心理学家波默罗伊（Pomeroy）和人类学家吉布哈特（Gebhardt）的协助下，进行了大样本的个案（1.7万例）性生活史调查，写成《人类男性的性行为》和《人类女性的性行为》，开创了对性行为的生态学研究。据金赛的研究，有过自慰经验的人比没有自慰过的人多，而且是最常达到性高潮的性行为方式。因此，自慰是人类的一种常态行为，而无需背负自责等恶名的困扰。金赛还发现，同性性行为与异性性行为普遍共存于人类男女性群体中。因此，同性恋应视为是一种个人的选择，而不是天生的特质，更不应视为不正常或不自然、神经症或精神病。从科学的角度看，金赛研究的重要意义并不在于他所得出的结论，而在于依据实证调查才得出结论的研究方法。

美国心理学家、行为主义的创建者约翰·布鲁德斯·华生（John Broadus Watson）认为心理学应该以行为作为自己的研究对象，发展了客观的观察方法。华生于1915年当选为美国心理学会主席，在1919年建立了世界上第一个性学研究所，1920年因为主持性心理学实验而与妻子离婚。

20世纪50年代，美国妇产科专家威廉·马斯特斯（William.Masters）和心理学家维吉尼亚·约翰逊（Virginia.Johnson）开始了性反应的实验研究。从1954年开始，20多年的研究成果集中体现在三部巨著《人类的性反应》《人类性功能失调》和《同性恋》，对性心理学的生理机制和临床应用进行了突破性的研究。美国性心理学专家朱莉娅·海曼（Julia Hamann）著有《性心理研究》，发现情意绵绵的轻柔音乐有诱发性兴奋的作用，对女人的性唤起作用似乎更大。

美国性学家雪儿·海蒂（Shere. Hite）1976年和1981年先后出版了大型性学研究报告——《女人篇》和《男人篇》，在美国引起强烈反响，迄今已被译成18种文字。之后，海蒂的研究继续深入，先后出版了《情爱篇》《家庭篇》《职场篇》《海蒂篇》，为世界性科学研究作出了不可磨灭的贡献。1987年，海蒂被《世界年鉴》评选为25位美国最有影响力的女性之一。她通过开放式性爱问卷调查，让女性表达了自己对于自慰、性高潮、阴道性交、阴蒂刺激、女同性恋等看法，得出的结论是：女人及女性性高潮毫无过错，需要改变性态度的是社会自身。同样这份报告还涉及了男子气概、偷情、外遇、阴茎大小、性无能、早泄等令男人难以启齿的问题。海蒂还倾听了4500名女性的衷情吐露，让人们听到了在一种性别歧视文化之下，弱势女性受到的伤害和两性伴侣之间"感情契约"的扭曲；海蒂依据16个国家3000份儿童与成人问卷的调查详细叙述了儿童的性心理发展与父母教养之间的关系，童年被打屁股与成年施虐受虐幻想之间的联系，儿童性心理的认同对成年后的生活影响，儿童之间的性游戏等性心理学问题。无论是从研究内容的广泛性，还是调查研究方法的示范性来看，海蒂性学报告的确是20世纪性心理学实证研究取向的一个代表作。

20世纪50—70年代，随着整形外科手术技术的完善，变性手术成为帮助一些性别认同障碍和易性癖者满足个人心理需要的一种手段。据当时《纽约时报》关于通过外科手术易性的调查报告，变性手术使那些术前压抑、孤独、绝望，甚至想自杀的人，在手术后较为满足，心情也平静下来。从20世纪开始，无论是性功能障碍，还是性心理变态，都被纳入了现代医学家庭治疗、婚姻治疗和性治疗的范畴之中。

广义上，性心理学研究也应包括性别心理学的研究。1892年美国心理学会（American Psychological Association，APA）成立初期，只有2位女性心理学家参与；到20世纪中叶，女性会员已经发展到占APA会员的1/3。从20世纪70年代开始，女性在APA中的领导角色逐渐突出，获得杰出科学贡献奖的女性增加迅速。女权主义运动推动了女性心理学的研究。所谓女权主义（feminism）是指那些以女性争取更好权利为宗旨，研究性与性别问题的一种思潮或学派。包括五种不同类型的女权主义：①自由女权主义（liberal feminism）强调女性与男性的相似性，认为性别差异是由机会不平等造成的；主张改变对女性不公平的态度和法律，使男女具有公平的政治、法律、经济和受教育的权利与机会。②文化女权主义（cultural feminism）认为，男女性的品质是不同的，女性在养育、关心他人、合作性等方面的品质比男性的攻击性和缺乏情绪表达等品质有更多的优越性；主张通过提高人际指向的价值增进女性的能力。③社会主义的女权主义（socialist feminism）认为，性别的不平等源于经济不平等的态度，主张改革不平等的社会制度来消除对女性的压迫。④极端的女权主义（radical feminism）认为性别的不平等源于父权制，是男性控制、支配和压迫了女性；主张改革在工作场所、社会机构和家庭中的权利分配。⑤有色人种女性的女权主义（women of color feminism）认为，西方的女权主义运动只关心白人女性面临的问题，事实上，种族主义与阶层主义和性别主义一样，对男女性别的态度是有偏差的；主张不同的种族、阶层和性别的男女应该具有同样的权利。

1969 年在美国成立了心理学中的女性联合会，1973 年 APA 建立了女性心理学分会，出版了女性心理学教材，一些大学开设了相应的专业课程。据估计，今天在大学和其他非营利性服务机构中，女性心理学家占 1/3 以上，超过 2/3 的心理学博士学位授予了女性。关于性别的心理学、行为学、人类学和社会学的研究有许多值得称赞。如法国女哲学家和文学家西蒙·德·波伏瓦（Simone de Beauvoir）1949 年出版了使她成名的《第二性》（The Second Sex），她在书中将男性称之为第一性，女性称之为第二性，该书以其对女性状况革命性的研究而闻名。1999 年在巴黎召开了庆祝《第二性》出版 50 周年的国际研讨会，说明该书对改变全世界对女性看法的巨大影响，该书甚至被称为女性主义的《圣经》。1990 年，人们发现了波伏瓦的日记和她给萨特（Sartre）的两卷书信，从中可知她一生曾有过数段同性关系，日记中的事实击碎了波伏瓦与萨特作为 20 世纪完美伴侣的神话。在这本书的第二卷中有一章"女性同性恋"，是波伏瓦关于女同性恋最直白的作品。她认为，"女人不是天生的，而是后天生成的。"所有的女性都是"天生的同性恋"等观点惊世骇俗，她用"拒绝男性"和"对女性身体的偏好"来作为区分女同性恋和异性恋的标准。贝蒂·弗里丹（Betty Friedan）1963 年出版了《女性的奥秘》、1981 年出版了《第二阶段》、90 年代出版了《生命之泉》，从心理学的角度继承了波伏瓦的女权思想，展现出女权主义理论由社会变革向内心探索的转变。法国社会学家和历史学家让·杜歇（Jean Douchet）在《第一性》一书中与波伏瓦将女性称为第二性的观点相反，认为女性才是第一性，而男人是从属的第二性。她通过对多种文明中的性文化比较研究，认为在人类漫长的历史中，女性的统治时间实际长达十几万年，而女人并不总是被奴役，是农业革命和工业革命先后颠倒了母亲女神的地位，使女人逐渐被生育和家庭所幽禁；性和婚姻问题在整个工业化走势的世界范围内并没有得到理想的或根本的解决，它们与社会文化、经济和政治问题纠结在一起，变得更为复杂。本书通过对印度、中国、埃及、巴比伦、穆斯林、希腊、罗马等 9 个原始文明关于两性关系的态度和社会状况的分析，使我们认识到人类两性关系呈现出多样性或多变性，如果武断地将某一种两性关系称之为最好的或最合理的类型，那只是对人类学无知的表现。杜歇认为，人类婚姻的稳定性因为受精和生育的分离、生育时间的提前、抚养后代时间的缩短和寿命的延长等社会背景的变化，将经受巨大的冲击。夫妻之间的相互性忠诚和排外性将走向一种更为深刻的，相互了解和接受的真诚。杜歇提出，所谓妇女的解放必然是与男性的解放同步进行的精神发展，她强调两性之间的相异性，主张女性应"更女性化"，发挥女性的创造力，促进自我完善，男女之间要学会理解、接受并喜爱两性各自的暧昧一面，让两性相互满意；对妇女而言，无论是恋爱、结婚、生育还是居家、工作或传统与革新兼顾，都应该是自由的选择和不断更新的选择。

20 世纪，世界发达国家和地区的性文化和性心理都发生了很大的转变，正如心理学从关注变态心理学向积极心理学的转变一样，性文化和性心理学的主题不再是病态和罪恶，而是追求健康和美好。1953 年第一期《花花公子》杂志出版，之后还有《花花姑娘》和《迷人太太》等杂志问世，表明人们也可以将性作为一种积极有益的事物加以看待，性和裸体照片可以是美的和健康的。1956 年，第一份关于口服避孕药成功限制排卵的研究报告公布，口服避孕药使人类将生殖功能和由心理和社会诸多因素驱动的性行为完全分离开来，从这种意义上说，人类性心理终于摆脱了身体的束缚而获得了彻底的自由和解放。尤其是对于改变妇女在性活动中一直处于的被动状况和害怕受孕的恐惧具有重大的意义。1967 年英国通过《同性恋法案》规定达到法定年龄 21 周岁的成年人之间的秘密同性恋行为合法。1969

年丹麦政府承认任何明显含有色情内容物品的销售和发行是合法的,事实上,这一开禁并没有像有些人预料的那样会导致性犯罪率的上升。70年代一些关于追求性技巧和性快乐的书籍变得畅销,一些用于手淫激发和性关系的补充,增加性快乐的生殖器模型和"震动器"在大多数药店的柜台上出售,这些市场上的微妙变化已经反映出现代社会对性观念和性行为更加自由开放的程度,可以接受的性态度和性生活的范围正在扩张。但是我们也应该清晰地看到,全世界范围内也出现不少新的性社会现象,例如婚前性行为发生率直线上升,合法化的人工流产增加,结婚率下降,离婚率急剧上升,青少年怀孕率和非婚出生率快速上升,世俗的色情出版物广泛传播,社会对非强迫的越轨性行为的宽容度已经增加,女性频遭性骚扰已成为一个突出的社会公害,性虐待儿童案在世界各地大幅度增加,不安全的性行为被列为全球青少年面临的四大危险行为之一(还有三个危险行为是吸烟、饮酒和暴力)。全球12亿青少年中有80%生活在发展中国家,据估计,每年约有1400万未婚少女分娩和发生妊娠并发症,是发展中国家15~19岁女性死亡的主要原因;约有450万青年女性流产,而不安全流产是青少年女性死亡的主要原因。绝大多数性病的新病例发生在15~24岁人群中,这些状况与婚前性行为、多性伴、人工流产、非意愿妊娠、堕胎、滥用摇头丸等成瘾物质、酗酒、吸烟等不良行为有关。由此可见,性心理学的研究课题和热点永无止境。尽管人们普遍认为,性的快乐是人生存中的一个正常组成部分,性的满足是人格健康和人的发展至关重要的必要条件,但人类性态度和性生活方式的变迁历史告诉我们,性放纵的道德松弛时期最终将让路于性节制的时代。

如何看待人类的性态度和性生活方式变化的历史,法国哲学家和心理学家米歇尔·福柯(Michel Foucault)的《性经验史》为我们提供了一个参考框架。福柯运用后现代批判分析的武器,分析了自16世纪末以来,微观的性话语的变迁与权力控制的关系,使性问题的讨论超越了一个普通的知识问题。在福柯看来,人类的性经验史就是规制身体权力机制的历史。什么是正常或变态的,什么是疾病或健康的,什么是需要治疗或自然的,什么是道德或不道德的,什么是需要控制或属于自由的等等,都是特定历史阶段的"知识"。而"知识"是与权力分不开的,任何"知识"就是一种社会规范,就是一种权力机制的实现。福柯认为,"精神病理学"就是从社会监视、规制大众和惩罚犯罪分子的实践中产生出来的学科,而这些学科的研究成果又强化和改进了社会权力控制。对于性来说,"欲望存在之处,权力关系早已经存在""要想寻找一种权力之外的欲望同样是妄想""权力对待性的逻辑就是一种法律的悖论逻辑,这种法律可以表述为不存在、不显露与缄默合而为一的三重律令"。总而言之,如何在人的本能之性和社会之性,在快乐和道德之间取得某种平衡一直是贯穿人类性史的一条主线,减少性的变态与疾病,促进健康和积极的性生活是人类一直追求的美好愿望。

二、我国性心理学研究的发展与兴起

我国有着数千年特有的文化蕴含与历史沉淀,作为心理学重要分支之一的性心理学在中国的发展也秉持着自身的特点和文化学意义。

中国的古代文明倡导顺其自然的性爱观,主张性的自觉修养和节制,并将其作为享乐和养生的方式。《诗经》首篇"关雎"里描述的"关关雎鸠,在河之洲。窈窕淑女,君子好逑",反映出中国古人淳朴的恋爱心理。《中庸》所说:"君子之道,造端乎夫妇,及其至也,察乎天地"。所谓"天地不交,万物不兴",认为阴阳调和才能达到身心平衡,不主张寡欲和禁欲,而倡导节欲。中国古代房中术的文献琳琅满目,在湖南长沙出土的两千多年前先秦竹简《合阴阳》《天下至道谈》堪称是系统观察男女性心理和性行为最早的文献,其中讨论了性交前的戏道、性兴奋的征候以及性生活中的七损八益养生观念等。中国古代不仅

有许多关于性心理疾病、性保健的方剂和方法的研究文献，而且还有春宫图、木刻、木雕等五花八门的性乐文化。曾任中国性学会理事和常任理事的樊友平于 1997 年曾提出中国传统文化中的儒、释、道哲学与心理学及中医学合流所形成的房中术等，完全可视为了解、解释和干预人类性心理与性生活，促进有关性的心身健康的自成体系的心理学探索，具有十分鲜明的关于心身一体化特点和典型的关于性的生物 - 心理 - 社会文化的色彩，包括男女性度、择偶心理、交合戏道、房室心理调适、性心理治疗等内容。在中国的八卦文化中，涵盖了性的生物 - 心理 - 社会维度，不同性度的人在情感、性欲、生育诸方面表现出不同的性心理特征。在中国的性心理治疗体系中，包含着以人疗人、性药学的心理暗示效应及梦的解析等思想和方法，充分利用了行为方法与仿生学、气功导引法、术数学等技来治疗性功能障碍等问题。由此可见，中国传统的性文化中蕴含了很多的性心理学研究的思想，但缺乏实证的现代心理学研究的方法和思路，未能形成中国本土化的性心理学学科体系。

20 世纪 20 年代前后，五四新文化运动的思潮席卷中华大地。伴随着中国思想文化的革故鼎新，有关性道德的讨论，性科学知识的介绍成为持续多年的热点问题。其间，对中国性心理学发展产生深远影响的事件当属我国社会学家潘光旦先生先后翻译的霭理士著作《性的教育》、《性的道德》与《性心理学》。曾有学者提出，从实际贡献与影响来看，近代译介、传播霭理士性心理学以潘光旦为第一人。

性心理学在中国作为一门正式学科的真正建立与发展是在 20 世纪 80 年代以后。20 世纪 80 年代以后，性问题逐渐成为专家学者所共同关注和探讨的科学领域，先后有一批充满探索精神和科学勇气的学者在此领域大胆地提出各自的观点和理念，呼吁并推动着中国性心理学学科的建立与发展。对于一个拥有十几亿人口的大国来说，性心理学作为一门专门学科的存在是有必要的，性心理学的研究也是迫切而实际的。

我国著名心理学和性学专家王效道曾任中国性学会秘书长，在 20 世纪 70 年代末于无锡举行的关于社会主义发展规律问题的哲学研讨会上提出在中国进行性健康教育的重要性，为全国性学学术会和组织性学会打下基础。1992 年王效道创办《中国性学》杂志，任主编，在中国性学及性心理学学科的发展历程中起着非常重要的推动作用。

北京大学医学部的胡佩诚于 1992 年出版了《性心理学十五讲》，强调对青少年性心理健康的教育与普及，并提倡针对不同年龄群体的性心理特征采取不同的教育方法，帮助人们树立健康的性观念，促进社会的整体稳定与和谐。胡佩诚在 2002 年开办我国第一家少男少女门诊，对我国的性心理教育工作起巨大的推动作用。他在性功能障碍与性心理变态治疗等方面也有丰富的临床经验，首次引进和发展了具有国际先进水平的综合心理治疗 — 漂浮治疗，2003 年在中国性学会第五届年会上首次提出"性商"的概念，"性商"的建构由完成正常的性生活、良好的性心理感受、对性的科学认识以及和谐的夫妻关系四个维度构成。

进入 21 世纪后，中国的性心理学学科的发展有着令人可喜的进步与飞越。从针对青少年群体的性心理教育到临床的性心理咨询与治疗的个案分析，从针对性变态、性心理障碍等特殊人群的关注到面向广大正常人群的性心理发展及特点的研究，以及性心理学研究所涉及的方法学问题（社会调查、量化研究、实验观察等），可以说，性心理学在中国未来的发展空间是非常广阔的，有越来越多的心理学家、生物学家、医学家、社会学家关注到性心理的问题，并付诸时间和精力对性心理学的一系列问题进行深入的探究，相信会有诸多研究成果的诞生为中国性心理学科的发展夯实基础。儒家认为，"天命之谓性，率性之谓道，修道之谓教"（《中庸》），用性教育来塑造人性之本能的优雅仍然将是一个永久的课题。

第三节　性心理学的研究方法

性心理学是一门科学，已经发展出一套研究方法来解答性心理问题，这些研究方法包括：观察法、实验法、调查法、临床法。正确地理解和掌握这些方法，对于性心理学的研究是十分必要的。

一、观察法

（一）观察法的特点

观察法（observation method）是研究者通过感官或借助一定的仪器设备，有目的、有计划地考察和描述客观对象的活动或行为表现，以收集研究资料的一种方法。观察法的设计包括明确观察目的、确定观察内容、选择观察策略、制定观察记录表和训练观察人员。

观察法用途广，使用方便，很多时候是在完全自然的条件下进行，可以得到许多基本的、较真实的资料。其不足之处在于，它不适用于评估人的内隐性认识评价、态度、思考和情感活动。另外，观察到的行为也可能是由多种因素影响的结果，并常常带有主观性或偶然性，并且代价高昂，耗时较长，而且只能研究很小规模的一个样本。

（二）观察法在性心理学研究中的应用

观察法可分为自然观察（natural observation）和实验观察（experimental observation）两种。在自然条件下即在对观察对象不加控制和干预的状态下进行观察，记录后进行分析研究就是自然观察法。临床观察是自然观察的典型例子，在性心理学研究中，也是目前最为广泛的方法。通过临床观察，可以探讨正常人的性心理冲突，探讨异常性行为的心理现象。实验观察法是在人工控制的环境中进行系统的观察，它不仅要有明确的观察实施计划，要求观察者尽可能精确地观察实验参与者的行为表现，而且要求对实验参与者的行为表现进行详细的评定。根据观察者是否直接参与到被观察者所从事的活动之中，观察法可以分为参与观察（participant observation）和非参与观察（nonparticipant observation）。参与观察是研究者参加到所研究的团体中去，作为团体成员之一进行活动，从而对其他人进行观察和记录。如社会学家劳德·汉弗雷（Rod Humphreys）针对公共场所内男性之间非个人化的性关系的参与观察研究，此研究又名"茶室交易"，争议颇多。即若干男子在公共休息室（茶室）从事性活动时，汉弗雷负责望风，他的任务是当警察或其他闯入者靠近时发出警报。这使得汉弗雷可以对这种性行为进行直接观察，他还进行了事后的跟踪调查。汉弗雷在该研究中获取了丰富的信息，但是他这种行为没有获得研究对象的知情同意，他们甚至永远都不知道自己竟成了性行为的研究对象，因此该研究争议颇多。非参与观察就是观察者不参加被观察者的群体，不参与他们的任何活动，完全以局外人或旁观者的身份进行观察，也称为局外观察。

二、实验法

（一）实验法的特点

实验法（experimental method）是在观察和调查的基础上，对研究的某些变量进行操纵或控制，创设一定的情境，以探求现象产生的原因、发展规律的研究方法，其基本目的在于研究并揭示变量间的因果关系。实验室实验法的基本特点是可以严格控制实验条件，最大限度地突出实验重点。在实验室内，不仅可以观察到被试者的行为表现，还可以借助仪器准确地记录各种生理指标，其精确与详尽是调查法无法企及的。

实验法有一定的结构，不仅有明确的实验目的，而且有较严格的实验设计和实验控制。

实验法的设计包括被试选择、研究的材料和工具、实验程序、设计分析方法等,以保证实验结果的科学性。

(二)实验法在性心理学研究中的应用

实验法有两种:实验室实验法(laboratory experimental method)和自然实验法(natural experimental method)。实验室实验法是在特设的实验室中,借助各种仪器设备,严格控制各种条件进行实验,以研究人的心理与行为的方法。例如在实验室利用生理描记仪,对研究对象的呼吸、心跳等生理指标进行记录,以便用于进一步的研究。自然实验法是在日常生活条件下,对某些条件加以控制或改变来研究人心理的方法,如改变人的生活环境(由快节奏的都市到生活节奏慢的乡村),比较其性焦虑的缓解或加重。

20世纪60—70年代,美国性教育专家马斯特斯和助手约翰逊为了更深入地探究人类的性心理和性行为,冲破层层阻力,开创了运用实验室研究的方法来研究性领域的先例。他们招募到上百对已婚夫妇和未婚情侣到他们的实验室中来,通过各种实验仪器观察并记录人们在两性行为中的生理指标及其相应的心理特征,此前从没有人在实验室里研究过人类的性行为,他们的研究对当代西方社会的性观念产生了较大影响。马斯特斯和约翰逊还因为开发了人造性交技术而取得了重要的技术进步。在人造性交过程中,一名女性参与者使用洁净的塑胶制成的人造阴茎来刺激自己,它由电动马达驱动,该女性可以调整插入的深度和频率。在人造阴茎内部有一盏灯和一个记录装置,因而可以对阴道内发生的变化进行拍摄。这样的测量方式避免了自我报告可能产生的歪曲。

面对性心理的研究领域,大多数人是不愿意来到实验室里让科学家们观察他们的性行为或者在自己进行性活动时被套牢在记录仪器上。因此,从那些愿意这么做的不寻常的志愿者那里得到的结果可能与总体情况偏颇很大。有一项研究表明,在一项关于男性性唤起的研究中,志愿者们与不是志愿者的人相比,负罪感更低,对性的恐惧感更低,性经验更丰富。在实验室中对性行为进行的直接观察,还有一个不能回避的问题:在实验室中进行的性行为和在自家卧室的私密空间中进行的性行为是一样的吗?例如实验室中做出的性反应会不会受到一些节制呢?

性学实验研究使我们对形形色色的性现象的原因作出更强有力的推断,能够准确地描述各种性行为的生理指标,但是它耗时颇多,代价高昂,一般只能针对小样本的参与者进行,而且目前大部分的性学实验研究,仍然要依靠研究对象的自我报告。

三、调查法

在主要的性学调查研究中,访谈法和问卷法是较常用的两种调查方法。

(一)访谈法和问卷法的特点

访谈法(interview method)是研究者通过与研究对象进行口头交谈的方式来收集研究对象心理活动和行为表现的一种方法。访谈法的实施过程是访谈者与访谈对象相互影响、相互作用的过程。访谈法的设计包括研究问题的确定、访谈程序的制定、访谈对象的选取、访谈人员的选择与训练等;访谈的实施一般包括访谈前的准备工作、访谈技巧和访谈记录等。访谈法的优点在于访谈者可以与回答者建立相互信任的关系,可以借机说服此人认识到本研究的价值和诚实作答的必要性,并且访谈者能够根据回答者的反应来灵活处理访谈内容的顺序。例如,如果一个人提到自己曾经有过同性恋的经历,就可以接着问一系列关于这种经历的问题;相反,如果此人报告说自己没有同性恋的经历,那么这些问题就可以略去不提,采用问卷就很难达到这种灵活性。另外,这种方法对那些不能阅读或书写的人也可以进行访谈。

问卷法(questionnaire method)是采用书面回答的方式,要求被试回答研究者依据研

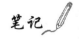
笔记

究目的提出的问题，以获得被试心理和行为表现的资料方法。问卷的设计包括指导语的编写、问卷的长度、问题类型及问卷的遣词造句，对回收的问卷一般要进行信度和效度的检验。

（二）访谈法和问卷法在性心理学研究中的应用

性心理和性行为是较为特殊的个人隐私问题，人们很少能够客观地了解自己在这个方面的表现和态度，通过专业的问卷测验工具，能够帮助人们更好地了解自己与他人的不同，是否在性心理发展上处于相对正常的位置。《艾森克性心理测试》是国际最权威的性心理测试工具。问卷法简便易行，节省时间、经费和人力，能获得大量的研究资料，但有时问卷的回收率和质量难以保证。当我们依靠调查对象的性活动自我报告来进行研究时，我们必须面对的问题是：人们报告自身的性行为能精确到什么程度？在这些调查当中会存在什么问题？

假如你是一项性学项目中的访谈人员，有一位70岁的老人说他和妻子每天都做爱，如果有位30岁的男性告诉你说他从来没有手淫过，你会对他们的描述持有怎样的态度呢？出于某些原因，研究对象会进行有意的歪曲，可能会夸大他们的性活动，也有可能会隐瞒或者汇报很少，但是我们并不确定研究对象是倾向于夸张还是隐匿。在性学研究中，有些问题是要求研究对象回想多年以前性行为的情况。例如在金赛的报告中就有关于儿童期性行为的数据，这就有可能要求一个60岁的男子回忆他几岁的时候开始手淫以及他18岁的时候手淫的频率。可以想象，时隔这么久，要进行准确的回忆几乎是不可能的。在一些性学研究中有的问题是很难进行精确估计的，例如你平均花多长时间进行性交前戏？要估计在什么时间开始，什么时候算是结束，这些是很难估计的。

在一项评估男同性恋者风险性行为的研究中发现，在书面问卷中比在访谈中，更有可能报告更有风险的性行为。很多性学研究方面的专家建议在研究中将两种方法结合起来，采用面对面访谈的方法建立相互信任，在访谈的过程中再结合书面问卷来打探特别敏感的信息。

四、临床法

（一）临床法的特点

临床法（clinical method）不是专指临床医学中的方法，它是与实验法相对而言，主要特点是对个人的行为作系统的和综合性的详尽描述，在具体方法上包括个案史法、观察法和调查法等，是医学心理学，特别是临床心理学最常用的方法之一。临床法是随着生理学、心理学、免疫学、内分泌学、遗传学、生物工程学、人体工程学、社会医学等学科的科研成果累积而创立起来的。

（二）临床法在性心理学研究中的应用

在性心理研究中，临床法应用心理学的各种方法和技术来解除各种性苦恼，是一种应用性很强的研究方法。该方法特别强调身临实际，面对面地针对当事人的问题给予帮助，并且还要求采取严谨认真、辩证分析的"临床"思维态度，应用临床心理学知识和技能，达到转变心理问题的目的。

近百年来，临床法在性科学研究中占有重要的地位。从霭理士和弗洛伊德的研究开始，到当代性学权威马斯特斯和约翰逊研究的各种性治疗技术，可以说临床法在性领域的突破方面起到了巨大的推动作用。例如用多普勒超声、热像回答对性功能障碍进行诊断，可以灵敏地检测出阴茎或阴道壁血管内的血流，从而鉴别是功能性障碍还是器质性障碍；利用海绵体造影和阴茎动脉搏动描记法，也能鉴别功能性和器质性阳痿；利用注射促性腺激素释放激素后检测血中垂体分泌尿促卵泡素（FSH）和黄体生成素（LH）水平，可以诊断内分泌性的性功能低下症可能发病的部位。近几年，电子计算机断层摄影（CT）与磁共振成像（MRI）等技术，无疑是疾病检查方法学上的重大突破。但是，它们对于早期功能性改变仍然无太大的作为，而应用心理学的观察法和测量技术则可以弥补此方面的不足。例如用明尼苏达多相人格测验（MMPI）配合症状自评量表（SCL-90）评定，对性功能障碍和性变态的人格特征及情绪状态可进行细致的分析。

（周　甦　李荐中）

笔记

第二章　性生理心理学基础

学习目标

掌握：性器官发育对心理的影响。

熟悉：第二性征对心理的影响。

了解：性反应的心理生理；性的生理学基础。

从躯体解剖的角度看，躯体的器官根据其功能而被归类于各系统，如呼吸系统、消化系统、循环系统、生殖系统等。生殖系统是指直接完成生殖功能的器官系统，与性行为和性心理密切相关。从生理学的立场看，性行为既与生殖有关，又与生殖无关，性行为是生殖的前提和基础，但性行为不仅仅是生殖的手段，也是享乐和愉悦的源泉。生殖系统涉及的器官仅仅是产生性兴奋与性行为的一部分器官，与性活动相关的器官有很多，包括皮肤、感觉、神经、运动等各种器官以及"狭义"的生殖器官，同时还包括内分泌。性活动除与生理因素有关外，还与心理社会因素密切相关，两情相悦是性活动的基础，在现代社会中，人的性行为与动物不同，还受到社会文化、习俗、宗教以及法律的制约。

第一节　性的生理学基础

性行为（sex behavior）是指在满足性欲和获得性快感而出现的动作和活动。一般人们往往把性行为看作仅是性器官的结合，这种观点具有片面性。性行为并不只意味着性交，观看异性的裸体、色情节目、接吻、手淫、阅读色情小说等，都是性行为的表现。性行为是生理和心理因素共同影响的行为，其发生与生理心理因素密切相关，是人类发展到一定阶段的产物，其发生存在一定的物质基础。

一、性的物质基础

（一）染色体与性腺的分化

性分化（sex differentiation）是指在性别决定的基础上，进行雄性和雌性性状分化和发育的过程。哺乳动物的生殖过程都离不开两性生殖细胞的结合。成年动物的生殖腺中产生的单倍体生殖细胞经过胚泡发育形成二倍体，成为下一代生殖细胞的基础。当原始生殖腺分化为睾丸或者卵巢时，雄性及雌性生殖细胞分别为原细胞，这些细胞先进行有丝分裂，然后进行减数分裂，在进行减数分裂开始后有丝分裂停止，因此也不能增加细胞的数量。

雄性动物与雌性动物不同，雄性动物一直保持着具有有丝分裂能力的精原细胞，精原细胞为干细胞，在一生中不断地进行有丝分裂，最后发育成精母细胞和精子。原始生殖细胞存在于胚泡外，是卵黄囊的上皮组织，它能沿着胚泡后肠移行，一直到达被复原肾腹侧区域组织，生殖腺在此发育形成生殖嵴，发育成睾丸。当生殖细胞到达生殖嵴时，被称作原始生殖细胞，哺乳动物的生殖细胞通过阿米巴运动移行，从胚泡外移行到生殖腺区域，在移行过程中，一些生殖细胞能到达生殖嵴，一些生殖细胞没有到达生殖嵴就死亡了。在移行的初期只有少量的生殖细胞通过有丝分裂使数量增长，如出生后 8 天的小鼠胚胎生殖细胞只有 100 多个，4 天后就增长到 5000 多个，这种增长就是有丝分裂的结果。

雌性的卵巢在妊娠 3 个月就有卵原细胞分化成卵母细胞进行减数分裂，在妊娠四个月以后越来越多的卵原细胞分化成卵母细胞进行减数分裂，出生时所有的卵原细胞都可分化成卵母细胞。当生殖细胞到达生殖嵴时，这些细胞就黏附在体腔上皮处，体腔上皮处的其他细胞也移行至此，于是未分化的生殖嵴就由生殖细胞和体腔上皮移行而来的其他细胞组成，这些细胞和中肾或中肾管与生殖腺连接。在妊娠 6 周就可识别生殖腺前体。

在未分化的生殖腺中分布着生殖细胞和体细胞，在性腺分化时睾丸索由睾丸中心向外发育，形成睾丸网，睾丸的生长依赖于生殖腺中细胞的增长，睾丸形态的分化增加了雄性激素合成的能力。雌性卵巢的分化与睾丸的分化正相反，生殖细胞向卵巢中心移动，其底部被细胞索网覆盖，中心的生殖细胞退化，发育成无生殖能力的髓质。在生殖腺分化的同时，泌尿系统也经过一系列的分化，从而可以辨认出男性或女性的性器官。

雄性到了成熟期，初级精母细胞不断地向管腔移动，并进行有丝分裂，染色体复制，使得初级精母细胞含有两条染色单体。然后初级精母细胞经过减数分裂，染色体数目和 DNA 含量均减少一半，由原来的 23 对半变成 23 条，一个初级精母细胞分化为两个次级精母细胞。其中的次级精母细胞一个带有 X 染色体，另外一个带有 Y 染色体。在第二次减数分裂后，形成 4 个具有单倍体的精细胞，精细胞经过变化发育成精子。含有 X 染色体的精子与卵细胞结合的受精卵发育成女性，含有 Y 染色体的精子与卵细胞结合的受精卵发育成男性。精原细胞分化成精子大约需要 3 个月的时间，而精子的繁殖从青春期开始伴随男性的大半生。

卵细胞的发育与精子不同，在青春期之前一直处于静止状态，在青春期排卵前 2 天，初级卵母细胞进行第一次减数分裂，分化为一个较大的次级精母细胞和一个小的极体，若次级精母细胞没有受精则自动被吸收，若受精则进行第二次减数分裂，发育成受精卵和一个二极体。大约每 4 周就有一个卵细胞从卵巢中释放出来，大多数的卵细胞由于没有受精而被身体吸收。

（二）性腺与生殖器官的分化

人体性腺的分化大约在受孕 6 周后开始，男性从无性别的生殖腺分化为睾丸，女性则由生殖嵴分化为卵巢。人胚在受孕 6 周时，先由中肾形成原始未分化的性腺，这种性腺主要由来自上皮的性嵴、内层的间隙充质以及外胚层的生殖细胞组成，这三种成分是性腺的原基组织。男女外生殖器官由共同的原基组织分化而来，而男女附属性器官则由不同的原基组织分化而来。

男女性别分化是不同步的，男性的睾丸在受孕 6 周开始分化，而女性的卵巢要在受孕 13 周才开始分化。男女性别的分化主要受 Y 染色体和 Y 染色体性别决定基因（sex-determining region gene Y，SRY）的影响。在 SRY 的影响下，精索开始发育，然后形成曲细精管。在发育过程中如果缺乏 SRY 基因，生殖腺就会发育成卵巢，一旦分化开始就很难转变。但是也有例外，如某些两栖类甾体类激素可以使性腺逆转，但对于哺乳动物却不起作用，由于哺乳动物是胎生的，胎儿在母体子宫里浸在雌性激素环境中，因而很难受甾体类激素的影响。

在有 Y 染色体参与的情况下，受孕 6 周后，新型细胞 - 支持细胞（sertoli cells）开始出现，sertoli 细胞的出现是睾丸分化的一个重要标志，而睾丸间质细胞（leydig cells）分化较晚，大

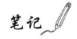

约在受孕 8 周时出现。Leydig 细胞在受孕 16 周时数量明显增加，其主要功能是在促性腺激素的影响下合成与分泌睾酮，睾酮的主要作用是刺激中肾管分化成男性生殖器官。但是一些靶器官的还原酶能将睾酮转化为更强的雄性激素 - 双氢睾酮，双氢睾酮能使外生殖器官男性化，形成阴茎和阴囊。卵巢的分化是在受孕 13 周才开始的，在无 Y 染色体参与的情况下，受孕 13～16 周才完成胚胎时期卵巢器官的分化，卵泡的形成是卵巢分化的一个重要标志。

二、性器官的结构与功能

性器官按解剖位置可分为外生殖器官和内生殖器官，按功能又可分为主要性器官和附属性器官。主要性器官又称性腺，包括睾丸和卵巢；附属性器官包括阴茎、前列腺、附睾、阴道、输卵管、子宫等。

（一）男性性器官的结构与功能

男性性器官包括阴茎、阴囊、睾丸、附睾、前列腺、精囊以及输精管等。

1. 阴茎　阴茎（penis）是男性的排尿和排精器官，也是男性的性交器官，是男性生殖器官中最显著的部分。阴茎可分为阴茎头、阴茎体和阴茎根三部分。阴茎头也叫龟头，头的外端是尿道外口，阴茎头与阴茎体连接处称为冠状沟，头后稍细的部位为阴茎颈。此外还有阴茎包皮，幼儿包皮较长。随着年龄的增长，包皮逐渐后缩，露出阴茎头，如包皮不能后缩，称为包皮过长，这时可以通过外科手术切除过长的包皮。

阴茎有三大功能：一是男性的性交器官，通过尿道将膀胱里的尿液排出体外；二是射精前精子和精液液体成分的汇集场所；三是排精的器官。阴茎勃起后与躯体形成的角度为 90°或 90°以上，勃起角度与女性阴道的解剖特点相匹配，如果达不到 90°为勃起不全。勃起角与阴茎海绵体压力有关，20 岁左右最大，以后逐渐减小。阴茎除了受到性刺激会勃起以外，夜间睡眠时，尤其是早晨，阴茎也会勃起，是正常的生理现象。这主要与早晨膀胱尿液充盈所造成的局部神经反射，以及睡眠中与勃起反射相关的脊髓上段解除了对下段的抑制有关。男性在青春期夜晚睡眠时，偶尔会漏出精液，称为梦遗或遗精，可能与性梦有关，也可能与精液蓄积过多有关，遗精与射精一样，伴有快感的产生。遗精过后会略感身体疲劳，有时精神萎靡，经过几天的适当休息即可恢复。

2. 睾丸　睾丸（testis）是一对表面光滑、卵圆形的实质性器官，是男性产生精子和分泌雄性激素的场所，位于阴囊左右间隔，一般左侧睾丸比右侧睾丸低 1cm 左右，可由阴囊外直接触及。睾丸外层有白膜，实质主要由 100～200 个睾丸小叶组成，睾丸小叶内有曲细精管和间质细胞（leydig cell）。曲细精管是产生精子的主要部位，间质细胞具有分泌功能，可以分泌雄性激素。二者均受下丘脑 - 垂体 - 性腺轴的控制，并受垂体促性腺激素的调节。曲细精管的一端合并成精直小管，穿出睾丸，通向附睾。

新生儿睾丸体积相对较大，但在性成熟以前发育较慢，直到青春期才开始迅速发育，到了老年期则随年龄的增长睾丸逐渐萎缩。睾丸大小因人而异，不同种族间也有明显的差异，其大小主要是由曲细精管的大小和长度来决定的。

男孩青春期发育后睾丸开始产生精子，精子产生后达到一定量就经由梦遗、手淫或性交排泄出去。精子需要在温度较低的环境中才能生存，阴囊有调节温度的作用，体温高时阴囊下垂，体温低时阴囊紧缩。有些男孩出生时睾丸留在体内，如到了青春期还没有从腹腔落入阴囊，睾丸就无法调节温度，就缺乏造精功能，需要通过外科手术，将睾丸移入精囊内。精子在酸性的环境无法生存，而女性的阴道环境偏酸性，这就需要足够量的精液来稀释其酸性，保护精子，如果精液量不足会导致不孕。

3. 前列腺　前列腺（prostate）位于阴茎根部的体内，介于阴茎和膀胱之间，是附属性腺中最大的不成对的实质性器官，形状与大小像一颗栗子。前列腺上端膨大，称为前列腺底部，此面最大、略凹陷；下端尖细，称前列腺尖部；尖部与底部之间是前列腺体。在前列腺底部的近中央处有尿道穿入，贯穿前列腺实质，由尖部穿出。前列腺是分泌前列腺液和前列腺素的场所，在男性射精时，前列腺收缩，将前列腺液排射到尿道，组成精液的一部分。精液是碱性、透明的液体，有黏性，提供给精子营养，保证精子的生存，协助精子的传送。前列腺也是性敏感部位，适当刺激前列腺也会引起性唤起。男性超过 45 岁前列腺组织内的成纤维细胞与平滑肌细胞逐渐出现变性，细胞周围凸起，使前列腺体积逐渐增大，从而引起睾酮水平降低，会引起性唤起水平降低，导致性功能低下，如果影响排尿可考虑外科手术治疗。

4. **附睾** 附睾（epididymis）位于睾丸的内侧，左右各一，为一对长而粗细不均匀的扁圆器官，由附睾管盘曲而成。附睾可分为附睾头、附睾体和附睾尾三部分。头部膨大，位于睾丸上极，体部位于睾丸后部，尾部位于睾丸下极。附睾是精子发育、成熟和贮藏的地方，睾丸产生的精子还不够成熟，需要在附睾里停留半个月左右的时间才逐渐成熟，具有运动和受精的能力。附睾还可分泌少量液体，精子依靠液体向外运动。附睾还具有吸收功能，如附睾内的精子不能定期排出，便被附睾吸收。

（二）女性性器官的结构与功能

女性性器官包括阴阜、大阴唇、小阴唇、阴蒂、会阴、阴道、子宫、输卵管、卵巢和乳房等。

1. **卵巢** 卵巢（ovary）是产生卵子和分泌雌性激素的器官，位于盆腔内，左右各一，呈卵圆形，青春期前表面光滑，青春期后表面凹凸不平。卵巢具有产生成熟卵子的生卵作用和分泌类固醇激素的内分泌功能，其生卵作用是女性最基本的生殖功能。女性青春期后卵巢在腺垂体促性腺激素的作用下具有生卵功能，生卵呈周期性变化，可分为卵泡期、排卵期和黄体期三个阶段，卵泡期与黄体期又被称作排卵前期和排卵后期。卵巢开始排卵后，每月定期排一个，经由两侧输卵管的一方送入子宫。在性成熟期卵巢发育最大，35~40 岁卵巢开始缩小，停经时缩小至原来的一半。卵巢不直接与输卵管相连，其产生的卵子进入腹腔，由输卵管伞吸进输卵管。如果卵子不能到达输卵管，可能在腹腔内受孕，造成异位妊娠，称为宫外孕。研究发现，即使女性失去一个卵巢和输卵管，仍然可以受孕。

2. **子宫** 子宫（uterus）是一个壁厚、腔小的肌性器官，是孕育和供给胎儿营养的场所，位于盆腔中央，上部较宽称为子宫体，下部较窄称为子宫颈，顶部隆起部分称为子宫底。其形状、大小和位置随年龄发生改变，青春期前体积较小，青春期后迅速增大，经产妇女的子宫较未产妇女略大。子宫内层有内膜，按月经周期发生变化，月经来临时，内膜脱落随血液排出，没有受精的卵子一同排出。如果卵子受精，内膜就不脱落，月经也就不再发生，停经是怀孕的标志之一。女性排卵是有规律的，一般在月经开始的第 12~16 天排卵，此期可增加受孕的可能。

3. **阴道** 阴道（vagina）是空腔器官，是排出月经、娩出胎儿的通道，也是女性性交的场所，上端包围子宫颈，下端开口于阴道口。阴道口周围有一层薄的肌肉膜，俗称处女膜，经由性交等原因，处女膜破裂，会产生痛感和出血现象，俗称见红。阴道壁性兴奋时能分泌液体，有润滑作用。阴道壁肌肉富于弹性，性交和娩出胎儿时可以适度扩张。

4. **阴蒂** 阴蒂（clitoris）位于阴道口和尿道口的上方，是个结节样组织，是女性最敏感的性器官。女性的阴蒂相当于男性的阴茎，受到刺激时，血管充血会变得坚挺，称为勃起。阴蒂平时被大阴唇所覆盖，性兴奋时会突出，是引发性兴奋的器官，所谓"舔阴"就是男人在性活动中用舌头舔阴蒂，以引起女性的性兴奋。

5. **乳房** 乳房（breast）是女性的哺乳器官，也是女性主要的性器官。乳房位于女性的

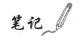

胸部，左右各一，乳房底部为胸肌。乳房由乳腺、腺管和脂肪组成，乳腺由腺叶组成，腺叶内有腺泡，腺泡是分泌乳汁的场所。通过输乳管开口于乳头。乳头位于乳房顶部，富于神经，受刺激会引起性欲。乳头周围组织，颜色较深，称乳晕。乳房在青春期前几乎不发育，青春期之后随着雌激素的分泌增多迅速增长。在女性性兴奋时乳房增大、乳头竖起，乳晕膨胀等。乳房的大小差异很大，可能与雌激素分泌有关，是女性的性敏感区，在性活动中对男性有强烈的吸引性。

三、性功能的调节

性功能是人类进行活动的本能，是生育、繁衍后代的基础，是进行性活动的前提和保证。性功能正常，性生活协调，性要求得到了充分的满足，会表现出愉快心情，生理和心理会处在健康状态。反之，如果性功能不正常，性要求得不到满足，就会出现焦虑、抑郁等不良情绪，久而久之会导致性条件反射衰退，出现性欲下降。不仅脾气变得怪异，甚至会出现类似神经症的症状。性活动是一个复杂的过程，不仅和生物学因素相关，同时也与心理、社会因素有关，是三者相互作用的结果。

（一）男性性功能的调节

1. 神经调节

（1）中枢神经系统的调节机制：中枢神经系统的调节主要依赖于两类中枢，皮质中枢和皮质下中枢。皮质中枢将心理刺激以信号的形式传送到外生殖器官作出兴奋或抑制的反应，引起心理性勃起。皮质下中枢则将通过感觉器官获得的性刺激以信号传导的方式输送到性器官引起反射性勃起。人类的性反应既可以通过心理刺激引起，也可以通过感觉刺激获得，也可能是二者共同作用的结果。心理刺激主要是通过位于胸腰段勃起中枢的调节作用产生勃起，感觉刺激是人类的基本感觉引起的刺激，包括视觉、听觉、嗅觉和触觉，最能引起性冲动的是触觉，如阴茎、直肠、前列腺以及膀胱在受到外界刺激时，通过位于阴部的神经和胸腰勃起中枢调节作用而引起反射性勃起。视觉、听觉等感觉刺激也和性冲动的发生密切相关，但是一般情况下它们不会直接引起阴茎的勃起。

边缘系统是能够引起阴茎勃起的主要调节中枢，感觉刺激通过传入神经首先到达边缘系统，在这里与生理内驱力和情绪进行整合加工，将整合后的信息传递到位于下丘脑的阴茎勃起中枢引起冲动决定，然后再通过传出神经作用于阴茎引起勃起反应。

中枢神经系统除了能对外部的感觉刺激进行机械的加工整合外，在无感觉刺激的情况下也能通过神经传导引起性兴奋，如在性幻想时并无感觉刺激仍然可以引起阴茎的勃起，因此心理过程在人类的性行为中具有重要的作用。人们发现，位于胸腰段的勃起中枢在受到损伤时阴茎仍然可以勃起，表明勃起活动具有明显的心理性倾向。这种勃起现象是由来自感觉和心理刺激以神经冲动的方式作用于皮质中枢而产生勃起的。

阴茎勃起不仅仅是刺激引起兴奋产生反应的过程，还与许多因素密切相关，包括阴茎的解剖结构、血液循环、神经激素的调节作用等，是诸多因素相互作用的结果。同时人的性活动与动物的本能活动有明显的区别，人是有情感的、社会性的，因此人类的性活动也与心理因素和社会因素密切相关。

（2）自主神经系统的调节：自主神经系统又称植物神经系统，包括交感和副交感神经系统。由于刺激与勃起活动有关的神经会导致阴茎的勃起，人们常认为阴茎的勃起是在副交感神经的支配下产生的。不过勃起也会涉及腹下交感神经，如腰骶损伤的患者由于副交感神经的阻断不能获得反射性勃起，却可以通过腹下交感神经的传导产生心理性勃起。但是如果将位于胸腰部的交感神经发出的神经冲动切断，就不能产生阴茎的勃起，可见交感神经在阴茎勃起过程中也起着重要的调节作用。

笔记

自主神经系统对阴茎勃起主要是通过控制阴茎动脉血管平滑肌、阴茎海绵体平滑肌以及回流静脉平滑肌而发挥作用的。肾上腺素能神经大量分布在阴茎海绵体平滑肌以及阴茎血管系统上，通过降低肾上腺素能血管运动的紧张性来促进阴茎的勃起。因此在使用肾上腺素能激动剂时不会引起阴茎的勃起，而在使用肾上腺素能阻断剂时却会导致阴茎的勃起，表明阴茎的勃起活动是通过阻断肾上腺素能神经来实现的。在人和动物的阴茎海绵体动脉中存在着胆碱能神经，其作用与肾上腺素能神经正相反，通过对阴茎血管和平滑肌的松弛作用来抑制肾上腺素能神经的传递，来促进阴茎勃起活动的发生。阴茎的勃起活动还涉及一些肽类物质，包括血管活性肠肽（vasoactive intestinal peptide，VIP）、生长激素（growth hormone）以及P物质（substance P，SP）等。VIP在阴茎勃起组织中的含量非常高，它对阴茎血管平滑肌具有松弛作用，推测勃起活动可能会促进VIP的释放。但是在动物实验中却不能得到类似的结论，如VIP不能使牛的阴茎动脉松弛，在家兔和狗的阴茎海绵体组织中VIP的含量也很少，于是推断可能是VIP与其他肽类物质调节作用，控制着乙酰胆碱的释放。

2. 激素调节的生理心理机制

（1）激素对性别的影响：大多数动物在早期发育阶段，雄激素水平决定着性别的分化，在雄激素环境中发育成雄性，而在雄激素不足时则发育成雌性，因此神经系统功能和形态的发展具有性二歧性。外生殖器官的发育也具有性二歧性，受睾酮代谢产物双氢睾酮的影响。研究发现青春期男孩性唤起的增加是由于血液循环中睾酮水平的增加引起的，而不是身体发育成熟的结果。

（2）激素对性功能的影响：激素对性功能的影响依赖于激素对性行为的激活，是由激素水平的增加引起的。研究表明，阴茎的勃起功能与睾酮水平正相关，如性功能低下的男性在注射睾酮后使阴茎勃起的频率与强度增加，因此睾酮对阴茎勃起的影响与其浓度水平密切相关，对男性性功能的影响主要是增强性兴趣，引起性兴奋。睾酮的水平不是一成不变的，其释放并不是持续释放的过程，而是间断释放，其浓度变化具有明显的周期性，呈昼夜节律性变化，以清晨水平为最高。

（3）激素对性行为的影响：男性在一生中血浆睾酮浓度有两个高峰期，一个是胚胎期，一个是成年期。胚胎期决定性别的发展，成年期则与性行为密切相关。性激素决定着性行为，如果雄性动物发育不良或发育不成熟，血液循环中没有一定水平的性激素就不会完成交配活动，如啮齿类动物大鼠在交配活动中雄鼠需要多次的插入才能完成射精活动，如果没有一定雄性激素水平的支撑，雄鼠很难完成复杂的交配活动。激素对行为的影响是通过神经来调节的，而体内的激素水平对神经系统的调节作用具有制约作用，二者相互影响。性行为通过血液循环中的激素水平以信号的形式将冲动传递到中枢，再将信号通过传出神经输送到生殖器官促进阴茎的勃起。激素对性行为的调节还可以通过影响神经系统的各级水平来发挥作用。不仅可以通过抑制高级中枢来控制脊髓，也可以直接对脊髓产生作用。激素正是通过脑、脊髓和性器官的多重影响作用来激发性行为。激素对性行为的影响具有双向调节功能，激素分泌的增加会促进性行为的发生，性行为的发生又会对激素的分泌起到抑制作用，这种双向调节作用可以使男性积蓄能量，避免性衰竭。

研究表明，正常男性的睾酮水平与性兴奋无明显的相关性，推测睾酮对性兴奋的激发存在一个"正常"的阈值，正常男性睾酮水平都在这个阈值范围内，因此睾酮水平的微弱变化不会使兴奋增强。但是如果低于这一阈值就会降低性兴奋，导致性功能低下，不能引起性兴奋，导致勃起障碍。

（二）女性性功能的调节

1. 神经调节　女性的阴道和子宫都是受交感神经系统支配的，该神经在阴道前方与骶神经形成阴蒂海绵体神经丛，对阴蒂及周围组织的神经有调控作用。阴道对性刺激的反应是使阴道血流增加、阴蒂充血肿胀以及阴道液体的外渗,这一系列过程都是激素影响的结果。同男性一样,在女性的生殖器官中有许多多肽类物质,对女性生殖道的功能调节起作用,其中最重要的就是血管活性肠肽(VIP),和前列腺素一样可以扩张血管、松弛平滑肌。VIP 能神经在子宫颈、阴道以及阴蒂组织中广泛存在,而在子宫体和卵巢中存在较少。实验研究,切除腹下神经不会影响到 VIP 能神经,而切除子宫颈,子宫体内 VIP 纤维消失,表明VIP 是本体内控型的,起到局部调节的作用,这种作用对生殖器官的血流变化、阴道平滑肌的收缩以及液体的生成有重要的影响。P 物质也是多肽类神经物质,和 VIP 一样,其神经纤维广泛存在于阴蒂和阴道组织中,除了能调节血流变化、松弛平滑肌活动外,对感觉神经也有一定的影响。

未生育过的女性阴道组织呈粉红色,而处在妊娠期的妇女呈现深紫色。通过光描记技术研究发现,在女性月经周期的不同阶段,阴道在受到性刺激的时候充血的表现是不同的,以排卵期充血最为严重。研究还发现在女性高潮时会有短暂的意识丧失,即使瘫痪的妇女在高潮时也会有这种短暂的意识丧失,所以人们认为高潮与心理因素密切相关。高潮来临时女性会出现心率变缓、全身出汗、呼吸暂停、肌肉由紧张突然变得松弛,伴随着短暂的精神恍惚和意识丧失,产生无以言表的欣快感。这种欣快感的产生与脑内的内啡肽密切相关,性交时女性脑内出现大量的内啡肽物质,尤其是 β 内啡肽(β-endorphin,βEND)。边缘系统中的快感中枢向额叶传递的通道就是这种 β 内啡肽受体。

女性外生殖器官感觉神经密布,这种解剖结构使女性拥有较强的性感觉辨别作用。接受阴道刺激的感觉神经由脊髓背角的神经元调控,这些神经元对阴道的刺激反应敏感,其感受比较狭窄,仅限于同侧区域。对感觉刺激敏感的还有脊髓神经元,位于脊髓背角的深处,对感觉刺激反应时间更长,感觉区域更加广泛,对皮肤以及内脏低阈值和高阈值的机械刺激都可引起感觉。对外生殖器官的感觉刺激敏感的还有外丘系神经元,这些神经元广泛分布于脑干网状结构系统,对外生殖器官的刺激反应迅速,对反复的刺激感受增强,这种刺激可以减轻对疼痛的感受,雌性激素的参与使皮肤刺激向中枢的传导显得更加轻松、容易。子宫颈对刺激的反应比阴道强烈。

2. **激素调节** 人类的性行为是由激素、神经以及心理社会因素共同起作用的。性行为包括生殖器官的活动与动情,动情受情绪影响,以性驱力的方式表达。性驱力涉及心身两个方面,在生理上是引起性唤起的动力,在心理上是人的思维活动中的性表现。在女性的性行为中,激素把感觉刺激和情绪结合成性感受,将其放大或缩小。截瘫女性在生殖区域毫无感觉的情况下仍可以获得高潮,表明女性敏感区不仅仅在生殖区域,乳房、皮肤以及大脑都在性和情爱的建立上发挥着作用。乳房比其他性器官更能充分地体现情与欲的结合,乳房对性刺激非常敏感,受到刺激就会充血肿胀,尤其是雌性激素水平较高的女性,表现得更加明显。乳晕的颜色也与雌性激素水平有关。在性行为过程中,皮肤以及皮脂腺也会发生变化,能够分泌外激素。外激素是一种挥发性脂肪酸,也就是身体所挥发出来的气味儿,能够刺激嗅觉中枢,识别和诱导性活动。许多动物的交配活动都是由外激素激发的,如雄蚕就以外激素为依据来寻找雌蚕的。外激素能够影响生命周期,在其他条件一样的情况下,如果在妇女身上涂上外激素,月经周期就会提前。女性和男性同寝,即使没有皮肤接触、没有性爱活动,也会促进卵巢排卵。

在正常女性的月经周期中卵巢激素的分泌依赖于血浆中垂体促性腺激素的调节作用。子宫内膜在卵巢激素影响下发生周期变化,卵巢产生的激素又作用于下丘脑和垂体,引起黄体生成素、促性腺释放激素以及促卵泡激素的释放。在雌激素分泌增多时,下丘脑和垂体则会抑制促卵泡激素的生成,促进促黄体生成素的分泌,引起排卵活动。排卵后雌激素水平降低出现黄体,黄体的产生又会促进雌激素和孕激素的分泌,通过下丘脑和垂体抑制促黄体生成素的分泌，黄体减少开始萎缩。由于黄体的萎缩又会导致雌激素和孕激素的不足，子宫内膜因雌性激素水平不足发生脱落引发月经。

成年女性雄性激素的水平呈周期性变化。研究发现，女性睾酮水平较高时，阴道对性刺激反应比较强烈，而水平较低时反应比较慢。女性手淫行为的发生与雄性激素水平有关，激素水平较高的时候，手淫行为发生就较频繁，反之发生的就较少。对异性的性兴趣和性行为与雄激素水平呈负相关，这种现象可能与雄激素芳香构化成雌激素影响嗅觉中枢有关。睾酮水平与生活方式也有一定的关系，职业女性睾酮水平相对较高，而家庭妇女睾酮水平相对较低。还有的研究发现，女性同性恋者睾酮水平高于异性恋者，女性同性恋与胚胎时期子宫内二丙酸乙烯雌酚水平有关。

第二节　性器官发育对心理的影响

生物与非生物最明显的区别就在于生物具有繁殖功能，它们能按照自己的方式延续生命。生物从无性生殖进化到有性生殖，从有性生殖到雌雄同体，又进化到雌雄异体，生殖器官也逐渐复杂起来，功能更加趋于完善，为生物进化奠定了基础。人和动物性活动明显的不同，人是有思想有感情的，动物的性行为是一种本能的行为，而人类的性行为受到心理因素、社会文化、宗教法律等因素的制约，同时人类的性活动对心理也产生一定的影响。

一、男性性器官发育对心理的影响

（一）男性性器官发育

男性性器官在青春期到来之前，没有明显的形态和功能变化。随着青春期的来临，身体的增高，性器官的发育也接踵而至。首先开始变化的是睾丸的体积和功能，男孩在 10 岁左右，精原细胞开始出现有丝分裂，垂体分泌促性腺激素使精细管增大，睾丸体积也随之开始增大。经过 2~3 年的时间睾丸就可以产生成熟的精子，为青春期的到来做好准备。男孩在 12 岁左右，阴囊颜色开始变红，睾丸体积增大，前列腺开始分泌前列腺液，阴茎开始变粗。到了青春期，阴茎的长度增加，阴茎头和阴茎体开始增粗，睾丸体积继续增大，阴囊颜色加深，男孩身高快速增长，声音开始变得低沉，出现阴毛，开始出现遗精现象。此后的几年中，随着身体的增长，生殖器官大小和形状也在发生变化，到 17~18 岁，其形状已经和成人无明显区别。伴随生殖器官的增长，睾丸的发育成熟，开始分泌以睾酮为代表的雄性激素。雄性激素的分泌刺激了男性附睾、精囊以及前列腺等性腺器官的发育，男性性征凸显。男孩生出腋毛和胡须，全身皮下脂肪减少，喉结变大，嗓音变粗，肌肉骨骼增粗，男性功能逐渐完善，精液中出现精子。青春末期是男性性功能鼎盛时期，对性刺激特别敏感，一些感官、皮肤的刺激就可引起性唤起。

（二）男性性器官发育对心理的影响

生殖器官的大小是男性普遍关心的问题，在出生后至青春期来临之前，由于神经系统发育还不完善，雄性激素分泌不足，阴茎几乎在形态与功能上没有太大的差别。青春期开始后，随着雄激素分泌的迅速提高，阴茎发育也发生明显的变化，给男性带来一系列的心理影响。植物的生长有先有后，青春期的到来也有早有晚，在正常性发育年龄之前就出现外生殖器官和第二性征的发育，称为性早熟；反之，发育滞后称为发育迟缓，俗称性晚熟。

早熟的男孩感觉自己还是个孩子，所说的乳臭未干，不知不觉地发现自己长出了胡须、阴毛和体毛、喉结慢慢突出、声音开始变得低沉，特别是阴茎逐渐变粗变大，有时还会不自主地勃起。当他看到别的孩子身体没有太多的变化，只有自己发生了变化的时候，感觉自己像个怪物，鹤立鸡群，很不自在。有时成为同伴戏耍的对象，不愿意去公共浴池洗澡，甚至不敢去游泳。不愿意与人接触，性格变得孤僻、敏感，对别人的悄悄话也觉得与自己有关，常常会拒绝别人的关心。当然此时他们也有一些明显的优势，如身高、体重会比同龄男孩发育要早，给人以人高马大的感觉，在各种竞技活动中很容易发挥优势取得好成绩，而成为同学、老师心目中的宠儿，他们这时会对自己的发育有种自豪感和荣誉感。但也可能有相反的倾向，如喜欢与自己体型差不多的年龄较大的男孩交往。由于心理发育还不成熟，在行为中往往处于被动地位，容易被唆使、怂恿，甚至走上违法犯罪的道路。

对于晚熟的男孩也有类似的表现，当他们看到别的男孩逐渐进入青春期，无论是身高、体重还是外在形象已步入成人的行列，而自己还像个孩子似的没有太大的变化，会产生自卑心理。这个时期的男孩很在意自己在别人心目中的形象，在意别人对自己的评价。由于晚熟，感觉低人一等，唯恐别人看不起自己，因此好炫耀、好表现自己，别人说话喜欢接话，甚至有时做自己力所不能及的事情，但往往事与愿违，更增加了这种自卑感。晚熟的男孩往往缺乏自信心，认为自己没有魅力，不受欢迎，因此养成了我行我素、专横、喜欢挑剔、讥讽挖苦别人的性格，容易与周围人发生冲突，人际交往能力也会受到严重损害。

正常人的身体有高有矮，有胖有瘦，男性的阴茎也有大小之别。阴茎大小始终是男性关注的重要问题，尤其是青少年，经常为自认为过小的阴茎烦恼。早在19世纪德国慕尼黑的一位医生测量了50名患有性病患者的阴茎长度，得到的数据表明，平均26.6岁的男性阴茎长度为(9.40 ± 0.15)cm，直径(2.88 ± 0.03)cm。中国人对阴茎大小更加关注，国内进行了多次调查，史成礼等人曾测定1412名健康男青年松弛时的阴茎大小及勃起时的阴茎长度，结果表明松弛状态下平均长度为8.37cm，其范围是4.0～14.5cm。其中20岁组阴茎平均长度为7.1cm，勃起时平均长度为10.75cm，范围为8～14cm。吴伟成等人调查了2547例16～40岁男性，平均阴茎长度为(7.43 ± 1.04)cm，范围为4.10～12.10cm；大多数（95%）的人范围为5.39～9.47cm。研究表明，我国男性16岁时阴茎已经发育成熟，20岁后长度仍有所增加，25岁后无明显差异。

受传统观念影响，认为男性是力量的象征，而象征男人阳刚之气的正是男性的阴茎，阴茎的大小就成为人们心目中衡量性能力的标准。对于阴茎发育较小的男性来说，会担心自己的性能力，以至于怀疑自己是否具有生育和完成性活动的能力，因此他们会对未来充满担忧，担心自己的性能力，甚至担心自己是否能担当起作为男性的社会责任。他们在生活中尽量避免谈论与性有关的事情，回避暴露男性生殖器官的一些场所，如公共浴池、游泳馆等，不愿意让别人知道自己阴茎的发育状况，怕别人取笑自己。有的甚至不敢与异性接触，不敢交女朋友，害怕女朋友发现自己的不足与自己分手。性格也变得孤独、胆怯，对生活和工作缺乏自信心，甚至悲观厌世。

还有的男性为自己阴茎粗大而烦恼，感到十分害羞。在人们所受的传统教育中性与罪恶、道德败坏和一个人的生活作风联系在一起。阴茎过于粗大，有时即使穿着衣裤也十分明显，感觉与露阴无疑，而露阴行为是人们所不齿的。因此这些人经常穿着肥大的衣裤，对"流氓"之类的词句十分敏感，像是自己做了什么坏事似的。对别人的目光和窃窃私语感到敏感，在大庭广众之下惶恐不安，生怕自己成为众矢对象。

阴茎的大小受到年龄、发育、遗传、身体状况等多种因素的影响，从使用角度看，只要阴茎的勃起长度能够放进阴道并在阴道内完成射精任务，能够满足性交与射精的需要就属于正常。真正的小阴茎是罕见的，小阴茎是指男孩过了青春期之后，阴茎没有发育，仍然像幼童一样，并且不能充分勃起，这是性发育不良的结果，与遗传等疾病有关。阴茎的分化与发育受体内的双氢睾酮和睾酮水平的影响，在妊娠6～9个月期间睾酮分泌或转化为双氢睾酮能力不足时，阴茎就会发育不良，出生时阴茎就较小，但只要在青春期前不短于2.5cm，青春期后松弛状态不短于5.0cm就算正常。一般来说男性性功能的强弱与阴茎的勃起时间、

笔记

强度及睾酮水平密切相关，与阴茎的大小无关。即使阴茎很大但无勃起能力也是枉然。

二、女性性器官发育对心理的影响

（一）女性性器官发育

女性的性器官在青春期到来之前一直保持着幼稚的状态，到了青春期才发生显著的改变。首先出现变化的是乳房发育，乳头凸起，乳晕出现。随着雌性激素分泌的增加，促进了卵巢的发育，卵巢所特有的功能日益凸显，卵泡开始发育并生成黄体，黄体的出现开始月经初潮。子宫体积逐渐扩大，阴道增长增宽，阴道黏膜增厚，阴道内环境由中性变为偏酸性，开始有分泌物。大阴唇逐渐变得肥厚，小阴唇也由小变大，乳房膨隆，乳晕颜色变深，生殖器官逐渐发育成熟。到了18岁左右卵巢完全成熟，月经周期出现，可以定期排卵，并具有生育功能。

（二）女性性器官发育对心理的影响

早熟的女孩在7～8岁时就开始出现第二性征，外在明显的变化就是乳房的发育以及月经初潮。这个年龄的女孩还刚刚开始接受学校教育不久，还处于儿童期发育阶段，即使做家长的可能也没有意识到自己的孩子青春期到来如此之早，几乎没有对孩子进行过这方面的教育，女孩对自己身体变化规律几乎一无所知。面对日益隆起的乳房，儿童不免心里感到紧张、害怕，伴随着激素水平的迅速增高，女孩会产生多种躯体不适症状，更加重了这种恐惧感，认为自己得了什么怪病，整日忧心忡忡，紧张不安，注意力不集中，记忆力减退，学习成绩下降。当她们得知这是身体发育结果的时候，会对自己的身体发育感到厌恶，不愿意接受事实。在看到其他同学身体没有什么变化，只有自己发生变化的时候，会感到尴尬、害羞，有种耻辱感，有鹤立鸡群的感觉。别的同学对其乳房发育可能也会感到好奇，成为同学注意的焦点和戏耍对象，更加重了羞耻感。性格变得孤僻，不愿意与人接触，甚至有消极抵触情绪。因此她们在人际交往过程中可能将注意力投向发育和自己差不多的女孩，出现问题的风险也就明显增加了。

晚熟的女孩到了14～15岁，当她们看到别的女孩都陆续进入青春期，胸部逐渐丰满起来，而自己的胸部还是扁平如初，就会感觉自己还像个小姑娘，有种自卑感，害怕别人把自己当小孩看待。在集体活动中有可能被大家撇在一边，对自己视而不见，久而久之就不愿意参加这类活动，不愿意与年龄相仿的女孩交往，性格变得孤僻。而对身材和发育与自己差不多的女孩更有亲近感，喜欢和她们在一起。晚熟的女孩对那些已经发育成熟的女孩既羡慕又嫉妒，但是她们也有自己的优势，在她们犯了错误的时候不会受到家长和老师的严厉批评，因此她们在人际交往过程中往往处于有利的地位。

乳房是女性主要的性感受和刺激器官，在性活动中起着重要的作用。乳房是女性美的重要特征，因此女性把乳房发育状况看得十分重要。但是由于各种因素的影响，乳房发育存在差异，有大有小，有丰腴有平坦。乳房发育比较大的，特别惹人注目，胸部高高隆起，跑步上下颠簸。对于乳房发育比较大的女性来说，在大庭广众之下害怕自己成为注意的焦点，感到尴尬、害羞，因此不敢挺胸抬头，不敢跑步，为了不引起别人的注意甚至采取束胸的方法。乳房发育比较小的女性会有自卑心理，感到自己不如别人好看，没有诱惑力，没有女人味儿，总有低人一等的感觉，在人际交往方面也会缺乏自信心。

第三节　第二性征对心理的影响

性征（sexuality）是指男性与女性各种性生理特征与性心理特征的总称，是由于受性腺分泌激素的影响而出现的与性别有关的特征。第一性征主要是指男女两性在染色体、性腺、

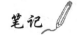
笔记

性激素以及生殖器官上的差别，在胚胎发育后期就表现出来。第二性征是男女两性进入青春期以后在生理形态学上的变化，也称为副性征。后来又有学者提出了第三性征和第四性征的概念，第三性征是从心理角度命名的，是指两性在气质、性格等方面的差异，如男性的阳刚，女性的温柔。第四性征是在社会角色方面的差异，如传统观念认为男主外、女主内，男主动、女被动就是社会特征的体现。由于社会的进步，追求男女平等，男女之间的性格尽显时代特色，巾帼英雄、女强人比比皆是，于是就有学者提出男女双性化的概念，男女双性化是指个体同时具有男性和女性气质的心理特征。本节重点讨论第二性征以及其对心理的影响。

一、男性第二性征对心理的影响

1. **男性第二性征**　第二性征的出现是在青春期到来之后，受到分泌的激素水平的影响而出现的性别特征。男孩到了青春期，由于血液循环中雄性激素睾酮水平的增加，使男孩的身体迅速成熟，身高、体重、体型等都发生很大的变化，生殖器官也发生了变化，男性第二性征随之凸显。

男孩在 10 岁左右，睾丸体积开始增大，经过 2～3 年睾丸体积明显增大，前列腺开始分泌前列腺液，阴茎开始增长变粗，阴茎根部与耻骨联合区出现少量竖直的阴毛，男性的生理特征日益明显。随着青春期的到来，男性激素分泌旺盛，甲状软骨变得肥大，男性嗓音一改往日的高频开始变得低沉雄厚，阴毛变曲增粗，并向脐周呈正三角形扩展，喉结加速发育并向前凸起，腋毛出现，开始遗精。在雄性激素的刺激下肌肉变得发达，唇部出现胡须，周身出现多而密的汗毛，乳晕区皮肤颜色开始变深，阴毛进一步向两大腿内侧以及肛门四周扩展。

2. **对心理的影响**

(1) **遗精带来的烦恼**：第一次遗精对男孩来说极为重要，与遗精相伴随的欣快感会长期保存在记忆中。由于缺乏与性有关知识的教育，不少男孩不知道自己发生了什么，一方面会误认为自己尿床不敢声张变得紧张、羞涩，生怕自己的隐私被人知晓，另一方面对遗精带来的快感产生朦胧的期待。情绪变得浮躁不定、易激惹，行为诡秘，担心自己会在口误中流露出隐私。经常把自己关在房间里，头脑中出现激烈的矛盾斗争，在行为上与家长疏远，害怕家长对自己问长问短。内心充满了矛盾与困惑，希望有人能帮助自己解脱烦恼，但又碍于面子难以对家长、亲属与同学启齿。

(2) **身体特征的困惑**：青春期之前男孩已经接受了自己的身体特征，青春期到来之后伴随着身体器官及性器官的发育，男性第二性征日益明显化。男孩一时难以接受自己外在的这种变化，觉得自己好像变了一个人似的，经常照着镜子关注自己的外在变化。有的对长出的阴毛、体毛、胡须感到反感，甚至用剪刀等利器除掉。一改往日的随意穿戴，对自己的身体进行包裹，害怕别人看到自己身体的变化。害怕别人嘲笑自己，对别人的言语变得特别敏感，自己也变得少言寡语，即使是别人的关心也觉得十分刺耳，难以接受。

(3) **手淫引起的负罪感**：手淫一般是因偶然接触或者抚摸阴茎产生的快感引发性冲动引起的。初期是一种不自主的行为，由于快感的获得使男孩向往这种体验。为了人为地得到这种感觉，不由自主地去抚摸阴茎，久而久之发展为手淫。手淫一般发生在入睡前或晨起"赖床"阶段，通过手淫的方法来调节性欲，稳定情绪。他们在手淫过后又常常自责，产生一种负罪感，出现疲乏无力、注意力不集中、记忆力减退等现象，尤其是听了不科学的宣传，担心损害身体，更增加了心理上的负担。

(4) **同性伙伴接触密切**：青春期到来之后，伴随着第二性征的出现，男孩与女孩交往的界限分明,很少与女孩交往,与此同时同性交往趋于增强。在各种活动当中,尽量避免与异性接触,和异性在一起有一种羞耻不安的感觉,害怕因为和异性的接触引起他人的非议,即使是两小无猜的玩伴也开始变得疏远。男孩开始嫌弃女孩心胸狭窄、娇气胆小,喜欢男性的豪放和大气。这种同性之间的活动使男孩学到了男人所特有的气质,为日后与异性交往做好了准备。

(5)自我感受增强:自我感受是青春期又一特征,在情绪、认知和行为上产生诸多改变,进入唯我平衡期。由于身体和性器官的发育,第二性征的出现,男孩有一种惶惑的感觉,不自觉地将注意力指向自己,注意自己的外部形象与特征,经常进行自我观察与反省,夸大自己的情绪感受,感觉自己似乎生活在舞台上一样,无论是自己的衣着还是自己的身体变化都非常留意,容貌身材好一些的就有优越感,差一点的就有自卑感,时刻在意别人对自己的评价。

(6)性意识开始萌芽:伴随着第二性征及性欲的出现,遗精带来的快感,男孩对性问题有了一知半解,逐渐意识到两性差异和两性关系,产生了性萌动的自我感觉。男孩开始喜欢表现自己,尤其是在女孩面前炫耀自己的能力,展现自己的才华,出现性萌动现象。为了获得女孩对自己的好感与称赞,男孩会更多地考虑女孩的感情和利益,表现出对异性伙伴的关怀备至。男孩还特别注意收集和交流与性有关的知识,关注女孩与他们的不同,如乳房的隆起等,对性表现出一种特殊的兴趣。

(7)性幻想对心理的影响:性幻想(sexual fantasy)也称性想象,是指人在清醒状态下通过幻想的方式获得性快感的现象。性幻想是人类特有的、普遍存在的。幻想的内容多种多样,有的带有性色彩,有的则不带有,但都与快感的获得相联系。性幻想在青春期是性冲动的一种解决方式,是普遍存在的现象,不需要为此产生自责或自卑。但若是过于沉迷于性幻想而不能自拔,则会影响学业,影响正常的人际交往,对心身都会有不利的影响。

(8)性压抑的转移与升华:性压抑(sexual repression)是指人对自身性欲望的制约与控制,表现为在一段时期内主动地控制自己性行为发生的频率,将注意力转移到其他事物上。性压抑是一种普遍的性心理现象,既有合理、必要的一面,又有有害的一面。首先,性压抑是社会文明的需要,一个社会化的人,其行为规范必定受到一定的制约,而不是想做什么就做什么。人们应当运用科学的方法,将性压抑降低到最低程度。其次,一般生活压力与性压抑呈负相关,生活压力越大,性压抑感越低。因此适当增加学习、生活压力,会减轻性压抑带来的不良影响。第三,将性压抑的力量转化为积极的,建设性的力量。如德国著名诗人歌德在遭遇失恋的痛苦以后,化悲痛为力量,以自己失败的爱情经历为素材,写出了世界著名的长诗《少年维特之烦恼》。

二、女性第二性征对心理的影响

1. **女性第二性征**　女孩到了8~9岁,骨盆开始增大变宽,臀部开始变圆丰满。随着卵巢分泌雌性激素的增加,乳房和乳头开始发育,乳头慢慢突起,乳房增大,乳晕出现,阴部开始出现短而细的阴毛。到了12岁左右,乳房继续发育增大,乳晕扩大,乳房和乳头像小土丘一样隆起,阴毛卷曲,出现腋毛,初潮往往在这时候出现。随着身体器官的发育成熟,乳房和乳晕进一步增大,乳头进一步隆起,在乳房上形成层次分明的丘样隆起。到了青春后期,骨盆显著增宽,已经初步建立了月经周期,月经开始有规律,皮下脂肪增加,体态逐渐丰满,骨骺闭合,开始排卵。

2. **对心理的影响**

(1)乳房发育带来的烦恼:女孩进入青春期后首先出现的外在特征是乳房的发育,在10岁左右就可以出现。一些发育较早的女孩,还没有做好心理准备,对自己的乳房隆起感到害羞，特别是在引起男孩注意的时候更觉得没脸见人，感觉自己像个怪物。为此穿着紧身衣物，尽量避免和他们正面接触，担心别人会笑话自己，整日忧心忡忡。也有一些女孩见到别的女孩胸部都已经隆起，而自己还很平坦，或一大一小、一高一低等，感到不如她人的诱人好看，会有低人一等的感觉，因而产生自卑心理。青春期的女孩对自己身体的变化特别敏感，对外在发育状况特别注意，把发育状况作为衡量一个人能力的重要标准，这种观念未免幼稚可笑。一个人的发育有先有后，个体发育差异很大，不能仅凭此状况作为评价一个人能力的标准而产生自卑心理，甚至影响身心健康和人际关系。

（2）阴毛的生长：女孩在11岁左右开始生出阴毛，阴毛的生长也存在较大的个体差异，有先有后，有多有少。阴毛发育较早的女孩压力较大，有时在洗浴时见到别的同龄女孩阴部还是光秃秃的，而自己却长出了浓黑的阴毛，就会感到羞耻和讨厌，会尽量避免到公共场所，避免与人接触，变得敏感多疑，总疑心别人的一些悄悄话是针对自己的，因此会产生紧张焦虑等情绪。

（3）初潮对心理的影响：初潮对女性有重要意义，标志着性器官的成熟，如何看待其发生，将直接关系到女性将来对性的态度。春春期的女孩对初潮的了解差异很大，有的能采取接受的态度，还有一些对初潮感到惊讶、恐惧、厌恶和不安，甚至有的认为月经是"流血"而产生痛苦情绪。近年来随着孩子发育的趋向早熟，第二性征出现的年龄也在提前，家长应该把女孩的初潮当做生活中的一件重要事情来对待，使其做好心理准备。否则女孩对突如其来的出血会感到特别的恐惧，不知如何面对，会对女孩的心理造成很大的影响，同时也间接地影响着对性的态度和性功能。

（4）性意识萌动对心理的影响：随着身体的发育，第二性征的出现以及性冲动的产生，有了一种和异性亲近的感觉。女孩与男孩相比，青春期的到来要提前两年左右，同龄孩子中女孩比男孩成熟要早，因此在男女交往过程中，女孩就显得主动和突出。女孩喜欢男孩的"淘气"，乐意和男孩一起玩。男孩也愿意在女孩面前表现自己，以博得好感。男女的交往使双方都会产生愉悦的感觉，是性意识萌动的表现，是异性之间纯真的友情，这种行为被称为"异性效应"，而并非人们所说的"谈恋爱"。这种行为是青春期发育的结果，是一种正常现象，因此家长应该正确引导，不要看到两个异性孩子在一起就大惊小怪，横加指责或干涉，这样只能增加逆反心理。

（5）性紧张感对心理的影响：性紧张是由于强烈的性欲冲动所带来的，与雌性激素的分泌水平密切相关。第二性征出现以后，女性从生理上有了与男性交往的需要，但是在心理上还不能接受，在与异性交往时有一种难以言表的不适感。表现为在与异性交往时产生一种不由自主的紧张和不安，肌肉发抖、心率加快、血压升高、面部潮红以及说话语无伦次等。即使正常地和异性交往也会感到不舒服、不自在，因此会尽量回避与异性的交往，久而久之会导致异性交往恐惧症。

（6）经前紧张对心理的影响：女性在月经来临之前会产生一种全身性的生理心理反应，表现为腰部及下腹部有沉重下坠感，腰酸、便秘、容易疲劳、头晕思睡，心情烦躁、乳房肿胀等。对青年学生来说还会导致注意力不集中、记忆力减退、兴趣不足等现象。因此一些女孩会怀疑自己是否因为学业压力大导致而抑郁。这种情况是由于女性在月经周期中雌性激素水平异常带来的影响，是一种正常的生理现象，随着月经的到来这种现象会自行消失。

第四节　性反应的生理心理

性反应（sexual response）是指人体在受到性刺激后，身体出现的可以感觉和观察到的以及能够测量出来的身体变化，是人体性兴奋组织对外来性刺激的应答。外界刺激包括视觉的(含性内容的画面)、听觉的(情话)、触觉的(皮肤的接触)等。这些变化反应可以发生在性器官上,也可以发生在性器官以外身体的其他部位。从神经活动的类型看,性反应的出现有一定的规律,主要表现在两个方面,一方面是非条件反射性质的反应,是性器官受到性刺激后本能引起的反应,是自然激发的过程,是人类的本能活动,是不需要通过学习获得的;另一方面是具有条件反射性质的反应,是通过学习或长期的经验积累获得的,凡是通过语言、文字、音乐,甚至通过幻想产生的性反应均属于这种类型。

在 20 世纪 60 年代,伴随着性解放运动席卷全球,人们对待性行为的态度变得开明,不再讳莫如深。正是在这种社会背景下带动了对性反应的研究,美国实验性学家威廉·豪威尔·马斯特斯(William Howell Masters)及他的夫人弗吉尼亚·约翰逊(Virginia Johnson)在 1966 年出版了专著《人类的性反应》,揭示了人类的性反应和性活动过程。

一、性欲

性欲(sexual desire)是在性刺激下,对性活动产生的欲望,是大自然赋予人类的一种本能。性欲和食欲一样,是人健康状况的基本标志,健康状况欠佳的人性欲也低下,没有性欲的人表明其健康状况出了问题。目前性欲仍是一个模糊的概念,大多数人似乎对其都能理解,但从科学角度又不那么容易理解,就像酸碱中和反应。为什么遇到性刺激会产生性欲?为什么遇到自己喜爱的人会产生性冲动?其中发生了怎样的生物化学反应?性欲的产生与哪些因素有关?为什么一些性骚扰者、性虐待者或者强奸犯在外部形象上甚至不亚于影视剧明星,但是面对他们却毫无性欲而言?诸如此类问题,随着科学的发展,人类的进步,将对此有更深刻的理解与认识。

古往今来,用来描述性欲的词很多,如力比多、性冲动、性兴奋、性兴趣、淫欲、情欲等。一般来说,性欲是情欲、情爱的同义语,从专业的角度来讲就是弗洛伊德(Freud)提到的"力比多"。弗洛伊德把性欲看作是情爱的本能活动,是情爱的驱动力,是一种性行为表现的生物驱动力。莱文(Levine)2003 年把性欲看成是对"性的动机和欲望"的渴望,认为性欲包括驱力、动机和欲望三部分。现代的观点认为,性欲不仅仅是生物驱动力的表现,而是心理学(认知和情感)、社会学(相互关系)、文化(宗教信仰、教育影响)相互作用的结果。综上所述,性欲是在性驱动力的驱策下,由性感激发进入性准备状态的,渴望与另一个体发生性关系或肉体接触的愿望。

(一)性欲的生理基础

1. 多巴胺和泌乳素 多巴胺是维持性欲的主要中枢神经递质。研究证实,多巴胺耗竭的人对任何性刺激都毫无兴趣;老年人性欲减退也和多巴胺降低有关。抗多巴胺药物,如甲氧氯普胺(灭吐灵)等能增加血中泌乳素的含量,可抑制性行为的发生。高泌乳素患者往往性欲减退,和其脑组织中多巴胺降低有关;对此类患者给予溴隐亭等药物治疗后,泌乳素水平恢复正常时,多巴胺水平趋于正常,性欲水平也明显恢复。

2. 5- 羟色胺 众所周知,服用抗抑郁药 5- 羟色胺再摄取抑制剂($SSRI_S$)会导致性欲降低,同样服用食欲抑制剂,如氟苯丙胺也会出现性欲减退,其主要原因是氟苯丙胺能使 5- 羟色胺分泌增加。动物实验研究显示,给予成年雌鼠使用氟苯丙胺导致其性兴趣减退。而使用 5- 羟色胺耗竭药物,可以使成年雌鼠性活动增强。

3. 睾酮 睾酮是维持性欲的重要物质,研究表明,女性在排卵前期性欲增强是肾上腺分泌睾酮增加的结果,子宫和卵巢切除的女性仍然保持良好的性欲,是因为尽管子宫和卵巢切除,但是没有影响到睾酮的分泌,仍然保持原有的性兴趣。睾酮水平和女性的性兴奋阈值、性高潮能力和动情能力相关。降低泌乳素水平可以增加大脑中枢对睾酮的接受能力,激发性欲。

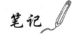

（二）性欲的心理学影响

性欲的产生不仅仅依赖于非条件性的感官刺激，复杂的心理活动，如性幻想、性意识、性感情、情绪、性知识、性文化对性欲的产生也起到非常重要的作用。

1. **性幻想**　是一种带有性色彩的心理过程或精神活动，是寄托情思的一种心理活动，是大脑皮层活动的产物之一，较少受到性道德规范的制约。性幻想介于意识和潜意识之间，是对现实生活中暂时不能实现的性欲的精神满足，如长期受到性压抑，性的本能冲动不能很好地得到释放，就可以通过性幻想把被压抑的性冲动释放出来。

2. **性意识**　性意识是指对性的需求及可能形成的性关系的感知和认识。性意识随着心理发育与性发育而完善，最早的性意识表现在识别两性标志，青春期性意识初步形成，青年期性意识逐步成熟。性意识成熟体现在以下几个方面：①正确认识两性关系，能真正理解两性的本质与社会功能、责任；②具有正常的性冲动与性需要，选择为社会所认可的方式确定恋爱关系，满足自己的性欲望；③有正常的性情感与性意志，能按照性道德、性规范的要求约束自己的性冲动、性行为。

3. **性感情**　良好的夫妻感情会产生性欲，促使性生活和谐；而配合密切的性生活，又会反过来促进夫妻的感情。所以，夫妻之间千万不要单纯为了性爱而做爱，要明白"情产生性，性促进情"的道理。

4. **情绪**　一个人有良好心态的时候，往往会产生较强的欲望；如果情绪不好，性欲就容易减退，尤其是处在极度悲哀、恐惧、忧郁、消沉和绝望等恶劣心情下，性欲是无论如何也提不起来的。所以，当情绪不好时，首先要消除其不良情绪，这样才能保持其应有的性欲。

5. **错误的信念和信息**　许多人认为射精会引起肾亏，因而抑精固神，人为抑制了性欲。

（三）性欲的社会影响因素

1. **婚姻冲突**　夫妻感情基础不牢，性感受的交流不够，缺乏共同的兴趣和信任，把非性问题的冲突带进性生活之中。

2. **季节因素**　一般来讲，春天是求爱的季节；冬季温暖的被褥，使夫妇容易贴身而卧，从而容易引起性欲；秋天气温适中，求爱欲望也较强；唯有盛夏，酷热难挡，汗流浃背，性欲常会减弱。

3. **年龄**　男性在进入青春期后性欲达到顶峰，30～40岁开始性欲减退，从50岁起性欲明显减弱，但性功能却能保持到70～80岁，只是性欲减退而已，并未消失。女性的性欲，30～40岁才达到高潮，绝经后逐渐减退，60岁以后明显减退。

4. **以往性经验与社会经验**　过去有愉快的性经验和社会经验的人，唤起性欲比较容易；反之，唤起性欲则比较困难。

5. **环境因素**　如环境的气氛、温度，个人饮食状况，是否服用药物等。对食物过分挑剔的人性欲相对较弱，而对于那些不挑食的人，性欲相对要强一些。

专栏2-1

性欲与女性月经周期

研究表明，女性性欲与月经周期存在一定的联系。月经来潮时，女性容易出现情绪不稳以及躯体不适，如情绪烦躁不安、焦虑抑郁、紧张易怒、身体乏力、头痛、乳房胀痛等，因此容易出现性欲减退。一般认为，在一个月经周期内会出现两次性欲高峰期，一个出现在月经前，一个出现在月经后不久。因为在这两个时段内，女性雌激素和孕激素水平处于较低的状态，女性体内雌激素和雄激素的比值也会发生变化，出现睾酮与雌二醇比值（T/F_2）增高的现象。睾酮有激发性欲的作用，因此会使性欲增强。也有的观点认为，月经来潮期间，停止性生活；月经期过后，心身不适体验减轻甚至消失，本能的需要成为性驱动力产生性活

笔记

动的愿望,遇到性刺激时性欲容易被激发。

二、性唤起

性唤起(sexual arousal)是指由于性刺激而进入性准备状态,在性驱动力的策动下,企图与异性完成心身结合的一种欲望。

人类的性唤起常与性欲相联系,并且贯穿于从两性性交前行为直至生殖器交合,到性高潮完成的整个过程。性欲通常只是性心理的一种反应,而性唤起则除了反映性欲外,还常伴有相应的性生理反应和过程。因此,可以认为性唤起是人体在某种特殊条件下产生的性驱动力的程度。这一程度可反映出当时性兴奋的水平:可以从唤起程度为零的不兴奋到较高水平的性兴奋,直至最大性唤起的性高潮发生为特征的不同阶段的兴奋程度。每个人的性唤起常牵涉相应的心理的(如有关思维、学习、情绪等)、社会的(如风俗、道德、伦理、习惯等)与生理的(如脑、内脏、皮肤、神经系统等的动态变化)过程,且以上三类因素也常相互关联和整合为一体。

(一)性唤起的生物性特征

一个人的性行为与其他行为一样都是以身体为基础表现出来的,其行为通过感觉、运动、神经以及其他器官进行表达,离不开躯体的生理与解剖因素的影响。性唤起也不例外,受到生物因素的影响。一个人如果很久没吃东西了,就会产生强烈的进食愿望,此时看到好吃的或者闻到食物的香味儿,进食的愿望更加强烈;假如一个人身体欠佳,即使有可口的饭菜也很难下咽,自觉没有胃口,等身体状态恢复正常了,也就有胃口了。性唤起与性欲密切相关,性欲与食欲相比较,也有类似的生物性欲望。如果一个男性好久没与女性接触,身体里贮藏了过剩的精液,假如这时遇到一位苗条诱人的女人,又闻到她身上香水的味道,就会激发他的性唤起。同样,在看到电影、电视节目里有关房事的情节,或者看到男女有关情爱的镜头,也会激发他的性唤起。可是如果患了大病,身体很虚弱,或者由于一些事情心情郁闷,即使有性感、诱人的异性出现在他的面前,恐怕也不会引起性唤起。男性性唤起比较快,除了受外界刺激因素的影响外,内在的生物性因素也起着重要的影响。女性的性唤起相对比较慢,不会看到心仪男性马上就产生性唤起,其性唤起与内分泌周期有关,在月经来临前数天,女性对性唤起很敏感,而在月经期由于受到生理因素的影响,大多数的女性都会避免性唤起。

性唤起与年龄有密切的关系,男性在 20 岁左右是精液生长最快的时期,对外界的性刺激更加敏感,一些感官刺激便会引起性唤起,出现排泄的欲望。随着年龄的增长,对外界刺激的敏感性会逐渐降低。女性到了 20 多岁,性欲才逐渐升高,到了 30 多岁,性欲达到高峰,以后逐渐降低。

(二)性唤起的心理影响

人的心理特征与心理过程决定着性行为的塑造和活动的类型。人类的性行为与动物的本能冲动不同,已不再为服从性欲的需要而发生了。要与有感情的人才会出现性唤起,否则就不想有性的冲动,像嫖客与妓女、强奸者使用暴力强迫性行为都是一种动物性的性行为,没有感情上的来往,不会引起性唤起,为现代社会所唾弃。人类的性唤起与爱情密切相关,没有爱情的性唤起、性行为不为人们所欣赏,甚至受到良心的谴责。从男女性欲的表达看,男性常把性关系看成是爱情,把性行为看成是爱情的表达,如果和自己相爱的人在一起不能引起性唤起,就会觉得对对方没有足够的爱,就会损伤自尊心。女性对自己喜爱的人只要有肌肤之亲就有满足感,与性交相比,更在意爱抚、体贴与温情。对女性而言,性唤起的激发更需要一种情调,性的刺激是缓慢的,有时一些情话,温馨的环境对女性更有性唤起的作用。

笔记

三、性高潮

性高潮(orgasm),是指经由性刺激、性反应达到高峰,身体与心理处于性愉悦的反应状态,是性欲望美满实现的标志。满意的性高潮是性和谐的重要标志,和谐的性生活会使家庭和谐,社会和谐。关注性高潮,是社会文明进步的体现。

(一)男性性高潮

男性性高潮大部分以射精为表现,射精过后也是性高潮的结束。男性高潮快感并不是射精产生的,如果在一天内多次性交,后面的性交常常有快感而无射精。之所以有快感是因为性腺器官和盆底肌肉收缩引起的,因而出现有快感有射精动作而无精液排出。有的学者研究认为,正是由于男性性高潮与射精不完全重合,男性在一次性行为中可获得多次性高潮,关键在于不把性体验的焦点集中在射精上,在有明显快感又未达到射精阈值时停止性刺激,这样再反复多次,就等于获得几次无射精的性高潮和一次射精的性高潮。做到了这一点,男性就很容易达到重新性唤起。当然,绝大部分能达到多次性高潮的男性一般与妻子情感融洽,彼此没有强求、疑惑的心理。但是一般认为,男性在一次不被人为中断的性生活过程中,只有伴随射精而产生性高潮,随即阴茎往往迅速疲软,进入不应期,不可能在一次性行为中获得多次性高潮。如果想提高性高潮的乐趣,应该在高潮即将到来之前有意识地放慢速度,屏住呼吸以增强肌肉的紧张感和力度,将能够体验到更强烈的高潮。与心跳和血压不同,呼吸系统是唯一在受到性爱影响的同时又能被人为控制的生理系统,深呼吸能促进血液流向性器官,增加高潮的力量。

(二)女性的性高潮

女性的性高潮与男性一样,男性是由龟头不断刺激产生的,而女性则是由阴蒂一直刺激产生的。随着高潮的到来,阴蒂胀大突出,随高潮跳动,阴道括约肌也会节律性地收缩,阴道分泌物增加,肌肉会短暂性地僵硬,会喊叫或无意识地呻吟。女性在高潮过后,并不像男性一样马上消退,往往仍陶醉其中,称为"余韵"。有些女性在高潮后会有肌肉瘫软的现象;还有一些女性在性高潮后会精神饱满,皮肤非常红润。近年来的研究显示,女性性高潮并非只有阴道高潮一种。她们可以通过其他方式获得快感。弗洛伊德曾提出将女性性高潮分为阴蒂高潮和阴道高潮两种。精神分析理论认为,女性有两个主要性敏感的部位,一个是阴蒂,另外一个是阴道。在女性发育的早期阶段阴蒂处于性兴奋状态,青春期之后性兴奋由阴蒂转移到阴道,认为性兴奋由阴蒂转移到阴道是女性成熟的主要标志。还有的学者将女性性高潮分为三种类型:①子宫型高潮:只有在阴茎插入阴道时才可获得高潮,高潮临近时女性会不由自主地屏气,高潮到来时,会突然爆发呼气;②女阴高潮型:相当于阴蒂高潮,是由性交刺激或手淫刺激获得的;③混合型高潮:是子宫高潮与女阴高潮的混合形式。实际上不论女性高潮属于哪种类型,都会出现多重高潮现象,有时两次高潮时间间隔仅有几秒钟,可连续出现2次或更多次的性高潮,这也是女性高潮与男性高潮的不同之处。有的女性在性高潮后出现尿失禁的现象,这是由于性高潮时神经和肌肉处于高度兴奋状态,腹部压力升高而尿道口处于松弛状态造成的。也有可能是由于高潮时神经系统过于兴奋,身体暂时处于"失控"状态造成的。有过这种情况也不必紧张,可以在房事之前排空膀胱做预防。

性高潮是一种全身参与的、愉快的综合感觉,如果通过阴道刺激体会不到快感,那么阴蒂刺激就更为重要了。在现实生活中,大多数女子会因精液的涌入而激起亢奋,这在生理上无法解释,却与性心理相关。单纯从生理的角度讲,射精对女性高潮的影响是微乎其微的,因为在性交过程中,阴道的中段和深处一般是无快感可言的,只有靠近阴道口那一段才有神经和与阴蒂相连,刺激这一部分才会产生一定程度的快感。许多女性头脑里阴道高潮的思想还在,她们即便在阴蒂充分刺激的情况下,已经产生了性高潮,但还会为阴道的感觉不强烈而遗憾,甚至抑制性高潮的出现。男子在射精的一刹那,往往被认为是对阴道的最有效、最强烈的刺激,少了这一刻自然会变得索然无味。尽管随着社会的发展,性观念已经发生了深刻的变化,但是还有相当比例的女性,潜意识地认为在性生活中是处于被动状态,在奉献。男子只有在射精的时候,才能让她们感觉到对方在为自己沉醉和奉献。阴茎的强烈勃起以及全身肌肉的痉挛,能让女方真切地感受到性爱的全部美感和无穷的魔力,而此刻男子所表现的勃勃生机和震撼的力量,也会让女方为之心仪不已。因此,男子射精不只是他们自身性高潮的体现,也是对女方身心的抚慰。

专栏 2-2

G 点效应与女性高潮射液

格拉夫伯格(Emst Grafenberg, 1950)在《国际性学》杂志上发表文章,认为"在阴道前壁沿尿道走行的区域总可以找到一个性敏感区,这一对性刺激最敏感的区域好像被勃起组织所包绕。在性交过程中,女性阴道开始扩张,可以清楚地感受到敏感区域增大并向阴道内突出,在进入性高潮时达到顶峰,高潮过后又恢复到原来的大小。"由于这一现象是Grafenberg 最早发现的,医学界就将这个神秘而敏感的区域命名为 G 点。关于 G 点的研究,最著名的是拉达斯(Ladas)、惠普尔(Whipple)和佩里(Perry)(1983)合著的《G 点及人类性行为的发现》,书中叙述了 G 点和女性射液的可能性。这本书的出版,给医学界和整个世界带来轰动效应。研究发现,G 点的位置与男性前列腺的位置相似,并在那里发现与前列腺类似的组织构成,这些组织由细小管道组成,开口于尿道,把含有前列腺酸性磷酸酶的分泌物排放到尿道内,因此有人把这一组织称为女性前列腺。其功能就是产生能使女性性欲增强的黏液浆液性分泌物,分泌这种液体所产生的快感与刺激男性前列腺所引起的快感是一致的。如果连续刺激女性的 G 点,女性就会像男性射精一样有节奏地经由尿道间断射出少许液体。

四、性反应周期

性反应周期(sexual response cycle)是由于性刺激引起的性生理、心理及性行为的阶段性变化模式。1966 年 Masters 和 Johnson 通过对 1 万多人完整性反应周期的观察,揭示了人类性反应的规律,发表了《人类性反应》专著,他们把性反应分为 4 个阶段,分别为兴奋期(excitement)、平台期,也称持续期(platean)、高潮期(orgasm)以及消退期(resolution)。这4 个阶段并不是孤立存在的,而是一个动态的连续的过程,并认为男性和女性的性反应有着相似的规律,但各自都有其独有的特征。

(一)兴奋期

性兴奋是指性欲发动,肉体或精神由于受到性刺激而进入紧张状态,其表现形式男性为阴茎勃起,女性为阴道润滑。唤起性兴奋的时间男女有别,男性可在几秒钟内即可达到性兴奋,而女性需要在有效刺激 10~30 秒后才产生性兴奋。对个体来说,如果性刺激能保持足够的时间,反应强度就增强,反应时间就缩短。反之,反应强度减弱,反应时间延长,甚至出现反应消退。性兴奋还受其他一些因素的影响,如心理状态、情绪以及周围环境等。男性一开始便渴望性交,受环境及情绪因素影响较少,而女性则由于对感觉比较敏感,更期望在温馨的环境中听到动人的情话,得到爱抚与拥抱。如果在兴奋期男女心理交流和谐,情感反应强烈,兴奋强度就会不断增强。反之,如果受到外界环境的干扰,就会迅速降低性兴奋,甚至会引发性功能障碍。

血管充血是兴奋期的主要生理过程,男性阴茎勃起是由于阴茎海绵体和尿道海绵体充

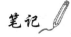

笔记

血所致，勃起常在受到刺激后 3～8 秒钟出现，但是由于年龄、酒精和身体因素的影响，勃起的速度也会有所减慢。男性在兴奋期其他一些性器官也会出现一些相应的变化，如睾丸提升、阴囊皮肤平滑、血压升高、心率加快、呼吸急促、肌肉紧张等。女性阴道润滑是由于阴道周围组织充血，血浆漏出液从充血的阴道血管壁漏出所致，而不是子宫颈分泌的，润滑的出现标志着女性已经为性交做好了准备。女性在兴奋期性器官还有其他一些变化，如阴蒂、大阴唇和小阴唇由于充血而变得肿胀膨大，导致阴道扩张。女性在兴奋期的另一特征是乳头勃起和乳房增大，这种反应与抚摸密切相关，双侧乳头的勃起并不是对称的，和刺激程度相联系，有节奏的乳房抚摸会增加性兴奋的过程。女性兴奋期的变化还有皮肤表面温度升高和肌肉紧张，有时还伴有不自主的震颤和阴道痉挛。

（二）平台期

平台期又称持续期，是指兴奋后至高潮前性紧张稳定发展的阶段，持续时间约半分钟到几分钟。与兴奋期相比，平台期没有典型的生理变化，只是兴奋的持续或加剧。在平台期，血管充血更加显著，男性阴茎完全勃起，由于阴茎海绵体进一步充血，导致阴茎头进一步增大，颜色加深。睾丸肿胀更加明显，阴囊和睾丸进一步抬高，贴近躯体，尿道球腺可有少量分泌的液体从尿道口溢出，尽管它不是射出的精液，仍然可能含有活动的精子，仍然存在受孕的可能性。女性在平台期由于阴道壁充血肿胀而变得肥厚，使得阴道管腔变得狭窄，这种变化使得阴道对阴茎的握力明显增强。平台期女性的另一个显著变化是阴蒂抬高，阴道润滑不是进一步增加，而是逐渐减少，同时伴有小阴唇颜色的改变，对于经产妇女颜色由深红变成深紫色，对于未产妇女颜色由粉红变成鲜红，女性阴唇颜色的改变预示着性高潮即将到来。

无论是男性还是女性，在平台期都会受到环境和情绪因素的影响，如果一方因情绪或环境等因素导致性紧张度下降，就会引起另一方的不满。如果在此阶段未达到性高潮，就会感到不舒服，在男性表现更加明显。如果男女双方希望同时达到性高潮，就应该注意摩擦运动的和谐同步。需要指出的是，平台期实际上是男女摩擦运动时期，对于早泄的男子此期经历极短，而对于女性如果此时经历短暂则预示着性高潮可能更加强烈。

（三）高潮期

高潮期是性反应周期的顶峰阶段，一般只持续数秒钟。在高潮期男女双方把先前形成的肌肉紧张通过不随意肌的痉挛加以释放，与此同时体验到一种难以言表的快感。

男性性高潮以射精为标志，性高潮是由盆腔器官发生不由自主的波浪式的收缩组成的，收缩间隔时间为 0.8 秒钟。实际上男性性高潮由两个阶段组成：第一个阶段是精液从精囊腺、前列腺和附睾管等附属性腺器官排入尿道前列腺部，产生一种不可遏制的射精感觉，此时男性的性反应不可能再中断；第二个阶段是精液从前列腺部排到尿道膜部和尿道阴茎部，再将精液射出体外。射精过程是在强烈的肌肉收缩下，被迫从尿道口喷射出的，如无阻挡，射程可达 40～60cm，甚至更远。射出的精液一般在 2～3ml，如果长时间未射精，射程以及精液量会长且多，如果两次射精时间间隔较短，则射程与精液量会短而少。如果精液并非由尿道口喷射而出，而是由尿道口流淌而出，这种情况称之为泄精，男人无论是在生理上还是在心理上都会有不舒服的感觉。

女性性高潮不像男性那样有射精的指征，持续时间一般为数秒或十几秒，主要表现为阴道下 1/3 肌肉节律性的收缩。收缩起初强劲有力，而后强度减弱，收缩间隔时间延长。女性在高潮期可能出现不由自主的呻吟或喊叫，这是喉部肌肉收缩的结果，女性还可能出现角弓反张等肌肉痉挛收缩的表现。女性在高潮时有以阴蒂为中心向外周扩散的感觉，有一种下坠或张开的感觉或一种温热的电击般的强烈感觉。女性性高潮的强度及时间与许多因素有关，如刺激方式与强度、心理情绪状态、夫妻和谐程度以及躯体状态，女性对这些因的反应比男性更加敏感。

研究结果显示，男性性高潮发生的潜能是在 18 岁左右，而女性则多为 35 岁左右。当然，性高潮潜在能力还受到个体其他一些因素的影响，这种能力在个体之间差异较大，有的人在 24 小时内出现多次性高潮的情况也较常见。

（四）消退期

消退期是指身体肌紧张得到放松，性能量得到释放，充血肿胀逐渐消退的过程，一般需要 5～10 分钟。男性的消退比较快，在消退过程中，出现舒适安宁的感觉，阴茎软缩、疲乏无力、昏昏欲睡。男性与女性相比，在性高潮过后具有对性刺激不发生反应的不应期，不应期的存在可以使男性摆脱疲劳，积蓄能量。不应期的长短因人而异，有的年轻人只需要几分钟就能再次勃起，有的在数小时后还不能恢复正常反应，有的老年人不应期长达数天之久。女性消退期相对较长，没有达到高潮的女性消退期长达数小时之久。在消退期，女性身体会充分放松，器官充血会逐渐消退，全身紧张状态逐渐恢复，有种宁静愉悦的感觉。此时女性并不感到疲倦，渴望进一步的拥抱、抚摸，使其放松的身心得到最大的满足。如果男性不懂得或不理会女性的这种需要，而倒头大睡，往往会给女性带来烦恼和不安。如果这个时期继续给予女性有效的刺激，则可再次引起性兴奋，进入性高潮。

（韩惠民）

第三章　性心理的发展与健康的性心理

学习**目标**

掌握：性心理发展和性别角色的概念；性心理发展的整合理论模型；性心理的主要发展阶段。

熟悉：心理动力理论；埃里克森心理发展模型；影响性别角色社会化的因素；男女性心理的差异；健康的性心理标准。

了解：影响性心理发展的因素；性别角色的类型及其发展理论；性生活的质量与健康效能。

第一节　性心理发展

性心理的发展是个体整个心理功能的重要组成部分，甚至可以说它是能够决定个体人格健康的最基础的心理层面。个体随着年龄的增长，对性的认知、性的感受以及性取向和性行为逐渐产生全面的认识。健康的性心理或异常的性心理，都是在成长过程中发生发展起来的，正所谓"习以成性"。

一、性心理发展理论

性心理作为一种心理现象，具有其自身发生发展的内在规律。伴随着发展，个体逐渐对性的认知、性的感受、性行为和性取向有了全面的认识，这一复杂的过程称为性心理发展（psychosexual development）。关于性心理发展，不同的心理学家提出了不同的理论。人类的毕生发展有多个关键期，而这是个体处于某些特征或能力学习的最佳时期，在人类发展的关键期中，有形成性别角色、性态度和性偏好的时期。

（一）心理动力理论

心理动力理论（psychodynamic theory）聚焦于心理的动力学机制。西格蒙德·弗洛伊德（Sigmund Freud）认为，人类的心理和行为的背后是受追求快乐、降低张力和焦虑的驱动力推动的。驱动力是由躯体内部生理和心理的能量派生出来的，这种能量来源于本能。弗洛伊德假定力比多的存在，力比多是指一种与性本能有联系的潜在能量，是人类心智的一部分。按照他的观点，许多单个的本能行为（攻击、繁殖、防御）背后都是由生或性的本能和死的本能的内驱力所推动。最初弗洛伊德认为这两种力量相互对立，后来又认为二者是相互交融的。相互交融的两种力量使得个体许多行为同时与性欲和攻击性动机交织在一起。

1. **生的本能**　生的本能指的是个体追求生存和种族的延续，代表爱和建设的力量，包括饥、渴和性等本能。其目的是通过消除性兴奋状态给机体带来愉悦。这种愉悦不仅仅局限于生殖器官的快感，并使整个躯体都充满了力比多。除了生殖器官外，口唇、口腔和肛门也能产生性快感，这些部位也被称为性感带。个体的饥和渴的本能容易得到满足，而性本能往往得不到满足，成为影响人格的主要因素。弗洛伊德认为，所有愉快的活动追本溯源，都起因于性本能。

2. **死的本能**　按照弗洛伊德的观点，生的本能总是建立、整合一些东西，而死的本能总是在破坏一些东西。死的本能是指使有机体回归到一种无机状态，体现为恨和破坏的力量。他指出，死的本能可以指向自身，表现为自责、自虐和自杀等动机；也可以指向外部，表现为恨、破坏、攻击性等动机。

心理动力理论认为，力比多是个体躯体的一部分，对儿童的身体发展起重要的作用。婴儿出生后的性能量以力比多的形式储存在体内。弗洛伊德认为这一能量在婴儿出生时完全没有分化也没有差别，它可以指向任何事物，因此婴儿的性取向是多变的，可以是自身也可以是其他人。在个体成长的不同时期力比多能量逐渐与不同的躯体快感部位相联系，直到停留在性器官上。个体出生后至性成熟的性心理的主要发展阶段为口唇期、肛门期、性器期、潜伏期和生殖器期等五个阶段。每个阶段个体之间存在着差异性，从而形成了不同的个体性心理，也塑造了个体不同的人格。

心理动力学理论认为，个体在成长过程中，力比多向身体其他部位转移时，有时可能会出现偏差或错误。如成年期的情绪和心理问题是性心理发展某一阶段发生困难的结果。该理论认为，年轻男女必须通过相爱的异性关系、满意的性生活、健康合理的生活方式、繁衍后代和充实工作使力比多与生殖器整合为一体，以期达到理想的状态。此外，该理论过于对性高潮的强调，也使很多人过度关注于此。

弗洛伊德过分强调性本能的作用，把人格发展的动力归因于性本能或力比多，认为性本能具有灵活性，可以被抑制而不活动，也可以升华而转向，形成多样人格。性本能是否满足直接影响个体人格发展的健康状况，心理性欲发展理论的解释，是弗洛伊德理论中引起最大争议的内容。弗洛伊德认为，幼儿经历一系列以主要动情区为标志的发展阶段，能进行健康的性欲发泄。早年的过度创伤会导致心理能的固着，成年期的人格将反映发生心理能固着的那个阶段的特征。这对弗洛伊德后期的心理理论和心理治疗体系有深远的影响。

（二）发展理论

皮亚杰（Jean Piaget）认为认知、智力和推理对儿童发展极其重要，科尔伯格（Lawrence Kohlberg）也继皮亚杰之后，从认知发展的角度提出了道德推论发展的系统理论，他采用开放式两难故事法进行研究，将道德发展划分为前习俗水平、习俗水平和后习俗水平等三个水平，每个水平又划分为两个阶段。

埃里克·埃里克森（Erik Erikson）提出心理发展的模型，认为人出生到死亡共经历八个阶段。前五个阶段在时间上与弗洛伊德的划分基本是一致的，后三个阶段是他独创的。埃里克森的人格理论不是否定弗洛伊德的精神分析，而是发展他的理论，他与弗洛伊德的不同之处在于他强调自我、社会和历史的影响以及将弗洛伊德的早期性心理阶段延伸到青春期、成年期和老年期。埃里克森认为其后弗洛伊德理论是对心理动力学理论的发展。

埃里克森认为每个人的体内都有强大的力比多，同时他指出，文化和社会因素也有助于塑造性认同和性行为。他认为人生发展有八个阶段，其中的每一个阶段，都必须解决该阶段个体发展中的危机。每个阶段的危机可以使个体向积极健康适应的方向发展，也可以使个体向消极，不适应和低自尊的方向发展。在青春期和青年早期，个体必须明确地理解自己的性能力，并形成与他人之间的亲密感，若不能达到这些目标可能会导致个体的角色混乱和孤独感，并产生持续一生的性心理障碍。是否成功完成人生早期的任务，在某种程度上决定了个体能否成功地实现健康的性认同。此外埃里克森在他的性心理发展模型中，还强调了他人及其反馈的重要性。

与弗洛伊德不同，埃里克森把重点从性本能和死本能驱力的方面转向自我与社会之间相互作用方面。对弗洛伊德的心理性欲发展理论作了重大的修正和扩展，提出了自我的新概念并强调自我的自主性和独立性。虽然这是一个重大的进步，但是人格的发展能否都经过八个阶段，存在争议性。所以该理论仍需完善。埃里克森认为各个发展阶段不是完全独立的，而是彼此相关联的。此外有些心理学家认为埃里克森的理论不够严密，思辨性多于科学性，但它仍是一种重要的理论，对现代发展心理学和人格心理学都有重大影响。

（三）性心理发展的整合模型

性心理发展的整合理论模型由研究者约翰·班克罗夫特（John Bancroft）提出。该理论涉及人生不同阶段的生理和心理发展，并确定个体发展中的三股主要的"力量"。这些力量在童年期往往相对独立地平行发展，在青春期时汇聚在一起，通过整合发展成为一个性成熟的个体。三股力量的具体内容如下：

1. **性别认同（gender identity）** 个体内在的性别体验在性发展中起到关键作用。在儿童时期，个体基本的性别认同已经建立。进入青春期后，性行为在整合个体的性别认同中发挥着重要的作用。此力量源于个体建立对自身男性、女性或跨性别的感受。

2. **性反应与理解自身的性取向** 在青春期个体出现各种生理和情绪的变化，往往促使个体具有更强的性唤起意识和性冲动，满足这种需求对于理解自身的性发展有重要的意义。

3. **建立亲密两人关系的能力** 在青春后期与成年早期，个体开始在伴侣关系中探索他们的性活动。个体能否有效地处理复杂的两人关系，对今后的性发展起到重要的决定作用。

深入理解自身的性取向是性发展的一部分，此过程中个体会经历生理和心理发展的各个阶段。个体在儿童期会经历标签前阶段，此阶段个体逐渐明白社会对于他们在性方面的期待。在青少年期个体开始根据自身所处的社会群体的标签对自己的性取向进行归类，即确定性取向的自我标签阶段。若自我标签与社会和文化期待的性取向不一致，会导致个体产生巨大的自我冲突和混乱。最后个体通过所属的社会标签来界定自己的性取向。社会界定的各种性取向和性偏好的标签将确定个体的自我性知觉。

二、性心理发展过程

性在人的一生中都处于不断发展的过程中，不同的性心理发展理论试图解释性心理发展的过程，阐述性心理的不同发展阶段。

（一）弗洛伊德的性心理主要发展阶段

弗洛伊德认为，每个人在童年期都经历了一系列的发展阶段。划分每个阶段的标准是主要的动情区，这些阶段会影响成年期的人格，因此被称为发展的心理性欲阶段。弗洛伊德将个体出生之后到性成熟的性心理发展划分为五个阶段。

1. **口唇期（0～1岁）** 每个孩子经历的第一阶段都是口唇期，自出生至1岁，力比多集中于口唇、口腔活动，嘴和口腔黏膜构成了满足欲望及进行交流的最重要的身体部位。婴儿在吮吸母乳中不但获得必要的营养，而且也获得了极大的快感。婴儿对其他的口唇、口腔活动也很感兴趣，喜欢吹泡泡、咀嚼东西、吮吸手指、把东西放进嘴里等活动中取得快乐。婴儿的这些行为是追求自体性欲满足的表现。近年来观察发现，婴儿有强烈的交流需要，母亲的重要任务还需要识别婴儿的要求并给予满足，母亲通过喂养和抚摸等躯体性接触和情感交流，与婴儿形成信赖和安全感。只有在经历了与母亲间固定的、安全的紧密联系的体验，个体化过程才能顺利发展。否则，在口唇期出现创伤体验，力比多可能发生固着，并可能成为成年后嗜烟酒、习惯性咬人、经常把手放进嘴里或口头攻击等心理根源。

2. **肛门期（1～3岁）** 弗洛伊德认为，肛门区是这一时期最重要的动情区，力比多下移贯注于肛门、直肠区的活动。同时肛门和膀胱括约肌的使用也是对权力和意愿的一种躯体表达方式。这一时期父母开始培养孩子的大小便习惯，孩子则根据自身的快感需求决定，是保留还是排泄。孩子开始学会说"不"，通过控制躯体活动来表达自己的意愿和自主性，这就是"肛门期的权利斗争"。大便是孩子与父母权利争夺最合适的工具。发脾气或违抗的表现可以看作攻击性、虐待性冲动的强烈表达。如果在这个时期幼儿受到心理挫折，留下问题，在成年时表现的人格特点就是洁癖、刻板、施虐、过分注意细节、储存、强迫等。

3. **性器期（3～6岁）** 在性感带的发展中，继口腔及肛门之后，婴儿开始表现出对生殖器刺激的兴趣。他们通过玩弄生殖器而获得快感。这种幼儿期对生殖器的玩弄与成人的手淫性质完全不同，它不过是幼儿的一种性游戏而已。相对于青春期的性冲动，此时躯体的性冲动称为"婴儿的性"。弗洛伊德认为，处于这一时期的儿童，对异性父母产生了性兴趣。此时，男孩往往会产生阉割焦虑，女孩往往会产生阴茎嫉妒的现象。在性器期造成心理创伤，可能是幼儿对性产生罪恶或恐惧感，成为成年后性功能障碍的根源。

4. **潜伏期（6～11岁）** 在此时期，儿童性心理比较平静，没有口唇期、肛门期和性器期那么复杂，没有激烈的矛盾冲突。此时期孩子对父母和家人的兴趣减弱，对动物、运动、自然界和学校的学习、同伴的交往好奇心陡增。这是儿童对家庭中的原始客体的一个升华和冬眠阶段，并转向为外界的社会兴趣。但有学者认为，处于潜伏期的男孩与女孩似乎对彼此没有任何兴趣，这一时期可能出现一种类似"同性恋"的现象，男孩喜欢与男孩作伴，女孩喜欢与女孩作伴，从事不同的游戏。实质上，这种类似"同性恋"行为不具有成人的性意识与欲念，但在日后的性心理发展遇到挫折时，个体的心理退行到此阶段也可能是构成同性恋的心理根源。

5. **生殖器期（11或13岁开始）** 此时期由于躯体和内分泌系统的迅猛发展，第二性征日益明显，青少年的性心理也迅猛发展，躯体和性发育逐渐成熟。此时个体与原始家庭客体产生心理社会性分离，建立家庭外的亲密客体关系。个性的形成，认知功能继续发展，与文化和社会价值观的影响进行同化和适应。这是一个充满矛盾的阶段，躯体的性成熟使精神结构变得不稳定。青少年对异性感到吸引，产生朦胧与不明确的情意，异性恋就此开始。青少年在这一时期缺乏社会经验和自我控制能力，其性器官逐渐发育成熟，但整体心理水平还较幼稚，意志较薄弱，易受外界不良的诱惑而导致性罪错，也被称为"青春期危机"。

（二）埃里克森的性心理发展主要阶段

埃里克森的理论不是否定弗洛伊德的精神分析，而是发展他的理论，他把弗洛伊德的早期性心理发展阶段延伸到毕生发展。在弗洛伊德的五阶段心理性欲发展的基础上提出人生发展的八个阶段以及每个阶段的发展任务。

1. **婴儿期** 是从出生到1岁左右，对应于弗洛伊德性心理发展阶段论的口唇期，婴儿在本阶段的主要任务是满足自身生理上的需要，发展基本信任感，克服不信任感，体验现实的希望。

2. **儿童早期** 约1～3岁之间，对应于弗洛伊德性心理发展阶段论的肛门期。此阶段的主要任务是获得自主性，克服羞怯和疑虑，体验意志的实现。儿童已经形成了许多技能，会爬会走,行动力和控制力得到很大的提高,语言开始发展起来。儿童自己的意愿和父母的意愿表现出矛盾冲突。

3. **学前期** 约4～6岁之间,对应于弗洛伊德性心理发展阶段论的性器期。此阶段的主要任务是获得主动感,克服内疚感,体验目的的实现。儿童的智力和能力都有了进一步发展,语言表达更加流畅和精确,对事物充满好奇心,充满探索精神。如果父母对于儿童的探索积极鼓励,儿童就会形成一种健康的独创性意识。反之会使儿童缺乏自信,甚至会为自己的想法和行为感到内疚。

4. **学龄期** 约6～11岁,对应于弗洛伊德心理发展阶段论的潜伏期。此阶段,儿童进入学校,开始学习各种知识技能,发展任务是获得勤奋而克服自卑感,体验着能力的实现。形成了勤奋感,从而在学习中体会自我价值,反之对自己失去信心,怀疑自己的能力,对工作缺乏兴趣。

5. **青春期** 约12～20岁,对应于弗洛伊德性心理发展阶段论的生殖器期。埃里克森认为,此阶段是个体从童年期向青年期发展的过渡阶段。青春期的主要任务是建立同一感和防止同一感混乱,体验忠实的实现。同一性的形成,标志着童年期的结束,成年期的开始,也是一个人成熟的标志。

6. **成年早期** 约20～24岁,该时期的发展任务是获得亲密感避免孤独感。此时期的青年已具备能力并自愿准备着去分担相互信任、文化娱乐、工作调节等生活,以期最充分满意地进入社会。其主要特征是相互信任,有固定的爱人并与其分享性快乐,这是成年早期主要的性心理发展任务。

埃里克森认为,亲密感的发展程度对是否能满意地进入社会有重要作用。在此阶段个体所发展的亲密能力如果能战胜孤独,就会形成爱的品性,否则会出现混乱的亲密关系。

7. **成年中期** 约25～50岁,这个时期人们开始在社会中确立自己的位置,并为社会生产的一切承担责任。成年中期以生育为性心理模式。生育不仅仅是指与亲密伴侣的性接触,还包括生育后代和文化传承。成年期的心理危机是繁殖对停滞,其主要发展任务是获得繁殖感避免停滞感。如果个体与繁殖能力相关的表现胜过停滞的状态,就获得关心品性。如果个体没有解决好这一阶段的危机,就可能会变得自私自利。

8. **成年晚期(老年期)** 从50岁直到死亡,这是人生最后一个发展阶段。老年期的性心理生活模式是性感觉泛化,也就是说老年人变得更加注重培养和接受非性关系的快乐,从个体各种不同的躯体感觉刺激中得到快乐。然而性感觉泛化的态度取决于整合事物的能力,也就是面对绝望仍能保持完整。此阶段的心理社会危机是完整对绝望。如果个体感到的自我完整能够胜于绝望,就会获得智慧品性,用对人生本身超然的关心来面对死亡;将死亡看作自然的归宿,同时对生命有积极的关注和理解。当然并不是每个人都对此有深刻的理解,只有个体发展的足够成熟,才能获得这样的智慧。

三、性心理发展的影响因素

自古至今,无论是原始社会还是现代社会,对男人和女人的气质或性别角色都有社会对其基本的界定。个体必须遵守社会为他们设定的行为标准,一方面尽量符合社会和他人的习惯,另一方面要使自身感到满意。通常认为男子应该具备坚强、刚健、果断、勇猛、精力充沛的气质;女子应该是温柔、含蓄、情感细腻、软弱的气质。男子气或女子气还可以表现在衣着风格、走路、说话的方式及语调、爱好等行为上。如果个体与这些主流文化所期待的男子气和女子气相偏离,人们通常认为是反常的或性变态的。对于男女气质和性别角色差异的影响因素有个体生物基础、家庭教育、学校教育以及社会文化因素等。

（一）性心理发展的生物基础

从生理的角度来看性别，两性的差异是显而易见的。性别的生物学基础体现在以下几个方面：

1. **基因性别** 始于受精的那一刻，就决定个体未来发育成为男性、女性或双性的基因路径。

2. **性腺性别** 性腺即睾丸或者卵巢，性腺分泌的性激素影响着个体性别的发育。

3. **体征性别** 发育过程中基因和激素对个体产生的影响，决定了个体在体内或体外生长不同的性器官。

4. **脑性别** 出生前和出生后性腺会分泌针对大脑的激素，部分观点认为激素在决定某些"男子行为"和"女子行为"起到重要的作用。然而越来越多的观点认为大脑本身直接在基因的作用下进行分化，此过程可能是单独发生，也可能受到性激素的影响。大多数情况下，这些生理因素都是内在一致的。但是，由于发育过程的多因素性和复杂性也会出现不一致的情况。

生理因素是性别意识的起源或基础。弗洛伊德认为，女孩很早就有"阴茎嫉妒"，男孩则有"阉割焦虑"的心理情结，说明男女两性生理的外观差异对儿童的心理影响深刻。

个体的性心理活动受神经与内分泌因素的影响很大。如大脑腺垂体分泌的性腺激素以及性腺分泌的性腺激素，男性为雄性激素，女性为雌性激素。性激素有促进性器官发育、刺激第二性征发育、维持性欲的生理作用。人的性心理还受自我体像知觉的影响。男性关注自身的身高、肌肉、第二性征发育、性器官等，女性则在意自己的相貌、乳房、"三围"比例等，如果个体感到不满意则可能会产生自卑，表现出不愿意与异性交往、惧怕结婚、社交恐惧等心理障碍。

（二）性心理发展的家庭教育因素

家庭是个体性心理发展的基本场所，个体性角色的认同从儿童时就已形成，性心理的发展成熟具有向父母学习模仿的过程。父母性知识的无知及教育行为的不当都会给儿童的性心理造成伤害，为日后的性心理问题埋下诱因。家庭教育中父母对性的一般态度，以及父母对待孩子性别的态度都对孩子性心理发展具有很大的影响。在家庭教育中如果父母对关于性的事物和评价是自然的、非极端的，对孩子的性教育是民主和平等的，那么孩子的性态度一般是正常的。反之孩子可能认为性是罪恶的并对性产生敌视的态度。在"重男轻女"的父母教育环境中成长的女孩易形成自卑、自怜情结；在父母溺爱异性的环境中成长的孩子可能会促使形成恋母或恋父情结。

（三）性心理发展的学校教育因素

现代教育的一个重要特征是教育的多渠道、多元化。学生接受教育的渠道有学校、家庭和社会。但青少年的成长过程主要是在学校完成的，因此学校也是青少年性心理健康成长的主要场合，学校教育是性心理发展的主要渠道。相关研究证明学生最喜欢的教育方式是课堂讲授，最不喜欢的方式是朋友之间传说、议论，而通过朋友间的议论掌握知识的效果也相对较差。性心理健康教育的现实要求学校开展多种活动来进行，结合学生的身心发展特点和学生的心理需求，可以通过讲座、班会、辩论、网络宣传、板报、画展等多种多样的形式，让学生学会正确地与异性交往，并在活动中释放多余的能量，引导学生科学地对待性及性知识，走出性误区。

（四）性心理发展的社会文化因素

社会文化是个体性心理发展的大课堂，每个人都是被社会文化塑造的人。不同时期或

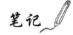

不同民族的性文化传统和观念、性道德、性行为方式有很大的差异性,但都对个体的性心理发展具有深刻的影响。

青春期后,孩子身体迅速发育和性激素的分泌使其出现第二性征。他们渴望了解和探究异性的愿望逐渐强烈,有关性的文化信息对他们有强大的吸引力和刺激。在此过程中传媒对人们的性态度和性生活方式的影响凸显出来,尤其网络技术的普及,越来越多的青少年通过网络探寻信息和知识。黄色淫秽的网络信息常常成为一些青少年性犯罪或性罪错的诱因,侵蚀其稚嫩的心理。性心理发展的本质就是用社会文化的要求塑造、约束和规范生物本能的冲动,用理性约束非理性的过程。

第二节 性别角色

性别角色(gender roles)是指在一定的社会文化背景下,由于人们的性别不同而产生的符合一定社会期望的品质特征,男女两性应当具有的性格、价值观念和行为。其包括男女两性所持的不同态度、人格特征以及其他文化习俗中认可的表现出男子气和女子气的行为。

一、性别角色的类型

性别角色类型的研究起源于心理学家对性度(degree of sex difference)的研究,性度是指个体所具有的男性化和女性化特质的程度。在男性身上表现出来的典型特征称为男性性度,在女性身上表现出来的典型特征称为女性性度。一个人具有男性特质越多,其性度就偏向于男性;具有女性特质越多,其性度就偏向于女性。心理学家对关于性别角色类型提出了不同的模型,如单一化模型、双性化模型和性别角色图式等。

(一)单一化模型

1936年,特曼(Terman)和迈尔斯(Miles)在《性别与人格》一书中提出了一组相对立的人格特征词即男性化和女性化,用来描绘社会中男性与女性所拥有的不同的但又相对稳定的行为倾向性。心理学家认为男性化和女性化是单一维度的两极。如果个体具有高度的男性化特征,必定是基本不具有女性特点;而具有高度的女性化特征者则缺乏男子气。

(二)双性化模式

1964年罗西(A.S.Rossi)提出了"双性化"的概念,个体不仅可以拥有男性特质,也可以同时拥有女性特质。在"双性化"研究中最具有代表性的是美国心理学家贝姆(Bem),他提出,任何性别的个体都可以用心理双性来描述,即用典型的男性化特征(如勇敢的、独立的、善于分析的)和典型的女性化特征(如温柔的、有爱心的、有同情心的)的平衡体或组合体来进行描述。在其性别角色模型中,男性化特征和女性化特征是两个独立的维度,把性别角色分为四个类型,分别是:典型男性化者,即一个有着较多典型男性特征、较少女性特征的人;典型女性化者,即一个有着较多典型女性特征、较少男性特征的人;双性化者,即一个人同时具有男性化和女性化的特征;未分化者,即个体两种类型的特征都比较缺乏。

二、性别角色发展的理论

心理学家提出了多种理论来解释性别差异和性别角色的发展。由于性别角色差异影响个体的个性发展,因此了解性别角色形成的理论有利于清晰地认识社会文化对性别角色形成的影响;有利于对男女两性有针对性地进行性别角色教育,使之健康发展。性别角色的相关理论主要有精神分析、社会学习、认知发展和性别图式等理论派别。

笔记

（一）精神分析理论

精神分析理论认为性欲（性本能）是与生俱来的。个体的性别认同和对某种性别角色的偏好是从性器期开始的，在这一时期，个体开始模仿并认同他们与父母的性别，着重亲子关系的角色认同。儿童通过与同性别父母认同的过程而学会性别概念，在此过程中儿童通过内化父母的男性化或女性化特征，并接受父母关于性别的许多价值观上的认识，表现出与其性别相应的男性特征和女性特征。精神分析理论夸大了个人的模仿作用，忽略了外在环境的影响。但从社会学理论的角度分析，模仿也是性别角色社会化的重要机制，在模仿的基础上最终达到性别的认同和内化。

（二）社会学习理论

社会学习理论认为，儿童通过两种途径获得性别认同和形成性别偏好。第一，性别角色的直接教导（或分化强化），儿童的那些与其性别特征相一致的行为得到鼓励和奖赏，与其性别不一致的行为则受到惩罚和阻止；第二，通过观察学习，儿童获得同性榜样的行为和态度。该理论认为性别是社会建构的，而不是生物遗传的。性别差异源于社会实践和风俗习惯的不同，而不是个体固有的属性的差异。许多社会学家否认性别的二分法观点，认为男女之间的相似性远远超过他们的差异。随着社会的变迁，性别之间的差异逐渐减少。性别不是整齐划分的，男女性别之间的差异取决于其社会地位、种族、教育和职业。

（三）认知发展理论

认知发展理论的提出者柯尔伯格认为，儿童是自我社会化者，必须在建立性别认同、获得对性别稳定的认知之后才能实现对性别恒定性的理解。对性别恒定性的理解获得后，儿童开始选择关注性别榜样和形成性别的典型特征，该理论强调性别恒常性对性别角色形成的作用。性别恒常性是指基于生物属性基础上的永久的特性，不随时间、服饰、活动和自身愿望等有所改变。性别恒常性由三种对性别理解的不同成熟度组成，即性别同一性、性别稳定性和性别一致性。性别同一性要求用简单的能力去识别自己是男是女；性别稳定性是对性别保持恒定的再认，一个人的性别不论在年轻或年老时都是一致的。性别一致性是指尽管外貌、衣着、活动发生变化，但知道性别是不变的，这种能力在6～7岁获得。

（四）性别图式理论

性别图式理论所研究的是个体对自己是男性化还是女性化的定义，它糅合了社会学习和认知发展理论的观点，不要求获得性别恒常性，仅要求掌握性别认同。孩子标识男女性别的能力被看作是性别图式开始发展的必要条件。一旦图式形成，儿童就被期望按与传统性别角色相一致的行为行事。在认知发展理论中，引导与孩子性别相关的行为取决于孩子期望与同性性别标签的匹配。

三、影响性别角色社会化的因素

生理、家庭、学校、同辈群体和媒介等因素在性别发展过程中的影响深远持久而广泛，可以渗透到个体的认知思维和行动过程中，对男女性别角色的形成起到关键的影响。

（一）生理因素

生理因素影响两性性别角色的发展。在某种程度上，男女两性不同的染色体遗传特性、脑的两半球偏侧性功能专门化发展的差异和性激素都与性别角色的发展相关。荷尔蒙因素对性别差异的影响主要表现在活动水平、专断行为及攻击性行为、情绪反应等方面。这些差异使得男女所从事的活动有所不同，造成两性在空间能力、合作行为和独立性等方面的也具有性别差异。

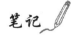

（二）家庭因素

性别角色发展的早期阶段基本是在家庭中进行的，它对儿童性别角色的初步形成具有重要作用。家庭教育中通过性别期待与认同、模仿的机制实现对性别角色社会化的影响。在家庭中，通过两方面对子女性别角色社会化产生作用：一是父母的期望，使子女朝着父母预期的性别角色方向发展，从而使子女将这些期望转化为自己的性别角色观念，如婴儿的名字、孩子的衣着打扮和游戏的不同等；二是父母的态度和性别观念会影响子女的性别角色观念。父母对子女的教养方式和教育态度受性别刻板印象的影响很大。父母以性别刻板印象为依据对儿童进行性别角色行为教育，会影响儿童的自我认知和行为，从而强化其性别刻板印象的形成。儿童正是从父母对待他们的态度和行为要求中开始逐步获得性别认同和性别角色的分化。

（三）学校因素

儿童进入学龄期以后，学校教育强化了男女两性的角色差异，教学的主体教师和教材都传递着有关性别差异的信息。这段时期是个体处于学习和自我塑造的重要时期。因此学校也成了影响性别角色发展的重要因素。

教师对待不同学生的期望和态度以及教学内容对两性学生角色的分化具有至关重要的影响。在教学内容上，教材中的性别角色会成为学生的学习模板，影响其观念和行为模式。教学过程是以教师和学生的互动理论为基础，如期望效应。在教学过程中包含了大量性别角色的社会定势思维。受传统性别角色价值观的影响，教师往往认为男生更聪明，对男女生的学习做不同的选择和安排。比如在高中分班时，许多教师鼓励女生学文科、男生学理科；教师给予男生的更多关注和指导、更多的耐心帮助和更多的课堂参与机会，而由于女生比较安静、遵守纪律并且认真学习反而容易受到教师的忽略。这些方面都会影响到个体性别角色的发展。

（四）同伴群体

同伴群体对性别社会化有着不可忽视的影响。进入儿童期后，个体具有要求独立、渴望与同性伙伴交往，并获得认同的心理需求。这一时期，在交往中除了性格、爱好等因素的相互吸引之外，性别也成为划分伙伴群体的重要标志。在不同的性别群体中，两性的角色规范被整合进群体规范之中，使之成为性别群体所遵循的行为准则。这时男女生所玩的游戏不同，交往方式也不相同，如女孩以一起聊天交流显示彼此的亲密，而男孩则通过共同的兴趣爱好，如足球、篮球等建立友谊。如果个体参加了不符合其生理性别的游戏或表现出不符合自身性别特征的行为，便会遭到其他人的嘲笑，同龄孩子的负面评价就会产生一种无形的压力。因此，为了得到同伴的赞赏，儿童会调整自己的行为，使之更符合其性别角色规范。随着年龄的增长，同辈群体的影响力更为突出，甚至超过父母和老师的影响。

（五）媒体因素

大众传媒所呈现的男女两性特征对个体的性别社会化产生不可低估的影响。在当今社会，电视、电影、书籍、报刊、互联网等大众传播媒介是人们娱乐和获取信息的重要渠道，已成为青少年性别社会化的重要手段。个体会以大众传媒的人物为模仿对象，并将社会对性别角色定型的看法内化到自己的认知系统中，进而形成自己的性别角色观念和行为。在大众传媒中，男性的社会角色往往被塑造成冷静理智、事业有执着追求的角色形象；而女性更多地被塑造为具有感性、优柔寡断、博爱甚至母爱泛滥等角色。从这里可以看出主流文化所赞同的进取精神、理性思维和领导才能一般被归为男性的特征，而女性则与在家中做家务和照顾孩子联系在一起。

总之，个体性别角色差异与许多因素有关，这些因素都不能单独地决定人的性别角色差异。为了客观、全面地探讨两性心理的发展，应该将先天与后天因素结合起来进行考虑，全面、客观地对待这些因素对性别角色的影响。

第三节　男女性心理的差异

早期心理学的研究者将人类当作一个无性别差异的同质整体来进行研究，尤其是"无女性"的心理学。在 19 世纪后期和 20 世纪初期，各国妇女解放运动的风起云涌，男尊女卑的观念受到冲击，男女两性在心理上的差异问题引起了人们的关注，由此开创了有性别差异的性心理学研究的先河。

研究者对于男性与女性之间的差异存在两种取向：一种是相似取向，即男性和女性在智力和社会行为上基本一致，导致存在某些差异不是生物学的结果而是社会化引起的。一种是差异取向，又称偏差，强调男性和女性的确存在差异，这种差异是由个体内部生物学特征所导致的。当代女权主义者认为，男女差异是由于个体行为方式的文化期待所导致的，换句话说男女两性的特质、行为、角色不是与生俱来的，而是由许多人际的、文化的和社会的力量所形成的，可称为性别的社会建构。

事实上，生活中常常用男女有别来形容男女在心理、生理和处事上的差异，了解两性的性心理差异是性心理教育中的主要内容之一，认识并把握这种差异更利于两性和谐相处。近年来心理学家认为夫妻关系的紧张和性问题的产生常与缺少这方面的知识有关。对异性心理了解不深，不能相互理解彼此的心理需求，在恋爱期间双方发生争吵、生气、乃至轻生、杀人的恶性事件也时有发生。

一、性心理需求的差异

人们往往认为，女性更需要被人关心，被人呵护，在男性面前常常将自己视为温顺的依人小鸟。俗话说爱美是女人的天性，因为女人需要被人尊重，被人认同和被人追求。女性喜欢听"年轻美貌"的恭维之词。于是要年轻要有魅力的渴望变成巨大的压力，使她们感到只要体重多了几公斤，脸上出现几许皱纹，便会有失落之感。

男人遇到困难和挫折时倾向于隐瞒或淡化该事件的严重程度，他们潜意识里想要证明自己面对困难的勇气。男人遇到问题不喜欢张扬而倾向于沉默思考，他们需要被人信任、被人接受、被人感激、赞赏和肯定。他们认为只有这样才能显现出男子汉大丈夫的气概，也是男人自觉比女人优越的地方。

二、性情趣反应的差异

（一）感官上的差异

男人对色情刺激的感受较女人敏感和广泛，但女人对听觉和精神刺激的反应特别敏感。换句话说男人是用眼睛来恋爱，女人是用耳朵来听爱。有姣好长相的女人可以使男人迅速坠入情网。特别是年轻、敏感的男人，稍微看了一眼裸体的女人像，性的反应就较快发生。女人对男人外表的刺激不强烈，如看了男人的裸体不容易发生强烈的反应。男人的甜言蜜语更易于使女人乐于被拉下爱河。

（二）观念上的差异

男人易受性欲的驱使而想发生性行为，女人易受情感的左右来决定是否有性的需要。男人常把性关系看成就是爱情，靠性爱来表达感情。女人往往把性与爱情分开，更关注的是异性对自己的感情，因此女人更喜欢平时的爱抚和温柔体贴的话语。男人较在乎性的表现与成就，假如觉得自己表现不好就伤自尊。女人不像男人那么斤斤计较，更注重过程的

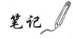

笔记

43

享受。

虽然时代在不断发展进步,但仍有相当数量的女性对性幻想、自慰这些正常的性生理、性心理反应感到困惑,认为是"一种异常现象",认为自慰是"病态""下流""有罪"的,由此产生自责,紧张、焦虑甚至罪恶感等不良心理变化,承受巨大的心理压力。而绝大多数男生对自身正常的反应有正确的认识。

男性性观念的开放程度高于女性。一般来说男性接触有关性的信息来源较广,各方面外界的刺激使得男性对性的需求变得更强,促使性观念开放程度较大。女性往往担心自己身体上的变化,再加上受到传统观念的影响,她们的性需求被压抑或者弱化。

(三)反应上的差异

男性对于性刺激的反应,常较女性快,而且能够引起反应的刺激种类,常较女性多。例如景象、香味、语言、文字、思想、回忆等,都能引起男性的性反应,女性则大多是被爱抚或生殖器交合才能引起性的反应。

男性性冲动容易激发,一经激发容易迅速达到性高潮,达到性高潮后消退也较为迅速。女性性冲动的发生较为缓慢,达到高潮所需时间较长,性高潮不如男性明显和强烈,甚至有时体验不到性高潮,达到高潮后消退的时间也较长。男性在性高潮后往往有个不应期,在不应期内再强的刺激也不会引发再次兴奋;而女性不应期时间较短或往往没有不应期,在适宜的刺激下,可以连续多次达到性高潮。

(四)意念上的差异

在性欲冲动被刺激而达到性兴奋的时候,男性的性意念非常专一,不易遭受外界无关刺激的干扰而致分心;女人的性意念则比较分散,往往有些无关的外界刺激,如婴孩的啼哭、突发的声音、骤变的光线、突然的记忆以及临时忽然而来的刺激都能分散她们的性意念。

三、性行为的差异

在传统社会里,或者在遵循传统的性实践里,男女在性行为方式上的差异主要表现在以下几个方面:

1. 在主动要求和发起性行为方面 在性生活过程中,多数是男性积极主动,情绪热烈,而女性则相对消极被动。

2. 在性活动的支配与控制方面 几乎总是男性在发挥主宰的或者主导的作用,而女性则通常扮演被主宰的或者被引导的角色。

3. 在享受性生活方面 绝大多数情况下,男性所获得的享受要远远多于女性。在传统社会里,或者在传统型的女性当中,女性获得性高潮的比例和概率都远远低于男性。

4. 在承担性生活所带来的结果方面 男性的生理和心理付出要比女性少得多。在性行为方式的变换方面,男性总是比女性更积极,更需求。

5. 在性心理现象表达方面 男性有性幻想、性梦现象和自慰行为的人数比例大大高于女性。在接受性刺激的方式方面,男性更倾向于对外来的视觉刺激高度敏感;而女性更倾向于对触觉刺激高度敏感。也就是说,男性接受视觉刺激的能力要比女性强,而女性接受触觉刺激的能力则比男性强。

6. 在性行为中的心理反应和情感需求方面 男性往往更倾向于重视以生理反应为基础的直接快乐;而女性则常常倾向于强调以情绪反应为基础的心理愉悦。

7. 对于婚前性行为的态度方面 女生较男生更看重"贞洁观",更慎重对待婚前性行为。

8. 在性行为的情感流露方面 男生表现得较为外显和热烈,女性则较含蓄和深沉。在性行为的内心体验方面,男性更多的是新奇、喜悦;女性则常常是羞涩和不知所措。

传统社会的两性性行为的差异,大多表现出强烈的男尊女卑的倾向。这种差异多不是来源于男女两性在生理构造上的不同,而是由传统的男女不平等的社会故意制造出来的,是社会强加给男性和女性的,是以往男权社会的必然产物。

两性在生理和心理的差异导致了社会普遍存在的性别刻板定型。不管是男性还是女性,遗传到的总是人类的基本共性,两性的差异也不是一成不变的。双性化现象越来越成为社会教育发展的一个方向,并越来越多的被社会所接受,也成为现代青年的一种新时尚。

第四节　健康的性心理与性生活质量

人,不仅需要健全的性器官、完好的性功能,而且需要健康的性心理和性行为。性生活是人类生活中不可缺少的组成部分,性生活是否满意直接影响人类的心身健康,家庭幸福和社会的安定团结。一项关于"中国人婚姻及性幸福"的调查显示,在幸福的诸要素中,可观的收入、健康可爱的孩子、和谐的性生活、相互忠诚最受民众重视。

一、健康的性心理

(一)健康性心理的基本属性

人类性行为是个复杂的过程,有不同层次的性质与表现,除了包含生物性的生理性质、动物性的心理性质,还有更深层次的超出了生物性与动物性的性心理和行为,即人性的性心理性质。人类性行为具备以下基本特征。

1. **自然性**　马克思认为:"在现实性上,人与人之间直接的、自然的、必然关系是男女之间的关系"。性关系是两性中最自然和最基本的生物性和社会性关系。性是一个自然的生理现象,按照弗洛伊德的观点,人的发展即是性心理的发展,这一发展从婴儿期就已开始。性行为是人类各种行为中最普遍、最正常存在的自然现象。换句话说,性行为是源自身体自然的性冲动的积欲,而不是靠意志的或故意的或来自色情挑逗的行为。性欲是人的基本欲望,是属于人生活里很自然的一部分,要用自然的态度去面对性,树立自然的性爱观,只有这样才能获得相关的正确知识,才能去建立健康的性态度和性行为。

2. **隐秘性**　性行为的隐秘性是由性行为的排他性引起的。在原始社会,实行群婚杂交,性行为说不上什么隐秘性。随着私有制和一夫一妻制家庭的出现,妇女隶属于男子,而且只能归一个男子所有。性行为不仅不能涉及第三者,而且不能让第三者看见,这样就表现出性行为的隐秘性。性行为的隐秘性发展到畸形的程度,就产生了性神秘感。社会发展到今天,科学的曙光已经冲破了封建色彩的性神秘感,但性行为作为个人私生活的一部分,仍不失其隐秘性。

在人类性行为演化的历史中,早期人类把性行为看作一种十分邪恶、淫猥的事情,不能在公开场合谈论性的问题,要对它避而远之,更不敢在光天化日之下发泄淫欲。于是"每一个男人就要把女人拖到他的岩洞里,让她留在那里和他结成终身伴侣。因此人间爱情的动作是在遮掩下进行的,也就是说,带着羞耻进行的。"性行为的隐秘和害羞遭到破坏葬送了罗马帝国。自从人类从野蛮状态有所开化以来,特别是进入文明时代,人类自我意识的高度发展,就对自己的性器官和性行为有了隐秘的要求,甚至谈论或看到别人的性行为也会感到害羞。隐秘原则很早就成为人类性行为的道德规则,违背隐秘原则不仅会有损人格,还会破坏社会的公序良俗。保持性行为的隐秘与害羞是非常重要的文明规则,是现代文明人的必要特征。

3. 排他性   所谓排他性，是指人们抗拒其他人对自己的性爱对象，予以任何亲近的心理倾向，即所谓"卧榻之侧，岂容他人酣睡"。就生物本能而言，生物通过生存竞争，在自己的领地内，绝不允许其他外来雄性对其雌性的觊觎。如果无视警告，就要打得头破血流，甚至你死我活。说明性行为的排他性并非起源于人类文明，也非人类所独有。恩格斯曾指出，"性爱按其本性来说，就是排他的，虽然这种排他性在今日只是对妇女才完全有效，那么，以性爱为基础的婚姻，按其本质来说就是个体婚姻"。现代人类文明视"一夫一妻制"为唯一合法的性关系，对夫妻以外的任何性活动一律加以禁止，这就透射出夫妻之间的彼此独占和婚姻的排他性。性经济学的观点认为，"爱情就是为另一个人的独一无二的特点所吸引，这个特点根据定义就不可能在任何其他人身上发现并替代"。

（二）健康性心理的评价标准

人不仅要有健全的性器官和完好的性功能，并且要有健康的性心理，它更是直接关系到人格的构建过程和完整。世界卫生组织对健康性心理的定义是：通过丰富和完善人格、人际交往和爱情方式，达到性行为在肉体、感情、理智和社会诸方面的圆满和协调。健康性心理需要满足如下标准：

1. 认同并悦纳自己的生理性别   性在成胎之顷便决定了，孩子在 5 岁之前会完成性别认知的整个过程。健康的人应该高兴地接受生而如此的生理性别，即男性、女性分别，具有与自己生理性别相一致的性别意识，对自己是男是女的自我认定。不存在性别的认同紊乱，不怨恨自己的性别。易装癖和易性癖者违背了这一条准则，如易性癖患者他们心理上并不认同自己的生理性别，并要求变换自己的生理性别特征。事实上，从表面看，我们大多数成年人能够平静地接受自己即成的性别。但是一项有趣的调查表明，有40% 的人在网络上与人沟通时却更换了自己的性别。有医院调查研究显示，近 5% 的受访者不满意自己的性别。还有一项调查内容是"假如有一项高科技方法可以帮助人更改性别的话，你是否愿意改变自己目前的性别？"结果显示，大部分人愿意改变自己目前的性别。

2. 为异性相吸（但血亲除外）并能与异性和谐相处   性爱对象的选择是衡量性心理正常与否的重要指标。具有健康性心理的人除了对人类相应年龄的性对象（除了有血缘关系的亲属）外，不会对其他生物或物品有性的兴趣和发生性关系。现实中存在着这样的现象，一位 20 岁的年轻女性嫁给了 70 多岁的男性，虽然这一现象没有违反法律，却有悖于人的生理、心理和社会常理，这类人有较强的恋父情结。从弗洛伊德的观点看，每个人在幼年时期或多或少的都有恋父恋母情结，如果成年后没有摆脱这种情结，当事人就会不自觉的依照这种潜意识情结寻找配偶，从而发展成不健康的性爱。

为了促进健康性心理的形成与发展，不同的民族与文化背景的社会常有某种与性有关的规范或者禁忌，这种规定或禁忌以"近伦禁忌"最普遍。据新华社报道，2008 年 4 月奥地利警方破获了一起奇案：奥地利东部小镇阿姆斯太腾一名叫约瑟夫·弗莱茨勒的 73 岁男子因禁自己 24 岁的女儿，并乱伦生下了 7 个小孩。据犯罪人供认，他之所以囚禁女儿是为了"保护"女儿免遭外部世界的侵害，后来想与她发生性关系的欲望越来越强烈。他虽然知道自己正在伤害自己的女儿，但就像上瘾一样不能停止。然而这样一位可怕的乱伦者是一个有妻子、有孙女、衣着体面、亲切友好的退休老人。

3. 理智表达性欲和性反应   伴随性器官和生理的成熟，有与年龄变化相一致的性欲和性反应，并能理智的实现和控制感情。精神分析学者认为，人对性的发展并非经由"青春"突然而来，而是从出生后，在婴儿、幼儿、孩童各个阶段逐渐发展，青春期后得以成熟并处于蓬勃发展的阶段。处于青春期之前的孩子并没有像成人一样的性欲望与性行为，但也

笔记

有基础的性欲望和行为的需要。青春期阶段，性兴奋阈值低，性冲动频繁且强烈，能引起性冲动的对象广泛。健康的人懂得在自尊、自重、自己负责的指导下，对性本能欲望给予自觉的约束。随着时间的推移，进入成年阶段后，性对象的选择性和专一性越来越强，不会随意地与任何异性发生性关系，必须与自己相爱的异性发生灵与肉的交融。健康的人懂得如何在不违法的情况下理智的满足和实现自己的性欲，而不是一味的压制自己的性冲动。到了四五十岁之后，进入更年期，人的性欲和性功能开始下降，男女性生活的活跃程度也随之下降，健康的人能自然的接受这种变化而不感到沮丧。

4. 能有社会责任感地承担自己的性行为带来的一切后果　性绝对不仅仅是自身性欲的满足和身体的愉悦，还必然涉及他人的利益和自我良知。性行为不是瞬间即逝的过程，而是可能带来多种问题的开始，如怀孕、流产、疾病的传播以及一系列的道德、名誉、法律及后代的抚养和教育等各种问题的责任。因此，成年人应该充分考虑性行为将带来的一切相关后果，并能有社会责任感地承担和处理这些问题。女性在性行为上承受的心理和生理上的压力多于男性，所以男性有责任保护女性的权益。

据统计，全球艾滋病病毒携带者总数约 3610 万，导致如此多的携带者最主要的原因是当事人的主观原因。据统计，每年有 1400 万少女分娩和发生妊娠并发症，这是在发展中国家 15~19 岁女性死亡的主要原因；约有 450 万青年女性流产，而不安全流产是青少年女性死亡的主要原因。性观念呈现多元化倾向，既表现出崇拜科学的苗头，也表现出不负责的性解放。因此应深入开展社会主义性道德教育，尽早建立完整、科学、尊重的性道德体系，并通过长期扎实工作来促成。也使人们认识到保持自身性纯洁的价值，崇尚性纯洁，学会自律，学会尊重他人，能够以负责任的态度来面对"性"问题。

5. 性生活符合男女双方自愿、平等、科学、卫生的原则　健康的性心理需要科学、文明、卫生的性爱方式来表达，是知情意的统一。成熟的性行为发生在婚姻的前提下，且双方自愿（未经一方同意而强行的性行为称为"婚内强奸"）。和谐的性爱可以使双方都愉悦，双方对性的享受是平等的；性关系是平等的，男女两性均有自由表达其需要的权利；性行为是以性器官的活动为中心，符合卫生要求，没有传染性疾病。性行为方式和性行为频率不会有损于身体健康，相互的感受是美好和谐的。霭理士认为，"凡属对于夫妻双方能增加满足和解除欲念的一切行为和方式都是好的，对的，而且是十足的正常，唯一除外的条件是只要这种行为和方式不引起身心两方面的创伤"。男女之间的性行为从求爱的准备到性行为的姿势和做爱的过程是一种爱的艺术。

小说家福斯特倡导通过包容差异，消除偏见、提倡自由平等交往来建立超越民族、种族、阶级和性别的真诚友爱之情。其核心就是爱。他的小说《霍华德庄园》中的主人公玛格丽特小姐与威尔克科斯的结合，是玛格丽特小姐一厢情愿的，她试图把知识与物质完美结合起来，但是他们婚后生活的不和谐证明了婚姻靠一个人的努力，而没有相互的沟通、理解和尊重也不会成功的。他的小说《莫瑞斯》中的主人公莫瑞斯经过三次精神危机，在逐步认清资本主义社会压抑人性的本质和中产阶级虚伪、保守、心灵发育不良的情况下，最后顺应了下等人阿列克肉欲之爱的呼唤，与阿列克一起私奔到绿林中，享受着在大自然的庇护下肉欲的欢畅。这些爱情的美好结局从正面证明了人类神圣的爱是建立在相互理解、帮助、互不侵犯和自由平等的基础之上的。

6. 性动机应当合情、合理、合法　食与性是人类及一般动物最初始的基本冲动，性欲是同饥饿等同的无法抗拒和战胜的身体本能的力量。霭理士形象地说："性冲动是一些强烈的酵母的作用所产生的一种动力"。"性爱的人格是建筑在一个三边有密切联系的三角上的，这三边是大脑、内分泌和自主神经机构"。从生理卫生的角度来看，健康的性心理首先是源自身体的自然性冲动的积欲，而不是靠意志的或故意的或来自色情挑逗的行为。换言之,健康的性心理需求与健康的性生理需求是一致的和同步发生的。人的性行为的引发既受性激素等生理因素的影响,也是一个自觉策划的、有目的和受其他动机驱动的心理过程。简而言之,从积欲到解欲的过程中,合理的性动机应该是:性对象合法、性需求适度、性欲合情;性行为建立在爱情的基础上,是相互愉悦的,是相互忠诚的,是符合社会道德,不伤害或奴役别人的;而且性行为不涉及任何利益交换。概而言之,正确的性行为是情、理、法三者的统一。嫖娼和卖淫都是违反这一性健康原则的行为。

7. 健康的性心理和性行为是排他的 这一标准是指性爱在精神上和行为上的专一性和排他性。不仅在性意识上要求爱不能"脚踏两只船",在性行为上也要求不能有多个性伴侣和不洁性行为。此外,在性行为发生的环境上也要求保证隐秘性,确保不会被任何人打扰和窥视。滥交、被窥私癖就是违背了这一性健康原则的变异。婚姻从一定程度上保证了性爱的专一性和排他性。婚姻增加了双方的忠诚,宣布了两性专属于对方;婚姻增加了彼此双方长期性交的独占权。

二、性生活质量与健康效能

(一)性生活质量的评价

近年来,随着社会对性的看法的逐步开放,性科学知识的传播以及避孕技术进步带来的性与生育的相对分离,人们对性愉悦的追求日渐显性化,性生活是否和谐满足在婚姻关系中的地位也显得非常重要。然而,当代中国夫妻有多大比例的性生活不协调不满意?性生活状况如何?是什么因素影响夫妻性生活的质量?

性高潮曾被一些研究性的学者认作评价性生活质量的唯一指标,然而,人们对这种观点已提出越来越多的批评和否定。当今社会性学发展的主要成果之一,就是论证了人们性生活满意度并不总是由性高潮的状况直接决定,也同时取决于当事人对良好反应的感受能力。潘绥铭教授指出,感受能力与感受状况也不是完全由性高潮的状况决定,而同时也取决于性行为的具体状况:性生活的频率,其中达到性高潮的次数;性行为的具体方式,尤其是性交体位;爱抚行为的种类和状况;情感交流,尤其是爱情的表达。据他的研究,对以上方面的满意度又取决于当事人的性别、年龄和具体的性态度。

性生活满意度作为一个主观评价的综合指标,不仅由双方的性互动模式所决定,而且与当事人的感情交流及日常的性亲昵密不可分。因此,与性满意度直接相关的有性生活频率、性感受交流、性抚爱时间、性快感体验、感情交流和日常的性亲昵等六大要素。其中夫妻间的亲密感情既是灵肉交融的基础和前提,也是和谐性生活的必然结果。对性满意度的影响甚至超过性快感、性频率等性互动方式和生理体验。此外,当事人的性别、年龄、职业、地区、受教育程度等社会人口特征、居住方式、夫妻互动、婚姻基础以及性观念则通过影响以上六因素而对性满意度起作用。

1. 性生活频率 性生活需要因人而异,合适性生活频率有助于促进夫妻感情和幸福度。现实生活中,性生活频率要根据个人的身体状况、工作、情绪、爱情等而定,没有必要过于强调数量。

2. 性感受交流 如果男女或夫妻之间在性方面产生问题,特别是性反应不配合或某些令双方或一方不满意的事情,就要趁早提出来,双方想办法共同去解决或改善。事实上,有些夫妻认为有关性生活的事是不好开口的话题,不好意思交流,结果夫妻相互摸索,效果不佳,反而会产生误会。

3. 性爱抚时间 爱抚是性生活中最为重要的环节,没有爱抚的前戏性生活往往不完美,那么爱抚的时间多长最合适呢?据了解,女人都希望男人爱抚她们的时间稍微长些。著名的性学专家曾说:"利用性爱前戏让女性可以先行达到高潮的,才是真正的性爱高手"。

笔记

不需要担忧女人在前戏中达到高潮，会影响真正结合时的性兴奋程度，因为男女的快感产生情况有非常大的不同，男人的快感强烈程度会随着次数而降低，而女人却是愈来愈有快感。慢一些，再稍慢点，在爱抚中，你要多观察她的回应和需要，轻轻地赞美她，让她完全沉醉在你制造的情境之中。

4. 性快感体验 夫妇通过性生活，使得一方或双方取得极度快乐。此种快乐情趣既可反映于局部，也常引发于全身。一般说来，通过感知、记忆和思维活动等性刺激或协同作用，可使性兴奋逐渐达于顶点而产生性快感。不少人在喜悦、兴奋的情绪状态下多可感受到性快乐。当然，有关性唤起的程度和性环境的优劣也常影响性快感产生的迟速、有无、强度。由此可见，性快感并不是生来就有的，而在于对自己的不断发现和体验，在于夫妻之间的共同追求。

5. 感情交流 情感交流之于婚姻，就像呼吸之于生命一样，必不可少。即便是最忙碌的夫妻，也必须保证有一定的时间进行交流。夫妻俩坐在一起谈话，并使之成为日常生活中的一部分。但谈话并不是唯一的交流形式。有时候，非言语性的交流是最富感染力的，因为它为丈夫和妻子之间传递的每一个词都铺设了背景。

6. 日常的性亲昵 日常的性亲昵行为既是夫妻感情沟通、契洽的表露和延伸，也是和美性生活的前奏和折射。

（二）性生活的各种健康效能

古人说："食色，性也"。性欲的满足是人的基本需要，也是幸福生活的基本动力。正常的性生活对于维护人的身心健康具有非常重要的作用。尽管有人为性爱添了多少污名，但医学界普遍认可，它是保持长寿、预防疾病、让生活幸福的重要方式之一。

1. 锻炼身体 性生活时机体处于兴奋状态，心率可加快至每分钟170次，可以消耗体内的大量能量，10分钟的性生活可以消耗体内能量约200kcal（1kcal ≈ 4185.85J），相当于参加短跑比赛时的心率和热耗。因此性生活不仅有益于心肌锻炼，而且对于全身的肌肉，关节也都有很好的锻炼作用。

2. 消除紧张和焦虑，有助于睡眠 性爱可以使一切躁动恢复安静。性爱可以有效抑制焦躁情绪，因为情侣之间缓慢、轻柔的爱抚，可以让人平静下来，忘却忧愁。在进行性爱的过程中，人体激素的释放使个体无法感到压力。这个反应甚至可以维持数小时之久，直至激素的水平恢复整个身体系统的正常水平之中。相反，如果强烈的性欲望和性冲动得不到应有的满足，或性生活不如意，都可能导致当事人焦躁不安，无心工作。性爱时身体上的努力和情绪上的高涨会是完美的引擎，引你驶入梦乡。肌肉在兴奋时紧张，并在事后恢复松弛，这个过程很明显地有助于休息和睡眠。

3. 延缓衰老和延长寿命 适度的性生活促使性器官保持活力，让女性卵巢的功能和男性睾丸的功能保持良好，延迟更年期的到来。而性激素水平对于维持人的精神面貌和生理功能尤为重要。有证据显示婚姻美满的较单身和离婚的更长寿，而美满婚姻与性生活有莫大的关系。不论生理上和心理上，性生活有益于健康。

4. 有利于美容 当你兴奋激动时，全身血液涌向皮肤表层，对皮肤起着清洗的作用，不少专家认为，这种作用能有效地防止皮肤衰老。在日常生活中，一些性生活和谐、感情融洽的夫妻，双方虽然年龄也不算小了，但面容却显得年轻而容光焕发。相形之下，那些缺乏和谐性生活的男女，就常常显得憔悴，给人以未老先衰之感。

5. 使人的性格变得更欢乐可亲 在性生活上能得到满足的配偶，觉得家庭生活更幸福。在性生活上的满足也使他们对家、事业、社交有更高的追求和价值感。

6. 可以减少某些疾病的发病率 研究发现，性生活和谐的人患心脑血管疾病、内分泌疾病、精神疾病的概率都要比那些缺乏"性福"的人低。在前列腺疾病中观察到，前列腺感

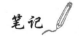
笔记

染的原因往往是由于前列腺充血，而有规律的性生活对防止这种充血大有帮助。对于女性来说，积极的性生活能减轻甚至完全消除她们的腰痛和月经前综合征。研究发现，尼姑和其他一些没有或少有性生活的女性，很容易患上乳腺癌、子宫癌和卵巢癌，此问题的关键之处在于排卵。生儿育女的妇女一生中排卵次数比不生育的妇女要少，因而患子宫癌和卵巢癌的概率就要低得多。

（许华山）

笔记

第四章　性观念与性态度

学习目标

掌握：性观念、性态度的概念与内容；性道德的基本特征；现代性道德体系的构成。

熟悉：合作互补价值关系；基本形态性情感，性情感层次。

了解：性观念和性态度的作用和历史演变；如何建立正确的性观念和性态度。

在人类千变万化的社会生活中，性活动是人类社会生活中每个人都有的生理、心理现象。人类的性活动不像大多数动物之间的性行为需要在一年中少数特定的季节才能发生，人类的性冲动随时可以产生，人们可以根据自身生理需要以及生活需要选择性行为出现的时机。人们的性观念和性态度反映着性活动的面貌，对人们的性关系和性行为有着直接的影响。不同的社会形态，不同的国度，存在着各不相同的性观念和性态度。

第一节　概　　述

一、性观念和性态度的概念

人类的性文化反映的是历史发展过程中，人类在针对性和与性有关的物质和精神力量所达到的程度和方式。一般来说，性文化可分为物质方面、制度方面和精神方面三类。物质方面可包括人类为了释放不断产生和蓄积的性能量所必须具备的条件、器官和能力。制度方面可包括人类为了使性能量的释放与生态 —— 社会秩序相适应而规定的有关性的禁忌、法律、制度等。精神方面可包括性的心理、体验、观念、道德、宗教、艺术、哲学等。性观念与性态度正是属于后两者，即属于制度与精神的范畴。简而言之，性观念与性态度就是社会和个体对性行为的看法和基本态度。

（一）性观念

所谓性观念（sexual concept），目前中外学者有三种看法：

1. 认为性观念是一种心理观念，是一种经过社会文化锻造的心理观念。

2. 认为性观念的核心问题是对性的道德评价，因此性观念主要是道德观念。

3. 认为对性观念的内涵要做综合性理解，性观念包括对性的总体认识和看法，即对性生理、性心理、性行为、性道德和性文化等的总认识和看法。具体包括择偶观、恋爱观、婚姻观、性别角色、性与爱的关系等。

在不同的历史发展阶段、不同的社会文化背景下，人们的性观念也各不相同。它集中反映了一定社会时期关于人的社会化结果和固定的思想意识。不同的性观念直接影响着相

 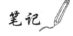

应社会中每个个体的性活动,一个持有较自由、开放的性观念的社会,其公众对待性行为的态度比较包容、自主。

（二）性态度

性态度(sexual attitudes)是人的一种稳定的心理状态,它由三种因素构成:性认知、性情感和性行为倾向。在这三种因素中,性认知是最重要的,起主导作用,是性行为的基础,对性情感和性行为倾向有影响和制约作用。这三种因素彼此交错,形成稳定的、持久的系统。

一个人的性观念与性态度往往是统一的,但也常常出现不统一的情况。这是因为,人们在谈论别人或者人类的一般情况时,往往并没有把自己摆进去。因此从这个意义上说,性态度强调的是一个人在自己的性行为中所表现出来的心理感受和初级认识,而性观念则强调当事人对于性的社会文化现象和道德理念的概括性、结论性的认识。

情侣双方对于性生活需求的差异会影响他们今后生活的和谐,在婚前提早判断出情侣双方的性观念与性态度是否相近,才能确保他们在婚姻生活中更好地和谐相处。

人是一个内在思维与外在言行相统一的有机体,我们可以通过对日常行为、思维模式的了解、分析来判断性态度,估计性欲的高低。这种判断方法虽然不一定百分之百准确,但有一定的心理学依据。

一般说来,外向、充满活力、身体健康、乐于接受新事物、善于取长补短的人在性生活中大多积极主动。即使新婚没有性经验时会有性欲高低不稳定的情况,但这类人很快就会摸清自己以及配偶的性欲水准,达成适应,并会在漫长的婚期内不断地通过"自学""互学"来调节性欲水平,使夫妇琴瑟和谐、性生活美满;但是,在另一方面,这些人在情感上也充满了变数,比较容易见异思迁,容易成为情场老手,或者成为情场老手的猎物。

而那些天性木讷、谨慎、固执、内向的人在性生活中则比较喜欢有规律性和执行固定的模式,一般不愿意迁就对方做什么改变,也不愿积极地寻求和尝试性事上的新鲜与主动。这类人一般传统性观念比较重、比较守旧,特别是女性,大多性欲望不高,缺乏性想象力,性生活中很少有性高潮。一旦生育任务完成或到更年期后就不希望再有性生活。这类人不太容易成为第三者,也不轻易去寻找第三者,他们的感情生活通常比较平淡和平稳,不会有太多的风花雪月。

（三）指导孩子建立正确的性观念和性态度

美国的心理学家罗伯特(Robert)的研究显示,孩子的性好奇大概始于出生后不久。从那个时刻开始,父母便该不断地提供给孩子正确的性观念、性知识。

罗伯特认为,在从事性教育的同时,应先具有正确的性态度。何谓正确的性态度呢?一般来说,不外乎以下几项原则:

1. **坦诚相对**   不要以异样的眼光看待孩子的性疑惑,应该视它为孩子成长的必经历程,坦诚相对,并和他一起深入其中。这样开放的态度会鼓励他们把对性的忧虑自然而然地向父母倾诉,甚至提出来讨论。

2. **接纳孩子的性好奇**   不论孩子提出来的问题多么令人困窘难安,都务必予以接纳,并听听他心中的感受。父母对性的看法和性观念会直接影响孩子,隐瞒事实真相会使孩子对性产生疑惑,并认为性是污秽、不可讨论的东西。

3. **以身作则**   不要一谈及性事,就露出一脸的尴尬、害羞与不高兴,更不要出现诸如"孩子有耳无嘴"的鸵鸟式想法。在家庭里,应该拥有一套健全的性观念和性态度,视其为生活中的一部分,并且正确地传递给孩子,只有如此,孩子才能正确地看待"性"。

笔记

二、性观念和性态度的作用和历史演变

性爱是人类两大生产方式之一，没有性爱便没有人类的自身再生产，没有性也就没有人类历史，就不会继往开来。人类在原始时期对性与生殖的崇拜是普遍存在的。之所以存在性崇拜，就是因为他们对性活动带来的那种非凡快感及性活动的生育后果总感到无限疑惑和惊喜，因此才把性与生殖活动看得那么神奇和神秘。性与生殖仿佛成了一种超自然的力量，于是敬畏和崇拜之心油然而生。如把石笋、蝉、蜥蜴、龟等喻为男性生殖器，把洞穴、石环、双鱼、蚌、瓜、荷花等比喻为女性生殖器，把蛙、蟾蜍、葫芦、石榴等看作是生殖和多子的象征，而双蛇缠绕、鸟叼鱼等则是性交的象征。

（一）人类性观念与性态度的历史演变

中国性学的发展源远流长，从追溯远古年代，到近代性学生态的现状分析，"天人合一"是贯穿中国整个古代性学发展思想体系的理论基础和精神核心。

据有关史料记载，中国的性观念与性态度论述最早起源于商周时期，先秦便有初步的雏形，秦汉隋唐发展较为迅猛，从宋到元朝及明清时期，性文明发展受到了阻滞。近年来的考古发现历史遗留下来的古建筑，具有历史意义的自然景观、历史文献、文物及艺术品都说明中国是世界性文明最重要的发祥地之一。在中国古代，人们对性的认识经历了迷惘、朦胧、敬畏、崇拜、探究、实践、再探究、再实践的曲折而反复的漫长过程，而且随着社会的变更时而开放明朗，时而唯恐避之不及。

中国古代兵家大计中有一计曰"美女计"，其计策在《孙子兵法》与《三十六计》都可详见。古代有过不少成功的战例与女人有关。这并不是说女人参与了战地的指挥或拼死战场，而是被男人用做以弱胜强的一种"绝杀"工具。汉代时期，边境屡受匈奴侵扰，军事实力渐渐向着呼韩邪倾斜，汉元帝百般无奈，便弄了个假公主送去和亲，以此保得汉匈两家一段时间不再生事，此人就是被后人誉为中国古代四大美女之一的王昭君。

除四大美女外，中国历史上还有许许多多关于一个女人改变整个朝政命运的传说，如妲己、赵飞燕、陈圆圆、苏小小、吕后和慈禧……她们之所以能在男人的国度里载舟覆舟，其中最主要的原因就在于中国古代社会的性观念。

其实，性观念和性态度并没有全世界广泛一致的标准。性人类学家和性社会学家对不同文化中性行为的方式进行比较观察，发现人类对性行为的态度和做法是随文化和时代的不同而有着巨大差别的。

太平洋中部的玻利尼西亚群岛是以性自由著称的。但是，雅普岛的人却认为性交会导致身体衰弱，并会降低对疾病的抵抗力，并不像中国的国教——道教那样认为适当的"房中术"可以强壮身体、益寿延年。所以，雅普岛人对性行为抱着一种非常否定的态度，以至到了差不多濒临灭绝的境地。新几内亚的马努斯人认为性交是一种堕落行为；邻近的丹尼部落的人，要在结婚之后才允许发生性行为，而每生下一个小孩之后要禁止性交五年之久。这与提倡和鼓励"婚前性交"的民族迥然不同，与印度尼西亚的阿洛勒斯母亲用手淫的方法来使婴儿安静的常规做法有着天壤之别。

物质文明和精神文明高度发达的罗马帝国，曾是今天西方文明的源头。辉煌一时的罗马帝国到底是怎么灭亡的？有些史学家认为社会的淫乱之风、罗马人的纵欲无度使得人口大幅度减少是古罗马帝国灭亡的重要原因之一。古埃及的灭亡，也是基于这一原因。

（二）中国人的性行为和性态度调查

2012年全球性福指数调查的主要结果在北京发布。该调查在全球36个国家通过网络

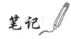

及面谈的方式进行，29 000 多人参与了此项调查，中国约有 2060 位 18 岁以上的成年人参与其中。此前，该机构在 2006 年做过类似的调查。

调查结果显示，中国人的性行为和性态度在过去的五年内发生了重要变化。首先，中国人的性态度呈越来越开放的趋势。对很多人而言，性生活与婚姻或长期两性关系之间不存在必然的联系，拥有 2～3 个性伴侣的人数从 2006 年的 28% 上升到 34%。

女性在失去童贞时对爱情的看重程度似乎降低，只有 30% 的人认为爱情应该是性行为的前提条件，而在 2006 年该比例为 52%。一夜情变得更易被人接受，10% 的人承认，他们曾有过一夜情的经历。此外，与 2006 年相比，中国的整个社会和媒体对同性恋的态度变得更加开放和包容，比例上升了 10%。

但是，该调查同时显示，在性生活中，情感方面易被忽视。人们被爱的感觉越来越少，2006 年 16% 的人同意这种说法，而 2011 年这个比例上升至 27%。更多的人接受在不爱对方的情况下与其发生性行为。觉得有责任关注他们性伴侣感受的人数较少，只有 11%。尽管人们的外表看上去充满自信、无拘无束，但当面与性伙伴谈论性问题时感觉还是不太自在，不太愿意关注性伙伴是否满足。

此次调查还表明，单身生活变得越来越普遍，与 2006 年的调查结果相比，单身及不约会的人数已从 2006 年的 7% 上升至 2011 年的 25%。无保护措施的首次性行为比例较大（30%），这表明目前中国的性教育并不成功。超过 40% 的人首次发生性行为时感到不知所措，他们没有获得过正规的性教育，只是到十几岁（14～16 岁）时，通过网络（50%）以及书籍和杂志获得相关信息和指导。因此，1/4 的受访者对他们性伙伴的性健康状况并不太清楚，他们担心的是疼痛、怀孕、性传播疾病（性病），并希望获得更多关于性病和艾滋病方面的教育。

与此同时，中国人首次性行为的平均年龄正在提前，更多的人在 16 岁、17 岁和 18 岁就已经失去了童贞，这也意味着年青一代需要更早地接受性教育。网络对新一代性观念的养成、性生活及性健康起到越来越重要的影响，人们在网络结识并确立性关系，性知识的获取主要来自互联网，在虚拟世界人们更加自信，通过交友网站寻找约会伴侣，一些人会通过互联网寻找随机性伴侣，并且越来越倾向于网购性爱用品。

此调查还显示，对比全球其他国家，中国的性生活频率高于全球平均值，但性生活满意度同比有所下降。

第二节　性　观　念

20 世纪 80 年代以前，因为经济、文化、政策的约束，我们国家整个社会处于非常严格的性道德管制，公众场合谈性是一种非常丢人的行为，形成了"羞于言性、耻于求性"的性观念。改革开放以来，中国开始受西方文化的影响，人们开始关注自身感受以及需求，对性行为的态度逐渐开始发生变化。在市场经济、改革开放中，人们为了获得更好的生活付出更多的努力和劳动，面对事业与家庭的选择时，普遍出现晚婚现象，但成年男性、女性对于性的好奇与追求是无法回避的，同时外来文化的影响使得社会大众对人与人之间性关系的宽容度增加，婚前性行为逐渐增加。个人经济状况改善、价值观的转变以及夫妻感情状况发生变化后，婚外性行为急剧上升，并以网络婚外恋等多种形式表现，同时对婚外性行为赞成的比例也有所上升；同性恋者个人意识增强，开始积极采取措施寻求社会的认同和帮助。结果表现为，婚前、婚外性行为以及同性性行为的现象逐渐增加，婚姻、家庭观念逐渐摆脱传统家庭的控制，个人价值和幸福的重要性开始高于世系和家庭的延续。性行为、婚姻家庭和生殖三位一体的传统两性交往模式逐渐开始被打破。在这个情形下，推广科学的性文

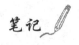

化知识,提高整个社会的性道德迫在眉睫。

一、性道德

随着社会更替、发展,人类社会逐渐从原始的、没有规范的两性行为中走出来,超越动物本能,对性活动提出道德要求,提倡人们遵守性道德。良好的性道德对于维持社会安定团结、和谐繁荣,保证人民生活幸福,促进人类社会发展的重要性不言而喻。

性道德(sexual morality)是指人类生活中特有的,调整两性关系及性生活中行为的准则、规范的总和。性道德具有如下特征:①性道德是一种特殊的规范,其特殊性在于它可以制约两性关系,一旦有人越轨,会受到人们的议论和谴责,就连亲友都觉得低人一等,在他人面前抬不起头,有失颜面;②性道德具有相对稳定性,由于人们的思想观念、社会风尚以及心理结构变化较为缓慢,一种观念转变成另一种观念需要相当长的一个时期,因此具有相对稳定性;③性道德具有社会属性,从人类社会发展的历史看,性道德与社会共存,对每一个社会成员、每个家庭都有影响。

在两性关系中遵循人们约定俗成的道德标准,是维系两性关系、指导人们性行为的基本原则。包括:①自愿原则。两性关系应建立在你情我愿的基础之上,双方如果违反了自愿原则,就是不道德的,如买卖、包办婚姻。另外,即使两人是自由恋爱结合,一方不愿意进行性活动,而另一方加以强迫,也是不道德的性行为,现在的观点,这种行为属于"婚内强奸",在有些国家构成犯罪。②婚姻缔约原则。人们对两性生活的追求,应建立在婚姻基础之上去实现和得以满足,才是道德的,反之,即使两性之间产生爱情,没有婚姻缔约,发生的性行为也是不道德的。圣经上有句名言"性交只有在结婚的床上才是合乎道德的"。③禁忌原则。性禁忌最早始于原始社会,早期的性禁忌是禁止父女、母子、兄弟姐妹之间发生性行为。当代人们公认的性禁忌包括禁止血亲关系结婚和禁止结婚的疾病。

性道德主要体现在家庭婚姻道德领域,在恋爱、结婚、生育、抚养后代的漫长岁月中,一种维护家庭、忠贞配偶、繁衍后代、白头偕老的信念必不可少。在一个时期内会过度追求性行为的新奇感、刺激性的行为与性道德的要求背道而驰。让人遵守性道德不能仅靠法律手段,还需要树立正确的爱情观、贞操观、生育观、伦理观,开展传统美德教育,从而创建良好的性道德环境。

(一)爱情观

性的吸引是爱情产生的自然前提,但爱情和性欲又有质的区别。爱情是人的一种社会感情,单纯的性欲只是动物的本能。爱情是指两个人之间基于共同的生活理想,在各自内心形成的相互倾慕,并渴望对方成为自己终身伴侣的一种强烈的、纯真的、专一的感情。

爱情观是人生观的一部分,是指人们对恋爱、婚姻问题的根本观点和态度。它包括:什么是爱情,爱情在人的一生中的作用,爱情失败怎样面对等诸多问题。不同时代、不同文化背景的人,爱情观迥然不同。即便是同一文化背景之下的同一时代的人们,爱情观也会有所区别。结合当前时代、文化背景,我们提倡树立一种符合社会主义道德原则的健康的爱情观。

健康的爱情观应该是以自由恋爱为基础,以共同理想和奋斗目标为前提,自觉承担社会责任、遵守道德义务。具体特征如下:

1. 志同道合 志同道合是指恋爱双方有共同的志向、兴趣、理想、信念,双方拥有共同的"三观"(人生观、价值观和世界观),经济能力、家庭背景、学历、相貌等固然重要,但绝不是选择和衡量爱情的核心尺度。

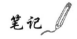

2. **自由恋爱**　平等自愿既是权利也是义务，也就是说恋爱双方既有自由选择的权利，也有尊重对方选择的义务，两者是相辅相成，缺一不可。在恋爱过程中只强调恋爱的自由选择而不愿意承担相应责任的爱情观不是一种健康的爱情观。

3. **互助互爱**　互相帮助，互相关爱是人与人之间交往的基本道德要求，只有互助互爱才可能在恋爱双方的交往中不断注入新的活力。单方面的付出与关爱可能恋爱刚开始时可以勉强维持，随着交往的深入，没有互相扶持、互相帮助是不可能承担以后抚养后代、赡养双方长辈的家庭责任以及社会责任的。没有互助互爱的爱情观注定是昙花一现。

4. **忠贞专一**　恋爱双方一旦确定了恋爱关系，都希望经得起时间、空间和各种条件变化的考验，要做到这一点，恋爱的一方自己首先要把感情的重心放在对方身上，尊重对方的感情，自觉遵守爱情观的道德约束，不可轻易见异思迁。要求对方忠贞专一，首先自己做到忠贞专一，双方才可能做到互相忠诚、互相守信。不过如果对方在自己忠贞专一的情况下出现不忠行为，竭尽全力做到理智战胜冲动情绪，合法的解决双方之间的感情问题同样也很重要。

5. **恋爱行为端庄文明**　爱情是一种两人之间的行为，同时恋爱双方生活在社会群体之中，符合当地社会文化习俗同样重要。部分人在恋爱过程中行为过于开放大胆，丝毫不顾及周围人，特别是年长者、未成年人在场时的感受，不能不说这种爱情观过于自我为中心，不符合社会道德标准。恋爱行为是一种特殊的社会活动，具有一定的隐私性，一味的宣扬自由奔放的表达方式不符合"发乎于情，止乎于礼"的传统美德。

爱情观中另外一个重要问题就是爱情与事业的关系问题。如何处理爱情与事业之间的关系，看起来是不可调和的矛盾，一般情况来说，提倡事业高于爱情。因为，物质决定上层建筑，没有事业的爱情是空虚的。事业和爱情并不矛盾，处理得当可以相得益彰。爱情只是生活的一部分，不是生活的目的。我们倡导事业高于爱情，自觉做到爱情服从事业，同时对事业的执着追求也会反过来促进爱情。

（二）贞操观

"贞"具有正当，刚正不阿，忠诚的意思，"操"是指一个人具有坚定不移的意志和品行，"贞操"一般特指性方面的一种操守，主要有两层意思，一是性纯洁的良好品行；二是关于两人性关系的纯洁品行。贞操在本质是性方面的权利和义务的统一，每个人拥有保持其性纯洁品行的权利（任何人不经对方允许，其身体不可侵犯），同时也是一种性义务（在社会允许的范围保持自身性纯洁），也就是说贞操观的具体内容受到不同社会文化背景条件的影响。我国的贞操观经历了大致三个发展阶段。

1. **男权社会贞操观**　在传统男权化社会中，女性因为没有经济地位从而变成一种繁殖后代的工具，男权为了家族财产继承的需要，对女性提出婚前"处女"、婚后"从一而终"的贞操观。特别需要指出的是这里"从一而终"是一种道德要求，明朝以前女性有改嫁、再婚的自由，明朝建国后，明朝政府不仅在思想上提倡传统贞操观，同时通过为贞女、烈妇、修贞节牌坊的方法褒奖守节妇女，使得妇女改嫁变得越来越困难，尤其到了清朝达到巅峰状态，社会上要求妇女"从一而终"的贞操观逐渐形成。总之，传统贞操观表现为"绝对女性化和财产化"。

2. **"五四"时期贞操观**　受西方20世纪性革命的影响，中国知识分子发起对男权社会倡导的传统贞操观的批判，提出贞操是男女双方都需要遵守的主张，一定程度上动摇了传统贞操观，不过由于社会历史的局限性，新的贞操观只限于少部分先进知识分子，广大妇女依然受传统贞操观的影响。不过总体上说，贞操观从"绝对女性化和财产化"逐渐向"双性化，人格化"演变。

3. 当今社会贞操观 随着女性经济地位的提升，各种避孕方法的普及，以及西方"性自由、性解放"思潮的冲击，当前社会的贞操观主要有以下三种类型：

（1）爱情主义贞操观：指性行为以爱情为目的。常见形式有两种，第一种形式表现为，婚前性行为是出于增进双方感情为目的，但不一定以结婚为目的；第二种形式表现为，以爱情为基础结婚，但婚后不一定保持爱情。这种贞操观结合性别的差异，表现为女性更看重感情，男性更看重愉悦。这是当前社会占主流的一种贞操观。

（2）功利主义贞操观：指性行为以利益为目的。常见形式也有两种，一是考虑"门当户对"，出于家族利益或者政治目的的传统贞操观的残余表现，父母在子女婚恋问题上起决定性作用（父母包办婚姻固然不恰当，不过婚姻作为一种经济现象，子女在婚姻选择时适当听取父母的建议，父母采取合适的方式引导子女理性择偶与此现象不同）；二是女性贞操商业化，表现为买卖婚姻、"二奶""卖淫""处女膜修补术"等社会现象。

（3）快乐主义贞操观：指性行为以快乐为目的。快乐有两种类型：一是生理上的快感；二是精神、情感上的快乐。目前社会上快乐主义贞操观主要表现为纯粹追求生理上的快乐，比如"闪婚""一夜情"等现象，调查结果显示，40%的网民有过网恋经历，其中"一夜情"的比例占一半以上，主要人群为30岁以下，中高收入，以白领人员为主，有人戏称一夜情就是"白领的快餐"。

多元的贞操观本来无可厚非，但是引起的一系列社会问题发人深思。首先，影响婚姻家庭稳定性，甚至导致家庭破裂，从而使人失去对婚姻的信心，出现性、爱、婚姻分离现象，出现众多单亲家庭。有调查显示，某中学个别班级中的单亲家庭学生占到2/5至2/3，这些孩子容易出现行为管理问题从而成为问题少年。其次，导致性病传播，我国目前性病、艾滋病形势严重，防治任务艰巨繁重。最后，青春期少女性心理、生理问题不容忽视，受到性本能的驱使，出于性好奇，过早的进行性体验，可能出现性心理自卑或者因性亢奋而过度追求性享受等性心理健康问题，以及少女怀孕、堕胎等性生理健康问题。

综上所述，提出健康的贞操观刻不容缓。我国性道德规范中性义务包括：不得强迫别人与自己进行性行为，不得出于营利目的与他人进行性行为，不得在公共场所进行性行为，不得与合法配偶之外的人进行性行为，不得与不具有性行为能力的人进行性行为等。根据上述条件，当前社会提倡的健康贞操观应该是：以爱的情感交流和婚姻关系的巩固为目的的性行为，换言之，当前社会的合理的贞操观是对恋爱双方共同的要求，性行为应以爱情为基础。

（三）生育观

人类历史上百万年，人们对生育的认识也经历了一个漫长的过程，随着经济发展，不同国家，不同年代，人们的生育观各不相同。作为一种社会意识，生育观就是人们世界观、人生观在生育问题上的表现。生育观是指在一定社会经济条件下人们对生育行为以及生育与家庭、社会之间关系的基本态度和价值取向。生育观，一方面是经济基础的反映，另一方面又表明了人类自身生产，是社会生产的一部分，与社会生产力息息相关，不同的生产力水平，表现出不同的生育观。中华民族生育观同样经历了一系列历史演变。

1. 原始社会"神性孕育"的生育观 通过有关生育的神话传说、祭祀礼仪、民风民俗等记载，我们发现原始社会的生育观总体而言推崇神性孕育人类，表现为以下三个阶段：

（1）图腾崇拜的原始生育观：在人类文明早期，人们对自然和人体本身的认知有限，人和物的逻辑界限不清，原始人坚信某种动物或者自然物与自己的氏族有血缘关系，把该物

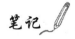

作为本氏族的图腾,相信氏族里的女人与氏族图腾接触就会感应而孕,逐渐形成图腾崇拜的原始生育观,认为人死后重新回到图腾物中,等待下次感应再出生,形成人与图腾物之间生命的循环。

(2)人胎神授的原始生育观:随着生产力的发展,原始人对世界的认识逐渐加深,图腾崇拜的生育观无法解释人类的产生,但碍于当时认识的局限性,人们通过主观臆想,虚构出具有母性和神性的生育神,比如女娲,既具有女性所有功能,同时具有神性,可以手工黄土造人,化万物而造人,创造的人同样可以自身繁衍下去。生育神造人而不是生人的认知就可以解释前面最早一大群原始人同时产生的现象,同时满足原始人希望高生育的心理需求。这时的人们认为人是神造的,人类的繁衍是神赋予的能力,谁也无法改变和抗拒,形成了人胎神授、生生不息的新的生育观。

(3)女性崇拜的原始生育观:原始人通过观察胎儿在母体内生长,母体孕育生命并目睹生命诞生的事实,逐渐产生女性崇拜的神圣情感。人们发现只要女性存在,生育就存在,氏族就存在,不管生命从何而来,只要女性存在,生命就会诞生,女性会给整个氏族带来希望。女性承载着生命,是女性使生命生生不息,原始人逐渐从生命崇拜转变为生育崇拜。关于女性为什么会生育?生命从何而来?原始人无法理解,所以当时这种女性崇拜的生育观仍然是一种原始的神秘主义生育观。

2. **封建社会"家文化"的传统生育观** 随着生产力的发展,在以体力劳动为基础的农业生产方式下,人们发现强壮的男人是农耕社会的主要资源,逐渐出现以家族中男性数量来衡量家庭幸福的倾向,人们普遍认为早生早育有利于人口增长。在当时生产力水平低下,科学技术不发达的条件下,早生早育、多生多育、重男轻女的生育观逐渐形成。"早生儿子早得济""多福多寿多男子""女子无才便是德""母以子贵,女以生荣""养儿防老"这些生育观在当今社会仍部分残存。宗法与族权至上的家文化决定了我国传统生育观就是为宗族服务,这种情况下忽视女性权利,忽视个人意愿的情况就在所难免。

3. **明末清初"男女平等"的新型生育观萌芽** 明末清初,资本主义萌芽,男女平等思想逐渐开始萌发,比如明代进步思想家、文学家李贽主张夫妻平等,婚姻自由,支持寡妇改嫁,反对丈夫纳妾多妻等。太平天国运动中提出天下男女皆兄弟姐妹,政治经济上男女平等,主张一夫一妻,男女自由结合等。1897年梁启超在报纸上发表《论女学》文章,疾呼"欲强国必由女学"。"五四"时期,部分知识女性在思想启蒙运动引导下,走出家庭,参与各种社会活动。这些为新中国女性最终实现男女平等奠定基础,同时男女平等的生育观逐渐深入人心。

4. **当代"男女平等、少生优生"的新型生育观** 新中国成立后,由于人口多,底子薄等众多原因,发展计划生育事业逐渐成为国家大事。1978年,计划生育正式载入国家宪法,1981年国务院成立计划生育委员会,进一步充实和加强计划生育工作的领导。1982年当时十二大报告明确指出"实行计划生育,是我国的一项基本国策。"经过30多年的努力,我国完成人口再生产的高出生、低死亡、高增长模式向低出生、低死亡、低增长模式的转型。2015年第十八届中央委员会第五次全体会议公报指出:坚持计划生育基本国策,积极开展应对人口老龄化行动,实施全面二孩政策。

新中国《宪法》确认"男女平等"以及经济水平的发展,男女平等参与各项社会活动,女性有了独立的经济来源,女性的权利价值观、家庭伦理观发生巨大改变,导致重男轻女的传统生育观逐渐转变为适当晚育、少生优生、优育优教、生儿生女一样好、女儿也是传后人的新型生育观。

（四）性环境道德

性环境指影响和制约人类性行为的自然及社会客观环境。在现实生活中，由于性本能对社会约束的抗拒，以及某些不良思想的诱导，尤其是网络时代信息大量涌现，不可避免地会出现性环境污染，比如，观念上的性环境污染，主要表现为有些人极力鼓吹"性解放""性自由"；文化上的性环境污染，主要表现为以色情作品为代表的过度表现低级生理需求为主的黄色文化；经济上的性环境污染，主要表现为"钱色交易"的卖淫现象，把商品经济渗透到两性关系中，把两性关系变成一种经济利益关系。

性环境道德是指对影响和制约人类性行为的各种环境的道德评价和道德要求。性环境污染严重破坏了两性关系的合理秩序和性道德的纯洁性，也威胁着人类生存的健康环境和社会的安定团结，特别是严重影响青少年的健康成长。因此，提出性环境道德概念必不可少。

性环境道德主要表现以下三个方面：

1. **家庭性环境道德** 个人的性道德观念，主要从亲密接触的重要家庭成员中获得，通过家长的言传身教，子女形成最早的性道德观念。家长的性道德观念对子女有着潜移默化的影响。家长在子女面前要防止过于轻佻的性举止，性生活要回避子女，更要杜绝婚外性关系。良好的家庭生活环境和夫妻间的和谐关系，对子女健康的性道德形成具有重要的意义。

2. **社会性环境道德** 社会性环境主要是社会治安、社会舆论和社会教育环境。对符合中华民族优良性道德的行为应给予鼓励，对违反性道德的行为必须予以惩戒。性道德教育需要社会舆论和社会教育的支持，并以法律的强制力量为依托，以正确的道德评价和教育为社会舆论导向，形成一种合力，才能净化社会风气。

3. **文化性环境道德** 文化是人类性行为的重要诱导因素，文化环境的好坏直接影响性道德实践，尤其对青少年的道德行为有着举足轻重的影响。因此，新闻、文化工作者要树立良好的性道德观念，具有高度的社会责任感，要禁止出版色情淫秽出版物，严厉打击色情淫秽出版物的作者、出版者、贩卖者。

（五）审美观

1. **关于性审美的观点** 性审美过程中，由审美对象引起的审美主体生理上的快适之感不是审美认知。但是，感觉是客观事物在人脑中的主观映象，是人的一切认识活动的基础，而审美和其他形式的认识活动一样，也必须以对审美对象的感觉为基础，只有通过感觉，审美主体把握了审美对象的各种感性状貌，才有可能产生美感，所以快感是审美的基础。

在审美过程中，当审美对象以声、色、形、质、味、嗅等对审美主体的感官产生刺激时，审美主体便会产生一种生理上的快适感受。性审美活动涉及的基本心理因素即是感知、想象、情感、理解，指审美对象刺激人的感官而引起的各种感觉及与之而来的知觉的综合活动。感知是审美活动的先导。

快感是美感的基础，但快感不等于美感。快感仅是一种生理感受，是部分器官生理性的快适。作为生理功能的反应，某些动物也会产生生物学意义上的快感。而美感则是一种高级神经系统具有一定社会内容的心理过程，是人类所特有的情感活动，是审美过程中产生的一种心理上的愉悦，具有丰富的社会与文化内涵。

人类感官感觉客观世界的形式和途径是不同的，嗅、味、触觉感受的对象范围较小，必须与被感知的客观对象直接接触才起作用，往往容易引起直接的生理反应，如食欲、性欲等，因此有人称之为低级感官。而视、听感官感受的对象范围广泛，感受客观对象时和对象之间具有一定的空间距离，往往会引起联想、促进理解、引发情感等精神性反应而上升为美

笔记

感，因此有人称之为高级感官。尽管人的嗅、味、触、视、听在受到审美对象的刺激时都会产生快感，但严格说来，主要是视、听两种器官发展成为审美的官能。

2. 性生活中的审美　性生活不仅是性交，也不仅仅是性器官的刺激。人体美在很大程度上是一种性感美。性对象的性特征表现出的美感往往通过视觉而得到接受、受到刺激和引诱，甚至人在性对象面前暴露自己的身体，暴露自己的性特征部位的性器官本身就可以感受到性刺激和性满足。

如果认为性生活仅仅是生理需求，那么就把通过视觉受到的性诱惑和刺激排除在性生活之外了。在性交过程中，性器官因受到刺激而产生的愉快在很大程度上是因为性对象的人体美、性感美而决定的。

从性生活的前期来看，性对象人体美、器官特征所产生的刺激恰恰是通过视觉来达到的。如果在这种视觉当中没有美感，而是一种丑陋、畸形或者没有性美色彩，那么对性欲的激发会有很大的阻碍。

从性生活的中期来看，性对象的引诱、挑逗、刺激、触摸等都会受到温柔美、弹性美的影响。同时，当性器官受到刺激的时候，实际上是人处在整体精神敏感紧张的状态，处在人周身的神经都高度活跃的状态，所以这不仅仅是性器官的刺激问题，而且是包括了人体所有的感官部位在内的广泛的、多层的、反复的感觉状态。这些器官的外在感觉又会转化为心理上、精神上、意象上的内在感受，会产生心情的激动或愉快，会产生亲近感和交流感，会产生付出的激动和获得的满足，甚至会感到周围的氛围以至整个世界的美好。

从性生活的后期来看，高潮结束之后，心理感受并没有马上结束，而是一种回味和联想。在这个阶段，心理感受是失望还是满足，是愉快还是厌恶，是甜蜜还是沮丧不仅相差悬殊，而且错综复杂、千变万化。这些心理感受在很大程度上都是由于美的接受程度、审美观所决定的。把性生活单纯看作生理需求的满足，所造成的恶果是十分严重的，没有美的引导和美的升华，人们性生活的档次和情趣就只能是低劣的。人们如果不能够把性生活的层面和审美情趣与艺术修养联系起来，就会在生活层面上、心理层面上和精神世界上总是保留一个没有开发的荒山野岭地带，这个地带会永远制约着人们的素质和修养的提高，甚至制约着人们的品味和人格。

3. 性生活中的美学细节　性生活准备工作是多方面的，心理审美上的准备也是其中之一。只有在绵绵情意中才能使爱情得到净化、升华，若忽视了这方面的价值，便会对性生活产生强烈的抑制作用，导致某些性失调和心理失衡。

（1）性交前的美学：性交的准备工作之一就是性交的心理审美准备。我们知道，心理上的性冲动，往往是在情侣之间亲密、温馨的氛围中产生的。只有在缠绵悱恻之中，爱情才会得到升华与净化。如果忽视了性心理准备中的美学问题，就很难激发出惬意的做爱心绪。

（2）内衣的艺术：如果女人很懂得穿内衣的艺术，对激发男人的感情就有极大的作用，而且女性半遮半露的内衣比赤裸裸地暴露对男人的刺激作用更大。似遮似露的衣着，能够充分展示女性特有的神韵，给人以朦胧美和无限的想象空间。

（3）身体与性器官：在性生活中，情侣双方任何一方身体与性器官的不洁净的接触均可引起不愉快的反应，并妨碍双方性爱的质量。某一方身体与性器官的不洁还有可能在对方的心灵上造成一种厌弃心理，削弱性爱的激奋情绪。彼此对身体与性性器官的爱抚和欣赏使得性爱的愿望更加强烈。

（4）衣着和风度：衣着美和风度美对性生活的和谐有相当大的影响。女人一般都很注重在服饰、体态、眼神、言行、举止上下功夫。但有的女性，尤其是进入中年的女性却常忽视

笔记

这一点。为人之妻,应该明白,男人不希望自己的女人过早成为老气横秋的"黄脸婆"。反过来,丈夫衣着的清洁与否,对妻子来说同样如此。

(5)性爱环境中的美学:性爱环境中的美学也是性生活美学的一个重要因素。充满"爱的氛围"的性爱环境,对性生活质量有着重要意义。卧室的色彩、摆设、光线等是构成性和谐最佳环境的必要条件。卧室的色调要以妻子的需求为宜,一般来说,热情、开朗的女人应使用细腻、表现力丰富的软色彩;拘谨、内向的女人则宜选择明朗、欢快的色彩。床上用品与家具的摆设,总体上要取暖色,以增强温馨、甜蜜的气氛。卧室里的灯具尽量选用亮度可调的壁灯、台灯或吊灯。做爱之前,可将其调成暗而柔和的光线,创造一种朦胧的意境。性学家的研究表明,双方在柔和的光线中观察对方性唤起时的状态以及个人的性生理反应可以强化双方的性兴奋。

4. "以瘦为美"的畸形审美观 现今,"减肥族"似乎已遍及都市里的各个年龄组群,包括青春期少女群体。临床医生们十分忧虑:"不健康的青春期爱美观念正严重误导着少女,并将少女原本娇嫩的女性特征直接带入衰老的阶段,甚至无法挽回。"

案例 4-1

15岁的初三学生小琳身高1.65米,原本体重有60kg,由于过度节食减肥,如今只剩下33kg。小琳减肥的动力来源于时尚杂志上的模特们,她说:"她们怎么穿都漂亮,就是因为很瘦。"尽管小琳的妈妈拼命劝阻她,可处于青春期的她有着强烈的逆反心理,最终患上了神经性厌食症,急送入上海儿童医学中心。医生为她输入液体脂肪并开展一系列治疗,痛苦万分的小琳说:"现在我也想吃,可再也吃不进去了。"

案例 4-2

18岁的姑娘小丽从一年前瞒着父母开始节食,每次吃完饭就偷偷跑到卫生间将饭菜抠出,以后越吃越少,体重迅速降低。遗憾的是,她的乳房也随之变小,并且出现了闭经现象。妇科专家初次见到小丽时发现她骨瘦如柴。随后的进一步检查更令医生揪心,小丽的卵巢和生殖道均已出现老年性改变。

"这些伤害都是不可逆转的,有时甚至是致命性的。"妇科专家解释说,女性的卵巢是女性激素和卵子的发源地,它与中枢系统共同协作才会分泌雌激素。如果过度减肥节食,体重急剧减轻,会使内分泌功能受损,导致雌激素不再分泌,最终出现闭经、第二性征退化等症状。

青春期是女性特有内分泌系统起步的阶段,内生殖器非常稚嫩,一旦受到打击将无法恢复,许多女性也许因为过度减肥而就此丧失生育功能。医生们发现,一些青春期女性受到不健康流行风潮的影响,形成"以瘦为美"的观念,并且开始单纯地迎合成人世界的审美观念。

青春期女性自尊心很强,很难听进成年人的劝说,如果身边从小缺少同伴,通过现代媒体容易较早地进入了成人世界。研究显示,现代都市人的儿童期在缩短,青春期在提前,姑娘们的爱美之心非常容易受到误导。

在我们今天这个时代里,社会的审美观念已经受到商业的极大影响,打开电视,到处是减肥品广告;杂志上,模特的照片被计算机修饰着。这些被电脑特技"完美化"的形象形成了不切实际的美的标准,也给女孩们带来不小压力,使得越来越多的少女正在考虑节食,甚至是整形手术。

专家们希望,成人世界能够给予少女们正确的引导,更好地与女孩和年轻人有效沟通,更希望临床医学界提供的科学信息能被更多人知晓,从而给予女孩们更好的美学照顾和符合科学原则的帮助。

（六）伦理观

性伦理学是研究性道德现象及其本质和规律的学科，它既是性学的一个分支学科，又是伦理学的分支学科。它研究各种性社会关系，概括总结一定社会的性道德原则和规范，用以指导人们的性意识和性活动。性伦理学作为人文科学之一，是人类关于性道德实践的经验积淀和智慧的结晶。

1. 现代性伦理观的发展与演变　性伦理观是性伦理学的组成部分，作为人类对自身性关系、性道德现象的理性思考，源于古代奴隶社会。在西方，人们对性道德的思考有文字的记载可以追溯到公元前的古希腊荷马时代。反映当时历史、政治及社会生活的史诗《伊里亚特》和《奥德赛》中就表现了奴隶主阶级歧视妇女，片面要求妇女守贞守节的性道德观。古希腊许多思想家在自己的思想库中都有对性道德的思考与论述。

古希腊著名思想家苏格拉底（Socrates）进一步概括了爱情的内涵："性爱是希望肉体长存的欲望的表现，这种以繁衍方式达到永生的欲望是动人的；灵魂的美比形体的美更圣洁，理智的产儿比肉体的产儿更崇高。"苏格拉底的弟子、著名的思想家柏拉图（Plato）则提出了远离情欲和肉体关系的精神恋爱学，表达了一种禁欲主义的性伦理观。古希腊时代关于性关系、性道德的理论思考为西方性伦理学的产生提供了丰富的思想资料来源，成为西方性伦理学的发端。

中世纪的欧洲占统治地位的社会意识形态是基督教伦理观。基督教伦理观有两大支柱：即"上帝中心论"和"禁欲论"。"上帝中心论"宣扬上帝是宇宙万物的主宰，是至高、至美、至仁、至义的神灵。人们对上帝必须绝对信仰，顶礼膜拜，道德的全部价值在于服从上帝。"禁欲论"源于《圣经》的"原罪说"。据《圣经》记载，人类的祖先亚当和夏娃违反了上帝的禁令，偷吃了智慧果，发生了男欢女爱，因此，他们的子孙后代世世代代都带有"原罪"。原罪说认为人的情欲是万恶之源，人类必须遵从上帝的旨意，压制情欲，忍受痛苦，恪守禁欲主义道德观，才能借以赎罪求得上帝的宽恕。因此，基督教性伦理观可以看作以"上帝中心论"为内核的一种禁欲主义性伦理观。

资产阶级在反封建斗争中，以自己的人性论的性伦理观为武器向宗教禁欲主义展开了猛烈进攻。他们指出：情欲是人的自然合理要求，享受性爱是人的自由和权利，并以此为理论中心，奠定了西方现代性伦理学基础。西方现代性伦理学的产生廓清了传统道德禁锢迷雾，把两性关系从宗教禁欲主义、蒙昧主义的桎梏中解放出来，从而促进了对旧社会的变革，带来了人性的解放。但是，西方现代性伦理学建立在人性论的性伦理观基础之上，它错误地把人的自然属性当做人的本质属性，把人的性要求、性关系看作纯自然的、不受社会约束的生物性要求和关系。因此，这种性伦理学一开始就含有纵欲和蔑视社会规范的倾向，包含着许多难以解决的道德伦理问题和缺陷。

西方现代性伦理学是以"性革命"的理论形式来表达的。"性革命"理论认为，人的性欲要求是人的自然本能，宣泄性欲是人的正当要求，应当给予充分的满足。它认为性结合应该绝对自由，凡是不生育的性行为与社会无关；它反对虚伪的性文化，反对对性的压抑和神秘态度，主张开放性教育；反对对男女两性性道德的"双重评价标准"，主张妇女的性解放。

从西方"性革命"的理论内容和实践效果看，"性革命"实际走上了二元化的道路。霭理士、弗洛伊德、罗素（Russell）等思想家是以严肃科学的态度来讨论性欲、爱情、婚姻、子女、性权利、妇女解放等问题的。他们一心要对传统性伦理观进行革命，希望建立使人性、特别是使妇女得到自由解放的性伦理学。他们也确实提出一些有意义的性伦理思想，但是，他们的理论有一个共同的弱点，那就是没有摆脱人性论的束缚，过分夸大了属于人的自然属性的性欲成分，忽视了性的社会性特质。这一点被纵欲主义者和享乐主义者推崇和歪曲，成为他们实行性放纵、性自由的理论依据，给社会、家庭和个人带来种种危害和灾难。这种社会实践效果是西方性革命理论家和思想家始料不及的。

中国封建社会的性伦理观是小农经济和男性家长制的产物，它包含两个基本理论内容：其一是宣扬性神秘、性禁锢；其二是宣扬"夫为妻纲"、男尊女卑。这种以性禁锢和男女不平等为基本理论特征的封建性伦理观，造成了中国几千年的性保守、性愚昧、性落后状态，阻碍了社会的进步和妇女的解放，抑制了人性和人的创造力的发挥，是应该坚决抛弃的封建糟粕。

在中国传统性伦理观中，也有以劳动人民和志士仁人的爱情婚姻生活实践为基础的经验积累和优良道德的结晶，比如反对等级门第观念，追求平等真挚的爱情；男女双方对爱情的互相忠贞不渝，对婚姻和两性关系的严肃谨慎态度；女子对自己贞操的自重、自珍、自爱等。这些优秀的性道德理念虽然没有成为封建社会的主流文化成分，但其作成为中华民族优秀道德传统中的重要内容得到了后人的推崇与弘扬。

中国现代性科学、性道德的宣传研究发生于 20 世纪初的"五四"时期。一批具有民主思想的知识分子，如胡适、蔡培元、陈望道、鲁迅、陈独秀、李大钊等人在探索救国救民改造中国的社会实践中、在新文化运动的大潮中发起了一场性道德革命。他们著书立说，发表文章，批判封建的性道德，讨伐旧礼教，宣传性知识、性科学，倡导民主、平等、科学、进步的新型性道德观。

中国现代性伦理观在 20 世纪 50 年代逐渐形成，并在 80 年代得到进一步修缮。它以西方现代性伦理学为理论基础，试图对人类历史上一切有价值的性伦理成果采取分析、批评和继承的态度，以其特有的社会主义属性和精神内质，积极的社会作用，将其从本质上与历史上一切传统或现代的性伦理学区分开来。它的宗旨是以社会主义科学的形态再现人类性道德，以理论思维的方式揭示性道德现象及其规律，并提炼概括出性道德原则和规范，用以指导恋爱、婚姻生活，引导人们的性意识、性行为健康发展。但是，由于中国历次政治运动的反复摧残和近 30 年功利主义极度扩张所导致的严重破坏，中国现代性伦理观始终没有形成一套完整、科学的性伦理学说，也没有如愿造就成新型性道德体系，中国的性道德伦理重建之路，仍然是任重而道远。

2. 现代性道德体系的构成　性伦理学是以性道德为研究客体的学科。性道德体系具有复杂的内部结构，是一个由性道德意识、性道德规范、性道德活动构成的有机复合体。性伦理学的研究工作就是以这三种现象的不同特质和内涵为基础展开的。

性道德意识指人们对一定社会性道德关系的心理感受和理性认识，是人们在长期的性道德实践和研究探索中所形成的具有善恶价值取向的心理过程和理论体系，是性伦理学研究的首要领域。

性道德规范是指导人们性意识并评价人们性行为的善恶标准和具体尺度。它一方面是人们在长期的性道德社会实践中积淀而成的、公认的习俗、惯例和传统，另一方面是一定社会的思想家与统治阶级根据自己的利益概括提炼出的调整两性关系的指导原则和行为准则。

性道德活动是指人们根据一定的性道德观念、性道德原则和规范所进行的各种具有善恶意义的实践活动。它包括性道德教育活动、性道德评价活动、性道德修养活动等内容。青少年儿童的性道德教育，对同居、独身、同性恋、第三者现象等的性道德评价，重婚、卖淫嫖娼、乱伦、强奸、性骚扰等性罪错问题都是这一部分研究的内容。

性道德规范包括性道德基本原则、性道德普遍原则、性道德规则三个层次的内容。性道德基本原则是一定社会和阶层的性道德对人们性意识、性行为的最基本要求，是处

笔记

理两性关系的根本指导性准则。它是从一定社会客观存在的、最基本的两性利益关系中引申出来的,集中反映了某种性道德体系的社会属性和文化属性,是该种性道德体系的核心。

综观人类社会,性道德体系有多种类型,性道德基本原则只有两种:一种是以男女平等为本质特征的性道德基本原则;一种是以男女不平等为本质特征的性道德基本原则。

性道德普遍原则是指人类在两性关系长期发展的历史过程中所形成的调整两性关系的一般性、普遍性、具有相对概括性的指导准则。它是低于性道德基本原则的又一等次原则。性道德普遍原则主要包括:婚姻性爱原则、私事原则、生育原则、无伤原则等。这些原则是对性道德普遍规律的反映,是人类关于性道德认识的共同文明成果。

性道德规则是调整两性关系,判断人们性意识、性行为是、非、善、恶的具体规则和尺度。它受制于性道德基本原则和普遍原则,是性道德原则的补充和展开。相对于性道德原则来说,性道德规则是更具体、更丰富、更多样化、更可直接比照的性道德准则。性道德规则所要研究的包括:择偶和恋爱中的性道德、婚姻家庭关系中的性道德、婚外性关系与性道德、青少年儿童的性道德等。

3. 性道德普遍原则　人类社会的性道德具有明显的社会性,而社会又是充满各种规范的,性行为同样须由道德规范和法律来制约,这里只介绍性道德普遍原则。

(1) 婚姻性爱原则:性爱是夫妻生活中最基本的生理需求,也是夫妻生活的润滑剂。和谐的性生活有利于促进夫妻感情。性爱原本是充满乐趣、放松享受的互动过程,然而人们常将床第之爱变成了食之无味,弃之可惜的鸡肋,这无论如何都是生命里的缺憾。事实上,想要充分享受性生活的乐趣,只有掌握夫妻性爱原则,才能体会到其中的奥妙和快感。

婚姻性爱原则是婚姻内的,以互相倾慕、互相依恋为基础的两性关系的道德标准。婚姻是两性结合的社会形式,形成了当时社会所承认的夫妻关系;性爱是在性欲基础上产生的一种蕴含着真挚热烈情感和精神追求的灵与肉的结合。婚姻性爱原则的主要内涵是:①婚姻是两性关系的合法前提;②现代性爱是一对男女之间具有对等性、专一性、排他性和强烈持久性的爱情关系和性关系;③现代性爱是权利与义务相统一的双向过程,男女双方既有从对方享受性爱的权利,又有对对方履行性爱的义务。

(2) 私事原则:性关系的私人性和隐私性准则是现代性伦理学的产物。私事原则主要包括两性关系的自由自主性、非公开性和自律性。①自由准则:两性关系的自由自主性,即男女双方均有选择配偶、结婚、离婚的自由性和自主性。这里,自由准则是针对封建的两性关系而言的。在这个意义上,私事原则是冲击封建婚姻的有力武器。②非公开性准则:两性性行为的非公开性,即现代性爱是一对男女之间最亲密的肉体与精神的结合,是两个人互相给予、互相享受的特殊天地,只能两人独有,不能与他人共享;只能在两人共有的空间内进行,不能公开展示。③自律准则:两性关系的自律性,是说两性关系虽然具有自由自主性和非公开性,但并非是性本能驱使下的任意、轻率、放纵的行为,而是在自尊、自重、自负责任等道德意识以及社会道德规范指导支配下对性本能欲望的合理节制。

文明进展到今日,所谓性道德的中心事实只能有一个,就是个人的责任心。假若没有此种个人责任心的发展,想把性的关系从不自然的规条的强制与束缚下解救出来,是不可能的,也是极危险的。如有这种可能,恐怕不到一年,这世界便会变成一个欲望横流、无可救赎的世界。我们要的是性关系的自由,但没有相互信任,自由是不可能的,而相互信任的基础条件便是彼此的责任心。伦理学研究表明,责任心就是良心。良心是隐藏在人们内心深处的一种意识活动,如果说义务是自觉意识到的道德责任,那么良心就是道德责任的自觉意识。换句话说,从道德义务向良心的转化,实质上就是从他律向自律的升华。

(3)生育原则:这是评价人们对待生育的思想、行为和态度的道德标准,即生育道德原则。生育道德原则是一定社会道德在人口生育中的具体表现。在农业文明社会里,婚姻内生育、唯生殖论、重男轻女、多子多福是其生育道德原则。

在工业文明社会里,生育道德原则是婚姻内生育、男女平等、优生优育;中国则提倡以"控制人口数量,提高人口素质"为核心的计划生育的生育观,这在国际伦理学界,仍然受到广泛非议和批评。中国的生育道德原则主要包括以下具体内涵:①婚内有计划地生育;②提倡少生优育;③生男生女都一样。

(4)无伤原则:这是在处理两性关系中,尊重对方,爱护对方,不伤害对方的道德原则。无伤原则有广义与狭义之分。

广义的无伤原则是指在两性的日常生活和交往中,对对方的政治信仰、思想感情、人格尊严、工作学习、兴趣爱好、经济收支等各方面的尊重和不伤害。

狭义的无伤原则是特指性生活中的互相尊重和不伤害。这种无伤害体现在两个方面:①对身体器官无伤害,即性交行为应该给对方带来生理上的满足,不能损害对方的身体健康。违背本人意愿的强迫性、粗暴性、虐待性的性行为;或不顾忌对方身体健康状况,不适时宜或过度频繁的性行为;或本人患有传染病,特别是性病、艾滋病,却隐瞒病情而发生的性行为,直接损害对方的身体健康;或造成对方性器官的撕裂、破损、伤痛,都是违反无伤原则的。②对精神无伤害,即性生活必须出于双方自愿,给双方带来精神和感情上的愉悦,不能给对方带来精神和感情上的伤害。强迫性、粗暴性、虐待性的性行为和以性交为侮辱、欺压、征服对方的手段或以拒绝性交为报复、泄愤、惩罚的手段,都会给对方造成精神上的伤害,都是不道德的。

无伤原则还指两人之间的性行为不会伤害其他人的幸福,不会伤害后代的健康,不会伤害社会的安定发展。另外也要讲究性卫生,使性交行为不会损害自己或对方的身心健康。就这层意义上来看婚外性行为,我们可以理解为:在婚后,婚外性行为是不道德的;同时,在婚前与一人山盟海誓的同时又"脚踩两只船"去欺骗另一人也是不道德的。

婚外性行为,无论某人与"第三者"的"爱情"如何真挚,尽管符合"自愿"原则,但违背了"无伤"原则,它伤害了自己的妻子或丈夫,伤害了孩子,给社会稳定也带来不良影响。除非履行法律程序,经法院裁决或协议离婚,再结婚,否则婚外情人间的性行为是一种极违背"无伤"原则的行为。至于其他的婚外性行为,如嫖妓、宿娼、卖淫导致感染与传播性病,连自己的妻子或子女也成为性传播疾病的无辜受害者,更是与"无伤"原则背道而驰。

二、性文化

人类的性行为本身就是生理因素与文化因素相互作用的结果,但是从生理层面而言,人类与动物没有太大区别。文化是指人类对周围事物的认识与改造,是否具有文化是人类与动物的区别之一。性文化是指人类对性的认识、态度(性是自然、高尚、快乐还是淫秽下流)以及对性的改造(何种性交方法更快乐,有益于养生、优生、优育)。性是人类生活的重要方面,但是,人类以往对性文化的认识充满了曲解与愚昧。

(一)中国性文化

尽管中国是一个多民族国家,但汉族人口居多,蕴含汉族文化色彩的性文化是中国性文化的主流。作为一个儒家"三纲""五常"思想统领整个文化体系的国家,儒家文化长期作为中国社会的一种道德观念，中国的性文化只是儒家文化这种观念主体的一个分支。

1. 双重标准贞节观念　从有社会文明开始，一直沿袭一夫多妻的婚姻制度，传说中"黄帝御千二百女而登仙"；封建社会，天子配偶的理想数字是一后、三夫人、九嫔、二十七世妇、八十一御妻，贵族的配偶分出妻、妾、媵等若干等级，已出土的商代甲骨文中，出现过妃、嫔、妾等字样。父系社会奠定男性主导地位，女性彻底从属于男性的性文化是这种男女不对等的性秩序维系上千年的支持力量，古代夫权思想变成了禁锢和压迫女性性欲望的工具。

在私有制的男权社会里，妻子逐渐成为丈夫的一种特殊财产，不仅仅是一夫多妻，更衍生出双重标准的贞节观念。男子可以娶多个妻妾，而女子却要求在婚内坚守"一女不事二夫"的观念，如果丈夫死去，不得改嫁、守节终生甚至以死殉夫；在婚外信奉"男女授受不亲"的观念，反抗、防范任何性侵犯，甚至正常的两性接触。需要重点说明的是贞节观念不是从形成后逐渐变得越来越严厉，而是有曲折变化的。双重标准的贞节观念在秦、汉时期形成，到隋唐时期比较宽泛，离婚、改嫁司空见惯，到了宋朝中期急转直下变得对女性越来越严格、越来越禁锢。

双重标准的贞节观念导致的另外一个性文化现象就是性产业的出现。中国妓女职业最早出现在大约公元前685年，当时齐国国相管仲在齐桓公的支持下，在王宫中开设女市和女闾。男人在妻、妾之外，另外拥有妓女这种性消费工具和新的性选择对象；而大多数妇女却需要把性看得与自己的生命一样，终生只与一个男子相伴。

2. "三寸金莲"现象　"三寸金莲"这种以伤害少女身体健康来满足男性性需求的陋习据说最早起源于南唐后主李煜让宠妃窅娘缠足而舞，众宫女仿效，并由宫内传至宫外，由达官贵人传至庶民百姓，遂成缠足之风。历经宋、元、明、清，以及民国初期长达近千年。逐渐演变成女婴从4、5岁开始缠足，"三寸"是指她们成年后脚的大小。有人认为"三寸金莲"与西洋妇女穿高跟鞋类似，裹足可以使女性臀部更丰满增加美感；使女性阴道的皮肤和肌肉变得更紧；"三寸金莲"能引起阴阜与阴道的特殊反射，增加性敏感。这种人为致残的畸形残肢一度成为某些中国文人如痴如醉的嗜好，竟然发展出一门特殊的学问——莲学。"三寸金莲"变成女性美、情欲、性感乃至命运的象征。本质而言，"三寸金莲"是男尊女卑的世俗观念（未嫁从父、既嫁从夫、夫死从子）和男权社会控制妇女的观念在女性身上的具体表现。

3. 太监文化　太监文化，虽然不是中国独有现象，但在中国性文化史上，太监文化从发生发展到消失，呈现出罕见的完整性。"制造"太监手段的残酷性，让人无法回避这一话题。一般不冷不热的春末夏初，是实施阉割的好季节。纵使阉割过程痛苦残忍，但是阉人仍然很多，比如明代，达到数十万。令人窒息之处在于，绝大多数人都是自愿的，引刀自宫成了人们从赤贫变富贵的人生捷径。太监作为统治阶级为了对女性实行性压迫和性禁锢从而摧残部分男性的手段，效果适得其反，几乎历代皇宫中都传出淫乱丑闻，有些妃妾想方设法把情人藏在后宫。

4. 与性有关的文物和文艺作品　性作为一种客观存在，不会因为禁锢而消失，不管古人如何受性文化的压迫和禁锢，性的快乐功能总是存在着，并通过各种方式表达着。从出土发现的众多文物、诗词、书籍中我们不难发现古人对性真谛、性享受、性与养生的兴趣与热情从未减少，只是受到东方人含蓄、隐讳的性格禀赋，以及古人认为性是淫秽不洁之物的观念的影响，通过"含而不露""盖而不彰"的形式表现出来，比如，很多与性有关的文物外藏内露，表面上看是很普通的人物或果品造型，在它的背后、底部、里面却是赤裸裸的性交图案。

性的活力如此热烈，表现性文化的艺术作品自然丰富多彩，比如历代名画家笔下的春宫图，在明代后期真正盛行起来。李白的《长相思》、白居易的《长恨歌》，尤其是白居易弟弟白行简的《天地阴阳交欢大乐赋》，明清广为流传的《金瓶梅》《肉蒲团》等情色文学作品，《玉房秘诀》《素女经》等为代表房中术书籍等，尽管被主流文化贬为秽语淫词、淫书、秽淫邪说，遭到歧视和排斥，但绵延不绝的流传至今已经说明它们的生命力。

（二）国外性文化

古希腊和古罗马有很多神话故事一直流传至今，在这些传说中充满了神与神、神与人之间争夺爱情与性的故事，尤其是"众神之神"宙斯，和数不清的女神和女子有性关系，有人认为，这些故事就是当时人们的性生活写照。

古罗马时修建了大量浴场，其中最有名的卡拉卡拉大浴场，占地面积 124 400 平方米，可同时供 2300 人同时入浴。男女同时入浴，当妓女入浴时，浴场充满了猥亵下流的欢声笑语，甚至良家妇女也公然在陌生人面前脱衣洗浴，毫无羞怯之意，调戏和淫乱的事层出不穷，整个浴场变成淫荡的狂欢之地。

疯狂的罗马花节于每年 4 月 26 日到 5 月 23 日，举行一个月。20 万妓女同时涌向街头，衣着暴露，拖着一个庞大坚挺的阳具仿制物与芙罗拉神庙内阴户仿制物进行规模巨大的媾和，随后开始情色表演，其间妓女为男士提供免费"维纳斯之服务"，这一庆典直到 16 世纪才退出历史舞台。类似的性狂欢节包括酒神节、牧神节等，随着欢快的音乐，人们开始跳舞，舞步越来越快，还穿着的衣服逐渐脱得一丝不挂，舞会结束，淫乱开始，男男女女毫无节制、自由自在、交换伴侣，淫荡的气息在空气中弥漫。这种现象如果仅仅用道德水平来分析明显不合适，对于开化的民族而言，离开群婚杂交的历史已有几千年，但是人们大脑深处还保留着以往持续很多年的群婚杂交的记忆，甚至有这种需求和冲动。平时人们实行一夫一妻，借着节日、祭神、婚礼，人们纵情声色，性狂欢应运而生。

欧洲中世纪，基督教传入罗马，教会组织成为社会统治主要力量。基督教"性即罪"的禁欲主义认为人类始祖亚当、夏娃偷吃禁果，犯了"原罪"，要想赎罪，必须世世代代针锋相对的克制"原罪"，杜绝任何性欲和性行为，但是人类只有通过罪恶的性交才能繁衍后代，所以追求没有一丝一毫性快乐的性行为成为唯一可行的赎罪。当上帝认为人类苦难已够，赎罪完成后就会召唤人类回到天国，重获灵魂本体，人类将没有婚姻，一切性的愉悦消失，人将圣洁无瑕、幸福的进入天国。在上述思想的影响下，逐渐形成了不可变通的严格禁欲的性文化，对"性"的禁止达到荒唐的地步。不守贞操，将是仅次于杀害罪的严重罪孽。乱伦、通奸、同性恋、兽奸，甚至"性幻想"也要受到惩罚。夫妻恪守"男上女下"当时认为唯一正确的性交姿势，有些过度虔诚的夫妻"性交"时穿一件前面只保留一个小洞的厚厚睡衣，避免身体其他部位接触。周四纪念基督被捕、周五哀悼基督之死、周六向圣母致敬、周日庆祝基督复活、周一纪念死去的信徒、复活节前四十天、孩子出生前三个月以及出生后两个月都要节制性欲。在虔诚的"修士"眼里，性爱是可恶、肮脏的行为，只有为了生育而进行的性交才被允许，性行为纯粹变成一种生殖行为，排斥肉体快乐的性才是净化和神圣的。当时的人们把好色看成"着魔"，不光是男人，即使女人也认为漂亮的女人是"魔鬼的化身"，是会用淫恶来诱惑、迷醉男人的妖魔。尤其是天生丽质的美女会被砍首或者烧死，即使品行端正的美女也会被判"封刑"（用终生无法摘去的铁面具把脸封起来，让美丽的"妖气"在铁罩中随着生命的苟延而枯萎），对曾经有过通奸的女人身上烙上一个表明她们有"前科"的图案。文学作品中女人的腿要称为"手"，因为腿会让人联想到生殖部位，连家里钢琴的腿也要用布包起来，因为它看上去像女人裸露的大腿，乳房要改称为"胸印"，餐桌上的鸡胸为了避免对乳房的联想，改称为"鸡脖子"。

在西方社会历史上，性禁欲主义统治 1000 余年，即使当下，也有少部分人认为禁欲只

笔记

是有些古板，而纵欲是彻头彻尾的道德败坏，禁欲比纵欲好一些。其实禁欲和纵欲都是对人性的扭曲，对人类社会有极大的危害，而且两者往往以不同形式的同时存在于同一个时代。比如在"黑暗的中世纪"后期，表面上看处于于性禁锢状态，但实际上性放纵以一种更加扭曲和畸形的形式悄悄蔓延，比如某些"道貌岸然"的修士和修女们大肆纵欲，部分修道院变成私生子的产房。

一个民族的性文化是禁锢还是开放，有不同的衡量标准，以上分析只是我们以现代人的眼光对特定时期现象的一种认知。不管怎样，性文化的形成受到当时特定的民族性、历史性以及当时统治阶级所倡导的文化的影响。

第三节　性　态　度

一个人很大程度上从自己周围亲密的人那里获得类似的性态度，这种关系越亲密，对个人性态度的影响越大。总之，性态度不是孤立存在的，与个人兴趣、教育水平、文化沟通等多方面因素有关。

性态度是个体对性行为所持有的一种基本心理倾向，包含了性认知、性情感和性行为倾向三种因素。一个人的性态度体现着他（她）在性方面的基本价值取向和道德判断，性态度往往直接制约着当事人如何具体面对和具体处理自己在性方面的各种事务与所遇到的情况。因此，性态度是一个人的具体的性关系、性行为和性表现的心理基础。

一、性认知

在性态度的三种因素中，性认知成分是最重要的，因为人的性行为是以性认知为前导的。性认知不仅包含性知识的内容，而且还包括对性规范，如与性有关的法律和性道德的知识，这是人形成正确性态度的重要前提。比如瑞典的性教育就值得我们借鉴，开展性教育时间早，从幼儿园开始，而且性教育内容实用性强，在性生理教育的同时充实性道德教育，开展社会学、性伦理学教育，强化性的责任教育，在提高青少年性认知方面做出表率。大量研究证明，仅仅注重性生理、性心理的性认知是不够的，只有加入性道德、性法律的性认知教育，青少年的性教育才是完整的，对于减少青少年过早不安全行为，预防性病、艾滋病在青少年中蔓延有重要意义。

我国最初的性认知教育是主要靠性封锁、性压抑的方式压抑人们性欲望。随着改革开放以来国外性相关信息的渗入，物质生活水平的提高以及互联网的普及，当代年轻人表现出生物性成熟提前，但性认知方面欠缺的现象，导致部分青少年性失范行为增加，具体表现为：随意的婚前性行为，从而导致怀孕堕胎；傍大款、傍贪官，爱慕虚荣；以爱情自由的借口插足他人家庭；卖淫嫖娼等违法行为，虽然以上问题在青少年整体中所占比例较低，但其破坏性不容忽视。目前青少年主要通过报刊、杂志、互联网等非正规渠道获取片面的性认知，即使部分学校开展性认知教育，也表现出内容陈旧、形式保守、不成系统，课时少，师资力量薄弱等特点。总之，我国目前性教育处于初级阶段，作为性教育中重要部分的性认知教育没有得到应有的重视。

二、性情感

性是生物繁衍的基础，在人的所有需要中，除饮食需要以外，最强烈的就是性需要，性情感是对性需要的一种主观反映。性情感是指人对性活动，尤其是性活动中性生理反应的主观情绪体验。性反应是十分复杂的生理过程，人的性情感同样色彩丰富、感触深刻，对性行为倾向有重要影响，因此，性情感可以左右性态度是否坚定和持久。

性情感是人对两性合作互补价值关系的主观反映,客观目的在于建立、维持和发展两性之间的生殖合作、生产合作和消费合作这三种合作互补价值关系。由性行为引发的生殖合作只是性情感的客观目的之一,随着人类的不断进化和社会的不断发展,生殖合作关系越来越弱化,两性之间的相互合作越来越复杂,由此产生的性情感具有越来越大的模糊性、多变性和能动性,越来越远离原始的生殖意义。

(一)合作互补价值关系

合作互补价值关系主要有三种:

1. 生殖合作关系　性欲是人类最原始、最基本的性情感形式。无性繁殖的生物只通过自身的出生、死亡来被动地接受自然界的选择,没有任何主动性。有性繁殖的生物可以通过优化选择主动完成配偶之间的选择。人类在生殖活动中男人完成授精,女人完成受精、怀孕、分娩,男女双方合作完成生殖过程,缺一不可,这种共同利益反映到人的主观意识中,逐渐形成异性相吸的情感,形成性欲。其他形式的性情感都是在性欲这种基本性情感基础上发展而来,没有性欲的任何性情感都不稳定、不长久。所以性生活不和谐一直都是两性交往过程中不融洽的重要方面。

2. 生产合作关系　女人在生殖活动中承担大部分职责,由于受生育活动制约,女性不可能参与过多高强度体力劳动、户外活动,故大多数女性逐渐表现出体力劳动能力以及对自然和社会的了解程度低于男性;但在生育、养育、培养孩子过程中,女性培养出更多的耐心、爱心、责任心和牺牲精神。具体表现为大多数男人较擅长高强度、复杂多变、户外、短时间、高合作性、高创造性、逻辑推理性劳动,大多数女人较擅长低强度、简单重复、室内、长时间、低合作性、高传统性、形象思维性劳动。两性在生产活动中分工合作,提高效率、节约资源,逐渐培养出生产合作方面互补互益的关系,这也是彼此之间性情感产生的原因之一。

3. 消费合作关系　同样因为生殖活动中女人承担大部分,女人必须消费大量以生育、养育、培养为价值功能的生活资料,表现为大多数女人更偏重于家庭内、主观感受性、亲人合作性消费,大多数男人更偏重于家庭外、客观目的性、朋友合作性消费。男女在消费活动上的互补互益,也是彼此之间产生性情感的原因之一。

(二)基本形态性情感

随着进化发展,雌雄两性之间分工合作逐渐从低级到高级,从简单到复杂,由此产生的性情感同样发展,与一般情感进化过程类似,既有循序渐进的量变,也有阶段性发展的质变,大致经历五个基本阶段,具体表现为五种基本形态的性情感。

1. 单因素性情感(性趋性情感)　雌雄两性之间仅在发情期,通过生物机体的体温、气味、色彩、形状等单一物理特性或化学特性吸引异性,产生对异性交配欲的一种性欲性情感。在这一阶段,雄性只提供精子,雌性接受精子并与体内卵子结合,雄性通常不会与雌性共同承担哺育后代的责任。

2. 多因素性情感(性刚性情感)　雌雄合作进一步扩展,雄性除了发情期完成交配,还在其他时间部分担负筑巢、觅食、看护等哺育子女的职责,两性之间通过多种物理或化学特性如体态、手势、跳舞、叫声等互相吸引,识别对方,产生对异性的相伴欲,这种相伴欲就是性刚性情感。

3. 可变性情感(性弹性情感)　随着生物进化,妊娠、哺乳等生殖过程所需时间大大延长,同时发情期消失,要求雌雄双方在任何时候都可以完成交配行为,另外需要更长的时间共同哺育后代。摆脱发情期的束缚,雌雄双方可以在更宽泛的时间、空间,根据具体情况从容、灵活地选择优秀的配偶,彼此通过某些生理特性或行为特性构成对异性的吸引力,这种对异性产生的审美感就是性弹性情感。为了使自己及后代的生存、发展得到配偶有力的支持,这时的性情感表现出更多的可变性和灵活性,故称之为性弹性情感。

4. 多形式性情感(性知性情感) 从猿的爬行到人的直立行走,是性知性情感产生的客观标志。由于直立行走,解放双手,可以用手制造和使用工具,生活空间大大拓展;手脚分工使人可以面对面进行性交,性刺激从动物式嗅觉为主转变为触觉、视觉为主;正面接触增加,性敏感区增加;女性解放双手,可以有效反抗违背自己意志的性行为,同时可以有效协助符合自己意志的性行为。总之,两性之间通过高等动物的某些生理特征、行为特征和思维特征吸引异性,引发出对异性爱恋感的性知性情感。

5. 多层次性情感(性理性情感) 语言的出现是性理性情感产生的客观标志。通过语言,人们可以通过"谈恋爱"的形式表达自己对异性的需求,同时表现自身的优势。双方通过语言可以就价值观、长远利益等方面进行探讨,培养出高尚的性情感,建立和发展出高尚的爱情,两性之间形成强烈、牢固的吸引力,发展出美满的婚姻关系。这种通过人的生理、行为、思维特征对异性产生的融合感就是性理性情感。

(三)性情感层次

性情感的主观反映形式表现为四个层次。

1. 性欲求(性欲) 以异性之间肉体接触或其他器官接触为形式,以完成性行为为主要目的的性情感就是性欲求。这是一种主要受生理因素影响的,最基本的性情感,其他层次的性情感必须建立在性欲求的基础上,是两性交往中最原始、最强大的动力。当成年人长时间得不到异性在肉体上或其他感官上的接触时就会产生性饥渴这种负性性情感。不过随着经济水平的发展,各种避孕方法的普及,性欲求中生殖功能日益减少,生理、心理愉悦功能逐渐强化。

2. 性美感(性感) 女性产卵、排卵、受精、着床、怀孕、哺乳等生殖能力高的个体的外部特征表现为曲美的身材、光滑而柔美的皮肤、甜美的嗓音、清秀的面容等让男性产生强烈的性美感;男性产精、授精等生殖能力高的个体的外部表现为发达的肌肉、粗壮的骨骼、粗犷的嗓音等让女性产生强烈的性美感,这种对异性生殖能力外在表现产生的性情感称为性美感,性美感主要受心理因素影响,对性欲有强大的诱导和控制作用。现实生活中,随着过度化妆、整容以及个人审美观的不同,有些情况下表现出性美感与生殖能力不成正比。

3. 性恋爱(性爱) 当两个人在生殖能力、劳动能力、消费能力上的互补性大,彼此之间产生的性吸引力就强,相互之间产生一种强烈的爱恋,这种性情感称为性爱恋。人们爱恋另外一个人以及接受其的爱恋,本质上,都是对另外一个人的能力和相互之间互补性的肯定。

4. 性爱情(爱情) 以建立婚姻、家庭为主要目的的性情感称为性爱情。这种高级性情感建立在一定的性欲、性感、性爱基础上,通过双向选择,与和自己在生殖、劳动、消费能力三方面有较高互补性的另外一个人,组建家庭,相互之间产生无私帮助对方的性情感,从而可以使后代具有良好遗传素质,同时在良好的家庭、社会环境中长大。这种相互选择的结果加速了人类优胜劣汰的种族优化过程,各方面能力强的个体其后代越来越强,生活环境越优越,反之越来越弱。

人的性情感只是人众多情感中的一种,众多情感之间会相互影响,比如情绪不好时性欲难以产生(心因性阳痿、早泄,女性性高潮障碍等);当性欲无法得到满足时,人的情绪常常低落。

像爱情这种高层次性情感通常建立在低层次性情感之上,如果爱情没有低层次性爱、性感、性欲做基础,爱情不容易持久、稳定和深刻;同样如果性感和性欲没有爱情做主导,容易表现出低级、盲目、肤浅的特征。

三、性行为倾向

性行为倾向是人对性行为的期待、要求和意向,它不是性行为本身,但具有较强的情境性特点,易受环境等因素的干扰,也受个体心境的制约。在性行为倾向中性意志很重要。

性意志是指男女自我意识调节性行为的能力。性意志强的人善于控制自己的性行为,把它约束在正常的、合法的范围内;相反,性意志薄弱的人,不善于控制性冲动,有时甚至触犯性道德和法律。

第四节　性观念和性态度相关现象

性观念和性态度事件在现实生活中处处存在,时时影响着人们生活和工作,当下常见的有性骚扰、网络性行为等现象。

一、性骚扰

不论在国内还是国外,"性骚扰"都是一个新兴名词。近年来尽管各种各样的性骚扰行为层出不穷,但是勇于诉诸法律、对簿公堂的情况却并不多见。大多数性骚扰受害者保持沉默。一方面因为性骚扰案调查取证难,作为一个主观敏感事件,一般案发现场只有两个人,是否实施性骚扰旁人无法说清,即使受害者偷偷录音录像,但这种取证程序不合法,法庭不予认可。另外更多的是人们有一种错误的观念,认为性骚扰是一种性欲的表现,不把性骚扰看作一种对弱者的敌对、侵犯和使用暴力的表现。以往人们忌讳性骚扰这一名词,习惯用"耍流氓"来指某人对他人进行有性倾向的身体接触或言语侵犯。直到20世纪90年代,美国首例性骚扰案胜诉后,这一概念逐渐进入中国并被大众所熟悉。部分西方学者认为,性骚扰是性歧视的一种,通过性行为滥用权力,在工作场所或其他公共场所欺凌、威胁、恐吓、控制、压抑、猥亵其他人。这种性行为包括言语、身体接触以及暴露性器官等。性骚扰也是性伤害的一种,是性暴力的延续。给受害人造成一种敌对的环境,使其感到人格被贬低、精神受到刺激。总之,性骚扰造成受害者生理、心理上的双重伤害。

国内学者就我国妇女发生在工作、劳动、学习中的性骚扰状况调查发现,7.8%的女性报告遭遇过性骚扰,但性骚扰者很少寻求法律救援。尽管2005年12月1日起施行新修订的《中华人民共和国妇女权益保障法》,首次将"禁止对妇女实施性骚扰"明确纳入法律规范,明确规定用人单位应当采取措施防止工作场所的"性骚扰"。但是该法案没有对性骚扰行为做出明确界定,缺少可操作性。

尽管性骚扰问题在中国越来越引起人们的关注,但是实践中可以真正解决性骚扰的有效、适用的办法却迟迟没有出现。

案例4-3

路易丝1975年开始在美国明尼苏达州一个矿上工作,是这个矿上第一位女性员工。在工作中,路易丝不断受到诸如:男性同事当其面讲一些黄色笑话(the dirty stuff),工头在电梯里强行吻她等骚扰。刚开始她不好意思讲,同时也担心因此会被解雇。后来情况越来越严重,她只好向公司管理层反映,但没有结果。到1985年,她向明尼苏达州政府相关部门起诉,当时用的是歧视(discrimination)这个词。直到1988年,路易丝和她的同事感觉不能再这么等下去,就请律师向美国地区法院提出上诉,正式启用"性骚扰"(sexual

笔记

71

harassment)这个词。到1988年底,路易丝和其他14名在这个矿上工作的女工获得最终胜诉,路易丝获得将近100万美元的赔偿。

案例4-4

童某,33岁,已婚,有一个上小学的女儿,身材高挑,长相出众。自述如下:23岁大学毕业,在工作过程中需要经常去其上司,某总经理的办公室送文件、签收文件。刚开始时,总经理用一些不礼貌、难听的言语挑逗童某,童某担心打击报复不敢声张,总经理进一步变本加厉,动手动脚。童某义正辞严拒绝,总经理行为有所收敛。一段时间后,总经理对童某许愿如果顺从就调一个好工作给童某,童某当场拒绝,总经理勃然大怒,出言威胁童某,后来停止童某工作,禁止童某送文件到其办公室,并无故克扣奖金、福利等。童某被迫无奈告诉丈夫,在丈夫的支持下,于2001年7月向当地法院提出起诉,指控她的上司对她进行了性骚扰,侵犯了她的人身权利,要求总经理对她赔礼道歉。

二、网络性行为

20世纪90年代以来,随着生产力水平的提高,人们的物质文化水平不断提高,精神文化需求越来越多元化,同时社会的快速发展也给人们带了来前所未有的压力。互联网以其惊人的速度、广度、深度影响着整个社会,从电脑上网到智能手机联网,网络走进了每一个人的生活,网络变成一种工具,甚至成了一种生活方式,改变了人们的生活、学习、工作以及思维方式。在这种情形下,人们的情感和精神生活受到极大的冲击。

所谓网络,简单讲就是一种基于互联网技术的电子信息传输网,把人类生存空间从物理世界向一种网络化虚拟世界延伸,缩短了人与人之间交往的时空距离;所谓性行为,就是物种出于繁殖本能发展出来的寻求接近和交合的行为,但人类的性行为由于受到社会文化影响,已经远远超越动物生殖本能,成为满足人类亲近、关怀、温暖、理解、支持、分享、爱恋以及交合的行为。在网络时代来临时,一种全新的性行为方式应运而生——网络性行为。网络性行为是指以超越时空限制的网络为载体而进行的虚拟性的超越动物生殖本能,主要满足多种心理需求的性活动。从最初的文字性互动聊天时自慰,到后来的即时声音、影像互动聊天时的自慰,以及最新的通过网络远程操控的性爱器具,网络性行为随着科学技术的发展越来越丰富。在海量信息的互联网中主要有如下三种表现形式。

(一)三种表现形式

1. 网恋 所谓网恋是指人与人之间通过互联网进行交往并恋爱。随着社会变迁,寻求爱情的成本和承担的风险越来越高,人们一方面渴望爱情,另一方面又害怕爱情所带来的不安全感,这一矛盾通过网络虚拟恋爱的模式得以缓冲。具体表现形式就是电脑与电脑诉衷肠、键盘与键盘说情话、鼠标与鼠标谈恋爱。常见的有两种类型:一种是网络精神恋爱型(仅在网络虚拟中互说情话,互相想念和幻想,不直接接触,互不见面);另一种是网络一般恋爱型(通过网络结识后走到现实中,过渡到传统恋爱方式)。

2. 网络同居 网络同居最早起源于我国台湾一家女性网站推出的"同居理想国"游戏,进入大陆后多家网络游戏运营商竞相模仿,越来越多的人在网上同居、结婚生子,或者领养一个孩子,参与双方从未见面,甚至没有听过对方的声音,面对的只是一个个符号,就算动了真情,爱上的也不是现实生活中真实的对方,而是对方在虚拟世界中表现出的个性特征。网络情感虽然不真实,但是对于玩家而言,相对比较轻松,不用像现实生活中的情感交往那样让人感觉累,相对容易实现。甚至有人认为"网络同居"是治疗空虚和寂寞的良方。

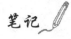

不过,在虚拟的网络生活也不可能生活在真空里,网络同居作为一种个人选择的生活方式,同样有条件,需要一定的经济能力和闲暇时间,一般在一个网上社区申请一个网络同居账号,每个月花费大概 200 元左右,一年需要 2500 元支出。参与者有单身男女,也不乏已婚人士。

3. 电子性爱　电子性爱是指双方当事人不通过实际身体接触的方式,使用电话、短信、网络聊天、音频、视频以及远程性爱工具等,通过文字、声音、图像、辅助性爱用品等刺激获得性快感和性满足。电子性爱与辅助色情影片、图片、书籍进行自慰的性爱相比较,这种性爱多了一个具体挑逗和实施性交流、互动的对象。有人认为这种方式可以释放性欲从而直接减少性侵犯,尤其是像军队、监狱、出海远航人员等由于境遇无法性交流的人,会是一种比较体面和合理的方式。

(二)形成原因

1. 网络技术的发展　网络作为一种社会进步的新技术,彻底改变了人们的生活、工作,把人们带到了前所未有的新环境。尤其是 IT 产业不断发展,电脑功能不断完善,更多人性化、趣味化的设计让人们对网络欲罢不能,高科技产品的普及化进一步使得该产品的价格亲民,尤其是智能手机的普及,越来越多的人走进网络世界。中国互联网络信息中心(CNNIC)已完成第 39 次《中国互联网络发展状况统计报告》,报告中详细分析了中国网民规模情况,截至 2016 年 12 月,中国网民规模达 7.31 亿,互联网普及率为 53.2%;我国手机网民规模达 6.95 亿,预计 2017 年我国手机网民规模达 7.39 亿,网民中使用手机上网人群的占比由 95.1% 提升至 97.8%。高普及的互联网为网络性行为提供了物质保障。

2. 压力的释放　快节奏的生活和工作使得人们没有多余的时间去消遣,即使有时间也不想浪费时间去慢慢培养感情,网络提供了快节奏虚拟空间,人们在网上和不知何许的人谈情说爱、释放自己的原始情欲。从色情文字聊天,到色情影像聊天,以及远程性爱,在一个不受时空限制的虚拟网络世界里缓解现实生活中的性压力,满足人们的性生理、心理需求。另外,现实生活中,比如飞涨的房价、人与人交往中的相互适应等现实压力让很多人感到生活、情感成本太高,无法承受,但是虚拟的两性交往就简单多了,关系好就点点鼠标在一起,关系不好就关了电脑,没有生儿育女的责任、没有经济纠纷的烦恼。

3. 虚拟的满足感　现实生活中,由于社会道德以及自身条件的限制,人们性的需求满足或多或少总是受到压抑,比如传统伦理道德观念的束缚压抑着人的情感欲望,但是在网络性行为中,人们可以同时和多个个体轻松交往,并在网络虚拟生活空间的保护下逃过道德的约束;另外人们都有对自身条件不自信的地方,比如经济、外形、体力、学历等多个方面让人感到美中不足,但是网络可以给你一个虚拟的理想的身份,让人按照自己心中美丽的童话世界构建自己的网络性行为,寻找到自己在现实生活中无法遇到的另外一个虚拟的理想的"梦中情人",从而满足双方全部的虚拟的自尊心和自信心。在虚拟的网络性行为中,人们可以按照自己的理想方式去设计自己的虚拟生活,和自己愿意交往的人交往而不需要考虑现实需要。比如,某个网友称,在现实生活中自己各个方面都不出众,家境也不好,在同学面前挺自卑,但是在网络虚拟生活中,把自己虚拟成一个高个俊男,成绩优秀,家境富裕,自己交往对象聪明漂亮,对自己很欣赏,他们彼此很满足这种虚拟的交往。

4. 社会对性的宽容　改革开放以来,伴随中国社会转型,人们的价值观发生巨大变化,尤其是欧美国家性解放思潮和中国传统性价值观念的冲撞,在传统与开放同时存在的社会里,网络性行为显然成了一种模棱两可的不二选择。总的趋势是,越来越多的人对性这一

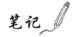
笔记

话题持宽容态度，认为只要不伤害他人、不违反法律，任何形式的性交往都应该得到尊重，至少是宽容。面对性话题，在传统社会中，主要依靠政权、法律、纪律等强制性控制，但现代社会中，强制性控制逐渐弱化，主要靠风俗、习惯、道德、舆论等非强制性控制。以前是熟人社会，人们的行为会受到舆论监督，现在人们忙于自己的工作，对别人的事视而不见，网络性行为在很多人群中变成一件心照不宣的事。

5. 网络性行为的虚拟性与真实性　"在互联网上，没人知道你是一条狗。"充分说明网络交往中人们可以根据自己的愿望、想象来建构自己，让人轻松随意的表达自己的性需求，同时虚拟性的背后更容易让人放下戒备之心，暴露出自己的真实内心，这就是网络性行为虚拟性与真实性矛盾的统一。现实生活中人们强调独立生活，许多人在生活中戴着面具，很少在别人面前流露自己的真实情感和需求，造成社会情感淡漠，但是人内心希望与他人交流，同时又怕轻易表达受到伤害，每个人性格都是复杂、多面的，当压抑太重时，可能网络性行为成为一个很好的发泄点。

6. 性病的无效传播　当前性病、艾滋病蔓延态势严重，全世界范围内，平均每4秒就有一个人感染艾滋病，面对大肆传播的艾滋病等性病，网络虚拟性行为变成某些人认为既可以满足心理、生理需求又可以不接触对方身体，从而杜绝性病传播的最安全途径。

（秦海兵）

笔记

第五章　性心理健康教育

学习目标

掌握：不同时期性心理健康教育的要点。

熟悉：性心理健康教育的途径与方法。

了解：性心理健康教育的基本原则。

　　孟子曰："食色，性也"，简单明了地道出了食欲和性欲是人的本性。尽管如此，人类有关"食"的研究自有史以来一直是名正言顺的。相比而言，对"性"的科学研究却是近百年的事。直至今日，性的科学研究和性健康教育仍然受到各种无形和有形的阻碍，这也成为全世界都不容忽视的现实。我们将在这一章里讨论作为性健康教育的重要组成部分——性心理健康教育的目的、原则及针对不同年龄段进行性心理健康教育的具体内容及方法等问题。

第一节　概　　述

　　在了解性心理健康教育的内涵之前，首先必须了解什么是性心理健康，而了解这个内容又必须从什么是性健康谈起。世界卫生组织（World Health Organization, WHO）认为，性健康是指通过丰富和提高人格、人际交往和爱情的方式，达到性行为在肉体、感情、理智和社会诸方面的圆满和协调。

　　尽管性心理健康是性健康的一个方面，但要给性心理健康下一个定义却非易事。这正如卡普兰（L.Kaplan）所说："许多人都试图定义性心理健康，但这是一个混乱的领域，难以给予定义。它不仅包含知识体系，也包含生活方式、价值观念以及人际关系的质量。"我们认为，性心理健康是与在充分发挥个体潜能的内部性心理协调及与外部性行为适应相统一的良好状态。这一定义表明，性心理健康既表现在个体与环境互动时的性适应行为，也蕴含在相对稳定并处于动态发展和完善中的性心理特质上。这两者又是辩证统一的，表现在个体与环境互动时的性适应行为是其内在良好性心理特质的表现，而个体在对环境的良好性适应中，又能充分发展并完善个体的性心理特质。

　　旨在维护和完善性心理健康的教育，便是性心理健康教育。完整的性心理健康教育应该把性知识教育与性道德教育结合起来，把性生物学知识与性心理学知识、性社会学知识结合起来，把性生理卫生知识与性心理卫生知识结合起来，把性心理健康教育与精神文明建设教育结合起来。概言之，性心理健康教育既是知识的教育，更是人格的教育和心身健康的教育。

笔记

一、性心理健康教育的目的与意义

（一）性心理健康教育的目的

无论哪个年龄阶段的性心理健康教育，最终都要达到以下目的：普及性生理和性心理知识，消除性神秘、性愚昧和性无知；树立对性的正确态度，既要改变谈性色变，又要防止性庸俗化；确立科学的性观念，认识性道德的科学内涵及对人类生存发展和个体生活的重要作用；培养健康的生活方式，选择健康的性行为。如，防止儿童过早的性唤起和性心理障碍；正确对待婚恋，减少非婚性行为；洁身自爱，不受色情诱惑，不参与性乱和卖淫嫖娼等；防止性病及艾滋病的流行；防止性罪错，消除性犯罪等。

（二）性心理健康教育的意义

性是人类本性的组成部分，但它不是游戏，是快乐之源，也是悲痛之源。艾滋病问题把和性有关的潜在危险戏剧化地展现在人类面前，性行为传播的疾病以及其他问题，如不情愿的妊娠等都引人关注；与性爱关系有关的情感创伤，以及通过性而导致的社会混乱如性的暴力、性的剥削等一系列问题都不得不提。而处理这些问题的最佳途径不是回避、压抑，而是教育和研究。开展性心理健康教育至少有以下几个方面的意义：

1. 有助于普及性心理健康科学知识，增进个体的性身心健康 性心理健康教育工作的最终目的就是增进性生理及心理健康。而要达到这个目的，既有赖于整个社会的性身心健康氛围，也有赖于个体自身性身心保健。要做到这一点，就离不开性心理健康知识的宣传与普及，需要进行性心理健康的研究和教育。

调查结果显示，如果缺乏性心理健康的科学知识，可能会导致生殖系统和其他系统的疾病，可能会为将来的性问题带来隐患。例如缺乏性相关知识，对遗精产生负罪感，会使心因性阳痿的发生率升高。青少年性犯罪者多半是因为他们的性心理健康知识缺乏，低于同龄人水平，未接受足够的性健康教育所致。正是因为他们进行了非常广泛而坦诚的性心理健康教育，荷兰才成为世界上流产、意外妊娠、性病及性功能障碍等发生率最低的国家。在荷兰，人们普遍能坦诚的谈论与性相关的问题，并且国家设有很多世界一流的性实验室，出版很多性教育刊物，制作关于性的录像及电视节目，把性心理健康教育作为生活中不可缺少的一部分。可见，加强性心理健康教育，对防止各种性问题及疾病，对增进人们的性心理及生理健康，都起到了非常重要的作用。

2. 有助于提高生活质量，促进个体恋爱成功，婚姻和谐及家庭幸福 生活质量的提高与人们对恋爱、婚姻及家庭状况密切相关。成功的恋爱、和谐的婚姻、幸福的家庭既是生活质量高的标志，也是人们追求高质量生活的目标。然而这一切，都与性心理健康研究和教育状态紧密相联。

缺乏性心理健康教育所导致的问题，在婚姻和家庭中表现最为明显。不言而喻，几乎每一个已婚者都希望婚姻和谐、家庭幸福。但在生活中我们常看到，不少夫妻刚结婚不久便发出了"婚姻是恋爱的坟墓"的感叹，味同嚼蜡地度过自己的一生。不少夫妻尽管同床异梦，但因为孩子、面子等原因，却委曲求全，勉强维持着婚姻。更有不少夫妻由于种种原因不得不离异，结果给双方和孩子都带来了无尽的痛苦。造成上述现象的原因尽管很多，但也有一部分是由于两性关系不和谐引起的。

3. 有助于促进社会和谐，加强精神文明建设 从精神文明建设的需要来看，开展性心理健康研究和教育的意义十分重大。人们对性是否有科学的认知和正确的态度，直接影响到人的社会化程度，而个体的社会化程度，又极大地影响着人们的身心健康、婚姻的和谐和社会的安定。马克思说，男女关系是社会文明水平的尺度。弗拉金也曾经指出，性生活不和谐的背后，不仅潜存着使家庭崩溃的因素，也给日常生活和社会带来许多问题和矛盾，如劳动力水平下降、吵架、酗酒、态度粗暴、在公共场合耍流氓等。也就是说，精神文明的建设也包括了性文明的建设。性愚昧的社会必然是性放纵、性压抑、性障碍、性疾病充斥的社会，性无知的民族必然是精神文明失落的民族。因此，可以认为性心理健康研究和教育程度是社会文明程度的一个标志，开展性心理健康教育研究和教育工作是造福于社会、造福于人民的工作，是精神文明建设的重要内容之一。

二、性心理健康教育的基本原则

当前，性心理健康教育在教育中处于边缘化地位，其重要的教育价值与其边缘化的地位是极不相称的。大量的现实案例和学术研究表明，性心理发展不良是造成心理障碍的重要原因。由于受我国传统文化的深刻影响，一直以来，性心理教育属于敏感话题，为真正把这项教育工作做好，至少要把握好以下七个原则。

（一）科学性原则

性心理健康教育具有明确的心理学学科性质，所以教育内容的选择必须明确限定为心理学范围，而不能简单地以生理教育为主。要从性心理过程与性心理特征两个方面进行教育，客观、真实地分析性心理发生发展的轨迹和规律。作为教育者，面对诸如性幻想、性梦和边缘性性行为等敏感话题，要采取不回避的态度，要用严谨、清晰的科学语言分析此类问题。如果不能用科学的语言解释清楚此类问题，教育效果可能会适得其反。

（二）全体性原则

全体性原则是指性心理健康教育要面向所有人群，全员在生命周期中都需要进行性心理健康教育，所有人都是教育的对象和参与者，一切教育特别是性心理健康教育的计划，组织，都要着眼于人在整个生命周期中性的发展，考虑到绝大多数人在某个阶段的共同需要和普遍存在的问题。

（三）主体性原则

主体性原则是指在性心理健康教育过程中，要以受教育者为出发点，同时要使受教育者的主体地位得到实实在在的体现，把科学教育和受教育者的积极参与真正有机地结合起来。为切实贯彻主体性原则，在教育过程中，要结合多种教学方法，如抚爱式、对话式、交流式和讨论式等，让受教育者参与到性心理健康教育中，使受教育者的学习兴趣和学习主动性能够得到充分发展。

（四）发展性原则

发展性原则是指在性心理健康教育过程中，必须以发展的观点来对待受教育者。要根据个体的心理功能的发展状况，从新生儿期开始，甚至从胎儿阶段的初级水平到高级水平，顺应受教育者身心发展的特点和规律，促进受教育者获得最大程度的发展。

（五）差异性原则

差异性原则是指性心理健康教育要关注和重视受教育者的个别差异，根据不同层次受教育者的不同需要，开展形式多样，针对性强的性心理健康教育活动，以提高受教育者的性心理健康水平。

（六）适时、适度原则

在心理健康教育过程中渗透性心理健康教育，从学科教学内容出发，去挖掘其中可以结合性心理健康教育的因素，使之成为与该学科教学内容结合紧密的、自然而然的渗透。适时是指教育时机必须遵循人的心理发展规律，要根据各阶段人群的生理、心理发展特点，确定恰当的时机进行正面教育和引导。适度是指在传授相关知识时，要根据受教育者身心发展特点及认知能力，有选择性地进行。

（七）保密原则

是指在性心理健康教育过程中，教育者有责任对受教育者的个人情况以及谈话内容等予以保密，受教育者的名誉和隐私权应受到道义上的维护和法律上的保护。

第二节　不同年龄阶段性心理健康教育

发展是指个体随着年龄的增长，在相应的环境作用下，整个反映活动不断得到改造，日趋完善、复杂化的过程，体现在个体连续而又稳定的变化过程中。而个体的身心发展是指从生到死的过程中所发生的积极的、有规律的过程。个体的性心理发展也是一个连续的过程，是有一定顺序的，在不同的阶段都有不同的发展特点。根据个体的身心发展的状况可以分为儿童期、青春期、成年期和老年期四个阶段，以下内容将探讨这四个阶段各自性心理发展的特点及教育内容。

一、儿童期性心理健康教育

儿童期性心理健康教育（children sex psychological health education）是对 0～12 岁的儿童进行的性启蒙教育，是性心理健康教育的初始阶段。

人类的性活动并不是在生理发育成熟后才开始的，例如儿童性唤起能力在出生时即存在，性教育应从 0 岁开始。生理学证据表明，由于生物因素和心理因素的影响，婴儿在快动眼睡眠期会产生不自主的阴茎勃起和阴道润滑现象。婴儿在吸奶、被拥抱或洗澡时也会有生殖器反应和喜悦的表现。如果刺激 3～4 个月婴儿的生殖器区即会引起微笑等愉快的表现，这种"体验"对其在少年期和青年期与周围人建立感情交流和亲密关系都是非常重要的。从 3 岁或 4 岁开始，儿童对怀孕、生育、分娩、乳房等表现出兴趣，有时会询问"宝宝是从哪里来的？"等问题。有时他们通过自我观察、自我触摸生殖器产生快感，获得不同程度的性体验。有些儿童将这种自我行为扩展为观看和触摸其他儿童的生殖器，要求观看和触摸成人（如父母）的生殖器等，这种现象纯粹是出于好奇，既无成人的性意识与性交意愿，也无成人的性生理反应，应该视为正常现象。儿童的性活动还常常表现为脱衣显露裸体，亲吻、贴脸、性疑问、追究男女性器官差异、排尿方式差异等。

在这一阶段，性心理健康教育的主要任务有三个方面：第一，指导儿童树立正确的性态度，防止产生性压抑和性神秘感；第二，帮助儿童培养正确的性别自认和性别角色意识；第三，正确处理儿童性游戏。

（一）性态度教育

针对性态度教育的部分，可以根据儿童各方面成长的状况分为三个阶段进行：

1. "抚爱式"教育阶段（0～3 岁）　这是儿童性态度教育的第一个阶段。这一阶段，儿童主要与父母生活在一起，父母是孩子的第一任教师，理应承担对孩子的性启蒙教育责任。这一阶段的性态度教育主要通过接触、裸体等方面进行母子间的交流，通过这种交流使孩子感受到爱的温暖。

新生儿主要通过皮肤接触获得信息，随着视觉、听觉的发展逐渐认识世界。就像其他身体功能一样，性的发展也是同步的，但是婴幼儿满足性欲的方式与成年人不同。在这一时期，可以通过母乳喂养、拥抱、触摸孩子等方式，与婴儿进行沟通交流，使婴儿从母亲的爱护中产生信赖感和安全感，获得爱的体验。而这些都有助于孩子的身心健康，尤其是有利于乐观情绪的发展，排解恐惧和无助等不良情绪。

2. "问答式"教育阶段（4～10 岁）　这是儿童性心理健康教育的第二个阶段。这个时期，孩子已经入幼儿园及小学。这个阶段也是人类性发展经历的第一个高峰期。由于智力

笔记

的快速发展，语言能力的不断增强，神经内分泌发生重要的变化，孩子在这一阶段，性活动相对丰富而频繁，并且发问也特别多，有关性的内容也不少。此阶段的性教育主要是回答孩子的性提问，父母与教师应坦然对待，与平时回答其他知识性问题的态度要一致，使孩子感到这并不奇怪，也会增加对大人的信任，有利于养成有疑难问题就向父母、老师请教的习惯。不能含糊其辞或用恐吓的方式来阻止孩子提问，这会使他们感到神秘感，把对性的困惑埋藏在心里，等长大后从别的途径去找寻可能是错误的答案，这种方式可能会影响孩子的一生。为了能及时做出正确的回答，父母及教师应该学习相关的儿童性健康教育的知识。父母在儿童性心理健康教育中的作用是无人替代的，父母所扮演的角色需要耐心倾听，有问必答，平等交谈。幼儿园及小学教师可以针对儿童提出的问题，分别用图片、幻灯、录像等方式进行教育。通过父母与教师的努力，尽量给孩子的发育成长打下坚实的基础，以便儿童日后能正确理解和应对有关性方面的问题。

3. "顺序式"教育阶段（11～12岁） 这是儿童性心理健康教育的第三个阶段。这个时期，孩子已经进入小学高年级阶段，并进入青春期前的性发展快速增长期，对性的兴趣日益增加，渴望得到相关性知识。这一阶段除了父母要给予释疑、关怀和指导外，更重要的是学校应根据儿童性生理、性心理变化的自然规律，制定符合他们年龄特点、性别特征和知识水平的性心理健康教育计划。依据儿童身心发展顺序，有目的、有计划地确定教育时机，有针对性地选择性心理健康教育的内容；组织适当、多样的教育形式，使儿童得到身体生长发育、男女性别差异、月经、遗精、情感发展、家庭组成等知识，从而能科学地认识自身的变化规律，对性持有正确的态度。

（二）性别认同教育

性别认同教育（sexual identity education）是指通过教育，使儿童认识到绝大多数人的性别自认与其生物学上的性是一致的。男女在生物学上的差别称为"性"，在心理学上的差别称为"性别"，在社会学上的差别称为"性别角色"，一个人把自己看成男人或是女人就是"性别自认"。儿童的性别认同是在生物性征的基础上学习得来的，主要受社会文化因素的影响，一般分三个阶段完成。

1. 无意识的影响 自孩子出生后，父母便开始以各自性别的活动特点对儿童产生影响，使他们逐步理解男人和女人在各个方面的不同，如身体、穿着、修理发型、行为方式等。而这种影响是不自觉的、无意识的，是他们在与孩子日常生活交往中表现出不同性别特点的抚爱方式。还可以通过书籍、画册、影像资料等引导儿童观察动物、植物的生长和繁殖，使他们对生殖问题产生一种自然的认识，进而能够热爱大自然，热爱人类，认识生命的本质，完成"性自认"过程。这种无意识的性别模式影响，会对不能自主地认识自己性别的婴儿表现出性别认同导向，但真正决定个体性别自认的基础还是儿童的生物学性征。

2. 有意识的影响 孩子稍大一些，父母应该有意识地从各个方面施以影响，如抚育方式、取名、服饰选择到玩具购置等都要赋予明显的性别倾向。在感情表达、性格发展上也应有意识地使孩子向着同一性别的方向发展。对男孩的教育是独立型的，要求他们勇敢、坚强；对女孩的教育趋向于保护型，希望她们温柔、顺从。在日常活动中还应通过各种方式予以强化，当孩子做出与自己性别相符合的行为时给予微笑、赞许和鼓励，而不合乎性别的行为要加以阻拦或纠正，使他们主动地掌握行为的性别模式，男孩像个男人样，女孩像个女人样。这种有意识的导向，实质上是Y基因和X基因表现的社会强化过程，这是顺乎自然的。

3. 深化的影响 随着年龄的增长，儿童的活动范围随之扩大到学校、社会。学校老师把学生分为"男生"和"女生"，儿童也这样区分。社会上的人在从事各项活动时的言谈举止都以男女性别模式予以区分。儿童喜爱的大众传媒塑造的男女主人公的形象，在无形中影响了男女角色的分化，使儿童的性别认同更加巩固。

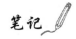

一般情况下,3～4岁的幼儿已能清楚地体验自己的性身份,6～7岁的正常儿童已懂得性别的属性是不可改变的。如果性别自认紊乱,以后就很难改变。造成性别自认困难的原因很多,但主要是后天影响的作用,与父母的养育态度有很大关系。如有的父母期望有个女孩,但生下的却是男孩,于是给儿子梳小辫、穿裙子。当别人问男孩"你是男孩还是女孩"时,父母在一旁说"是小妹妹",这样做会使孩子的兴趣、性格向女性化方向发展,因而有可能造成性别认同紊乱。总之,从幼年开始养成男孩的女性化或女孩的男性化,会形成日后的性别自认倒错,有可能成为部分性心理障碍的根源。因此,对孩子的性别自认教育,从幼年起就应与性征保持一致,始终如一地进行正确、健康地引导。

(三)儿童性游戏

儿童性游戏(children sexual play)是指以游戏形式所表现出来的儿童性活动。性别认同是性认知发展的最初表现,性游戏则是儿童性意识发展过程中较为幼稚的表现。我们将从表现形式和教育原则两个方面来讨论这部分内容。

1. 表现形式 儿童性游戏有三种表现形式:自娱式性游戏、友爱式性游戏和探究式性游戏。

(1)自娱式性游戏:抚弄阴茎和用手刺激阴蒂是最常见的现象。出生六七周的婴儿开始能用手触摸东西,常常会触摸衣服、被褥、自己的脸和脚等,偶尔也会碰到生殖器官,并因此得到快感。以刺激性器官作为游戏内容,男婴比女婴出现得早。由于摩擦生殖器官有明显的快感,因此有重复的倾向。有些儿童除用手抚弄生殖器官外,还会用其他物品,如床、被子、玩具等。据统计有1/3的孩子,婴儿期的自娱式性游戏会延续到童年期。

(2)友爱式性游戏:随着儿童性认知的发展,他们开始对同伴包括异性同伴的身体感兴趣,想查看或窥视同伴的身体,借此了解同性同伴的生殖器官是否与自己一样,异性同伴的生殖器官与自己有什么样的差异。但孩子也知道这种游戏是不好的事情,所以会因此窃窃私语、忐忑不安,甚至会关上门不让成人看见,时间也非常短暂。这种友爱式游戏归纳起来有以下几种形式:①假扮医生检查:到了六七岁,儿童能够清楚意识到性别的不同,这时他们会通过模仿医生,借以观察异性同伴的生殖器官。②扮演新郎和新娘:孩子逐渐感觉到夫妇的存在、结婚等,三四岁的孩子有时会对父母或自己眷恋的人说:"我们结婚吧"。有时男女孩子在一起玩"结婚"游戏,男孩当新郎,女孩当新娘,性别角色绝不会颠倒换位。③过家家:4～6岁已知道婴儿是由父母两人所有,但并不知道怎么会有孩子;男女幼儿在一起玩耍时,会提出我们生个孩子吧,于是女孩将布娃娃放在裤腰里,两人接吻拥抱后,女孩取出放在裤腰上的娃娃说:"我当妈妈,给孩子喂奶,你当爸爸,带孩子玩耍……"。④吵架扭打:在日常生活中可以看到异性儿童发生争吵现象,如有一个同性伙伴被异性伙伴欺侮,便会发展成同性和异性两伙人之间的争吵。⑤扒裤子:较多地出现在男孩子中,尤其是夏季,相互开玩笑,你扒我的裤子,我扒他的裤子,互相观看对方的生殖器。

(3)探究式性游戏:儿童随着性意识的发展,自然地产生了某种思索与探究。女孩感到好奇的是,同样具有小便功能的生殖器,为什么在构造上不一样?在她们看来,男孩子的生殖器在小便时似乎更为方便,既可站着小便,又可任意控制小便方向,于是就会带着好奇心理予以探究。这种探究有时候女孩表现为毫无顾忌地看男孩小便,有时则不好意思地偷看。她们常常百思不得其解,为什么女孩生殖器没有突出的杆状物?男孩也会带着好奇心理去探究女孩生殖器,有时会对成年女性的乳房和生殖器也会产生一种渴望了解的心理,如有机会就观看成年女性哺乳情景,偶尔也会萌发偷看女性洗澡的欲望,并设法付诸行动。这一切都是在好奇心驱使下对性的探究,在大多数情况下这种好奇心并不十分强烈。

2. 教育原则 针对儿童的性心理发展水平所进行的教育原则包括以下四个方面。

(1)容许孩子的性好奇:1岁或2岁的孩子喜欢用手触摸自己的生殖器,尤其是男孩,

笔记

一伸手就可以摸到自己的阴茎,触摸时又会产生舒服感,所以他们会自觉不自觉地经常触摸。从生物学角度来说,触摸生殖器,本来就应该感觉很好,因为与身体其他部位相比,人类生殖器官的神经感受器要丰富得多;并且自我刺激是身体发育的一部分,所有婴幼儿都会这么做,这是十分自然而正常的表现。孩子长到3岁以后,会对异性性器官感兴趣。孩子对自身或他人性器官的好奇,与对身体其他部位器官的好奇是一样的,父母不必大惊小怪,或是长篇大论的说教。否则,孩子幼小的心灵上可能会留下这样的印象:"生殖器是令人羞耻的部位",而不利于孩子性意识的发展,甚至会产生性压抑。同时,可以使用玩具或是培养兴趣爱好,如唱歌、弹琴、绘画、打球等来转移注意力。如果七八岁的孩子仍有玩弄生殖器的情况应积极寻找原因,如有尿意,可劝告孩子上厕所;要注意是否裤子太窄太紧,是否有皮炎、尿道炎等病症。

(2)顺其自然的进行教育:对于儿童来说,无论是摸耳朵、吮吸脚趾、触摸生殖器,都是出于好奇的动机,父母可以因势利导地帮助孩子认识身体各部分的名称:耳朵、脚趾、阴茎等,使孩子懂得身体各个器官都是自身的一部分。当孩子触摸自己生殖器的时候,不要呵斥他说"肮脏",或是厌恶地将他的手拿开,而是要让孩子知道,触摸自己的身体没有关系,但是这样的事情不能当众进行,不应该是公开行为,独处时才合适。还要告诉孩子要爱护自身的生殖器,要保持清洁卫生。让孩子清楚地知道,身体的哪些部位是根本不能任由别人随意触摸的,告诉男孩,他的这些部位是阴茎、阴囊和肛门;告诉女孩,她的这些部位是胸部、阴道和肛门。这些部位,没有人(包括自己的父母在内)可以在未经他许可的情况下任意触摸;唯一例外的是在接受医生检查时,但必须父母在场。另外,任何别的人(无论是大人还是小孩)都不能要求他触摸他们的这些部位。3~4岁的儿童开始注意男女的区别,有的女孩模仿男孩小便的姿势把裤子弄湿了,有的男孩会问妈妈"你的阴茎在哪里?我有阴茎呢!",也有的孩子会通过扮演游戏来了解男女的差别等。在发生这些现象时,可以通过游戏、活动等告诉孩子男孩与女孩的差别,男孩和女孩之间要相互友爱、尊重;触摸别人的私处是不允许的。对于个别孩子的异常表现,要进行个别指导,切忌当众盘问和训斥。

(3)坦诚回答孩子关于性的问题:随着年龄的增长,儿童关于性的问题也会越来越多。对于儿童的提问,正确的方式为态度自然、坦诚,并给予正确、简洁的答案;而非回避、撒谎或责骂。儿童的性心理健康教育可以根据不同的发育阶段,不同的问题,根据孩子的需要和理解水平,给予相应的性知识。例如,幼儿可能会问"妈妈,我是从哪里来的?"对于这个问题,许多母亲可能会采取"骗""回避""骂"等方式而不是给予正面回答,这样做的后果,可能会使孩子减少对父母的信任和尊重,在孩子心灵上留下自我来历不明的阴影,使孩子对性产生神秘感。正确的做法是告诉孩子生殖原理,至于讲解到什么样的程度,可以根据孩子的年龄和理解能力而定。

(4)准确用词:两岁半到三岁的孩子对父母的身体及自身的身体会产生越来越浓厚的兴趣,此时,父母可以根据自己对此事的坦然程度,试着在孩子面前裸露自己,如带着孩子一起洗澡等,这样有利于帮助孩子坦然面对自己的身体,不至于有身体的羞涩感,也可以帮助孩子辨认人体各个部位的正确名称。幼儿有时会用其他说法、俗称来称呼身体的某些部位,如阴茎称"小鸡鸡"、阴道称"嘘嘘"、乳房称"奶奶"等,对此,父母要帮助孩子使用正确的术语,男生有阴茎、阴囊,女生有阴唇、阴道、阴蒂及乳房。要让孩子从幼儿时代就使用生殖器官的科学术语,这样,在长大以后,和其他人进行交流时就不会产生不便或是障碍了。

案例 5-1

    刘某,男,20岁。在小学一年级时他和班上几个女孩子在家里做游戏,当时大家都对对方的生殖器官感兴趣。于是,大家就都脱下裤子互相好奇地看。虽然这件事已经过去十

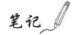

几年了，但从那以后，刘某每次见到她们心里总咚咚直跳，总认为自己做了一件伤天害理的事，精神特别压抑，甚至口吃。一直到现在，他一见到与性有关的文字、图片等就心跳加快，人也变得特别敏感，尤其是和女孩子们在一起时，他很担心自己还能否像正常人一样生活和与他人交往。

分析：儿童到了四五岁求知欲大增，不仅对自己的身体感兴趣，而且也特别想知道异性的身体与自己有何不同。事实上，他们往往会寻找机会去观看、探查、触摸彼此的身体，模仿大人的某些动作，分别扮演新娘新郎（"过家家"）、医生护士等，这些幼稚地模仿大人的举动均属于性游戏的范畴。儿童虽然经常有性游戏和性探究行为，但根本不是真正意义上的性，他们并没有什么性意识，特别是成人的性意识。所以根本谈不上什么道德问题或对健康有无危害的问题，他们只是出于单纯的好奇或好玩，并不可能真的干出什么出格的事。

父母发现孩子在做性游戏时的态度，随孩子的年龄而有所不同，当孩子在3～4岁时，大人可能还感到好玩或高兴，当孩子再大几岁，大人的态度则不同了，往往表现出恼怒、斥责、甚至惩罚。成年人不应该以自己的性意识或动机去理解孩子的行为，父母的过激反应非但不能完全阻止性游戏的再次发生，反而会引起孩子对性的罪恶感，认为自己有了终生洗刷不清的人生污点。

二、青春期性心理健康教育

青春期是从童年走向成年的过渡时期，与童年期相比，最显著的特点是生殖系统开始迅速发育，与之相伴的是性心理与人际关系的快速发展，将学习和体验性以及各种形式的人际关系。同时也是个性和自尊逐渐发展的时期，开始学习并面临社会性别角色、权利关系、社会公正及生活方式选择等方面的挑战时期，也是世界观、人生观、价值观逐步形成的关键时期。

在这个时期，青少年随着性生理的逐渐成熟，会出现青春期性意识觉醒，如表现出对性的特别关注、兴趣和向往以及性的羞涩感等。伴随着性意识的觉醒及发展，性欲望随之出现，并且比较强烈，具体可以表现为想与异性进行交往、进行性尝试等。此外，处于青春期的青少年，性情感也进一步发展，对异性产生兴趣，认为异性对自己有吸引力，因此渴望了解异性，希望能够引起异性的注意，更向往与异性的交往。他们喜欢打听男女之间的事，善于在背后议论某某异性如何，总想知道异性在想什么、干什么。随着年龄的增长，他们越来越愿意与异性交往。很多人认为，只要和异性在一起学习、工作、活动，就劲头十足、心情愉快，便设法追求和创造这种环境。

青少年性心理的健康发展，除了受到自身性生理发展的影响外，也会受到外部社会的影响。随着改革开放的深入，东西方文化的交融，人们的观点也发生了翻天覆地的变化，特别是对性观念和性行为产生了深刻的影响。青少年的心身还不稳定和成熟，缺乏是非判别力，使他们容易受到社会上不良信息和文化的影响。婚前性行为的不断增多，试婚、同居有增无减，未婚早孕、流产、性病发生等现象屡见报端。与之相对应的是家长性科学知识匮乏、学校缺乏专业师资等问题。如何对青少年进行青春期性心理健康教育已成为急需解决的难题。

（一）青春期性心理健康教育的原则

依据青春期性心理发展的特点，尊重、理解、关怀和引导是青春期性心理健康教育总的方针和原则，具体应该遵循以下几个原则。

1. **科学而全面的原则** 性心理健康教育科学全面的原则指性心理健康教育不单单是性心理知识的教育，它应该是性生理、性心理、性道德、性法律教育的有机结合。人们性生理的发展必然带来性心理的种种反应，如伴随着青春期男女青年的性成熟，往往带来心理上的困惑，产生烦躁、不安、羞怯、猜疑、自卑等心理特点和心理障碍。伴随着性生理的成熟与性心理的发展，必然带来性道德观念上的变化，如何让人们用理性控制人的性欲望，使之受到社会的约束。树立社会道德观念，这必然涉及人生观、价值观、理想、信念、道德等高级心理品质的引导与教育。也就是说，个体的性心理健康状态与性生理、性道德等关系是非常密切的。在全面的性心理健康教育中性生理知识和性心理知识教育是基础，性道德教育是重点，尤其是人生观、价值观教育，它决定性心理健康教育的方向，也是青春期性心理健康教育的核心。

2. 适当、适时和适度教育的原则 适当是指性教育的方法和教育态度要恰当，要尊重青少年的人格，不要随意触及个人隐私。适时是指教育时机必须遵循青少年心理发展规律，要根据青少年的生理、心理发展特点，确定恰当的时机进行正面的教育和引导。适度是指在传授相关知识时，要根据青少年的身心发展特点及认知能力，有选择性、针对性、有分寸地进行。

3. 严格要求与关心爱护帮助相结合的原则 青春期性心理健康教育是针对青少年进行的一项教育。青少年正处在人生观、世界观和价值观形成与发展的重要时期，自我辨别能力、控制能力都较差，容易受同辈间的影响，情感脆弱，波动性大，叛逆心理强。因此，在教育过程中，必须对他们进行严格的要求，规范其行为，促使他们树立正确的人生观、价值观，朝着健康的方向发展。同时，由于他们的情感脆弱，我们应该关心、爱护他们，主动为他们分忧解难，不要在问题出现之后再去"扑火"。特别是对那些已经出现问题的学生，不应对他们采取思想及情感上的歧视，应该对他们给予关怀，及时疏导和帮助处理善后之事，帮助学生进行反思，吸取教训，以达到帮助学生健康成长的教育目的。

4. 教育方式灵活多样的原则 青春期性心理健康教育不同于其他教育，要获得较好的教育效果，就必须采取灵活多样的教育方式。在教育过程中，根据内容可采取讲授法、交流讨论法、自学法、图片展示法、心理咨询法，举办讲座、演讲活动等，使学生在教师的指导下，在有组织有目的活动中受到指导及熏陶。总之，在教育中不能采取一刀切、一概管的方法。要灵活多样，以讲为主，辅之以看录像、讨论、答疑、咨询、作业、游戏，开展主题班会，集体郊游，举行比赛等，采取"同伴性教育"也不失为一个好办法。"同伴性教育"是国际通行的教学法，是指已受过正式培训的学生在教师的正确引导下，在固定场所，利用科学资料，互相开展性教育。人们通常愿意听取年龄相仿、知识背景、兴趣爱好相近的同伴或朋友的意见和建议，青少年尤其如此，所以这种教育效果也是不错的。

5. 共性和个性相结合的原则 科学的性心理健康教育，应注意教育对象性需求的共性与个性的两重性。一方面性需求是人性的重要方面，具有共性、普遍性。人的性需求的满足及满足程度，直接影响着人的生活质量，关系到人的身心健康。另一方面性教育又不同于一般的健康教育。由于人的性别、年龄、性格、文化背景、心理素质等方面的不同，性的需求和问题差异很大。为此，性心理健康教育的内容和形式又需要因人、因民族、因地区而异。性需求的个性差异，决定了性心理健康教育的特殊性。青春期，孩子性发育逐渐开始并成熟，通过性心理健康教育使其树立科学的性观念，培养健康的性心理。另外，性教育还要根据我国国情、民情和实际情况进行，不能把国外的情况生搬硬套，尤其涉及少数民族的特殊政策，更应持慎重态度。

（二）青春期性心理健康教育的常见问题

由于社会、家庭以及自身的一些原因，青少年进入青春期，由于性心理健康知识的缺乏，或多或少地会出现一些心理困惑，青春期常见的性心理健康问题主要有以下几个方面：

1. 有关发育的困惑 在青春期，青少年的发育并不是同步的，有些青少年的发育是提前或滞后的，青少年就会产生不自在、自卑的心理，从而会出现自我认知偏差现象。例如，

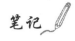

发育比较早的女孩子乳房可能会更丰满一些，女孩就会认为这是很丢人的事情，不敢挺胸走路，甚至把胸紧紧地束起来。出现这种心理状况的主要原因，是由于性知识的缺乏，从而对自己性生理的发育不能正确地认识，并因此变得多愁善感，甚至引起多年后在性生活中出现性冷淡和性恐惧。因此，在这一时期，给予青少年充分的性教育是十分重要的。

2. 月经前出现的心理紧张　有些女孩在月经前7天左右就会出现情绪不稳定和身体不适的感觉，在月经前2～3天最为严重，有人把这种状况称之为"经前期紧张综合征"，具体表现为精神疲倦、忧郁、烦躁、敏感等。对于这种情况，让女孩子们提前学习相关的知识，是非常必要的。

3. 对于手淫产生的困惑　对于手淫的错误认知是最常见的。手淫（masturbation）又称为自慰，是指在非性交的情况下，用手或其他工具摩擦生殖器官，以获得性欲满足的行为。青少年正处于性发育时期，当强烈的性冲动难以克制时，容易发生手淫。一般来说，开始往往是在无意中发生，如有时因为衣裤太紧使生殖器官受到摩擦刺激后引起；有人在洗澡时揉搓或触摸外阴部，意外引起性兴奋；有人是由于看了带性色彩的小说、影视作品而引起性冲动。在手淫引起的快感驱使下，一些青少年会通过手淫来获得性满足。据国外资料，手淫是青少年中相当普遍的现象，男性80%～90%、女性50%～60%有过手淫行为。在我国传统认识中，人们对手淫忌讳谈及，所以调查时无法得到确切的数据。但在学校、医院、青少年组织、心理咨询机构和热线电话中经常会有青少年问及相关问题，如"手淫有害吗？""为什么会手淫？"等，表明手淫在我国青少年中也不少见。

心理学家认为，手淫本身是不会引起性功能障碍的，也不会引起躯体疾病、神经症或精神病性障碍。青少年手淫与日后成就、社会适应及婚后性功能也无直接联系。健康男子性发育成熟后，精液不断产生，当精囊充满后，就有可能反射性地排出体外。许多男性把精液看作男人的精华，害怕丧失精液影响健康。事实上，每次射出精液2～6ml，其中90%的液体来自于精囊液、前列腺液和尿道球腺的液体，它们生成极快，只有10%为精子，精子经过24小时左右的时间即可生成。手淫能够减轻精囊充满后引起的性紧张，所以有节制的手淫对健康并无害处。手淫无害，并不是说必须手淫，更不是说可以无节制地过度手淫。过度手淫会使男性阴茎过度充血，射出精液可不含或含少量精子；使女性阴部、子宫及阴道持续充血，甚至会出现组织增生；同时性欲过强，也会影响到学习和工作。

4. 性梦的出现　性梦是指人们在睡眠中所做的富有性内容的梦，在性梦中可同时伴有性的生理反应（如男性射精，称为梦遗）。对这种现象，自古即有许多解释和说法，如西欧中世纪认为是由于"巫女作祟"，在中国古代传统医学中认为"梦遗有害"，因此在《戒色延年》中提出"勿败梦交"的劝导。这些说法都缺乏科学依据，并可能对性梦者造成一定的精神压力。事实上，性梦是伴随着青春期性成熟而出现的一种正常的心理现象，是对性本能和性需求的反应。当然性梦有时也会受到性意识的影响，社会中的性信息及传播方式均会影响性梦。

性梦的内容种类繁多，许多是在清醒状态下不敢想不敢做的事情。性梦有时也是白天意识活动的残留，特别是随着青少年性意识的增强，会把白天强烈的性意识活动显示在梦境中。例如梦里的角色可以是自己的父亲（母亲），甚至是喜欢的老师，梦里模糊兴奋的感觉却引发了醒来后的毛骨悚然，"我怎么可以这样龌龊？我思想不纯洁了……"。性梦也可来源于潜意识的活动，而这些潜意识活动能够满足人的一切本能需求，并不受社会伦理道德标准的限制。此外，被子太厚、睡姿不合适等也会刺激生殖器官引起性梦。

综上所述，性梦是一种正常的生理心理现象，通过潜意识中被压抑的性欲望的自我释放，可以缓解现实生活中性意识不能满足所造成的心理压力。所以人们在性梦之后所表现出来的精神紧张、焦虑或神经衰弱，并不是由性梦所造成的，而是由于缺乏科学的知识，或由此而产生的心理作用,如感到可耻等错误观念所致。但是,梦毕竟不是客观现实,若沉迷于性梦的内容,或信以为真,或执意追求梦境的实现便是无谓的消耗了,是不可取的。

(三)青春期性心理健康教育策略

针对目前的现状,进行性教育应从以下三个方面入手:

1. 加强性心理健康教育　首先,父母应该采取开明的态度,丰富自身的性科学知识,正确认识青春期性心理健康教育的重要性。其次,社会各界尤其是学校,应建设一支合格的高质量的师资队伍,加大正确性知识的宣传力度,对青少年在情感方面进行正确的引导,从而形成青少年正确的性态度及性价值观。

通过性心理健康教育,可以给青少年提供有关人类性相关的生物学知识,包括人类生殖系统的构造及功能、青春期性发育和身体变化规律、月经、遗精和性病等。提供保持健康性行为卫生的相关知识,如保持性器官清洁的方法、避孕方法、性病及艾滋病的主要传播途径及预防措施等,使他们对性欲望保持理智的态度,了解哪些性欲望是可以满足的,哪些性欲望是需要克制的,使他们学会保护自己,调节自己,爱护自己,发展和完善自己,使他们形成正确的性价值观以增加自尊,明白他们应担负的责任和义务。帮助他们了解性关系所产生的责任,包括表达禁欲、抵制过早(不成熟)性交的能力。对已有性行为的同学,鼓励使用避孕工具等。还要了解性犯罪,如强奸、性虐待等,受到性侵犯要及时告知自己信任的成年人,并要掌握基本的预防性虐待的知识和技能。

2. 减少与避免有害的刺激　随着改革开放的不断深入及发展,中国在经济、文化等领域都发生了巨大的变化。但与此同时,西方一些不健康的观念也伺机潜入中国,打着人性的幌子倡导性自由、性解放的思潮最为明显,而对于缺乏正确的性知识及足够辨别能力的青少年而言,这些消极思想及色情书刊、录像及游戏等,不仅影响了正常的学习和生活,而且容易诱使青少年走上性犯罪的道路。所以一定要教育青少年严格要求自己,抵制各种不良音像、书刊及游戏的诱惑,才能减少青少年性罪错(即指处于性成熟期的青少年,由于性知识的匮乏或对性行为的社会意义不甚明了,为满足自身生理的需要而实施的有关性方面的错误行为或者违法犯罪行为,包括强奸妇女、奸淫幼女、嫖娼、流氓淫乱等行为,还包括嫖娼、卖淫和窥阴等违法行为)的发生,确保自己拥有健康的精神生活。

案例 5-2

某男,18岁,高三学生。近一年来上课注意力不集中,学习成绩下降,记忆力减低,乏力,失眠,人际关系比较复杂。他曾到一个朋友家去玩,看见朋友家正在放黄色录像。看完黄色录像后,淫秽镜头时常浮现在脑海,很难消失,学习成绩直线下降,见到女生总是低着头,不敢抬头正视。

分析:本案例中的来访者,因为性心理健康问题不仅影响了学习成绩,也不能把旺盛的精力投入学习和其他有益健康的活动中去,值得引起深思。无论男女,进入青春期,性生理发育成熟,性激素达到一定程度,性意识的觉醒,性欲的出现,就会自然地萌发各种性想象,对性产生好奇和追求。但这位来访者所看到的黄色镜头不仅加重了性幻想,而且在生活和学习中清晰地变为生动的形象,这样不仅有损于健康,造成魂不守舍,经常陷入性沉思中,而且也会影响到学习和生活。

青少年必须学会驾驭自己的能力,尽量少接触黄色的刊物或音像,要了解自己的生长发育特点,其中包括性心理发育的特点,了解自己对性的好奇,把握好自己,不要认为性幻想是荒唐的,或者因为性好奇而感到内疚或恐惧。同时要理智地控制自己的行为,一些青年人的性犯罪及其他各种犯罪往往与低自控能力有着密切的关系。青少年要学会不断地调适自己,特别是调适自己的性心理健康状况,消除对性的神秘感和可耻感,有意识地培养高

笔记

尚的情操和坚强的意志品质，正确地处理好青春期性心理健康问题，培养广泛的爱好兴趣，把旺盛的精力投入到学习科学知识及掌握技能上，投入到健康有益的活动中去。

3. 鼓励与异性之间的正常交往　人，作为社会的人，在学习、工作和生活中，不可避免地要与异性交往。如果异性之间的交往存在问题，会带来很多不必要的苦恼与麻烦，尤其是青春期的男女青年，更是如此。一般来说，异性之间的交往，应该端正态度，培养健康的交往意识。坚持自然、大方、文明的交往方式，注意把握分寸，不可过于亲密。社会交往应在积极的环境中进行，要谨慎对待不明身份人员的交往请求，克服网络、笔谈等虚拟交往环境中那些虚构、浪漫的语言。避免安排单独见面，发现对方有不良倾向，要果断终止交往，提升自我保护意识。

三、成年期性心理健康教育

成年期性心理健康教育是对 18 岁以上的中青年成人所进行的性教育。成年期接受性心理健康教育，对他们的生活和家庭有两方面的意义：一方面他们本身作为受教育者，需要继续接受性教育；另一方面他们作为后代的教育者，也需要接受性教育。我们将从成年期性心理健康的具体适用内容和一个特殊时期——新婚期需要注意内容这两个方面进行讨论。

（一）成年期性心理健康教育的意义

成年期性心理健康教育是对 18 岁以上的中青年成人所进行的性教育。成年期接受性心理健康教育是十分必要的，这对他们自身的性心理健康以及作为家长教育子女的性心理问题都有着重要的意义。

（二）成年期性心理健康教育的情爱特征

进入成年期，由于社会角色的转换，社会和家庭都赋予他们一定的责任。因此，性爱的激情不会像青年人那样狂热，而是具有深沉性。特别是把感情重点逐渐转移到孩子身上后，夫妻之间的性爱和情爱仿佛有些淡化，这就要求感情的再调适。

感情再调适需要双方注意以下几点：

1. 从生活的角度理解性爱和情爱　中年人的性爱和情爱是日常生活的组成部分，是和自己家庭及社会环境密切联系在一起的，他们一般很少像青年时代那样抚弄狂吻。步入中年后，那种狂热的性爱激情则转化为稳定的心情，这是情爱生活的自然规律，他们的性爱和情爱显示出深沉的特点，具有较高的层次。

2. 彼此给予更多的理解和体贴　男性在平淡的日常生活中往往会怀念单身汉时火热的生活。女性在枯燥的家庭事务中常常会缅怀甜蜜的初恋。这些都是人生历程中热恋保存的自然反应，彼此应该理解，也应该使双方进一步感受家庭的温暖。

3. 不断更新生活内容，激发情爱　进入成熟阶段的夫妻一般开始区别性欲要求和感情要求了，这时的男性，年龄、工作责任感和家庭负担都开始和性欲冲突。因此，双方应巧妙地利用性爱中的逆反心理来激发对方的情爱。亲昵的微笑，适度的嫉妒，从点滴生活小事中进行爱的联想等，都是可以采用的。不断更新生活的内容，经常进行爱的交流，会使双方感到不断充实的情欲。

4. 彼此给予更多的宽容和理解　家庭生活中琐事繁多，中年夫妻切忌为此纠缠不休，在对方使你一时失意时，应多看对方的长处，多回忆热恋时的情景，给予对方更多的宽容和谅解，切忌大动肝火发脾气。

上述几点是防止性爱和情爱淡化的措施。

爱的淡化，如经感情调适，双方的努力，是可以重新迸发出爱情的火花的，深厚的爱使滔滔不绝的感情长河永远流淌下去，如果爱的淡化继续发展，可导致爱的转移，产生婚外恋和离婚两种后果。因此，每个中年人应明确这一点，应珍惜这深沉的、高层次的性爱和情爱，夫妻和谐，幸福美满。

（三）成年期性心理教育内容

1. 新婚期性心理健康教育　在成年期人群中，还有一个非常特殊的群体——即将或新近结婚的男女。针对这个群体，他们应该清楚地知道自己对婚姻需要承担什么样的责任，以及如何完满地履行这些责任，所以必须要进行新婚性心理健康教育。人类的性行为不完全是本能的，没有性经验的新娘和新郎也许对此知之甚少，或有错误的认识（如认为只是同床而卧就能怀孕生子），一直感到羞耻和不快，甚至闹出笑话，而这一切都可以通过良好的性心理健康教育去解决。在有些国家，如日本，会设立新婚学校，准备结婚的男女必须完成所规定的课程，才能履行结婚手续。

社会学家和心理学家认为，新婚性心理健康教育应该包括八个方面的内容。

（1）认识婚姻的性质：婚姻是彼此相伴并伴有相应的权利、责任和义务的契约。婚姻不但是双方自觉自愿的行为，彼此赢得了爱情，而且有道德的义务和法律的约束，所以婚姻不是随心所欲的，必然受到诸多社会因素的制约。

（2）了解婚姻生活的要求：婚姻形成的家庭，是社会组织的细胞。婚姻不仅仅是两个人的世界，还必须要处理好由此派生出的各种血缘关系和各种亲属关系。婚姻关系中的爱情关系、经济关系、性关系、法律关系等，是通过夫妻双方的责任、忠诚和理解来实现的。

（3）对配偶建立正确的期望值：在婚后最初的日子里，夫妻双方建立起一种比较实际的期望值，可使结婚成为治疗"幼稚病"的医院，自觉进行自我分析、自我认识和理解对方，设身处地地为对方着想，以达到新婚夫妻的和谐相处。

（4）正确对待认知特性上的夫妻差异：婚后会出现各种需要夫妻共同思考和决断的问题，要相互了解男女思维方式上的性别差别，以便尽快建立双方认知态度的共同基础，双方都不应以自我为中心，而应将双方的差异作为处理问题的互补因素。

（5）实现夫妻间的角色平衡：夫妻间可能存在社会角色、素质、个性心理特征和行为习惯方面的差异，而这些差异会影响到夫妻双方在家庭中所扮演的角色。当新婚生活开始后，夫妻之间必须相互了解对方的要求和愿望，使自己的家庭角色既有个性，又有弹性，不断调节相互之间的角色要求。双方要通过完善自己，发挥自己的长处，尽快缩短彼此的差异，实现夫妻间的角色平衡。

（6）适合对方的个性和生活习惯：在婚后生活中，夫妻双方必然带有原生家庭的生活习惯和自身的个性。双方必须学会克制、沟通及相互的适应，尤其应注意抛弃自己的不良嗜好，努力改变自己个性中的弱点和缺点。双方应该建立相互尊重、相互信任和真诚相待的关系。

（7）过好新婚的性生活：当新人步入洞房，期待已久的新婚生活即将开始。美好地度过新婚第一夜，对夫妻双方婚后性生活的和谐和家庭的美满幸福都有很大的影响。但是对于初次性生活的男女双方来说，新婚之夜都可能产生紧张、焦虑和恐惧，这种情绪以女性更为突出，因此不一定能获得快感，甚至会造成性生活的失败。男性一般表现为早泄，严重者可在阴茎尚未插入阴道就射精；女性一般表现为性交疼痛，严重者会出现阴道壁肌肉及大腿内侧肌肉的痉挛，阻碍性生活的正常进行。对于初次性生活时所出现的种种不适，不要过于紧张，随着性生活的适应会逐渐正常。

新婚之夜，一般都会遇到女方处女膜破裂出血的问题。处女膜是阴道口的一层较薄的黏膜，中间有一处女膜孔。传统上把新婚之夜初次性交处女膜是否破裂出血视为女子贞操的标志。实际上，处女膜的大小、形状、厚薄及弹性等因人而异，性交可以使其破裂，其他形式如手淫、妇科检查、外伤等也可能引起破裂；此外，有些女性的处女膜孔比较大，富有弹性，即使性交也不一定破裂。因此，从医学角度来看把新婚之夜处女膜是否破裂出血作为认定女性是否贞洁的观点是片面的。处女膜破裂时会有短暂的轻微疼痛和少量的出血，这也是一种正常的现象。

（8）应懂得有关避孕、优生、优育、优教的知识，懂得预防性病的知识：在新婚初期，双方都需要适应和调整，短期内可能并不适合养育孩子。所以，要选择双方都能接受的避孕方式，并制订适合双方的生育计划。随着社会的进步，为了提高人们的婚姻质量和人口素质，新婚性心理健康教育显得越来越重要，并且在不断地充实其内容，在形式上也在不断地变革，使之更符合新婚的需要。

2. 离婚后的性心理健康教育　随着物质生活水平的提高，人们越来越重视精神生活，追求快乐、幸福，同时对婚姻的认识和观念也发生了变化，致使离婚率呈上升趋势，离婚给当事双方带来的主要心理创伤是：失落感、孤独感和自卑感。对于性的认识上，一些自认为层次较高的人，却没有在离异前认清最基本的道理，从而在离异后不能走上更高的性爱层次和婚姻层次时自暴自弃，回到性与婚姻的原点，把自己置于性本能和生存需要的控制之下，离异后在性交往、情感满足上的随意性、非道德化、非婚姻化，表面上看上去获得了更多的情感满足和性自由，实际上却进入了一个低层次的性欲需求与情感满足的恶性循环中，精神上痛苦也会严重影响离婚当事双方的身心健康，故不少离婚者更需要通过以下方法加以心理调适。

（1）坦率交谈法：一些主要因丈夫的不忠、另觅新欢或有外遇而反目离异的女性，常为自己被遗弃、感情被践踏而产生极度愤怒的心理反应。她们具有较强烈的图谋报复心理。在这种心理情绪的操纵下，很可能做出一些过火行为，从而酿成更为可悲的后果。这种感情用事的处理方法是不可取的。找你所信任的、谈得来的知己谈心，把你离婚后的喜怒哀乐尽情地向其倾吐，不让内心积存任何消极的情绪。

（2）环境脱敏法：当离异者深深陷入自我烦恼时，不妨暂时离开所厌烦的环境，通过改变离婚前的生活环境和生活方式来排解疏导。可探亲访友、外出旅游；或把心思放在工作或业余爱好上。这样，也可以把坏情绪转移或消除。

（3）情感取代法：即觅偶再婚，恢复和保持心理平衡。有关调查表明，离异后，女性的再婚率比男性要高，而且不少人再婚后觉得比初婚时更幸福。

作为现代人，离婚了便万念俱灰、深居简出、苦熬终生，自然不是可取的生活态度，但守住自己的一份清白、理智、纯真、信心、尊严，守住一份对他人也是对自己的真诚和善待，守住一份对真爱的执着和期待——哪怕这需要他（她）付出"寂寞与孤独"的代价，也仍然是值得的和必要的。

更重要的是，他们应该理智而清醒地认识到，没有婚姻作保障的性关系是难以上升到爱情的层次或爱情的较高层次的（尽管不是所有的婚内性关系都能升华到爱情和爱情的较高层次）；不仅如此，凡是在那最基本的性需求占主导地位情形下形成的男女"恋情"，都不可能达到真爱应有的深度，最终，贪于暂时情欲满足的离异者还将再一次走入错误的婚姻中，也将再一次与幸福无缘。

四、老年期性心理健康教育

随着年龄的增长，两性性腺活动趋向减退，减退的程度存在男女差异，男性的变化是逐渐的，而女性呈现急剧衰退的变化。此外，在老年期躯体疾病的发生率较之其他年龄阶段要高。虽然性腺活动的减退和躯体疾病罹患率的增高从生理上对老年人性行为带来影响，然而实际上更多的是心理因素的干扰。

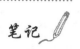

过去认为老年人退休后，疾病增多，身体功能减退，必然会影响到老年人的性体验和性

表达。但是医学知识告诉人们，老年人仍然可以有充沛的活力和适当的性活动。国内外调查结果显示，80%～90%的老年男性和50%～70%的年迈妇女仍有性兴趣。据调查，60～94岁的老人中，有15%的人在60岁以后仍有数年性行为的活跃阶段；大约70%的男性在68岁以上仍可进行规律的性生活；78岁以上年龄组大约有25%的人继续保持性活跃。

既往强调"性"单纯是为了繁衍后代，度过生殖期后，任务完成了，就不再有性生活，这显然是一种谬论。实际上"性"不仅能传宗接代，而且可以加强夫妻间的情爱，增加人们生活的乐趣。在传统偏见的束缚下，当老年人表现出性兴趣时被指责为"老不正经"，处于这种文化成见中，很难想象老年人和其他人一样也有性生活。

虽然老年人的性反应是有所改变的，但年龄不可能使两性性功能完全消失。假定说有些老年人性能力确实出现了严重的问题，则大多是药物、慢性躯体疾病或自认不该有性能力的预期心理所造成的，而不是老化过程本身所引起的。

国内外的老年学家均认为，适度的性生活对老年人的健康长寿是有益的。由于老年人在性爱方面可能会存在不少误区，所以也要接受性心理健康教育。特别是在中国，由于过去社会的封闭和观念上对性的偏见，大多数老年人从未接受过性心理健康教育，所以更应该补上这人生的必要一课。通过性教育，可消除老年人对于晚年性生活的自卑感和羞耻感，使他们了解保持性功能的必要条件及如何创造这些条件，从而使老年伴侣生活得更幸福、更有乐趣。对老年人的性心理健康教育渠道，除了与成年人性心理健康教育相似的途径外，还可以通过老年人活动站、老年大学、敬老院和老龄委的工作来进行。

老年期性心理健康教育的主要内容如下：

（一）老年期性观念概述

许多老年夫妇由于性观念上的冲突，或者由于缺少对性科学的正确知识，而引起性生活的不愉快和种种心理矛盾，甚至老年离婚者也在日益增多。例如一些长期缺少性生活的老年妇女，比起那些有着适当性生活的同龄人，会发生更大程度的阴道萎缩，在医学上称为"失用性萎缩"。实际上男性的性功能也有类似的情况。老年人在性观念、性兴趣和性能力方面存在着明显的个体差异，通常是健康状况越好的人，其性欲的衰减程度也就越小。在进入老年期之前，如果夫妇间一直有密切和谐的性生活，那么在老年期仍旧能够保持适当的性生活频度。

（二）了解老年人性心理的变化特征

更年期是成年走向老年的过渡，妇女更年期介于45～55岁，男性在50～60岁。从生理、心理和社会功能角度而言，这一年龄阶段的个体比较成熟和干练，但由于一些原因可能影响更年期夫妻的性心理方面发生变化。男性在50岁左右处于上有老下有小（家庭中）和承上启下（事业中）的中坚地位，事业有一定成就，但肩负重任，心理应激源较多。此时，如子女已经长大成人离开家庭，则会出现空巢综合征，如仍与子女生活在一起也可能成为应激源。随着年龄的增长，不再担任单位角色或已退休、离休，发生社会角色的变化，不免增加了心理困扰。成年阶段忙于工作和家务（包括抚育和管理孩子），夫妻之间较少情爱上沟通及孩子离去和双方退休在家，朝夕相处即显露出一些不协调或格格不入的局面，在性爱和情爱方面不如年轻时那么热情。女性方面，正处于绝经期，这时期的妇女不仅承受躯体的改变（如卵巢功能减退、雌激素水平降低等）和精神上的痛苦，而且由于家庭环境的变化和绝经期综合征（如潮热、出汗等血管运动症状和烦躁、焦虑、紧张、抑郁等心境改变等）可引起婚姻和家庭矛盾，甚至导致夫妻感情的破裂。由于阴道和子宫黏膜的萎缩，自然也影响他们的性体验和性表达。

此外，男性比女性衰老较晚和较慢，许多处于更年期的男性在事业发展和社会活动中显示出巨大的魄力和魅力，会成为女性崇拜的目标，无形中增加了男性的优越感。而更年

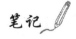

期妇女常出现躯体形态的改变,如肥胖、不灵活、苍老、失去往日的娇姿和魅力,这样就会使妇女在丈夫面前产生自卑心理,认为自己失去对丈夫的吸引,导致在性生活方面出现被动应付,而不主动唤起性欲。在夫妻生活中,如果一方总是被动配合,势必会影响性生活的质量,达不到性高潮,长此以往会发生性兴趣减退和性冷淡。在这一时期,丈夫应对暂时的性生理变化给妻子带来的不适予以谅解和容忍,对其痛苦予以同情和关怀,以增进家庭和睦和性适应。夫妻双方要注意性美感的调节,不断留意对方的感官爱好和审美特点,经常调整自己的打扮和言语,将自己的美尽量显露在配偶面前,让对方体验到情爱和性爱的美好感受,把性引导到深厚的情感中。

(三)老年夫妇性生活的特点

老年人性器官性功能随年龄增加而衰退,这是正常的生理变化。如老年男性性活动时,阴茎勃起的启动时间较长,且对各种心理(如视觉、听觉、意念等)刺激缺乏反应,更多的是依赖于对阴茎的直接机械性刺激。勃起后,硬度常不理想,若无有效的刺激难以维持较久,疲软后重复勃起困难,不应期可长达数小时甚至数十小时。然而一旦勃起,在有效的性刺激下,可以有效地控制维持较长时间不射精,而在中青年中如无性技巧训练和性经验积累,一旦阴茎勃起,控制延缓射精时间却很困难。老年人射精的量和程度有所下降,性高潮时阴茎的收缩次数减少,性高潮强度降低,性快感减弱。老年妇女性反应的改变表现在性唤起迟缓,阴道润滑作用减弱或消失,阴道萎缩,变短和狭窄,阴道壁弹性和扩张能力减弱,常导致性交困难或不适,从而影响女性的性感受,降低其参与性活动的兴趣。然而衰老对女性追求性感受、性满足的能力常无影响。夫妇间女性的性欲求往往大于男方。常出现性功能方面阴盛阳衰的局面。大多数老年人不了解这些变化是正常的,不免会产生颓丧情绪,降低性生活的兴趣,认为自己的性生活已到此为止,因此完全停止性生活,不再与配偶发生任何形式的肉体亲密接触;或因妇女性兴奋增加,超过伴侣所能耐受的程度,如果丈夫不情愿或不配合性生活,则会引起她们的不满、怨恨,甚至怀疑丈夫有外心等。

老年人如能了解上述改变的生理性质,则在面对现实的同时,会更主动地适应,使性生活更加从容,顺其自然,不再期望房事尽善尽美,不追求一定要射精。老年夫妇应注意合理安排性生活,性生活的频率要适宜,多少为好,应视个体的体质及精神状况而定。应讲究性行为的方式、方法,性交的体位、姿势,老年人的性生活应重质而不必重量,重情不重欲。因病性活动受限者,应采取一些积极有益的防预措施和改进性生活的方法。学会运用性技巧,改变性行为模式,并学习借助性器具完成性生活。如性活动时以爱抚为主,多用手法加强性刺激,增强性感受,性交时相互交换体位,以免房事疲劳,性接触时间不宜过长,适可而止;避免酒后或饮食后性交。特殊疾病如冠心病患者在性生活前要预备好硝酸甘油等药物,以防万一。老年人应改变睡前性交的传统习惯,可在晨间或白天精力充足时进行为宜。由于年龄的影响,老年人的性活动可以采取性交以外的方式满足对方的需求,如相互拥抱、亲吻、抚摸等,通过这些方式不仅可以表达情感,也能共享肌肤之亲。就老年夫妻而言,健康而快乐的性活动,还包括依偎在一起说悄悄话,共同欣赏恋爱色彩浓厚的图书、影视、音乐、舞蹈等方式以达到性心理的满足。也就是说,对于老年人,美满的性生活已较少地依赖于性高潮,而是与夫妻间的亲密感有关的精神欢乐。这样,性活动就有可能以各种形式长期保持,就能充分体会由爱情和关怀给双方带来的愉快和安慰,带来感情上的满足,有助于消除孤独感,增强自信心。

对独居、丧偶或因伴侣患病,无法进行插入式性交的可以采取自慰、互相自慰,以按摩、接吻、乳房刺激等非生殖器性交活动代替,也可以通过口刺激或辅助器具替代以缓解老年人的性张力,以利于性功能的维持。

（四）老年性生活与健康的关系

性与人健康关系非常密切，性生活强烈的人，其健康水平也高，失去了性活动，多数人也就失去了健康。人的一生，能保持健康的原因很多。在健康的条件下，保持一定的性行为，更能促进健康。现代医学的研究证明，性功能随年龄增长而衰减的程度远不如心、肝、肺、神经系统及其他器官衰减的速度快。只要采取健康的生活方式，有健全的心理，年龄对性功能的影响便可大为减少。但如果身体欠佳，性欲会自然衰退，心、肺功能不全，体力不支，关节活动差和各种慢性消耗性疾病，都会压抑性行为。

性接触是人类一种基本需要。通过性的接触，青年人会精神旺盛，虎虎有生气，老年人也会感到宝刀未老，遂忘老之将至。做爱的过程使能量释放，且刺激性腺分泌激素，活跃神经内分泌系统，提高体内激素水平，减缓衰老。

（五）保持老年期心理健康

随着医学模式的转变，老年人健康长寿的相关因素也发生了变化，如果把长寿归之于遗传基因和生活习惯，是有一定片面性的。生物 - 心理 - 社会 - 环境的综合性因素已经受到重视，其中老年心理健康问题又是一个影响寿命的核心问题。因此，老年性教育必须包括性的心理健康和自我调节。

第三节　性心理健康教育的途径与方法

性心理健康教育是一个社会系统工程，必须做到家庭、学校、社会协调一致，才能收到良好的效果。家庭是个体赖以生存和成长的地方，对健康的性观念的形成起着潜移默化的作用。学校是儿童青少年学习性科学知识的主要场所，是家庭性教育的延伸、继续与提高。社会文化以生动形象为特点吸引青少年，有利于性心理健康教育采取寓教于乐的有效形式。全社会特别是教育部门，应重视性心理健康教育，特别是青少年学生的性心理健康教育。此外，在性心理健康教育的实践中，要把性心理教育、性生理教育和性伦理教育有机地结合起来，不能孤立、割裂地单纯进行某一方面的教育。性心理健康教育的方法要灵活多样，讲授法与咨询辅导等相结合，并充分运用多种媒体手段，进行生动活泼的健康教育。实践证明，将"社会、学校、家庭"联合起来，形成三位一体的性心理健康教育模式，并建立全方位立体式的性心理健康教育格局，是强化性教育效果的有效手段。本节将重点介绍性心理健康教育的途径与方法。

一、性心理健康教育的途径

（一）家庭教育

家庭是人们社会生活最基本的单位，家庭中的性教育具有非常广泛的内容和重要的意义。家庭中的性心理健康教育主要有以下几个方面：

1. 帮助孩子获得科学的性知识，树立正确的性意识，培养健全的性心理　家庭是个体社会化最早接触的环境，也是个体接触最久、关系最密切的环境。父母是对子女了解最多、最亲密、最信任的人，也是性心理健康教育最好的实施者。因为父母在子女的身心发展过程中伴随左右，所以父母可以从子女小时候开始，循序渐进地为孩子解答问题及提供性知识。如美国社会的家庭性教育多提倡在家庭内部对孩子进行性别角色、性别认同、性生理知识、性自我保护和情感教育。在青春期后，随着性的发育、第二性征的出现，生理上的巨大变化导致自我意识的变化，这时家庭性教育的内容主要是解决对男孩遗精、女孩初潮、自慰等的正确认识，青春期的情绪和情感的调节，如何与异性健康交往和各种避孕知识的传授，帮助他们顺利地度过青春期。在美国的家庭性教育模式中，父母会保持一种正确科学的态度,做两性的好榜样,把青春期教育和全面良好的人格教育相结合,顺其自然地进行性教育。因此,有专家提出家庭在性教育方面投入的时间和精力是最有成效的,所以家庭性教育在孩子发展过程中具有十分重要的作用。

很多家长反映在家庭中进行性教育无从下手,或是羞于启口,找不到适当的方式。要想做到既能润物于无声,又能正确地传递性知识和态度需要一些技巧和方法,以下简单介绍在家庭内进行性教育的几种方法。

(1)利用情境法:发挥家庭教育灵活机动的优势,充分利用生活中现成的情境,自然地进行教育。孩子身临其境,知其事其人,家长进行观念的点拨,方法的传授,生动而亲切,关键在于家长要抓住教育时机。例如利用女孩子月经初潮、男孩子第一次遗精、孩子身体某些部位有了不舒服的情况或者孩子提到了某些与性相关的词语等,作为对孩子进行性教育的契机,父母可以在为孩子解答这些事情时,很自然地融入性知识、性道德教育。

(2)自学自省法:有的家长觉得讲青春期的生理变化,生殖器官的构造和卫生保健,还真有点困难,一来自己说不清楚,二来难以启齿。自学自省法可帮助家长解围,买一本适合青少年阅读的性教育科普读物,让孩子自己看。性知识可解除性愚昧,加强性道德,而封锁科学的性知识的做法是不明智的。孩子从非正常渠道获得的非科学的性知识,危险更大。在引导孩子自学的过程中家长要注意两点:一是书的选择要恰当;二是推荐的方式要恰当。不一定要当面交给孩子,可以是无意间放在桌子上,孩子自己拿去阅读,要给像含羞草一样的孩子一个宽松的学习氛围。

(3)观念渗透法:所谓观念渗透,是为了避免生硬灌输而采取的一种谈论生活中其他教育素材,以取得性道德教育观念的暗示方法。这对中学生是有明确导向性的。例如报纸、电视报道的一些案例,那些受骗的少女、误入歧途的少年,都可以作为一家人谈话的话题。在谈论中,应表明家长的道德观念、价值观念、行为准则、审美意识,这显然比叮嘱孩子,耳提面命要有更好的接受效果。

(4)防微杜渐法:孩子青春期与异性交往,总有一个量变到质变的过程。家长要立足于预防,及早地教育。如孩子有旷课行为,深夜不归,与校外可疑的人接触,突然狂喜狂悲,过分追求打扮,突然大手大脚,突然不爱讲话,眼神发呆,上课神情恍惚,学习成绩明显下降,饮食起居不正常,常常向外张望等现象。发现这些变化,都要引起家长的警觉。发现后,家长不要急躁,首先要从关怀、理解入手,取得孩子的主动配合,以达到了解事态的真实情况,然后根据具体情况正确引导并与孩子共商对策。

(5)兴趣转移法:青春期的孩子,精力充沛,活动能力很大。家长不要以为他们整天学习就能拴住他们的心。中学生常抱怨学习太单调,而异性关系中极为微小的变化都会引起他们的关注,由此常常产生单相思、误会、眼泪和欢乐。家长应把家庭生活设计得丰富多彩。每逢周末安排一些全家参与的趣味活动,例如参观展览、远足等,可以使孩子的注意力、兴奋点有所转移或分散,为他们充沛的精力找到释放的出口。

(6)日记疏导法:允许、支持孩子写日记。这既可以锻炼孩子文字表达能力,还有利于孩子在日记中冷静地分析事物,正确地认识环境、正确地分析自己。孩子有时在日记中会创造一些子虚乌有的"艳遇",这是青春期孩子的一种心理宣泄,可以起到疏导作用,特别有利于性格内向的女孩子的心理调适。在日记疏导法中家长要注意为孩子个人隐私保留足够的空间。有些家长虽然表面鼓励孩子写日记,却把孩子的日子作为了解孩子情感、隐私的窗口,时时把握孩子的动向。这种行为一旦被孩子发现,一则亲子关系闹得紧张,二则使孩子失去对父母的信任,在以后的生活中即使孩子真的遇到了性困惑也不愿意再向父母启齿。

(7)书面谈话法:和孩子住在一起,天天面对,却还要书信往来,是不是显得多此一举?不,书面谈话有其特殊的效果,这样可以避免家长面谈时的冲动、急躁,掌握教育的分寸。

笔记

书面语言给孩子留下反复体味的人生哲理,供孩子思考、记忆。同时,书面谈话常常成为面谈的补充、修正,也可以增加当面难以启齿的内容,这常常是性教育中需要的。

案例 5-3

一位父亲发现孩子经常手淫,很是气愤急躁,当面斥责了孩子。事后,父亲觉得话说得过了头,给孩子精神压力太大,怕给孩子造成阴影,于是随后写了一封信放在孩子枕头下,检讨了自己的鲁莽态度,并坦承青少年性迅速成熟后,在没有合法满足途径时,适当手淫也是一种自我心理慰藉,能够缓解性紧张,保持身心平衡。同时父亲又引导孩子多参加一些体育锻炼,鼓励孩子做一个趣味高尚的男子汉。

家长采用此方法不仅可以和孩子缓解关系,又从成年人的角度让孩子了解手淫是正常行为,减少孩子对手淫的负疚感。为后期孩子遇到性疑惑时提供了一个良好的解决途径。

2. 促进夫妻的性心理健康发展、维护家庭幸福和谐　男女青年经过恋爱、结婚,组成了家庭,但并不是每个家庭都是幸福和谐的。造成夫妻不和,家庭不幸福的原因之一,是夫妻对性知识的缺乏,使性生活不和谐。例如有的人缺少性生理知识,不懂得人自身的性生理构造,也不懂得如何性交;有的人不懂得夫妻如何配合,才能达到性生活和谐;有的人自己身患性器官疾病却讳疾忌医;有的人存在这样或那样的性心理障碍,影响正常的性生活。据有关部门调查,由于夫妻性生活不和谐而造成离婚的占离婚总数的 25%。原因之二,是缺乏对家庭夫妻精神生活的指导。夫妻性生活不仅指性交,还包括夫妻之间的全部爱情生活。夫妻性交配合得好,双方都能得到生理和心理上的满足,能促进夫妻精神生活的愉快、亲密;夫妻之间的精神生活充实、亲密、愉悦,又能促进性生活的和谐。夫妻双方的人生观、价值观,对生活的积极、乐观态度,彼此之间的尊重与理解等,这些都是促进爱情生活发展的重要内容。有的人不懂得这些知识,以为只要两人相爱结婚,家庭生活就会幸福,也有的人认为结婚是爱情的坟墓,这些都说明家庭性教育的重要性。有关部门应当对夫妻之间的家庭性教育重视起来,适当举办讲座,编写出版相关书籍,或在网络媒体等进行恰当的宣传,使夫妻能在家庭中学到性生理和性心理的各种知识,自觉地调试性生活,不断地巩固发展夫妻间的爱情,达到家庭幸福和谐。

(二)学校教育

一项对中学生性教育需求的调查结果显示,中学生最希望获得性健康知识的来源依次是老师、医生、电视、广播、课本、杂志、父母、心理咨询热线。由于受我国传统观念的束缚,目前学校在对学生的性健康教育中尚未充分发挥出其主要作用。部分父母及老师担心传授性健康知识可能会引发青少年过早尝试性行为。科学合理的性教育不会增加青少年的性行为,反而可使青少年充分掌握性健康知识,树立正确的性价值观和道德观,避免不安全的性行为,并减少因无知、好奇等心理所致的过早性行为。

有关学校性健康教育的内容,我们可以借鉴美国的经验。1991 年由美国卫生、教育和性学方面的专家共同精心制定一项全国综合性课程大纲,学校性教育应达到四项基本目标:性知识、性价值观、两性交往的技能、培养性与家庭生活的责任心。其具体内容分别是:

1. 传递性及避孕知识　学校性健康教育应向学生传授准确无误的性知识,包括生命的孕育、发生、发展的过程,生理器官与功能,性交行为,性反应。性倾向(同性恋、异性恋),避孕,人工流产,性虐待,艾滋病及其他性传染病等等。

2. 培养性立场和性价值观　让青少年探讨和确立其性立场、性态度、性观念,培养健康的性价值观、自信力和自我评价能力,以及与同性与异性之间人际关系的正确态度。

3. 提高两性间的交往技能　应培养青少年两性间人际交往的技能,包括两性间的沟

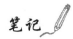

通、独立思考与理智决策、表达能力以及建立满意的两性间人际关系的能力。应该使学生了解性角色与成人生活的关系，使之成为幸福的、有爱心、有责任心的社会成员。

4. 培养性与家庭生活的责任心 应帮助青少年履行性关系方面的责任与义务，包括强调青少年禁欲，抵制各种性压力或诱惑，避免过早的性行为，大力提倡并鼓励采用避孕及其他性卫生措施。性教育应有助于预防性传染病、减少青少年怀孕现象以及性犯罪。

学校性健康教育的作用，是要保证青少年在上述四个方面做到健康、自觉，这种健康意识足以影响人的一生。

（三）社会教育

社会是在家庭、学校之外最大的性心理健康教育课堂。尤其是在高度发达的信息社会，青少年接触性知识的渠道越来越广泛，在对"南京市大学生获取性知识的主要途径"的调查中发现，报刊、杂志及网络、同学朋友、医学书籍成为大学生获取性知识的主要来源，74.5%的女生和52%的男生选择了大众传媒（报刊、杂志、网络、影视广播），绝大部分家长也都赞同子女通过大众传媒这一途径获取性知识。在家庭性健康教育缺失、学校性健康教育滞后的情况下，社会方面的性健康教育不可避免地成为青少年取得性健康教育知识的自然选择和主要途径。

然而，当今社会各种性信息良莠不齐，许多不良信息充斥了杂志、电视等各种媒体，特别是网络技术的飞速发展，其生动形象的特点深深吸引了青少年的目光，某些淫秽信息像精神鸦片一样令自控力相对较差的青少年欲罢不能。目前，从互联网搜索引擎查到的有关"性"的"文件"，相当一部分都是"图文并茂"的。正因为如此，社会的责任是十分重大的，尤其是大众传媒应提供科学准确的性信息，宣传负责任的性行为，以便有助于青少年正确地了解自身的性，使媒体能成为良好的性教育工具之一。有关部门应加强书刊、影视、网络等的管理，多提供对青少年健康有益的知识，给青少年以正确的引导。

对于那些在社区中生活的非在校青少年，将校外教育作为学校性健康教育的补充，适时地向他们提供性心理、性卫生保健和生殖健康方面的咨询和支持更是十分必要的。通过办展览会、宣传画、发放宣教材料和知识小册子、组织观看录像等方式进行教育。建立一批青少年生殖健康咨询服务中心和门诊、采用科普杂志、网络教育等多种方法，灵活地运用社会力量进行性教育工作势在必行。

二、性心理健康教育的方法

（一）讲授法

多用于学校课堂教育和有组织的群体教育。讲授内容包括性生理、性心理、性道德及性法制教育四大方面。这种方法在授课内容贴切，课堂秩序良好，教育对象的需求和知识水平一致时，效果较好。其形式包括课堂讲授法与专题讲座法。

1. 课堂讲授法 课堂讲授法是最普遍和常用的方法，它的最大优点是具有系统性。各种性教育内容都可采用课堂讲授。教育者本身的人生观、世界观和价值信仰，必然会通过讲授的内容、态度和方法而传达给受教育者。因此在讲授中，一定要注意严谨而科学的态度，要有步骤、有选择、有计划、有针对性地进行，防止把性知识庸俗化。

2. 专题讲座法 学生可根据自己的需求选择听某一个讲座，讲座的针对性要强，使更多的学生受益，建立更广的师生沟通渠道。讲座内容可选择社会热点的性问题及学生普遍存在的性问题进行分析讲解。虽然男女性别不同，所接受性知识的内容也有所差别，但是仍然提倡男女学生一起听课的方法，以消除对异性的神秘感。事实上，有关异性的性知识是人人都需要知道的，这样他们才能正确地理解和照顾异性的亲人、朋友等，这对建立和谐的两性关系有积极意义。

（二）面询法

1. 个别咨询　个别咨询解决常见的性心理问题，如性功能障碍、婚恋问题及青少年心理适应等问题。由于性在人们心目中的隐秘性、羞耻性，因而常常给当事人造成很大的心理压力，带来很大的精神痛苦。个别咨询有利于保护来访者的隐私。性健康教育工作者要针对性心理问题的具体情况，帮助来访者掌握科学的性知识，树立正确的性观念。对心理变态行为要注意与法律、道德行为区分开来。对于婚姻恋爱方面的性问题，主要在于进行适度的性知识教育，给予恰当的指导。心理辅导中的性教育与其他途径的性教育所不同的地方在于它的方法是心理方法，重在平等的交流与真诚的咨询指导。因此要经常对咨询员进行有关知识和技术上的交流和培训，提高咨询员自身的思想业务素质。

2. 团体辅导　要想在团体活动中进行性教育，首先要创造一个轻松的气氛，如把椅子围成圈，然后从做游戏开始，也可从自我介绍和喜好开始。与通常团体辅导的热身内容相近。以下介绍几种进行有关性教育的方法。

（1）小组讨论法：教师介绍完有关知识后，围绕教师提出的问题进行分组讨论，组长汇报，教师总结。讨论时指定各组组长，并发给每组一张较大的白纸和粗彩色笔，讨论完后要求把答案提纲写出来，并贴在黑板上，而且每组依次由组长或一名代表上前对本组的结论进行简要介绍，最后教师进行补充和总结，并统一对相关知识的认识。

（2）收集问题讲解法：主要方法是让学生提出问题，选择出重点问题并归类，然后教师讲解学生普遍关心的问题。教师根据提问的数量排列出学生最关心的问题顺序，并把相似的问题归类，重点讲解排在前面的问题。此外，学生还有部分不愿公开的问题可单独作答等。这样做能达到有的放矢的目的，解决学生存在的实际问题。

（3）角色扮演法：青春期一些突出的心理特点是成人感、不听说教、不计后果，因此要教会学生一些人际交往的技能，避免早恋，学会保护自己；但又要注意教育方式，才能使他们主动接受。以下是一个简单的小品，让两名学生扮演。小强约小英到他家玩，父母不在家，他们先看了录像然后小强以看邮票为由叫小英进卧室，关上门后结束。然后让大家推测可能发生了什么情况？对于这样的情况应该怎样处理？让学生讨论后得出了一些结论，一是小英可以不理睬、婉言拒绝（找借口）；二是带个朋友去，或选择见面地点。因此教育男女生独处要注意环境、男女生之间应多进行群体交往、不与行为不端的人交往，学会交往的艺术等。在教师的提示下总结出与人交往时所作的决定中，主要有三种情况：挑衅、果断和被动，其中第一种情况只考虑自己的感受，不顾别人的感受；第二种情况双方都考虑到，是一种积极的态度和方式；而第三种情况只考虑对方的利益，压抑自己的需求。可让学生通过分析自己做出比较明智的决定。

（4）卡片法：如可用卡片排序法，即教师把有关青春期或儿童少年生长发育主要阶段写在卡片上（如身体长高、乳房发育、出现月经等），然后让部分学生上去抽卡片，抽到卡片的所有学生根据手中卡片的内容按正确顺序排队，并且面向下方同学举着手中的卡片，让大家一起鉴别顺序是否排列正确并订正。另外，也可用卡片归出正确的结果。

（5）名词竞猜法：在讲解生殖系统的结构和功能知识后，采用名词竞猜的方法，使学生参与活动，在轻松愉快的气氛中巩固知识。方法是把学生分成两个大组，先从甲组中选出一个代表，教师在他（她）背上贴上一张写有某个生殖系统结构名称的纸，让本组的同学根据生理功能进行提示，但不能提到有关该名称的字，最后让这个代表根据本组同学的提示，说出自己背上的结构名称并在黑板上所贴的彩图中指出位置。然后换乙组进行，两次交替完成，同时在活动的过程中要规定时间，如每组必须在三分钟之内猜出。

（三）媒介宣传法

为了青少年的健康的成长，全社会要积极地营造关爱氛围，大众传媒尤其要带头做好这方面的工作。媒体宣传法是借助在电视、广播、杂志、报纸等媒体上开设专栏以及宣传片、宣传资料等方法和形式，使青少年从多种渠道中获得性与生殖健康的知识，帮助青少年树立正确的性道德、性观念，建立健康的性心理，增强自我保健意识和能力，从而尽量避免过早的性行为及不安全的性行为，甚至为其终身享有性心理健康奠定良好的基础。

在诸多媒体宣传形式中，通过因特网开展互动性的性教育是一种非常有发展前景的方法。网络教育以其跨地域、跨时空的优势，最大限度地满足青少年学习知识的要求，又以其趣味性、信息的丰富性与快捷性吸引越来越多的青少年。网络的自由性、自主性，符合青少年性观念的个性化特征和主体化趋势，网络的隐匿性、互动性，营造了宽松的性心理健康教育氛围，保护了青少年性意识的私密感。因此，充分利用网络技术拓宽青少年性教育空间，是对青少年进行性心理健康教育的有效途径之一。

网络性心理健康教育要遵守两个原则：参与性原则和不激发性欲的原则。第一，参与性原则。网络性心理健康教育应是一个双向互动的过程，而不是青少年被动浏览学习的过程。性心理健康教育者要利用网络中各种互动式手段和方式，充分启发和调动青少年的积极性，使他们积极参与到性心理健康教育的全过程，提高性心理健康教育的实效性。第二，不激发性欲的原则。这是一项非常重要的原则。青少年性成熟期到来以后，再以教育方式来制止性欲是不可能的，也没有必要。网站的重点应该放在对性知识、性心理和性道德进行科学的正面阐述上。在内容与方法上要讲究分寸，注重教育艺术。

（四）同伴的性健康教育

同伴的性健康教育模式发源于澳大利亚，流行于西方国家，在美国学校性健康教育中已发展成熟。1999年4月18日至21日在牙买加金斯顿举办的"同伴教育与艾滋病国际咨询会"上，得到与会专家充分的肯定和论述。同伴性教育的理念是：人们通常愿意听取年龄相仿、知识背景、兴趣爱好相近的同伴、朋友的意见和建议，青少年尤其如此。特别在一些敏感问题上，青少年往往能够听取或采纳同伴的意见和建议。同伴教育就是利用青少年趋众的心理倾向，对青少年进行教育的方式。经过近十几年的发展，已经成为一种在社会发展领域内广泛采用的青春期性教育的培训方法。经验证明，同伴教育对青春期性教育有良好的效果。

这种教育方式的具体做法是：①对具有影响力和号召力的青少年（同伴教育者）进行有目的的性健康教育培训，使其掌握一定的性知识和性教育技巧；②通过他们向年龄相仿、知识背景、兴趣爱好相近的同学、朋友传播。通过此种交往产生的影响力、亲和力会更广泛地向周围的青少年传播性健康的知识和技能、发展他们的自我教育，自助群体，培养良好的性意识、性观念，抵御来自社会和媒介对青少年的消极影响。

这种教育模式的主要优点是：采用小组讨论，游戏，角色扮演等参与性强和互动性强的方式进行培训，跨越了传统性教育中家长、教师对子女、学生的沟通障碍。同龄的青少年，在平等坦诚的交流基础上，找到更多的共同语言和经验体会，从而自然地获得正确的性知识。

选择高效的同伴教育者一般须具备以下四个方面的特征：①与目标人群具有某些共性，并熟悉该群体的文化和思想，将有利于他们更好地鼓励同伴接受健康的行为方式；②自愿接受培训，且具有高度的责任心；③具备良好的语言表达和表演能力以及人际交流技巧；④具备榜样示范作用，且能以倡导者和联络员的身份在研究机构和干预对象之间架起桥梁。

（五）自我学习法

青少年有较强的自学能力，但由于缺乏指导，他们的性知识来源五花八门，有些知识甚至是错误的。性教育包含的内容极广,且每位学生的性需求和存在的性问题有很大差异,教师可选择性地推荐一些书籍,让学生自己去图书馆借阅。一些学生在遇到隐私性较强的性问题时,也可通过图书馆查阅相关资料以获得帮助。青少年还可以通过一些读本、科普读物、宣传折页、传单等了解性教育内容。

(六)其他方法

性健康教育形式多样,展览会是效果很好的方法之一。展览会可以是单一的图片文字展览,也可以是集文字、图片、模型、录音、录像于一体的综合展览。社会性的展览会,教育对象的需求不同,文化水平和理解能力参差不齐,宜尽量深入浅出,力求通俗易懂。学校教育也可分别选择适用的形式,如图片展示、文字说明、模型示教、播放录像等。

性心理障碍更应注重早期正确的性教育及相应的预防。

专栏5-1

性心理健康教育团体辅导活动方案
青春的对碰——如何与异性同学交往

(一)设计理念

随着青春期的到来,初中生在生理上发生了巨大的变化,心理上也出现了前所未有的新特点、新体验。在人际交往方面表现为从异性疏远期向异性亲近期发展,有了解异性、接近异性的欲望,希望异性同学注意自己、喜欢自己。异性间的恰当交往有助于个性的全面发展,使学生性格开朗,情感丰富,有利于培养学生的性心理健康。

在学生中与异性交往容易引起误会和传言,而且被传言的学生不能很好地面对这些现象,阻碍了异性之间的正常交往,甚至会增加对异性的神秘感。引起传言的原因大多在于学生没有掌握与异性交往的方式方法。本次团体辅导希望以"传言"为载体,通过学生对传言的解析,使学生掌握异性交往方式,发展和提高学生的交往技能,促进异性之间的恰当交往,促进学生性心理健康的发展。

(二)辅导目标

1. 关注情感 通过"默契游戏"关注学生原有的异性同学交往的情感体验;通过观看并探讨"视频故事",激发学生积极面对异性交往的情感体验。

2. 调整认知 通过"视频故事"的探讨,使学生理解传言发生的原因,引导学生探讨如何恰当与异性交往。

3. 指导行为 通过"视频故事"剧中主角的分析及对自身行为的思考,使学生能够尝试完善自己与异性同学交往的方式方法。

(三)适合团体

初中一年级学生。

(四)辅导过程

辅导环节	外显活动线	内隐辅导线
热身活动 (3分钟)	指令游戏(派出"观察员",其他学生站成人数相等的内外两圈,两人面对面。规则:如果老师口令为1,则两人相互微笑;如果2,相互问好;3,握手;4,拥抱。三个口令后,外圈转动,老师喊停,重新组对,再进行口令)。	制造异性交往情景,激发学生与异性同学交往时的情感体验,为后续辅导铺垫。
引发问题 (5分钟)	在游戏中,"观察员"观察到了什么情况? 参与游戏的同学有什么感受? 今天我们就来讨论如何与异性同学恰当交往。	引出主题

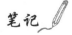

续表

辅导环节	外显活动线	内隐辅导线
共同探讨 （25分钟）	刚才大家谈到一些担心，在生活中也确有其事。请看下面这个故事（提前录制的视频，由本班学生表演）。 看完视频大家都很激动，小组讨论故事中有什么不恰当的行为？（老师板书，有意识地将行为分为"主动传言"和"被传言"两类） 根据刚才大家提出的问题行为，小组讨论：应该怎样恰当地与异性交往？	通过视频故事的探讨，使学生理解传言的发生原因，引导学生探讨如何恰当地与异性交往。
观点汇集 （1分钟）	（老师提升同学讨论的结果） （1）传言是青春期易发生的现象，但易伤害同学友情，因此提醒同学们不要传言。 （2）异性交往方式的不当容易引发传言和误解。 （3）需要与异性同学恰当交往。 同学们以上讨论的都是与异性交往的方法。	进一步明确和提升如何进行恰当的异性交往。
尝试实践 （5分钟）	轩在班级里数学最好，蕾也排名靠前。有一天，蕾遇到了数学难题，她想请轩帮忙解释这道题，但估计要花很长时间，蕾担心被同学误会……请大家给蕾出个主意，她该怎么办呢？	实践恰当的异性交往方式。
自我设计 （1分钟）	请你将今天的感受带回生活中，想一想你有过什么样的异性交往困惑，打算以后如何与异性同学交往？	使学生思考自身问题，完善异性交往方式。
辅导效果		
课后反思		

（王海娜）

笔记

第六章　　性心理咨询与治疗

06章

学习目标

掌握：各流派疗法的理论与方法。
熟悉：性心理咨询的特点与要点。
了解：各流派疗法在临床中的应用。

不同的心理学派对性心理问题有不同的理论解释和相应的治疗技术方法。性心理问题有许多类型，如性功能障碍（性唤起障碍、性欲障碍、性高潮障碍等）、性别认同障碍、性对象异常等。针对不同的性心理问题应该首先了解病因，通过对来访者的深入了解找到其发病因素，从而采用相应的心理学方法进行治疗。

第一节　概　　述

人类的性活动是以合理的性动机为基础，以适宜的性知识和操作方法为条件，以现实的性道德和良好的心身状态为保障来实现的。心理咨询和心理治疗是当今治疗性心理问题常用、有效的手段，本章主要介绍性心理咨询与治疗的基本理论和技术及个案示例。

一、性心理咨询工作对从业者的要求

（一）性生理学和性心理学知识

在性心理咨询中，应坚持性生理、性心理、性道德、性法律、性医学五位一体相结合的原则，本章主要介绍性心理方面的内容。性心理咨询属于心理咨询的范畴，开展这一工作就必须具备心理咨询的常用技能，包括建立良好的治疗同盟、开放式与封闭式提问的恰当运用、倾听技巧、角色引导和深入挖掘的技能、信息收集并总结、共情的运用等。性心理咨询相比其他心理咨询更为复杂，要求咨询师需具备更高、更全面的理论基础和专业知识。

性生理学知识是关于性与生育的基本生理学知识，如两性的身体构造、生殖系统功能特点、生育的机制和过程、性反应与性活动的生理机制、男性遗精、女性经期卫生保健和一般生殖系统疾病的预防和早期发现、常见性功能障碍及其解决方法、两性生理差异及变化规律等。这些内容在性心理咨询中是很常见的，咨询师需要能够向来访者解释及给予指导。

性心理学知识主要包括两性发育心理、青春期的性心理特点、性欲的产生及释放、性别角色的形成与培养、恋爱心理及相应问题的处理等，这些因素往往与来访者的困扰关系密切，一些人甚至会因此产生性神秘感、恐惧感、罪恶感，由此影响到心理健康和正常的生活，甚至导致精神疾病。

对于性心理问题，咨询工作者还要恰当处理和利用移情的问题。著名的奥地利精神障

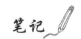

碍医师、心理学家弗洛伊德将移情定义为"患者把对过去生活中某个重要人物的情感转移到咨询师身上，这种情感是来自过去的重复和对现时不适应。"性问题的解决过程往往要挖掘人们的内心深处的想法，涉及个人隐私，触及敏感的情与性的冲突，在这个过程中就不可避免地会出现移情问题。这个问题处理好了，非常有助于咨询关系的建立和提高咨询效果；如果处理不好，不仅影响到咨询效果，还可能出现一些不必要的麻烦。

（二）职业道德和伦理原则

性问题对许多人来说是隐私，当对方把这些隐私向你倾诉时，咨询师应表现出足够的理解与尊重，应该以认真、自然的状态贯穿始终。由于咨询涉及的内容是个人隐私，首先就应做到严格的保密工作。尽管咨询师都知道保密是第一要务，但因为求助者所谈到的性问题往往是非常特殊的，甚至是非常离奇的，这时候要把他（她）深藏心底的私密讲出来确是不太容易的事情，所以咨询师要具备很强的保密意识。"保密性是治疗关系建立的一个独特方面"，在性心理咨询中则显得更为重要。

二、性心理咨询的基本原则

性心理咨询具有隐秘性、社会性、双向性、渐进性、反复性等特点。性心理咨询涉及性心理问题，具有高度隐私性，来访者可能不容易直接说出性方面的问题，有研究表明来访者最初提出的困扰，70% 都不是最迫切要解决的核心问题。咨询师需要对来访者有足够的耐心，等待来访者呈现核心问题，同时保持敏感性。来访者的症状可能是由生理、家庭、社会等因素长年累月所致的，咨询绝不是一蹴而就、一劳永逸的。针对性心理咨询的特点，在工作中需要遵循以下基本原则。

1. **保密性原则**　保密性原则是指咨询者应对来访者的有关资料给予保密，不得对外公开来访者的基本信息、心理咨询过程中暴露出的问题以及心理咨询过程中与来访者的接触等，咨询师也不得随意打探来访者与咨询无关的个人隐私。因性心理咨询的内容常涉及隐私，必须遵守保密原则，咨询场所要做到隔音以及没有非专业人员在场。若需要案例分析和进一步讨论，应对资料做保密处理，省去真实姓名及相关个人信息，避免给来访者造成伤害。如果来访者同意将保密信息透露给他人，或其有可能自伤或伤害他人或涉及法律问题时，可以突破保密原则，采取相应的措施，但要将信息暴露程度限制在最低范围内。遵守保密原则可以使来访者获得安全感、利于建立良好的咨询关系，在性心理咨询中更容易敞开心扉。

2. **中立性原则**　咨询师应对来访者谈话中涉及的性问题始终保持不偏不倚的立场，不作评判。确保心理咨询的客观与公正，不得把自己的情感、感受、经验、利益掺杂进去。咨询过程中，不轻易批评对方，不把自己的价值观强加于对方。性心理咨询中可能会涉及咨询师价值观无法接受的问题，批评对方可能会导致本来就顾虑重重的来访者产生阻抗，不利于咨询的进行。价值中立不等于咨询师无价值判断，而是要承认、允许来访者存在不同的价值观。咨询师并非永远地和无条件地不干预来访者的价值观，而是在适合的时机和不影响咨询关系的前提下，呈现给来访者更广阔的认知范围与思维方式。

3. **尊重性原则**　性心理咨询可能涉及一些与咨询师本人的道德观念有冲突的内容，应该充分尊重来访者的选择和需求。热情、耐心、尊重地接待来访者，允许来访者继续咨询或随时终止咨询。

4. **理解支持原则**　指咨询师能够体验来访者的内心感受，设身处地为来访者着想，以来访者的角度去看问题。此项原则要求咨询师能以换位思考方式去感受来访者的内心体验，以深刻了解其心理问题和行为动机。咨询师对来访者的自我反省与转变的努力给予及时的肯定与支持，有助于来访者树立治疗的信心。

笔记

5. **非指导原则**　指咨询师不应该对性心理问题作任何的是非判断,也不应该将自己的个人意见强加给来访者,指示来访者应做什么,不应做什么。而是应该帮助来访者分析其行为表现,予以间接的非指导性的启发、引导,使来访者自己领悟,思索寻找解决的办法。帮助来访者解决自己的问题,而不是代替来访者解决问题。

三、性心理咨询与治疗的效果与影响因素

1. **鉴别心理性与躯体性原因**　性功能障碍可能是生物性因素或心理性因素所导致的,也可能是两种因素同时影响而产生。如果来访者的性功能障碍是生物性因素引起的,就要采用药物治疗或其他治疗方法;如果是以心理因素为主,就要通过性心理咨询来解决来访者的问题,因此鉴别来访者性心理问题的原因非常重要。比如糖尿病、高血压、药物滥用、内分泌疾病等对性功能都有一定的影响,因此要首先了解清楚性功能障碍的原因。

2. **区别暂时性与习惯性的问题**　明确性功能障碍是一过性问题,还是持续存在的问题。如果是前者,那么通过性心理咨询和治疗的效果会较好;如果来访者的性心理问题已经持续很长时间,并且与其性格有关,那么咨询所获得的收益就很少。

3. **年龄与成长环境因素**　一般来说,对于性心理问题的咨询,来访者年龄越小,疗效可能越好。青春期以前出现的性取向问题、性行为问题等,通过性心理咨询纠正的概率更大。对于性取向问题或性行为问题如果一直持续到青春期后,甚至到青壮年期才来就诊,来访者的观念或行为可能已经根深蒂固,治疗效果可能不满意。来访者的成长环境如果有显著问题,如父母早年离异、从小受到过性虐待、父母教育方面的错误,可能会影响到来访者性心理咨询的疗效,特殊的案例建议能够将父母也纳入咨询范围。

4. **考虑是否适合接受心理咨询**　性心理咨询和治疗要考虑来访者是否适合接受治疗,主要需要考虑来访者与家属的求治动机、受教育程度、病情的性质以及来访者对心理咨询的了解和接受程度等。比如同性恋来访者,如果来访者本人并不认为自己存在性心理问题,而是家属要求来访者来纠正性取向问题,那么疗效就不会很好。如果来访者的文化程度很难理解心理咨询的目的和方法,或者来访者对性心理咨询持有怀疑态度或对治疗的期望值较高等,都有可能影响治疗的效果。

5. **咨询师与来访者的匹配度**　咨询师与来访者匹配与否会影响心理咨询和治疗的效果,常见的咨访不匹配有三种:①欠缺型,即咨询师受训的重点和擅长的内容有所不同,对某些类型的咨询内容不擅长;②忌讳型,即咨询师在价值观、感情方式上可能对某些来访者、咨询内容持有一定程度的敏感、偏见和忌讳;③冲突型,即咨询师与来访者在性格上不协调,甚至存在明显冲突。咨询师性别的影响取决于来访者自身的看法,在咨询中咨询师"当爹又当妈",有母亲的阴柔,也有父亲的威严。在性心理咨询中,咨询师与来访者性别的异同有可能影响咨询与治疗的效果,具有两面性。面对异性咨询师,来访者可能不容易表露自己的性问题,就像女性去看妇科病通常希望找女医生;但是对于有性创伤经历的来访者,异性咨询师可能有利于来访者移情,咨询师利用移情能推动咨询与治疗的进程。

第二节　性心理咨询与治疗的理论与技术

一、精神分析疗法

精神分析(psychoanalysis)是 20 世纪初由奥地利精神障碍学家西格蒙德·弗洛伊德(Sigmund Freud)创立的一个心理学派。精神分析强调潜意识冲突对人的影响,认为心理问题是源于早年对欲望与冲突的压抑,通过协助患者找到潜意识中未解决的问题,通过分析、

笔记

解释,使患者领悟,从而达到治疗的目的。后人在弗洛伊德理论框架中发展出新精神分析(neo-psychoanalysis),弗洛伊德的精神分析现被称为经典精神分析(classic psychoanalysis)。

弗洛伊德的理论核心是本能论。受达尔文进化论思想的影响,弗洛伊德强调了人的生物性,认为人的一切行为与动机都源于本能,尤其是性本能,这是其理论的核心内容。对弗洛伊德的精神分析理论有不少反对的声音,有学者批评弗洛伊德的理论对性过分强调,认为他的精神分析是泛性论。弗洛伊德所处的是一个禁欲的社会,当时人们普遍性压抑严重,在这种环境下弗洛伊德的人性观也充满了欲望、冲动。他的精神分析有许多不足,但是不可否认弗洛伊德的理论是具有跨时代意义的,他提出了一种治疗方法和一个人格发展的模型,为心理治疗提供了全新的视野,对心理学、精神病学乃至文学、哲学、艺术、宗教等学科的影响都是深远的。

作为心理治疗中最具有性色彩的流派与理论体系之一,精神分析在性心理问题方面研究深入,性心理发展是该体系中的重点内容。精神分析尤其适合于与性创伤有关的神经症、躯体形式障碍等精神障碍的心理治疗和择偶、婚姻、性爱等心理问题的心理咨询。弗洛伊德认为,神经症的症候不是性的满足就是性制止的代替物,一切神经症均具有性的起源,并且其症候具有性的意义。所以他认为,"我们应当将破坏性生活、压制性活动、歪曲性目标的因素视为精神障碍以及神经症的病因学原因。"由此可见,精神分析理论和技术与性心理咨询与心理治疗的关系十分密切。下面介绍精神分析的经典理论。

(一)基本理论

1. 潜意识理论　　潜意识理论是精神分析学说的根基。弗洛伊德按照心理地形学把人的心理结构分为意识、前意识和潜意识三部分。对于弗洛伊德来说,意识是心理结构中很小的一部分,他更注重潜意识。弗洛伊德是这么解释潜意识的:"一种历程若活动于某一时间内,而在那一时间内我们又无所察觉,我们便称这种历程为潜意识",如果说意识是指人们在清醒状态下能感知事物的状态,那么潜意识就是人们不能意识到的精神活动的过程和范围。弗洛伊德很形象地做了个比喻:"人的心理结构就像一座冰山,我们能意识到的只是海面上的一小部分,还有大部分潜藏在水平面以下。"潜藏在水平面以下的部分就是潜意识,包含着原始的冲动和各种本能,通过遗传得到的人类早期经验以及个人遗忘了的童年时期的经验和创伤性经验、不合伦理的各种欲望和感情等等,我们无法感知到它们,也无法用意识去选择、控制它们。前意识是意识与潜意识之间的中介和过渡区域,充当检察官的角色,防止潜意识中的欲望和本能进入意识。

潜意识虚无缥缈,无法被人所觉察,但它无时无刻不影响着我们的认知、情绪和行为。在精神分析治疗当中,咨询师会运用治疗技术协助来访者呈现潜意识的内容,然后进行分析、解释,当来访者理解了自己的潜意识内容之后,其症状就会有所好转,这叫潜意识意识化。例如一位男性来访者和女性接触就会感到异常紧张,甚至会感到胸闷、呼吸困难,这种紧张是与现实刺激不相符的,这也导致来访者一直无法找到女朋友。通过精神分析,来访者回想起在小时候因为做错事而被母亲虐待的经历,来访者认为是自己做得不好,母亲才打自己,所以把当时的愤怒与恐惧压抑下来。当时的情绪被完好地保存在潜意识当中,长大以后在与女性接触时触发了来访者小时候被母亲虐待时的愤怒与恐惧,使来访者启动了应激状态。当来访者察觉到自己的潜意识,领悟到这种紧张、恐惧不是源于此时此地的刺激,而是源于过去创伤,就能降低过去经历对当下的影响,症状得以减轻,这就是精神分析治疗的思路与手段。自由联想与释梦是探索潜意识的常用方法,会在精神分析治疗技术中详细介绍。

2. 人格理论　　在精神分析视角下,人格包括三个成分:本我、自我和超我。人格的三个成分是一个整体,而不是独立存在的。本我是人格结构中最原始的部分,所谓"食色,性也"

指的正是本我的基本内容,支配本我的则是快乐原则。超我是个体接受社会文化和道德规范的教养而逐渐形成的。超我中既有符合自己价值观的自我理想,也有符合社会道德要求的标准,支配超我的是道德或完美原则。自我是介于本我与超我之间,对本我的冲动与超我的管制具有缓冲与调节功能的自我意识,调和本我与超我之间的冲突,保持人格的稳定。自我是个体在现实环境条件下在本我的冲动和超我的要求相冲突的过程中学习而来,自我的作用是在社会环境允许的条件下,如何最大限度地实现本我的需求。可见,支配自我的是现实原则。

3. 心理防御机制理论 弗洛伊德认为,自我为解决超我与本我之间产生的冲突,潜意识会自动地使用心理防御机制。防御机制若使用恰当,可减缓超我与本我之间的冲突,若使用不当,则会产生焦虑或负罪感,导致精神失衡。弗洛伊德之女安娜·弗洛伊德(Anna Freud)将防御机制概括为以下几种:即否认、转移、压抑、投射、合理化、补偿、认同、升华以及退行等。例如一些性心理障碍者往往采取某种与潜意识的欲望完全相反的表现,宣称性爱猥琐、肮脏,但潜意识中却是性能力的自卑和对性欲的自我否定。

弗洛伊德认为,从防御机制来看任何精神障碍都是一种对生活压力和困境的逃避方式,是为了适应生活而给自身穿上的"盔甲",患者可能"因病获益"。他说:"一切神经症都有性的起源,神经症的症状都具有性的含义。"精神分析治疗的主要任务之一就是识别和处理患者的防御机制,揭示其被压抑的性的正当需求,让患者呈现、认识和接受真实的自我。

(二)精神分析治疗技术

1. 移情与反移情 移情是指来访者把自己对父母或其他人的态度、情感和关系无意识地转移到咨询师身上,并对咨询师抱有超出咨询关系之外的某种情感,且表现出相应行为反应的现象。反移情指咨询师对来访者的无意识表现的感受。弗洛伊德认为,移情几乎等于来访者的"旧症的新版",是过去创伤、情感借助咨询师在现时重现,利用好移情有助于咨询师发现来访者症状的起点与治愈的出路。例如一位小时候被父母抛弃的来访者前来咨询,在咨询中出现了移情,来访者对父母抛弃的怨恨转移到咨询师身上,不断用言语攻击咨询师,咨询师感到痛苦难忍,希望来访者赶快离开。但是咨询师很快感受到了这是来访者的移情,这种情感、行为不是由自己引起的,只不过是来访者把对父母的情感转移到自己身上,同时体会到来访者身边的人可能也会被来访者攻击,来访者无意识地诱使对方抛弃自己,重演了来访者被父母抛弃的悲剧。咨询师拒绝配合来访者完成再一次的抛弃,而是接纳了来访者的攻击,用正确的方式回应来访者,使来访者得到新的体验,从而达到修通的效果。所以移情对咨询师来说,既是挑战,也是治疗的资源,利用好移情非常重要。

2. 自由联想 弗洛伊德认为浮现在脑海中的任何东西都不是无缘无故的,都是具有一定的因果关系,借此可以挖掘出潜意识中的症结。自由联想就是让来访者自由地诉说心中想到的任何东西,鼓励来访者尽量回忆童年时期所遭受的精神创伤和经历的重大事件。自由联想是一种"以说话消除症状"的治疗方法,症状可以通过宣泄而消除。操作要领如下:①让来访者舒适地躺在沙发上,放松自己,或给予来访者以简单的较浅的催眠;②要求来访者将思想集中在拟治疗的症状上,让其针对每一个症状,采取倒叙的方式重现第一次出现这个问题或回到引起症状的意外事件,治疗者快速地做好速记;③来访者自主叙述结束后,治疗者可以根据所记录的内容提示来访者,请其就提示再进行详细的解释;④治疗者可以根据来访者的内容,必要时对其进行引导。来访者的许多极端顽固的怪念头在自己描述其引起的经历后,就奇迹般地消失了。这是因为自由联想过程中将内心一些可怕的意象用言语叙述出来,曾缺失的记忆被弥补,深藏的潜意识被揭示出来,症状的潜意识根源就不复存在,来访者的心理自然会变得完全的轻松。

在性心理咨询和性心理治疗过程中,自由联想可能会遇到当事人对性问题的害羞、自

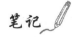

责、内疚、羞耻和道德批判等阻抗，自由联想过程中医生的主要任务是倾听，及时消除阻抗和解决移情问题。

3. 释梦　弗洛伊德说，梦是通往潜意识的最佳途径之一。梦包括显梦与隐梦两部分，显梦是指我们能感知到的梦，是由隐梦加工而成；隐梦是由压抑在潜意识中的欲望、冲突、创伤等内容组成，它们往往是杂乱无章的，且不能被我们所接受。通过梦的加工，把隐梦中杂乱无章且不能被接受的内容整合成连续的、我们能接受的显梦，成为我们的梦境。通过释梦，治疗者可以发现来访者压抑在潜意识中的内容，从而推进治疗。

传统的释梦方法操作步骤如下：①让来访者全身放松，完整地描述整个梦境；②让来访者感受且描述梦给他带来的感受，治疗者仔细感受来访者的梦以及来访者叙述梦时给自己带来的感觉；③让来访者针对自己的梦进行自由联想，讲述围绕这些特别的梦联想到什么事和人；④与来访者关于人际关系、现实冲突、人格、原生家庭、愿望等方面的内容相结合，最后治疗者再逐渐抽丝剥茧地进行解析探究。

释梦的方法有许多种，其中 ABC 法简单实用，适合新手咨询师使用。ABC 法释梦步骤如下：①让来访者把完整的梦分成若干段写下来，并且划出每一段的关键词；②对关键词进行联想，生成新的词，记录下来；③让来访者使用这些新的词，讲一个故事；④最后让来访者把故事与现实相联系，并且谈感受。该释梦法不去探索来访者梦中投射的潜意识，而是通过来访者自己述说，使来访者领悟、整合，觉察内心的冲突，找到解决的方法。

（三）现代精神分析的发展

弗洛伊德对精神分析乃至整个心理咨询系统的建立与发展有着卓越的贡献，但同时他的治疗理论及技术也有许多缺陷，后来的精神分析学家，如荣格、阿德勒、克莱因、科胡特等，在弗洛伊德的理论框架基础上，取其精华去其糟粕，以及从不同的着眼点上，批判性地发展了精神分析理论。现代精神分析理论不强调性欲等原欲对人心理的影响，而是强调人际关系对心理的影响。客体关系理论（object-relations theory）和自体心理学（self psychology）是现代精神分析的主流分支。

英国精神分析学家梅兰妮·克莱茵（Melanil Klien）通过对大量婴儿的观察，提出了客体关系理论。客体（object）是指满足需要的事物，对于婴儿而言通常指父母，尤其是母亲。客体关系理论主要研究人际关系及内在精神结构如何从过去的人际关系中成长起来的过程，特别是童年期母婴关系与患者成年后心理障碍的密切关系，为预防心理障碍的发生奠定了理论基础。弗洛伊德的精神分析注重对俄狄浦斯期（3～6 岁）中心理冲突的研究，客体关系理论则注重对儿童 0 到 3 岁时期心理冲突的研究。经典精神分析的治疗局限于神经症患者，而客体关系理论填补了经典精神分析对边缘型人格障碍患者治疗的空白。

自体心理学是由美国精神分析学家海因茨·科胡特（Heinz Kohut）从对自恋型人格障碍患者的研究中，发展出的精神分析新学派。自体心理学研究自体的发展及自体客体转移，探索人如何利用人际关系来发展。科胡特重视自体（self）在人格结构中的地位，他认为自体是指一个人精神世界的核心，也是整个人格发展的动力。在治疗当中，首要任务是完善人的心理结构，而非解决心理冲突。弗洛伊德认为自恋是病态的，自恋型人格障碍患者缺乏移情的能力，是不可使用精神分析治疗的，而科胡特认为健康的自恋是每个人必不可少的，他研究出治疗自恋性人格障碍的方法，发展了弗洛伊德的自恋理论。

调查数据显示，如今世界上使用经典精神分析进行心理咨询的咨询师越来越少了，更多精神分析取向的咨询师采用现代精神分析进行心理咨询。现代精神分析取向的咨询在模式上与经典精神分析取向的咨询有较大的不同。在咨询设置上，现代精神分析取向的咨询频率为每周 1～2 次，远低于经典精神分析取向的每周 4～5 次；疗程也大大缩短，由数年降低到数月；咨询费用不再那么昂贵。在咨询技术上，经典精神分析咨询中为了减少对来访

笔记

者的干扰，促进其自由联想，咨询师会坐在来访者身后，不让来访者看到自己，而现代精神分析咨询中，咨询师则是与来访者面对面交谈；咨询师增加自我暴露，有利于建立良好的咨询关系，促进来访者的暴露与自我探索，而非尽可能地减少自我暴露，便于接受来访者的投射；更早地干预来访者，如使用指导、释义等技术。

（四）性心理咨询案例中的精神分析

案例 6-1

一位已婚中年妇女，自述特别喜欢买有鱼形图案的各种饰物，包括台布、花瓶、墙画等，自己也说不明白为什么这么偏爱这些工艺品，几乎见到就非买回来不可。她还说有一天做了一个很令人害羞的梦，梦中自己在午睡，摆了一个大字形的姿势，突然房门被打开，一个穿着白大褂的男子朝自己走过来。自己吓出一身冷汗，被惊醒了。她还经常做同样一个意境的梦：自己没饭吃，拿着一个破碗，爬着在楼道里到处找饭吃。

经了解，来访者有过两次婚姻史，第一次婚姻因为不孕而离婚，后经检查才知，因为年轻无知，竟然将肚脐当成了生孩子"播种"的地方。妇科医生在给当事人检查之后，说了一句："喔，原来你的门都没打开过，怎么会生孩子呢？"当事人后来再婚，但现在的丈夫对性生活没有什么兴趣，性生活极少。当事人对此也很不满意。

咨询师认为，在精神分析理论中，鱼被假定为生殖器和性的象征物；无独有偶，在中国传统文化中，最知名的阴阳图或太极图即称为阴阳鱼，最初的含义即是关于雌性和雄性性交的象征。因此，本案例中的当事人对鱼形图案饰物的莫名钟情与其现实生活中性爱的缺乏有关，暗示着她对性爱的渴望。碗，在精神分析中也象征着女性的生殖器，而爬楼象征着性的活动；处女膜则代表着女性阴户的门，所以穿白大褂的妇产科医生在梦境中摇身一变成为高大的男性，男人破门而入，则是性交的象征。

二、认知行为疗法

认知行为疗法（cognitive-behavioral therapy，CBT）是当今应用最广泛且最有效的短程心理治疗方法之一，它通过改变思维方式和行为方式来改变不良认知，达到消除不良情绪和行为的目的。适应不良的行为与情绪，都源于适应不良的认知。在性心理障碍中常见的情况，比如男性对性行为的过分焦虑，许多年轻男性总担心"自己时间问题，有没有让对方满足，是否比别人更能干"，对性生活过分追求完美。由于过分焦虑和追求完美，这些非理性认知影响了男性在性生活中的表现，性生活质量下降。有的男性在性生活中因为表现不佳而被伴侣嘲笑，这种不良性经历及负性情绪体验通过某种机制固定下来，形成对特定情境的自动反应，进而加重了对性生活的焦虑和恐惧，形成了恶性循环。认知行为疗法适用于对性问题有错误认知的求治者。

（一）基本理论

1. **经典行为主义疗法** 认知行为疗法是行为疗法与认知疗法的整合与扩展。行为主义认为异常的行为是通过后天经验获得的，通过把行为转变为更有适应性的行为就能缓解症状。行为主义（behaviorism）学派起源于 20 世纪初的美国，华生（Watson）受美国当时适者生存、实用至上的时代背景影响，创立了行为主义心理学，他把心理学专注意识的研究转移到对行为的研究上来，主张研究可以被观察和直接测量的行为，而不是主观的感觉、情绪、思维等。俄国生理学家巴甫洛夫（Pavlov）通过动物实验提出经典条件反射（classic conditioning）理论，认为，无论在哪里学习得来的行为，都只不过是一长串的条件反射，其获得、保持和消失都是由一些定律和法则来控制的。传统的行为主义者不考虑个体的内部状态，认为这部分是不需要去探究的"黑箱"。条件反射的形成可以解释一些异常行为是习得

笔记

的，并且可以从一种刺激物或情境泛化到另一刺激物或情境中去，使人得以适应多变的外界环境，例如某些异装症，就是因父母反复安排孩子穿异性服装养成的一种嗜好，是一种条件反射性的性变态形成过程。

2. 新行为主义疗法　人的行为包括性行为是复杂的，条件反射这种预先建立的反应不能解释人类众多复杂性行为形成的机制。美国著名的心理学家斯金纳（B.F.Skinner）和阿尔伯特·班杜拉（Albert Bandura）推动了行为疗法的发展。斯金纳在操作性条件反射实验中发现行为未必是刺激的结果，还可以是刺激的原因，公式是 R-S（反应 - 刺激），动物在某种情境刺激下出现的行为得到了强化（奖励），就会把这种行为保留下来。这种条件作用能更好地解释行为形成的机制。根据斯金纳的观点，有些性变态是对不良行为的习得，因此可以通过学习进行矫正。例如露阴症，在操作性反应（如裸露生殖器）之后给予惩罚（负强化），则操作性反应会减少以至于消失，使露阴的不良行为得到矫正。

20 世纪中后期，行为主义受到了内部与外部的冲击，外部冲击主要来源于第三势力人本主义与认知心理学的崛起；内部冲击源于行为疗法的局限性，行为主义慢慢走向衰落。行为主义者为了延续行为主义的发展，开始关注"黑箱"的内容，把中介因素引入行为模型中，这个变量可以是生理因素，也可以是心理因素，认知就是很典型的中介因素，这是认知行为疗法的雏形。班杜拉为认知行为疗法的探索作出了很大的贡献，他提出了社会学习理论及若干行为治疗技术。他着眼于观察学习和自我调节在引发人的行为中的作用，重视人的行为和环境的相互作用，即观察学习或模仿学习，认为人类更多的行为不是通过条件作用的途径形成的，而是通过社会观察或模仿习得的，模仿的对象范围广泛，可以是其他个体的行为，也可以是书籍、影像资料等。例如性施虐症，有些患者是在生活中曾遭受过挫折、欺凌或异性的拒绝、侮辱，导致了对异性的报复和反抗的心理和行为，也有的患者是由于受到家庭生活中父亲对母亲虐待行为的影响，形成对两性关系的错误认识并进行模仿和体验。

3. 认知行为疗法　是行为疗法与认知疗法整合的疗法，这使得两者获得极大的发展，它既包含了认知技术，也包含了行为技术。认知行为理论认为，认知与行为是相伴而生的，人的认知过程决定着其行为的产生，行为的改变又会反作用于认知，使认知发生改变。不良的认知会导致不适当的情绪与行为，而这些情绪和行为也会给原来的错误认知提供证据，使不良认知更加牢固。认知行为治疗方法就是要通过认知矫正与行为矫正技术改变患者的认知与行为，使认知与行为两者间建立一种良性循环，取代原来存在的恶性循环，从而使原来不良症状减轻、直至消失。

认知行为疗法有以下四个特点：①来访者和咨询师是合作关系；②假设心理痛苦在很大程度上是认知过程发生功能障碍的结果；③强调改变认知，从而产生情感与行为方面的改变；④通常是一种针对具体的和结构性的目标问题的短程和教育性的治疗。

阿尔伯特·艾利斯（A.Ellis）的合理情绪行为疗法（rational-emotive behavior therapy，REBT）是最经典、最常用的认知行为疗法之一。艾利斯认为，经历某一事件的个体对此事件的解释与评价、认知与信念，是其产生情绪和行为的根源，不合理的认知和信念引起不良的情绪和行为反应，只有通过疏导、辩论来改变和重建不合理的信念，从而才能达到治疗的目的。认知行为治疗除了在咨询室中来访者与咨询师的互动，咨询后的家庭作业也是认知行为治疗中一个必不可少的部分，强调家庭作业能赋予来访者更多的责任，这是咨询效果的保证。

艾利斯将以上观点概括为 ABC 理论，A 代表诱发事件（activating events）；B 代表信念（beliefs），是指人对诱发事件的信念、评价、看法或认知；C 代表结果（consequences），即在特定情境下，个体的情绪反应及行为结果。ABC 理论认为诱发性事件 A 只是引起情绪及行为反应的间接原因，而人们对诱发性事件所持的信念、看法、认知才是引起人的情绪反应及行为结果的更直接的原因。ABC 之后的是 D、E 和 F，分别代表辩论干预（disputing intervention）、效果（effect）和新的情感（new feeling）。通过辩论干预来用理性的认知来替代不合理信念，就能产生效果，产生积极的情绪与行为，人就能得到新的情感。常见的不合理信念包括绝对化要求、过分化概括和糟糕至极。绝对化要求指人们以自己的意愿为出发点，对某一事物怀有其必定发生或不会发生的信念；过分化概括指用以偏概全的视角、思维来看待事物；糟糕至极指个体认为某一件事情一旦发生，就是一场灾难，糟糕透了。后来艾利斯对 ABC 理论进行了修改，B 修正为想法、情绪表现和行为表现。

（二）行为矫正技术

1. 系统脱敏法 系统脱敏法是通过缓慢引导患者暴露焦虑、恐惧的情境，通过心理放松来对抗这些不良情绪，从而达到消除不良情绪目的的疗法，是一种温和的行为疗法。它适用于治疗对性活动有焦虑的患者，如阴道痉挛症、阳痿、早泄、性交疼痛等。例如性功能障碍的患者，学会深度肌肉放松技巧后，想象引发他们焦虑的刺激，以此消除目标焦虑。

系统脱敏法的原理是应用刺激的交互替代或增强、削弱的作用，使个体产生正常和不正常的反应，治疗时应该削弱不正常反应，而使之转化和增加为正常反应，从而使个体恢复常态。

系统脱敏法包括三个步骤：放松训练、等级脱敏表和脱敏。具体操作步骤如下：①放松训练：治疗者教会患者放松的方法，在系统脱敏中最常用的渐进性放松技术，就是让患者身体上的肌肉按照一定的顺序先紧张后放松的过程来进行，通常由头顶开始，逐步放松，也可用呼吸法、冥想法、听录音磁带、暗示催眠等进行放松；②等级脱敏表：在这一步骤里，治疗者需要确定引起患者焦虑的所有诱因，并将这些诱发条件列出来，按照产生焦虑严重程度的顺序列一份有关场景的等级表；等级顺序排定后可制成幻灯片或让患者想象具体场景；③脱敏：循序渐进地进行放松训练。让患者全身放松，从引起焦虑的最低等级开始进行脱敏训练。当患者产生焦虑反应时即让其开始放松，回到最低等级的情境，再放松。当这一情境不再引起患者的焦虑反应时，患者就做到了全身肌肉的放松，就可以转入下一焦虑等级进行脱敏训练，循序渐进。最后咨询师可陪同来访者进入真实情境再进行脱敏，在现场中重复上述情境。

2. 厌恶疗法 使用引起躯体痛苦反应的非条件刺激与形成不良行为的条件刺激相结合，使患者在发生不良行为的同时感到躯体的痛苦反应，形成痛苦刺激与不良行为的联结，对不良行为产生厌恶，从而使不良行为消退。厌恶疗法常用于露阴症、窥阴症、摩擦症等的治疗，效果好且较巩固。

厌恶疗法常用的措施有：①化学厌恶疗法：应用化学药物，如能引起恶心、呕吐的药物，或引起强烈恶臭的氨水等，作为非条件性刺激物，引起患者产生痛苦的、厌恶性的非条件反射，从而消除不良行为；②橡皮圈厌恶疗法：把拉弹预先套在手腕上的橡皮圈引起的轻微疼痛作为负性刺激，拉弹同时计数并联想痛苦、羞耻的惩罚，从而产生厌恶性反应，减轻已习得的不良行为；③电击厌恶疗法：以一定强度的感应电作为疼痛刺激，或以轻度电休克作为负性刺激；④羞耻厌恶疗法：把患者置于大庭广众之下，表现出变态的性行为，从而使患者自己感到羞耻，以此作为负性刺激。

使用厌恶技术可以消退性变态患者病态性行为的条件反射。例如对露阴症的治疗，在诱使患者想象或表现露阴行为的同时，给以恶性刺激，如用电流、橡皮圈等刺激手腕、皮肤乃至生殖器官，或肌内注射催吐药使其呕吐，破坏患者病理条件反射，以强化抑制直到消退已建立的条件反射。厌恶疗法引起的性行为改变常是暂时的，需要和正强化的方法结合使用效果更好。

笔记

3. 行为塑造法　行为塑造法是用来培养一个人目前尚未表现、但根据治疗目的需要确立新的目标行为的一种方法。行为塑造法适用于多种性心理和行为问题的治疗。例如一个面对异性就会产生紧张焦虑的个体，在性心理咨询和治疗过程中，治疗者可以让患者先通过电话与感兴趣的异性进行交谈，如果能做到这点，就给予患者一次奖励，为得到下一次奖励，患者需要花费几分钟时间同另一个人面对面地接触，如此逐步进展，直到患者可以与异性约会而不再紧张。

行为塑造法的步骤如下：①定义目标行为：确立合适的、需要塑造的目标行为，是塑造计划能否成功的关键；②判断塑造对于治疗对象是不是合适的方法：塑造是用来使治疗对象做出符合治疗目标的新举动，但要考虑目标行为对治疗对象来说是否具有可行性；③确认初始行为：初始行为必须是与目标行为有关联的、已经表现出的正性行为，治疗者要善于敏锐地识别初始行为；④选择塑造步骤：每一个治疗步骤都要比上一个步骤更接近目标行为；⑤选定强化刺激：对治疗对象表现出的正性行为给予强化刺激，强化刺激量要适度；⑥对各个连续的趋近行为实施差异强化：所谓差异强化是指对治疗对象的正性行为加以强化，而对负性行为加以忽略或终止；从初始行为开始，塑造步骤中的每一个行为过程都要强化，直到确保该行为能够出现，然后进行下一个步骤中行为的强化；⑦按照适宜的速度完成塑造的各步骤：每一步骤的趋近行为都是下一步骤行为的基石，因此必须循序渐进，要在上一步骤行为确立以后再进行下一步骤行为的塑造。

（三）认知矫正技术

1. 认知重建　认知重建是引导来访者发现经常引发消极情绪和非适应行为的信念、假设是失调、有偏差的，并用更为现实和积极的信念来替代消极的信念。在咨询中，咨询师与来访者共同合作，检验信念的有效性，咨询师教会来访者如何用评价过程识别这些不良认知，来访者学会把其信念与现实中的事件区分开来，意识到不良认知对情绪与行为的影响。

与不合理信念辩论是合理情绪行为疗法的核心干预技术，这是一种强力、带有指导性的认知矫正技术，针对常见的不合理信念，如绝对化要求、过分化概括、糟糕至极等有显著效果。咨询师充当教练或信使的角色，通过从理性的角度，对来访者持有的不合理信念和假设进行质疑与辩论，使来访者放弃原有的不合理信念，转而使用合理的信念来面对现实。辩论所用的技术是苏格拉底式辩论，又称产婆术式辩论技术，该技术的思路是先让来访者述说自己的观点，然后顺着其观点进行推理，最后引出观点中存在谬误的地方，来访者领悟到自己认知中的不合理之处，得以矫正。咨询师通常使用三段式来辩论，即"根据你所说的……"推论出"因此……"再推论出"所以……"直到产生谬误，使来访者的不合理信念自相矛盾。在辩论当中，咨询师的提问紧贴着来访者的不合理信念，提出具有挑战性的问题，通常提问方式为质疑式和夸张式。质疑式是直截了当地对来访者的认知进行质疑："为什么伴侣必须满足你的性要求？"夸张式是针对来访者的不合理信念，故意提出夸张的问题："你说没有异性喜欢你，看来你从母亲身上都无法得到爱。"辩论到最后来访者词穷，无法再为不合理的信念辩护，咨询就算完成。来访者对自己的信念有了新的认识，咨询师需要给予来访者鼓励，以及帮助来访者学会使用合理的信念去替换不合理信念。

除了直截了当的辩论，咨询师还会帮助来访者寻找与不良认知不符合的证据，尝试使来访者更全面地审视问题，撼动来访者的认知结构，或重建早年记忆，寻找来访者不良认知的来源，然后通过重新解释、角色扮演等技术进行干预，使来访者获得新的信念。认知重建并非要把来访者消极信念的相信程度降低为0%，这往往不可能，一般只需要把相信程度降低至30%，就能充分削弱来访者的消极情绪和非适应行为，减轻来访者的症状。

2. 完成认知家庭作业　布置家庭作业是认知行为治疗中的重要环节，这是针对来访者的问题专门设计的。家庭作业具有自我教育、认知验证、搜集信息、调整思维等作用，完成家庭作业有利于治疗的进展，使来访者不仅仅在咨询室内进行认知干预，而且回到日常生活的数天中也能保持对认知进行训练与矫正，巩固咨询效果，促进来访者的逐渐改变。

家庭作业可以分为认知类作业与行为类作业。认知类作业主要要求来访者进行思考和监测认知，如让来访者在情绪消极的时候，记录下当时的想法，或让来访者写出事件 A 和结果 C，然后写出符合自己情况的不合理信念 B，对其分析并用合理信念替换，最后写出积极的行为、情绪（RET 自助表）。行为类作业主要要求来访者做出某些行为，如要求有社交焦虑的来访者一天与十个陌生人搭话，并且记录自己的想法与感觉。

家庭作业的布置需要咨询师与来访者双方共同协商，向来访者解释家庭作业的意义，并加以引导。家庭作业不是布置了就完事，在下一次咨询时，咨询师需要检查来访者作业的完成情况，与来访者共同探讨对家庭作业的感悟，以家庭作业的反馈作为参考，来对咨询节奏和未来的家庭作业进行调整。

案例 6-2

一个 17 岁的高二男生出现心慌、多汗的症状，反复求医一直没有好转，在医生的建议下前来寻求心理咨询。

来访者自述于 2 年前在和同学一起观看与性有关的电影后，逐渐养成手淫的习惯。最近一年来手淫次数越来越多，心情不好或者高兴的时候就会手淫。半年前，来访者听说手淫频繁会出现肾亏甚至威胁生命，当他每次手淫完就感到身体虚弱，出汗、头昏、四肢乏力，上课注意力无法集中，影响学习成绩。他认为自己已经肾亏了，经常上网查资料，自行服用所谓的"补药"。非正规医院的医生告诉他肾亏非常明显，骗他买药更加让他坚信自己就是肾亏严重，并且活不了多久了。来访者整日惶惶不可终日，出现心慌、大汗，有时感到自己的睾丸湿冷，看到网上所谓肾亏的症状感觉自己全都存在，反复到各大医院就诊，做了很多检查。医生建议他改掉过度手淫的不良习惯，告诉他没有严重的躯体疾病，但患者仍然感到自己已经病得很严重，并且今后无法进行正常的性生活。医生反复向患者解释，但来访者仍然坚持认为自己病得很重。由于患者无法专心读书，成绩下降明显，感到愧对于家人。

咨询师在询问中了解到来访者为家中独子，从小性格内向，成绩优秀，父母都是中学教师，对其从小要求严格，每天除了完成作业外，还要参加奥数、钢琴等兴趣班。如果成绩不能排在全班前三名就会要求来访者分析考不好的原因，并经常拿他与其他朋友的孩子做比较。来访者平时没有什么业余时间，知心朋友很少，周末父母也不允许他出去和同学们玩耍。平时胆小懦弱，谨小慎微，父母经常向来访者灌输出门要注意安全，否则很容易出现交通事故，外出就餐要注意卫生，不然就容易生病。从小到大，如果父母外出回来晚了，来访者就会担心他们是不是发生了意外。在学校里，来访者成绩优秀并且父母也是教师，因此很受老师的关照。平时很少与其他同学交流，也不参加体育运动。在班里有自己喜欢的女同学，但自己从来不敢向对方表示好感，偶尔交流时对方的态度也很冷淡。自从手淫后，来访者罪恶感明显，觉得自己是一个不道德的人，尤其是成绩下降明显，更觉得自己对不起家人。

咨询师了解到患者目前主要有两个问题：第一，患者认为手淫是一件很不道德的事情，自己看了色情电影并学会了手淫，自己就再也不是一个好人了，并且因为手淫成绩下降辜负了父母的期望，更让患者感到内疚和自责；第二，患者认为手淫会严重损害身体健康，他从其他途径获得的信息认为"十滴血相当于一滴精"，因此自己反复手淫射精会让自己血液流失很严重。掌握了患者的问题后，认为主要是青春期少年在性问题方面出现了认知的歪曲，从而出现了对疾病的恐惧并继发了抑郁情绪。所以咨询师先向患者解释年轻人有自慰的习惯是一个很正常的事情，很多青春期的男性都会有类似的经历和体验。通过对自慰现象的解释，让患者了解到很多同龄人都有这种情况，减少患者的不道德感和负罪感。患者对自己学习成绩要求高，认为自己成绩下降对不起父母。通过对父母的咨询，让家属理解患者、避免去责备患者，并给予鼓励和支持，减少患者的内疚感，让患者重新树立信心。其次，针对患者认为自慰会严重损害身体健康的错误认知，向患者说明自慰后出现疲劳、乏力或精神差等表现是正常的生理现象，就像运动后出现疲劳感一样。同时，向患者介绍正确的性生理知识，指出患者灾难化和消极预测未来的错误认知模式，纠正患者过分关注与疾病有关的负性信息。

三、人本主义疗法

人本主义心理学是 20 世纪 50 年代兴起于美国的一种心理学思潮和革新运动，它不仅继承了文艺复兴时期的人道主义和人性论的精神，而且以 20 世纪存在主义哲学和现象学为思想基础。人本主义也是在批判行为主义心理学的不足和批判与继承精神分析的过程中建立起自己的观点和方法的，是心理学的第三势力，也称为现象学心理学（phenomenological psychology）。主要代表人物有马斯洛（A.Maslow）、罗杰斯（C.R.Rogers）和罗洛·梅（Rollo May）。

人本主义主张心理学应该以健康人的心理为研究对象，而不是像行为主义那样以动物与幼儿的简单行为为研究对象，或者像精神分析那样以患者为研究对象；强调研究整体的人或人的整体；强调将人的内在意识经验作为心理学研究对象的重要性；恢复了意识经验在心理学研究中的地位；强调研究人的本性、潜能、价值和经验。人本主义认为，人是一种成长中的存在，只要提供适当的成长和自我实现的环境和机会，人的本性便是善良的，至少是中性的，恶则是由环境影响造成的；人性的特点是持续不断地成长，自我实现是人生永恒的追求；心理学必须研究价值观，因为正是价值给人的生活提供意义和目的。人本主义心理学第一次把人性、价值、意义、动机、潜能、经验和责任这些原来属于道德、哲学的问题再次纳入心理学的视野之中，促进了心理学向人性的回归。

（一）基本理论

1. 性与爱的需求与动机观　马斯洛提出的需要层次理论是人本主义心理学的动力观，他认为人既具有性的生理需要，也有归属与爱的需要。需要是动机产生的基础和源泉，而动机是人类生存与发展的内在动力。与精神分析将性看成是阴暗的和破坏性的力量不一样，人本主义承认人对性的需求的正当性，以及最需要优先满足的自然属性，但不认为性的满足是人的最高目的。罗洛·梅认为，原始生命力、爱、焦虑、勇气和神话是常见的几个存在主题。性与爱是一种强烈的原始生命力，具有统摄性、驱动性、整合性、两重性、被引导性等属性。咨询师的任务就是要帮助来访者借助爱的形式来增强来访者自身生命的价值，用意识和意志来整合和促进原始生命力发挥积极的建设性作用，将原始生命力与健康的人类之爱融合为一体，减少原始生命力的破坏性，升华其创造性，正确引导原始生命力的释放和自我实现。

马斯洛将能对现实采取客观态度，能理解并接受自然、他人和自己，能发展与他人深刻的关系，行为自然，对生活美有欣赏感和持续的新鲜感，经常产生高峰体验，保持经验的开放性，拥有存在主义的生活方式等作为自我实现的人格特征。由此可见，人本主义将发展与他人深刻关系的具有欢乐情绪的性爱作为健康的自我实现者人格的重要内涵。

2. 罗杰斯的以人为中心理论（person-centered therapy）　在罗杰斯的人性观中，人的本性是善良的，人天生具有自我实现的潜能，不需要咨询师干预就能解决自己的问题，只要给人良好的环境，人就会朝着积极的方向发展。在咨询当中，咨询师该给来访者提供充满真诚、共情、无条件积极关注的良好环境。人是值得信赖的，具有丰富的资源，能够自我探索、

笔记

自我实现，在这样的假设中，来访者是被信任的，被认为能够对自己负责，主宰自己的生活。罗杰斯并非认为人所有方面都是正面的，他也承认人具有侵略性和各种心理冲突，处理这些冲突时，使用开放的态度而非防御，才能使人变得积极、正向。

罗杰斯认为，人格的核心是自我，又称自我概念，这是个体根据已有经验对自我能力、价值等方面的知觉判断，是关于"我是谁?"这个问题的一切回答。自我概念的积极或消极，会对人的认知、情绪与行为产生对应倾向的影响。自我概念带有主观性，与现实经验未必相同，自我概念与现实经验在一定程度不一致时，这种失调就会引起人的焦虑，此时人们会调整自我概念或曲解现实经验，从而达到降低焦虑的目的。例如一位妇人出轨了，其自我概念中认为自己是保守、专一、钟情的，而现实经验是她出轨了，这时她的自我概念与现实经验并不一致，导致她感到焦虑、痛苦，自责自己怎可做出这种事情，咨询师需要协助来访者使其自我概念与理想自我达到和谐状态。

3. **存在主义**（existentialism）**取向的理论**　存在主义疗法本与人主义疗法联系非常紧密，两者之间有着非常相似的人性观、研究对象、研究方法与治疗方法。存在主义疗法和人本主义疗法认为心理问题源于缺乏生活意义或潜能无法实现所致的疏离感与孤独感。以下介绍两个具有代表性的存在主义取向的疗法。

存在心理治疗（existential psychotherapy）由美国心理学家罗洛·梅首创。存在心理治疗的基本假设是：人是自由的，人并不是环境的牺牲品，我们大多是自身选择的结果，因此我们对自己的选择和行为负有责任。通过加强来访者的自我意识，帮助来访者自我发展、自我选择，强调提高当事人面对现实的勇气和责任感；引导当事人自我察觉，帮助其充分地认识自己的存在和实现自己的潜能。存在主义对焦虑有独特的理解，认为焦虑是人类的一种基本特征，并不一定是病态的，而是成长的催化剂。但焦虑毕竟是令人不舒服的，为了逃避焦虑，当事人会放弃对自己的认同和个性，使自己淹没于团体之中，试图靠实现他人的期望而生存。人如果没有生活的目标，对生活感到迷惘，就会有存在挫折和存在空虚的心理困惑。自由和焦虑是同胞兄弟，有自由时就会出现焦虑，焦虑源于"自由的眩晕"，即源于在指导不明，结果不清的情况下又不得不作出决策并要对自己行为的结果负责。治疗的目的就是激励当事人去发现各种替代方法并从中选择，要成为自己生活的建筑师。一些性心理问题就是因为存在感、价值感和责任感丧失所致的，如性身份认同障碍、性对象指向障碍。

格式塔疗法（Gestalt therapy）是由心理学家弗里兹·皮尔斯（Fritz Perls）创立的。该疗法以现象学和存在主义哲学为基础，认为除了"此时此刻"，没有东西是存在的。因为往者已逝，来者尚未来临。留恋过去或担忧未来都是逃避体验现在。力量存在于现在，可是如果沉迷于过去的悲哀或幻想于未来计划中的人，都会使现在的力量丧失殆尽。人如果要达到成熟，就必须寻找在本身现实的生活方式中，自己所应担负起的选择行动的责任。在格式塔治疗中，咨询师很少问来访者"为什么"的问题，因为这会引导来访者不停地思考过去，压抑了对现在的体验。理论认为应将当事人过去的未竟事业和未来的担忧都带进现在的此时此刻来加以体验，能提高对现实环境、对自己在做什么和如何做的问题上自我察觉，并通过这种察觉促使当事人看到自己具有选择的自由和作其他选择的可能性，重新整合曾经被否定的东西，促使当事人继续成长，使生活变得更有意义。

（二）人本主义治疗技术

人本主义心理治疗技术取向的基本特点是：首先，是对来访者的一系列态度和治疗思想原则不同于精神分析将来访者当成是潜意识的或过去的牺牲品，或不同于行为主义将来访者当作环境的牺牲品，而是将来访者当作具有自由选择、自我肯定和自我实现潜能的主体。不是只想到要纠正来访者的症状，而是努力去探究当事人的经验和存在感。其次，人本主义不像精神分析那样将焦虑和死亡恐惧看作为异常，而是重视利用焦虑和死亡意识促进人的积极改变。第三,依照当事人的具体情况采取灵活多样的,兼收并蓄的各种通用技术,这些技术的基点都在于调动来访者的自主性,唤起其改变和选择的责任,帮助来访者重新获得支配自己自由的能力。

1. 具有治疗作用的咨询关系　罗杰斯不太重视具体的咨询技术,他认为咨询技术并非对咨询效果影响最大的因素,对咨询效果影响最大的因素是咨询师的态度、特质和咨询关系,这一观点在心理学界受到广泛认可。咨询师最重要的工作就是给来访者提供一个可以安全、卸除防御的环境,与来访者建立一个真诚、相互信任的咨询关系,这就能够产生治疗作用,使来访者充分发挥其朝积极方向,自我实现的潜能。罗杰斯的以人为中心疗法充分体现了他的理念,这不仅是一种心理咨询技术,更是一种咨询师对来访者的态度,贯穿整个咨询过程。

真诚、无条件积极关注、共情是建立良好咨询关系,构成能促使人成长的环境的三种技术与态度。①真诚是指咨询师诚恳地对待来访者,没有虚伪与防御,不是以高高在上的权威、神秘的身份来面对来访者;咨询师的真诚能让来访者充分感受到平等的关系,这种平等感是咨询效果发生的基础,来访者会尝试卸下自己的防御真诚地面对咨询师。②无条件积极关注是指咨询师没有条件地、带着爱完完全全地、不带评价地接纳和关注来访者,给予来访者关怀和温暖;咨询师不去判断来访者情感、信念的好坏,这能促进来访者的自由表达,无条件的接纳、关心程度越深,咨询成功的概率就越大。③共情是指咨询师站在来访者的角度去理解来访者的处境、感受,它是以人为中心疗法的基石,是咨询师进行咨询最有力的工具。共情并非刻意、人为地使用咨询技能,而是咨询师主动进入来访者的内心世界,去感受来访者的爱恨情仇,使咨询师更好理解来访者的情感。共情应该发自内心,虚假的、形式的、停留在表面上的共情对咨询没有任何帮助,甚至会让来访者感到咨询师是不可信的。深度的共情能帮助来访者重新评价自己的经历,对自己有新的理解,加强自信心。

2. 存在主义心理治疗　存在主义取向的心理治疗,咨询师以自己为治疗工具,与来访者一道探寻人生的重大问题,从而解决来访者的问题。①解析存在的焦虑:面对来访者自我设限的生活方式,协助其了解自己在这种困境中所扮演的角色和责任;②鼓励来访者以积极的态度看待焦虑:焦虑能为来访者带来动力,对毫无生趣的存在作出改变,如果一个人对存在的焦虑麻木不仁,那么就束缚了生活并限制了自己的选择;③提高自我察觉的能力:存在主义认为,人之所以能作出决定及反应,是因为人拥有自我察觉的能力。察觉能力愈强,自由的可能性也就越大,拓展人的察觉能力也就能增进一个人充分体验生活的能力。察觉是个体对生命意义、自我发展的能力、人的情绪控制与行为选择自由的自我意识。察觉包括:了解环境、了解自己、接纳自己,以及能与别人会心地接触。促进当事人察觉能力提高的具体技术有空椅子对话、角色翻转训练等。

(1) 空椅子对话技术:空椅子对话技术是运用最广的格式塔技术之一。①放置两张相对的空椅子,请来访者坐在一张椅子上,面对着另外一张椅子,想象另外一个人坐在空椅子上,向这个想象的人表达自己的想法与情感;②然后坐到另外一张椅子上,扮演那个想象的人,想象他会如何回应并表现出来;③之后再交换位置,转换扮演的角色,作出回应,如此重复。在对话中想象的人可以是生活中某个真实存在的人,如父母、伴侣等,也可以用两张椅子分别代表自己内心冲突的双方。这种方法可以帮助来访者察觉自身的不同情感,认识到这都是自己的一部分,从而使冲突获得整合。

(2) 角色翻转训练:格式塔理论认为一个人内在的人格特点常常投射在其习惯语言表达的模式中,因此我们可以经由对自己的言语习惯的关注,可以通过当事人做句型替换训练,增进对自我真实人格特征的察觉。角色翻转训练要求来访者用语言和非语言,表演他们日常很少或者从不表现出来的一面。例如要求希望获得改变的易性癖者或同性恋者用语言和非语言的形式，表演他们自己平时很少或从不表现出来的另一面。如让一位女扮男装的女子试穿一套她平时拒绝穿的女装，佩戴一次女性假长发，并用温柔的语气代替平时直率的粗俗的语言习惯等等。通过角色翻转训练使当事人与潜意识中那些被埋没和拒绝的人格的另一面进行接触，从而实现人格的整合。

四、整合取向的心理治疗

据统计，当今世界上存在的心理咨询与治疗流派多达四五百种，不同流派的哲学思想、关键理论、治疗技术、治疗目标、适应证与局限性等方面各异。心理治疗对存在心理问题的来访者有着良好的疗效，但随着心理咨询的不断实践，咨询师们意识到世界上没有一种心理咨询技术是"包治百病"，能够解决来访者的任何心理问题。单一的某种疗法可能对某类患者有明显的治疗效果，但对另外的患者可能就会效果不佳。由于存在很多不同的单一心理治疗取向，因此，没有哪一种取向能够赢得大多数从业者的青睐；最经常得到认可的单一取向是整合的、折中的取向。

各种疗法的增多，单一理论与治疗的不充分性，许多咨询师认识到治疗中一些共同的东西促成了效果，为提升治疗效果，心理治疗整合的理念就是在这样的背景下被提出的，咨询师们希望找到不同流派取向的心理咨询整合的可能，吸收其他流派的理论、技术加以整合，提高咨询的灵活性，以达到扩大适用范围、降低局限性，能够治疗更多不同种类的来访者的目的。在一些研究中发现，不同心理治疗流派的疗效差异仅仅相差 10% 左右，咨询师们意识到与其创造新的治疗流派，不如各流派间相互取长补短。

对心理治疗整合的探索，于 20 世纪 30 年代开始，在 20 世纪七八十年代开始迅速发展，心理治疗整合已经成为了心理治疗发展的必然趋势。1983 年心理治疗整合探索协会的创立是心理治疗整合运动的标志。目前有效精神药理学机构的增多，精神病理学生物学解释日益强调，管理式医疗从经济和临床方面的介入等因素，促成了心理治疗的整合趋势。心理治疗整合当前主要有四个成果较突出的模式：共同因素模式、理论整合模式、技术折中模式和同化模式。

心理治疗整合指的是一个过程，通过这个过程来考虑许多不同的理论和技术，然后再达成一个治疗方案以及对治疗活动进行安排。其特点在于：对各种整合不同理论和技术的方法持开放的态度。心理治疗整合在现实中的实施面临着许多挑战。心理治疗流派种类繁多，不同的流派在理念方面存在差异，甚至冲突。以当前主流的四个流派（精神分析流派、认知行为流派、人本主义流派、家庭系统流派）为例，如咨访关系，认知行为取向的咨询师是扮演教师或合作者的关系，具有指导性，而经典精神分析取向的咨询师却遵循尽可能少向来访者暴露信息，以确保来访者投射的顺利；基本假设方面，家庭系统流派认为个体的问题行为往往是在其与家庭、社区乃至社会的互动过程中产生的，人本主义流派则认为个体的问题是因为人的"潜能"趋于完善的特征受到了阻碍，是"自我"无法实现的结果。优秀的整合则能使这些不同的流派产生互补的效果，如用精神分析来理解来访者的潜意识，用人本主义来关爱来访者，用家庭系统来理解来访者的成长环境，用认知行为来干预来访者等。要做到整合，前提条件是非常熟悉用于整合的流派，最终如何有效整合不同流派，在不同治疗阶段使用合适的模式，是咨询师们需要思考的问题。以下介绍当前四种主流的心理治疗整合模式。

（一）共同因素模式

共同因素模式认为，不同咨询流派具有不同的特征，但在不同的咨询流派中存在着某些共同的关键因素，它们能对咨询产生决定性的效果，这些因素是跨流派的，整合实际上

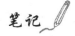
笔记

是提炼这些关键因素，在它们的基础上发展出更有效的疗法。常见的共同因素有"治疗同盟""来访者改变的欲望""向来访者提供新体验"等，这些共同因素都是整合的焦点，通过整合这些共同因素来达到提升治疗效果的目的。有学者对共同因素模式提出质疑，他们认为这些共同因素产生治疗作用并不完全是因素自身起作用，而是跟整个治疗体系密切相关，同一共同因素在不同的治疗框架下意义可能有显著差异，认为共同因素模式并不是一个严谨的整合指导。

（二）理论整合模式

理论整合模式是从理论入手，探索不同治疗流派理论整合的可能性，尝试从两个或两个以上的流派理论中整合出关于人格功能、病理心理及其变化机制等思想要素的新模型，建立一个更高层次的理论体系，获得疗效更好的心理治疗方式。不同流派理论有着不同的哲学思想，对人、心理异常的理解上有着难以协调的差异，研究表明没有一个共同的哲学使它们联合起来。即使理论间存在差异，但并非不可整合，著名的认知行为疗法就是一个很好的例子，这是认知疗法与行为疗法的整合，它成为当今世界上最主流的心理咨询方法之一。但是即使有成功例子，理论整合似乎还是最困难的整合模式，拉扎勒斯（Lazarus）认为，把两个起源、发展、假设不同的体系混合在一起还是不太可行的。兰普罗普洛斯（Lampropoulos）也认为，至少在现在全面的理论整合实际上是不可能的。

（三）技术折中模式

理论整合模式由于哲学思想、基本假设等整合的困难，实施起来有一定难度，技术折衷模式则提倡不去关注理论基础，认为追求理论统一是徒劳，而是把关注点放在治疗技术的应用上。技术折衷模式充满了实用主义色彩，根据来访者的人格特点与症状来选择采取的治疗技术，不拘泥于技术所属的流派，不关注所使用技术的哲学思想、基本假设等是否一致，不打算创立新的治疗流派、创造更高层次的理论体系，而是选用各心理疗法中最有效的技术，只求达到最佳治疗效果。技术折中模式强调了咨询师的灵活性与多面性，针对不同来访者能够使用相应匹配的治疗手段是治疗效果的保障。拉扎鲁斯提出多模式治疗（multimodal therapy），认为人包含了以下七个维度，行为（B）、情感（A）、感觉（S）、意象（I）、认知（C）、人际关系（I）和生理过程（D），在咨询当中应根据来访者产生问题的维度组合，采取多维度的技术进行治疗。对于技术折中模式也有质疑的声音，拉姆齐（Ramsay）认为，实际上咨询师的任何治疗技术都会受某一理论模型影响，很难脱离理论，做到完全的技术折中。

（四）同化整合模式

同化整合模式是心理治疗整合的新模式，由梅瑟（Messer）于1992年提出。同化整合模式是以某一固定的治疗流派作为自己的核心理论框架，再把其他流派中一些适用的、有补充意义的理论与技术整合进理论框架当中，为核心流派所用，以达到取长补短、相辅相成的作用。同化整合模式最显著的优点是能使咨询师能够在受益于理论、技术整合的同时，保持自己喜欢的流派进行治疗，增加治疗效果、使用喜欢的技术两不误。咨询师可以有弹性地改变核心流派的限制，使用其他流派有效的技术。人本主义理论最初不认可移情，认为移情是精神分析咨询中的特殊产物，后来开始接纳移情，把这一概念整合进理论框架中，但只是用于理论补充、辅助的目的，不把移情视为主干概念。同化整合需要系统、熟练地掌握某个心理咨询体系，同时秉承开放的态度，选择性地整合来自其他体系的理论与方法。同化整合模式当前有着良好的发展势头，保持了核心流派理论与实践的一致性，同时承认他人的实践的价值而避免了教条主义。

在本章第三节的案例分析中，咨询师展示如何运用多种流派的理论、视角、技术，整合地对来访者的性心理问题进行咨询与治疗。

五、性心理咨询与治疗的通用性技术

（一）倾听

倾听是心理咨询中最基本的技术，是对咨询师的基本要求，是心理咨询的基础。心理咨询中的倾听与日常对话中的倾听区别甚大，咨询中的倾听是关注、接纳、尊重、不评判的听，咨询师专注地倾听来访者诉说的内容，感受其表达的情感，不进行价值评判，而是接纳来访者。倾听过程中给来访者适当的回应，同时关注来访者的神情、姿势、语气等细节。在性心理咨询中，来访者往往会谈及非常隐私的内容，好的倾听有利于来访者的自我开放，便于咨询师搜集信息，建立良好的咨询关系。

（二）一般化

一般化是指咨询师给来访者提供专业、客观的资料，告诉来访者其实很多人都遇到过类似的困境，使来访者明白自身的情况具有普遍性，心理压力得到缓解，降低来访者的阻抗与焦虑。性心理咨询中常见的内容，如手淫、性功能障碍等，来访者一般很少会与他人谈论，比较的缺乏导致来访者认为自己是独特的、不幸的，一般化技术能够调整来访者的认知，改善其情绪。

（三）共情

共情是指咨询师借助来访者的言行来体会来访者内心感受的过程。共情又被称为神入、同理心，由人本主义取向心理学家罗杰斯提出，现已被许多心理咨询流派所接受。咨询师对来访者的共情，要做到对来访者的接纳，设身处地去理解，来访者感受到自己是被理解的，对于有些来访者，共情就能产生很好的治疗效果。在咨询中，咨询师感受来访者的内心世界是极其重要的，咨询师需要站在来访者的角度去帮助来访者，没有共情的咨询就连咨询关系都难以建立，更别说产生治疗效果。

（四）自我暴露

自我暴露是咨询师向来访者公开自己的经历、情感体验、真实想法，真诚地与他人分享的过程。自我暴露可以给来访者提供安全感，使来访者感受到咨询师是能理解自己的，同时自己也是可以被信任的，从而加深咨询关系。咨询师的自我暴露对来访者具有示范作用，使来访者尝试模仿咨询师进行自我暴露。咨询师自我暴露的程度与时机需要把握准确，不适当的自我暴露反而会造成不良的效果。咨询师在暴露不愿意被世人知道的隐私信息时需要谨慎，保密协议是单向的，来访者没有义务替咨询师保密。

第三节　案例分析

一、性身份障碍的心理咨询案例

来访者是一位高三女生，她向父母公开她喜欢女性，希望变成男性，父母无法接受女儿的想法和行为，于是寻求心理咨询，希望咨询师能够解决女儿的问题。咨询师先安抚来访者的父母，随后对来访者开展心理咨询。

（一）来访者基本信息

女性，高三学生，父母为生意人，有一个九岁半的弟弟。

（二）如何来诊

由父母的朋友介绍。

（三）第一印象

身高一米七，壮实，身穿牛仔系列，皮肤白皙，短头发，有较稀的胡子，第一眼看上去像男性，低头不语。

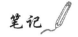

（四）主诉

要求变换性别，受到父母责骂而焦虑。

（五）成长史

来访者的父母在外地做生意，她从小学三年级到初中一直与外婆一起生活。初中时发现体毛较长，初一以前还是女性打扮，从初三开始喜欢女性，希望像男性一样生活。小时候与父亲在一起生活，上一年级时经历了"5·12"汶川大地震，当时因受惊吓做过心理疏导。初中时父亲发生外遇，在那段时间里父母经常吵架、打架。父母去年因生意失败欠债几百万导致家庭压力倍增。和弟弟关系不错，希望父母对弟弟认真、严格管教，抱怨父母没有给自己做人生规划，放任自己自由发展，所以现在要求父母严格管教自己和弟弟。来访者学习成绩很好，在全年级排前25%。父亲有一个哥哥、一个妹妹和一个弟弟，其中妹妹因乳腺癌已经去世，她的女儿精神不正常；母亲有一个妹妹，生了三个孩子。

（六）治疗过程

1. 第一次咨询 来访者被父母强制要求来咨询，咨询师第一眼看到来访者以为她是男孩，主动和来访者打招呼，来访者没有理会。此次是父母、弟弟陪来访者同来，刚进咨询室的头20分钟，来访者一直低头不语、玩手机，不停地流眼泪。

咨询师：你好，我是某某，是一名咨询师，你能告诉我你叫什么吗？

来访者低头玩手机，不理会咨询师，并开始流眼泪。

咨询师：我看见你不停地流眼泪，能跟我说说发生什么了吗？

来访者依旧低头玩手机，不理会咨询师。

咨询师：前几天你的父母来找过我，讲述了你的一些情况，以及他们希望解决的问题，但是我更愿意听你告诉我都发生了什么。

［注解：对于被动咨询、咨询动机很低、不愿意合作的来访者，咨询师要让来访者感受到自己希望、愿意去帮助他，保持耐心，不断提问去寻找突破口，就像炸碉堡，一个地方炸不倒，就多换几个地方炸，总有能够触动来访者的切入点。针对于青少年的心理咨询，讲故事也是一个常用、有效的切入手段。］

来访者仍然不理会咨询师，继续玩手机。咨询师不断提问，尝试找到能使来访者说话的突破口，这一过程持续了近20分钟。来访者突然把一直玩弄的手机递给咨询师，手机上写着：你可以改变我的性取向吗？

咨询师：发生了什么？

来访者把手机拿回去，调出了一篇描述17岁英国女孩如何从女孩变性成男孩的文章，然后递给咨询师看。

咨询师：你给我看的目的是什么呢？

来访者低着头，沉默不语。

咨询师：我们的咨询已经进行了30分钟，我还没听到你说话，是什么原因使你一直不开口呢？当你不知道如何跟别人交流时，你是不是就选择沉默？

［注解：咨询师尝试澄清来访者的沉默是源于不快的情绪，还是她一贯的行为模式。］

来访者还是不说话，一直在哭。过了2分钟，来访者开始说话。

来访者：我喜欢女孩，想变成男孩，像男孩那样活着，但我爸妈不同意。

咨询师：爸妈是怎么知道这些事情的？

［注解：对于性心理这个敏感话题，咨询师没有评判来访者和她爸妈的价值观，既没有认同，也没有否认，做法符合中立性原则，有利于来访者的自我暴露。］

来访者：前天妈妈陪我去买衣服，我非要去买男孩的衣服，妈妈不允许，在商场里骂我，这让我很尴尬，我就跑到停车场等他们出来，之后告诉他们我是同性恋。

咨询师：爸妈听了你的讲述，有怎么样的反应？

来访者：爸爸没说话，妈妈非常暴怒，骂我说我不可能是同性恋。

咨询师：那你是怎么知道自己是同性恋的呢？

来访者：我初二的时候发现自己喜欢女生，指情感方面的喜欢。

［注解：在倾听的过程中，咨询师不能盲目听信来访者的表述，要保持独立的思考与评估，咨询师通过具体化技术搜集信息，对来访者认为自己是同性恋的想法进行判断。根据来访者前后的描述，咨询师认为她的情况属于性身份障碍，而非同性恋。］

咨询师：你穿胸衣吗？

来访者：我用胸带，不用胸衣。

咨询师：你说你喜欢女生是情感方面的喜欢，那有没有性冲动呢？

来访者沉默不语。

咨询师没有逼问来访者，而是转向谈论其他话题。

［注解：性冲动是判断来访者心理问题性质的重要依据，来访者回避了咨询师的提问，但咨询师也没有逼迫来访者回答，而是转向谈论其他话题。在这里咨询师使用了钟摆策略进行谈话，即不盯着症状或生活事件、家庭关系讨论，而是在它们之间来回切换讨论，以后再去了解性冲动的问题。］

接下来咨询师与来访者确定咨询目标，最后达成一致：解决当父母知道来访者的性身份问题后带来的压力，学会如何与家人沟通交流。咨询师告诉来访者，咨询次数初定为10次，每周一次，每次50分钟。双方达成共识，预约下次见面时间。

［注解：第一次咨询主要任务是建立咨访关系，确定一个双方认可的咨询目标。来访者虽然求助的是性身份的问题，但咨询师不急于接近这个目标，这是一个非常棘手的大目标。咨询师如果一开始就围绕这个目标，就会卷入来访者家庭矛盾的旋涡当中，所以咨询师不急于谈这个问题，而是帮助来访者先解决一些现实层面的问题，例如因为来访者的性取向而导致家庭成员相互不理解，从而引发的压力。咨询师这时候只有帮助来访者减压，学会一些技巧去和家人沟通，才能激发来访者的咨询动机，便于下次继续咨询，所以第一次咨询的关键在于建立咨询关系和激发咨询动机。一般在第一次咨询完之后，咨询师会向来访者介绍咨询框架、设置，双方确认后即咨询协作达成。］

2. 第二次咨询　一周后，来访者面带笑容、轻松地来到咨询室。

咨询师：跟我说说这周都发生了什么？

来访者：妈妈这周不断领着我买粉红色的东西，让我挑圣诞礼物，像是在操控木偶一样。其实我对父母一直都有愧疚感，以前会吃弟弟的醋，因为弟弟从小能和爸妈在一起，而我上学之后是跟外婆在一起，在我五六年级的时候父母经常都不回来看我，让我想起了一个广告，广告词是：你有多长时间没有陪你的孩子了？以前没人陪，爸爸妈妈总让我坐飞机、火车或大巴往返深圳和广州找他们，现在他们都回来陪我了，但我却很不适应。

咨询师：在你的眼里，爸爸是个什么样的人？

来访者：他爱占小便宜、钻空子，比如开车被堵了，他就会钻小路，钻空被堵又要退回来。平时会陪朋友吃饭、喝酒，以及会帮妈妈开车。

咨询师：那妈妈呢？

来访者：她很强势、偏激，爱打麻将，对工作和家庭保持着掌控，像一个老板，而我爸爸像一个员工。他们的生意现在好像不太好，妈妈很焦虑。

［注解：咨询师开始搜集家庭成员和人际关系的信息，了解到来访者的父母是强势女人与小男人的组合。咨询师通过与来访者的家庭互动当中了解家庭的状态和重要事件，判断是否这些因素影响来访者的性别认同。］

117

咨询师：上周还发生些什么？

来访者：上周妈妈不让我住学校了。

咨询师：为什么呢？

来访者：我在学校的时候会跑去和女朋友一起睡，只有晚上我们才能在一起。

咨询师：你们怎么做到的？老师不管吗？

来访者：（偷笑）我们能躲过老师的查房，所以我们在一起总是心惊胆战，但过得很开心。女朋友害怕我们的关系断了，所以很紧张，我还给她做心理辅导，我希望我能够照顾她。

咨询师：听起来你很独立，会照顾自己，也会照顾女朋友，这点你跟你妈很像吗？

［注解：建立来访者的模式与家庭的链接，促进来访者的领悟。］

来访者：可能吧，独立的人会让别人没有存在感。

咨询师：每次咨询爸妈都会陪你来，你怎么看？

来访者：说明他们非常重视我的问题。不过我现在和妈妈在一起非常别扭，怕她买东西的时候总给我暗示，这让我很反感。

咨询师：父母和你在一起是怎么过来的？

来访者：爸爸开车，我坐前排副驾驶，妈妈坐后座，我不想和她坐在一起。

咨询师：你们说话吗？

来访者：不说，我们都很尴尬。

［注解：来访者的症状使父母对其非常重视、关注，无意中让来访者因病获益，咨询师询问来访者和父母过来的情况，是想了解在来咨询的路上，父母对来访者行为的变化，以及来访者目前与家人互动的方式、内容。］

咨询师：你们家的日常生活是怎么样的？

来访者：妈妈经常到外面打麻将，我也经常找朋友吃饭，爸爸和弟弟一般在家吃。爸爸喜欢在网上买高科技的组装玩具，不过玩具常常被弟弟弄坏。我们家房子很小，有好几张桌子，两张餐桌、一张茶桌，还有烘干机。妈妈总是不停地买东西，尤其爱买花，衣服都堆不下了，屋子很挤、很堵。

［注解：听到来访者的描述，咨询师的感受是来访者的屋子被各种物品塞满，与家人的关系被这些乱七八糟的物品隔开了，她不想待在家里面。］

咨询师：你们家一直都是这样过的吗？

来访者：在我小的时候，父母的关系都很好，我记得过年时我们一家四口会坐一起看春晚。在我一年级的时候，父母在四川开茶楼，当时经历了汶川大地震，我记得当时有人在哭，有人在笑，我在学校等爸爸来接。当时情况紧急，家中保姆捂着弟弟鼻子冲下楼，还差点把弟弟捂死了。爸爸把保姆、弟弟和我带去帐篷里，就跑去救人了，他手都扒烂了。当时我很无知，一下子把几顿的储备粮都吃了。后来我从四川转学来到了深圳，休学了一年。

［注解：汶川大地震事件对于来访者来说是一次很大的创伤，一是灾难事件对来访者带来的冲击，二是来访者遭遇地震后惊魂未定，但父亲没有充分安抚而是选择去救人，来访者感到不安全、害怕，以及需要被关心，所以通过大量进食来缓解焦虑与恐惧。来访者虽然看似在表扬父亲的英雄事迹，但其实情感上对父亲的忽视很不悦，他的认知和情绪是冲突的。］

咨询师：休学一年你都做了些什么呢？

来访者：我不记得了。哎，想起五岁的时候父母还带着我去德国、去北京。

［注解：第二次咨询的目标是慢慢去接触来访者与家庭成员的人际关系，和她在成长过

程中的重大事件。在第一次咨询确立目标后，咨询师慢慢把谈话方向延伸到来访者的人际关系，去了解她如何去跟家庭成员互动，以及了解家庭成员的互动模式。]

3. 第三次咨询 一周后，咨询师与另一位男性咨询师商量来访者的转介事项。咨询师是女性，她考虑到来访者希望自己成为男性，由一位男性咨询师来咨询，来访者可更近距离地去接触、感受男性。

两位咨询师与来访者一起进入咨询室。

女咨询师：你好，这位是某某老师，这次之所以两位咨询师一起来和你做咨询，是我考虑到你的咨询目标当中，未来会有性身份的问题需要澄清，基于该考虑我觉得一名男性咨询师更适合与你咨询。你同意吗？

来访者：(沉默一会)同意。

女咨询师：咨询的上半段是由我来和你进行，让××老师来感受我和你的交流方式，下半段会由他来和你咨询，你看可以吗？

来访者：可以。

[注解：如要转介，需向来访者说明理由，介绍新咨询师的情况，并且征求、尊重来访者的意见。咨询师还需要向新咨询师介绍来访者的基本情况，但不宜泄露来访者处于对自己信任而提供的隐私。咨询师可以与新咨询师在职业范畴内交流来访者的咨询情况，但不得干预新咨询师的咨询工作，也不能在来访者面前对新咨询师评头论足。]

女咨询师：这次想跟我谈哪方面呢？家庭、学校，还是其他？

[注解：在后面的咨询中，咨询师一般不会提示来访者可谈的话题，但该来访者在跟父母的互动中，父母很少管她和给她指导，但她希望父母管她。在这里咨询师给了来访者一个选择框架，而不是给予完全自由，来访者从咨询师身上获得了不一样的体验。]

来访者：我还是说说我的家庭吧。我和爸爸关系亲近一些，真希望我和妈妈的关系也能这么亲近。我小学以前都是和爸爸在一起，一起看美国大片，玩汽车模型，除了妈妈之外，爸爸、弟弟和我三人都很玩得来。我好像从小就很独立，小时候一直在吃弟弟的醋，爸爸妈妈一直都接送弟弟。在我还只是用老式手机的时候，弟弟已经有两部不错的手机和一台电脑了。最近我爸爸要一个人去泰国学习关于做生意的课程，因为他们是一起做生意的，我非常希望父母一起去，可是他们却各忙各的。妈妈因为生意不好了，就跑去做公益事业了，去很远的山区看望孩子，我觉得很奇怪，不过我认为这是妈妈做的最有意义的一件事情。

[注解：由于父母的不公平对待，来访者非常羡慕弟弟。最后来访者表扬了母亲的公益事业，但咨询师感受到来访者的悲伤，似乎在控诉：连自己的孩子都不管，却跑去管别人的孩子。上一次咨询中来访者表扬父亲的英雄事迹，这次表扬母亲的公益事业，这两次的表扬是相似的，都是充满着负性情绪的正性表达，这是来访者的模式，他无法通过语言来表达情感。]

女咨询师：听起来你也在悄悄地关心着妈妈，妈妈好像也是悄悄地关心你。

来访者沉默不语。

[注解：在咨询之外，来访者的母亲会经常询问咨询师关于来访者的情况。咨询师问母亲，是否有亲戚朋友等人评价过来访者的男性外貌，母亲否认，但来访者的男性特征非常明显，完全未听闻过别人对来访者评价是不太现实的，所以母亲更可能是在保护来访者，直接把这类信息隔离掉了。咨询师对来访者说她母亲好像悄悄地关心她，试图引发她的感受、思考。]

女咨询师：你现在对父母的感受是什么样的？

来访者：我对他们很内疚。

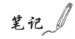

女咨询师：内疚的是什么？

来访者：父母花那么多钱养我，供我上学，但我却喜欢女生，跟他们作对，让他们失望了。

咨询至此已经进行了 30 分钟，女咨询师做完转介工作后离开了咨询师，男咨询师接手来访者今后的咨询。

男咨询师对来访者总的咨询方案主要是和她讨论几个问题：①使来访者理解并接受外界的非议；②让来访者理解父母对来访者身份的态度，并让父母接受她对今后生活的选择；③与来访者共同构建人生规划。

（七）咨询总结

根据第一阶段（10 次）的咨询，咨询师将来访者的性身份障碍主要归因于家庭关系的问题。在来访者的家庭中，母亲被排挤在家庭在外，除了妈妈以外，来访者、父亲、弟弟三人相处融洽。咨询过程中，来访者口中的母亲是负面的：强势、行为习惯差等等，这些原因让来访者无法认同母亲，而母亲扮演着她生命中最重要的女性角色、形象，这使来访者不接纳自己成为女性，厌恶女性身份。后来弟弟出生，他从小就可以获得很多富足的物质、关爱、重视，这使来访者发现男性可以从父母身上获得更多资源，更加希望转变为男性，像男性那样生活。来访者厌恶原性别，希望改变性别，属于性身份障碍，这不同于同性恋，同性恋者通常认可自己的生理性别、性征，只是性取向是同性；性身份障碍不认可自己的生理性别、性征，希望变性，来访者具有着更强的改变动力。

两位咨询师对来访者第一阶段的咨询都围绕着短期目标进行，即为来访者减压，学会理解他人对自己的看法，增强沟通技能，建立人生规划，完成上述目标后，来访者的心理健康水平有所提升。第二阶段的咨询目标是改善来访者与母亲的关系，达成和解，完善来访者的人格，经过第二阶段的咨询，来访者性身份障碍的症状好转。

二、夫妻咨询案例

来访者夫妇结婚十年，一直以来都分床睡。近年丈夫有了外遇，虽然后来丈夫与情人分手了，但这对夫妻关系还是有毁灭性的打击，两人关系濒临破裂，打算离婚，双方的沟通也出现严重问题。夫妻双方共同寻求咨询，希望挽救双方的婚姻。

（一）来访者基本信息

妻子 39 岁，研究生学历，自由职业

丈夫 41 岁，大学本科学历，私企员工

结婚 10 年，育有一女儿，9 岁

（二）如何来诊

由朋友介绍，妻子前来预约。

（三）第一印象

妻子纤瘦，皮肤白皙，身高 170cm 左右，穿着休闲但品质较高，长发染过颜色，性格温柔，眼光有些犀利。

丈夫微胖，身高 185cm 左右，有肚腩，戴眼镜，身穿 T 恤、短裤，说话大声大气，讲普通话而非方言，行为较随便。

（四）主诉

丈夫曾发生外遇，虽然现在外遇关系已经结束，但夫妻关系紧张，妻子不再信任丈夫。

（五）治疗过程

1. 第一～二次咨询

咨询师：你好，我是 ××，我做心理咨询 17 年了，是一名专业的心理咨询师。这是我们的咨询设置、保密原则、咨询协议，请先了解一下。（了解完毕后）和我说说你们的近况及求助的目标。

丈夫：好的。我曾经与别的女人发生外遇，但没有发生性行为，相处六个月就结束了，可是妻子现在不信任我，我们很难相处和沟通。我已经失眠一年半了，昨晚5点才睡。

咨询师：你和妻子是怎么认识的？

丈夫：我和妻子是初中同学，我是个很调皮的学生，妻子是个学霸。我非常欣赏她，很想和学霸在一起。

咨询师：说说你的一些相关信息。

丈夫：哪方面呢？

咨询师：都可以，只要是你现在想说的。

丈夫：我当过兵，做过公务员，事无巨细，什么都要考虑，整宿整宿睡不着觉，特别焦虑，后来就辞职了。我与妻子在国外一起上了两年学回来就结婚了。我们是从早恋到晚婚，结婚五年后有了孩子，本来我们的婚姻是很美好的，回国后我自己就开了公司，我不打牌、不赌博、不喝酒、应酬少，每天抽两包烟。妻子一直全职在家，后来她开了一家很大的会所，我和我父亲都很支持妻子做这个会所，这个会所投资很大，现在经济大环境导致会所压力比较大。孩子从上一年级开始都是我天天接送，老师说没有见过孩子的妈妈。我认为妻子投入会所的时间太多了，孩子上小学一年级下学期开始，我要求妻子去接，但妻子安排了自己的父母去接，晚上才去负责辅导孩子的作业。另外，我认为，妻子和她的合作伙伴搞好关系是应该的，所以我就借了好几百万给妻子的合作伙伴，现在血本无归，会所的生意一直在亏本，现在这钱也没法要，这个合作伙伴已经消失了，现在我们夫妻很难交流沟通，一讲生意就吵架。女儿周一到周四是在外公家住（因为外公家住在学校附近），外公外婆是大学的老师，我的妈妈也是大学老师，我周五的时候接孩子回来住两天，周日又送她回外公家。我很怕热，怕影响妻子休息，所以我住在楼下，但不是为了分居。我们无法沟通已经两年了（丈夫说到这，有情绪）。

［注解：这段描述条理清晰，能看出丈夫是一个逻辑性很强，表述能力和概括能力很好的人。］

咨询师：同在一个屋檐下，但是却长达两年无法沟通，这实在是太难受了。能说说你和妻子是怎么来往起来的吗？

［注解：咨询师注意到来访者描述这段经历时出现情绪，及时给予来访者共情，在此阶段，既要搜集信息，也要通过共情紧贴着来访者，建立良好关系也是必不可少的。夫妻间的主要问题是沟通上问题，咨询师决定从夫妻双方如何建立关系上切入，了解夫妻是自由恋爱还是包办婚姻，相互欣赏对方哪些部分等等。］

丈夫：好，那我又从学校说起吧，妻子是个学霸，我当兵回来同学聚会后就开始来往了，去年5月之前，虽然我们没有沟通，我爱妻子大于妻子爱我，我付出会很多。去年5月我处了个红颜知己，持续了6个月，那时候我很想与妻子离婚，因为我感受不到妻子的情感。

咨询师：你这事还有谁知道？

丈夫：我的父母都知道，他们严厉地批评了我，我们双方的父母都很正统。我和红颜知己交往了6个月后就和她结束了关系，但之后因为内疚，我没有办法与妻子有夫妻生活，我也觉得对不起情人，我的内疚感很强。

咨询师：（不予评价）你的父母是一个什么样的父母呢？

丈夫：我对父亲很敬畏，从小对我的关爱很少，所以我对自己的孩子更加补偿的照顾，我觉得我的性格很像母亲，我认为我也很自卑，因为看到同学与他们的父亲相处像朋友一

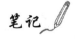

样，我在街上看到小朋友被父亲牵着手都很羡慕。

我没有按着父亲指的路走，所以我在父亲那里一直得不到肯定。我是四代单传，父亲有两个姐姐，一个妹妹，什么事都是我事无巨细地安排，害怕做不好，我认为自己不是父亲的儿子，像是父亲的秘书，父亲说是什么就是什么，我认为我把自己给活没了。我觉得我超我很强，非常守规矩，连停车都是要停直线，我的驾照从不违规。我的父母对我的妻子非常好。

[注解：咨询师了解到了来访者家庭背景、与父亲的关系、对父亲的感觉，这是理解来访者的重要资料。家庭系统流派认为个体的问题行为与其家庭有密切关联，来访者着重描述了父亲，可见来访者与父亲的关系对其影响深远，来访者一直以来被父亲掌控，男人的力量感无法展现，出轨有可能是为了证明自己作为男人的力量感。]

咨询师：你认为你和妻子的关系出现问题是因为什么呢？

丈夫：我认为夫妻关系的问题不是源于金钱，会所赔了 200 万我也能承受。前两天我们夫妻就会所的事情发生了一次争执，我不是怕亏钱，但是妻子做错事还理直气壮，我认为她应该有内疚感才对，我们也是因为这次争吵后才决定来咨询的。

[注解：咨询师注意到两年前发生的投资失败，直到近日还在因此而吵架，这件事是双方间的重大事件，是引起矛盾的导火索，对两人关系影响不小。]

咨询师：说说看你们家的一些经济状况。

丈夫：我妈妈有许多房产给妻子管理，让妻子收租金，我认为房子的物管费、临工费应该是妻子来支付，但是这都是由我或者是我们家来出，妻子没有付钱的概念。妻子花钱也没概念，我们一家人去欧洲 10 多天花了 100 多万，妻子买 Prada 的大衣，一买就好多件，而且她从不存钱，钱都是用去买衣服和化妆品。

[注解：妻子对理财没有概念，后面的认知教育需要加强妻子这方面的认知。]

咨询师：那你认为你们的夫妻关系是奴隶和女王的关系吗？

丈夫：我认为不是，是自觉自愿，我是一个很在乎社会评价的人。

咨询师：你们结婚时是谁提出来的？

丈夫：我母亲说你们不用领证，玩一辈子就行了，我们还是领了证。我们结婚第二天，母亲又说你们不要生孩子，就玩一辈子，我们又生了孩子。

咨询师：听起来结婚和生孩子都是为了去反对母亲吗？

[注解：咨询师发现丈夫对他母亲存在很大的不满，假设丈夫在俄狄浦斯期没有发展出健康的异性关系，为后面的出轨埋下隐患。咨询师归纳这些事例后，反馈给丈夫，促进他审视自身。]

丈夫：这个问题我没有想过。平时跟妻子吵架后，我还沉浸在情绪里面没出来，妻子已经不知道去哪了。

第二次咨询在第一次咨询后一天，由于妻子在初访中迟到了半小时，并且很少开口，所以这次咨询是针对妻子的。

咨询师：你咨询的目标是什么？

妻子：自从丈夫有了外遇之后，我就不知道怎么与丈夫相处。

咨询师：说说丈夫的外遇吧。

妻子：丈夫说，他有外遇是因为我对他不好，我认为丈夫总是看我不顺眼，我们这次夫妻吵架中出现了罕见的情况，丈夫说他要拖死我、折磨死我，他很生气。

咨询师：（神态、姿势上共情来访者）能说说你们俩相恋的时候吗？

妻子：我们高二时开始恋爱，他的家庭环境与我的区别很大，这吸引了我，我很好奇，也很感兴趣。他很细心很会照顾人，和他在一起很好玩，在婚姻中，丈夫的包容、纵容让我感受很舒服。我的性格很有主见,很自我,不太成熟,也很自私,我是到自己开始经营会所的时候才成熟起来,我认为丈夫并没有感到我开始成熟(妻子哭了,但却在笑着哭)。

咨询师:能为你恋爱和现在的婚姻打打分吗?0分是不满意,100分是很满意。

妻子:我们在国外就生活在一起了,那时候恋爱我觉得可以打90分到100分,现在是负分,是在靠女儿维持着这段婚姻,女儿很可爱、很贴心,在生活中不可缺失。

[注解:这里咨询师用了认知行为疗法中评量式提问技术,明确来访者的情况,使咨询目标可操作可量化。]

咨询师:说说女儿吧。

妻子:女儿周一到周五与我的父母一起生活,我每天都会过去,周五的时候丈夫把女儿接走,周末带女儿玩,我很少参与。

咨询师:你们有多长时间没有三口之家在一起活动了?

妻子:很长时间没有一家三口一起活动了。

咨询师:你们双方父母是怎么知道你丈夫外遇的?

妻子:我和丈夫一起和我们的父母讲的。

咨询师:你的父母听到丈夫有外遇是什么反应?

妻子:我的父母在事情面前是讲道理、说教,比如要有家庭责任等等,并没有指责我丈夫。

[注解:初访中,咨询师首要任务是开始与来访者建立关系,并进行基本信息的收集来对来访者进行全面地评估,一般需要花1~4次咨询来进行评估,搜集的资料通常包括人口学资料、生活状况、婚姻家庭、工作、社交、娱乐活动等等。咨询师在本次咨询中,进行了这两部分的工作,以及构建了对来访者问题的假设。咨访关系的建立与对来访者的评估是咨询的地基,很多新手咨询师没打好地基就急于对来访者进行干预,这实际上脱离了来访者。夫妻咨询中,咨询师不能倒向某一方,要平衡双方的关系,稳步地推着夫妻往前走。咨询师需要了解个体的成长背景,但是不宜太过深入地挖掘,因为双方可能都有不愿意让对方知道的秘密。个体内心深处的内容是个体咨询中的关注点,而夫妻咨询中咨询师则会关注每位来访者在自己的家庭中,与家庭成员的关系,关注的是关系部分,而不关注人格部分。]

2. 第三次咨询   五天后,夫妻俩一起来进行咨询。夫妻俩坐在沙发的两头,中间放着妻子的包。

[注解:咨询师观察到夫妻分别坐在沙发两头,中间以包相隔,说明两人隔阂很深。咨询中来访者选择的座位能够反映一些信息,如直接选择主位的来访者,在现实中可能喜欢掌控他人;家庭咨询中,家庭成员们的座位的选择也可能反映出家庭的关系结构。]

妻子于2013年开始工作,次年开始出现夫妻关系紧张,咨询师总结到夫妻之间的争吵原因是会所和借贷的事,在态度上丈夫认为做事失败了要总结经验,且习惯把事情结果想得很糟糕,妻子则认为做都做了,就这样吧,丈夫认为这有耍赖的意味。在行为上,丈夫认为因为有生意、家里有老人,所以他的手机保持24小时开机,但是实际上夜里从来没有来过电话,看出丈夫的焦虑水平较高。

咨询师:你们说说每天都怎么过的?

妻子:我回妈妈家吃饭,然后辅导孩子做作业,晚上再回家。

丈夫:我晚饭要么去应酬,要么回家自己吃饭。

咨询师:(问丈夫)你不去岳母家吃饭吗?

丈夫:我已经有两年半不在岳母家吃饭啦!

咨询师:为什么呢?

丈夫:那是夫妻俩争吵最多的时候,我对妻子不接孩子、应酬太多意见很大。如果我要

笔记

去吃饭,我就要绕好几条街,这几条街上都有学校,太堵太绕了。

咨询师:那为什么你不回自己父母家吃饭呢?

丈夫:我的母亲是不做饭的,妻子也是不做饭的,所以我认为做饭是件麻烦的事。在岳母那里我吃到了真正妈妈做的饭,才知道这到底是什么味道,所以我的内心很感激岳母。辅导孩子方面,那是妻子的事,毕竟她是学霸嘛。

[注解:丈夫不去岳母家,似乎既有现实原因,也有心理原因,当双方吵架较多时,丈夫的处理方式是回避接触。丈夫对妻子不接孩子、应酬太多有很大意见,也就不愿意多绕几条街过来一起吃饭。]

咨询师:平时你们怎么和孩子一起玩?

丈夫:我很喜欢带孩子玩,例如带着孩子去骑自行车,因为我对妻子有些赌气,我很少叫她一起参加。

咨询师:你们一家三口到现在,什么时候感觉是最好的?

丈夫:孩子两三岁的时候,我们都特别喜欢旅游,那时感觉很好。一家三口每年都会去国外旅游。

[注解:咨询师引导来访者回忆一家三口的快乐时刻,达到强化的目的。咨询师如果紧盯着症状来讨论,双方恩怨只会更深,讲快乐的事情可以使来访者的情绪感受、身体感受、认知感受从负向来到正向。]

3. 第四次咨询 八天后,丈夫准时前来咨询,妻子堵车迟到了 20 分钟,两人坐沙发两边,但妻子的包放在沙发的一边。

咨询师:关于外遇你有什么想跟我说的?

丈夫:其实我父亲在外面也有情人,我是不是受他的影响?我外遇的这 6 个月,瘦了八公斤,吃不下睡不着,导致患上糖尿病。我父亲在外面有情人,我深深知道这有多麻烦。外遇的时候我提出离婚,妻子说离就离。

咨询师:夫妻之间发生什么了,使你有了外遇?

丈夫:我觉得妻子经常会忽略我。情人离婚了,有一个孩子,我经常让孩子跟她的孩子一起玩。6 个月里情人给了我很多应该是妻子给我的东西,比如关爱……我 16 岁离家去当兵,很渴望得到关怀。妻子知道出轨这事时,情绪控制得非常好,没有哭闹。

[注解:在本次咨询中咨询师对事件背后的动力进行了深入工作,尝试找到夫妻问题的原因,也让妻子去听一下丈夫的想法,达到理解丈夫行为的目的,这是关系修复的基础。从丈夫的回答能看出他在出轨中充满着冲突,出轨满足了他一些心理需要,但也给他带来强烈的道德谴责,这种冲突让丈夫用严重躯体化的方式来表达。]

咨询师:你们的性生活怎么样?

丈夫:以前性生活非常少,出轨事件后就没有过性生活了。我们夫妻分开睡有 9 年了,我在楼下睡,妻子在楼上睡,女儿回来就和妻子一起睡,女儿在外婆家有自己的一间房间。

咨询师:(问丈夫)在你的思想里,你是如何看待婚姻的互动?

妻子:他父母就是没有睡在一起。

丈夫:理想的婚姻应该是互相尊重,丈夫会主动让步、相互迁就,尊重双方父母,维护家里的各种权益,让老婆孩子衣食无忧。

咨询师:妻子呢?在你的思想里,你是如何看待婚姻的互动?

妻子:夫妻恩爱、关系好,大家都是健康的,跟父母关系好,比较和谐。

丈夫:我们从确定恋人关系一直到刚结婚,我都会买礼物,不过现在没这个热情了,给妻子住大房间,睡好觉,我已经做到了丈夫该做的了。

[注解:夫妻分开睡长达 9 年,咨询师需要判断在双方观念中,这是正常现象还是源于

某些心理原因而拒绝同床，丈夫的父母同样分床睡，导致丈夫觉得夫妻分床睡是理所当然的。针对丈夫的认知，咨询师需要对其进行认知教育，使丈夫了解到夫妻关系中的思想交流和身体交流都是重要的成分。]

咨询师：在你们的婚姻里面有建立规则的习惯吗？

丈夫：我认为家是港湾，要自由不要修饰，想干什么就干什么，我的叔叔经常打电话问：明天有没有事？没事就带爷爷出去钓鱼。我对这种安排很反感，我认为自己想去就会去，不用你安排。不过上次我们夫妻咨询出去后我们一家人还是可以进行商量了，可以简单地沟通了，我觉得咨询是有效的，很不错。

咨询师：是什么使你们开始沟通了？

丈夫：前几天我们一家三口和我母亲一起去吃饭，吃完饭妻子说要看电影，还命令我一起参加，我很不高兴，是因为她命令我，以及在老人面前伤我面子，所以我很生气地骑着车淋着雨回家了。以前这事就会憋在心里，那天他们看完电影回家，我把妻子叫到书房，很正式地和她沟通我的感受。

[注解：丈夫对待规则的模式是分裂的、两个极端的。一方面强大的超我使他在外非常遵守规则，这可能源于父亲的认同；另一方面他在婚姻中是完全自由、没有规则的，出轨是没有规则的体现，这可能源于父亲对其过度掌控的反向形成。他讨厌被安排，他人的安排会触发他被父亲安排时不舒服的感觉，让他感觉自主感丧失，在婚姻中不建立规则可能是他摆脱父亲阴影的一种方式。咨询师接下来还可以了解一下丈夫的父母在婚姻中的规则，父母的规则会对孩子有潜移默化的影响。这次妻子的命令同样触发了丈夫的愤怒，但丈夫的处理方式发生了改变，不是反击，而是正面表达感受。成熟的表达方式是能用言语来表达自己的感受；不成熟的表达方式是通过用行动来替代言语，或让对方产生一样的（负面）感受，来让他人理解自己的感受。]

4. 第五～七次咨询 第五次咨询原本定在周二，由于丈夫周一时摔伤了腿，膝盖缝了四针，右手肘骨裂，左胸骨有三处骨裂，左手被扭到无法发力。咨询师看到丈夫右手打着绷带，右膝盖包扎着，一瘸一拐。

咨询师：发生什么事了？

丈夫：（满脸欣喜）我周天上楼去睡一天啦，周一早上摔了一跤。

咨询师：（笑）你有多么不想上去睡呀？

丈夫：好奇地问，为什么这么说？

咨询师：摔伤后你睡哪儿？

丈夫：我这样子不方便上楼，所以我又在楼下睡了。

咨询师：你只有摔伤了就又可以回到楼下睡了吗？

丈夫：若有所悟地笑了。

[注释：咨询师开玩笑地提问，其实是尝试帮助丈夫领悟，使潜意识意识化。摔伤有可能是因为丈夫潜意识不想同床所致，来访者在认知层面上已经学到了夫妻该同床，但潜意识依旧忠于父母，这使丈夫发生了意外，受伤可客观地使丈夫避免同床，从而缓解冲突焦虑。精神分析学派认为意外既可能是偶然事件，也有可能是潜意识所致，无意识地去制造意外以获某种好处。]

咨询师：是什么要让你上楼去睡了呢？

丈夫：上次咨询的时候我才醒悟到夫妻是要睡在一起的，因为我的父母不住在一个房间，所以我才这么认为。

咨询师：上楼睡觉这个过程怎么发生的？

妻子：女儿放假回来就很自然的睡在下面了，丈夫就很自然的在楼上睡了。

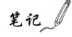
笔记

125

咨询师：上次咨询的时候，你们已经开始有了一些交流，这十天有些什么进展吗？

妻子：他在摔跤之前，我们有各种计划，想带着孩子过一个好假期，我们打算去沿海或者是风景区骑自行车，我很希望他赶快好起来。

咨询师：你们是怎么计划的？

丈夫：这就是我很不确定的地方，我觉得我无论怎么说怎么计划她都会说"都可以"，这个"都可以"让我没有尺度，很不舒服。

咨询师：你前面说你喜欢自由，讨厌被安排、命令，现在有个让你完全自由掌控自己的机会，但你觉得不满意，觉得妻子不参与决策会使你觉得没有尺度。你能够说出你的规则吗？

丈夫：（沉思片刻）这事好像还真说不清。看来我都没办法明确自己的规则，到底自己想要什么，看来别人就更不知道了。

咨询师：的确是这样的，建立规则对你来说是一件重要的事情。也许长期受到父亲的束缚，失去了不少自由，现在你可以掌控一些东西了，但掌控自由的同时让你感受到了焦虑，因为掌控自由意味着你同时要承担责任，父亲的束缚让你痛苦，但同时也替你扛起了责任让你避免了焦虑。

［注解：认知行为疗法认为认知决定了人的行为，丈夫对婚姻有了新的理解后，开始能够同床；行为也能反作用于认知，一家三口能顺利旅游的话，有利于加深他们对彼此关系的理解。对于丈夫对妻子的不满，咨询师在已经建立了良好咨访关系的基础上，通过面质来引发丈夫对自身的思考，最后用存在主义的观点对他的困惑进行解释，让丈夫更全面地审视与父亲关系中的积极部分，对丈夫的思维模式进行正性强化，使其学会在关系中寻找积极资源。］

第六次咨询时，丈夫已经没有包扎脚和手了，但行动依然不方便。

咨询师：我们已经咨询了5次了，在这个过程中，我发现了轻松的话题会让丈夫积极主动，而妻子在揭丈夫老底的时候会积极主动，这让我感受到你们像两条铁轨，紧紧相随、相互平行、没有交集。

丈夫：（对妻子）我父亲经常出差、打麻将、不照顾母亲，我认为自己比父亲作为丈夫已经很好了，这样你还老是揭我老底。

咨询师：丈夫的表达方式是让对方去领悟，妻子的表达方式是简单直接。你们怎么看待彼此的信任？

妻子：我希望丈夫能够给我足够的信任，放手让我自己去处理一些事情，但他往往不信任我。以借钱事件为例，我希望自己去搞定这件事，如果能把钱收回来，再赚点利息，那会让我很开心，即使要不回来，那就当买个教训。

丈夫：问题是，你借钱就没有告诉过我。

咨询师：这次咨询当中我们提到了火车，我希望你们回去思考一下，在你们的家里什么是火车，火车轨道相随、存在的意义是因为有火车在上面跑吗？火车也许是孩子、家庭、责任等等，这是这周的作业。

［注解：丈夫喜欢轻松的状态，妻子喜欢攻击丈夫，两人拥有不同的兴奋点，他们的思维不再一个频道上。本次家庭作业是一个调频的过程，咨询师想让来访者思考，既然两人没交集，为何还在一起呢？通过家庭作业来让夫妻寻找他们之间的交集，找到"铁轨上承载的是什么"，夫妻在一起才有意义。］

第七次咨询刚开始，咨询师检查夫妻完成家庭作业的情况十一天后，但两人都已经忘了上次的议题。

咨询师：铁轨上的火车意义是什么？

妻子:火车是孩子,我可以这样表达吗?

咨询师:当然可以。

丈夫:(对妻子)我希望你能理解我的出轨,你的心思全在你的会所上,忽略了我。还有一件让我备受压力的事,我父亲他在外面有人,我是忠诚父亲不告诉母亲呢?还是忠诚母亲不理睬我父亲呢?长期在他们之间摇摆不定,这令我很难受。我的父母经常给我不确定性,这让我处于警觉的状态。

咨询师:你出轨也是让自己处于一个警觉的状态吗?这样你就可以审视你的婚姻了?

[注解:咨询师解释丈夫的出轨行为:丈夫认为妻子的关注点只有孩子和会所,忽略了自己,慢慢地丈夫认为两人的婚姻出了问题,不再有激情了。丈夫潜意识通过出轨来使自己处于警觉状态,通过制造一个大问题来搅动婚姻这潭死水,使夫妻能够共同关注婚姻问题。咨询师让丈夫了解到,警觉是具有功能性的。]

丈夫:也许吧。如果这次不来做夫妻咨询,我父母的婚姻状态将是我们的未来。

咨询师:我们已经咨询了六次,现在关于婚姻的话题你们想说些什么呢?

丈夫:我希望在过夫妻生活时妻子能够接受我。

妻子:我觉得丈夫不离婚的原因只是想保住婚姻,以便利用父母的钱,我不确定丈夫对我是否还有情感。

咨询师:好的,我们可以在下次咨询时谈谈夫妻之间的信任、情感、安全等有多大程度的问题。

[注解:前面的咨询有阶段性的进展,丈夫开始与妻子同床,双方都愿意进行沟通,以及付诸行动,如计划去旅游,去改善家庭关系,咨询师询问双方关于婚姻想说的话,来引导双方表达出自己的想法,使对方了解,以及确认咨询进度、评估咨询效果,寻找需要解决的问题,制订下一步咨询计划。丈夫态度诚恳,已经愿意同床后,进一步希望能够接受自己,但妻子认为丈夫出于功利的目的才保住婚姻,对丈夫并不完全信任。通过双方的回答,咨询师找到下一步的咨询方向,接下来会针对夫妻间的信任开展工作。]

5. 第八~十次咨询

咨询师:今天反馈一下前几次的咨询感受:妻子的咨询议题是信任和情感,丈夫的咨询议题是背叛与忠诚,丈夫对于发生事件的表达通道是躯体反应,表现为睡眠差、食欲差、糖尿病,消瘦了八九公斤。妻子则是用行为通道,不闹不吵,语言表达很简单"都可以"。

丈夫:是的,我很赞同。最近我父亲让我在几月几号之前把新房子装修好,我感到很有压力,又不舒服了,吃不好、睡不好。

妻子:我也赞同。最近丈夫要到总部城市出差,我也就安排我带着父母和孩子一起去丈夫的总部城市旅游,我真的是用行为在表达接受丈夫,愿意和他一起外出。

丈夫:(喜悦)我周天上楼去睡了。

[注解:从丈夫的喜报中能看出双方关系修复得不错。咨询师是来访者的一面镜子,理解来访者的情绪、困惑、行为模式等,真实地反映来访者的全貌,让来访者能在咨询师这面镜子中真实的观察自己、了解自己、认识自己、理解自己,找到自己问题的症结。咨询师的反馈使夫妻更了解自己,也加深对对方的了解,这本身就具有治疗作用。夫妻咨询当中咨询师不会过分关注双方各自的问题,而是针对目前困扰的问题,如何让夫妻双方相互理解、沟通、支持。]

因为全家都去了丈夫总部城市,所以第九次咨询隔了三周才进行。

咨询师:这次旅游的如何?

妻子:丈夫给了我们钱去旅游,(转向丈夫)谢谢你。

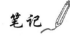

丈夫：你说谢谢，让我很不自在。

咨询师：妻子用语言表达你不习惯是吗？

丈夫：（有些不好意思）。

[注解：夫妻双方的沟通越来越通畅了。前面丈夫开始能够用语言沟通来表达自己的感受，咨询师也向妻子反馈了其表达情感的模式是通过行为，这在两者的作用下，妻子慢慢学会使用语言去表达情感。咨询师让丈夫去体会，当妻子使用语言表达时丈夫自己的正性感受，强化妻子的语言表达模式。]

咨询师：今天是咨询的倒数第二次了，关于你们的婚姻修复情况你们反馈一下现在的状态。

丈夫：我是100%的恢复了，很坦荡。

妻子：我是80%。

咨询师：有20%的差距是什么？

妻子：是时间，我需要时间来恢复。

咨询师：需要多长时间？

妻子：半年。

咨询师：你们遇到了一个意外，都受了伤。妻子伤了骨头，丈夫伤了皮肉，丈夫痊愈了，如何看待还没恢复健康的妻子呢？

丈夫：我会等。

咨询师：可不可以去照顾妻子？

丈夫：（信心满满）明天我要带着孩子、妻子、我的父母、还有朋友一起去外出活动。

妻子：你还爱我吗？你以前是100%的爱我，现在是多少？

丈夫：我想很自然的恢复。

[注解：咨询师听出了丈夫这个回答的潜台词：丈夫想100%爱妻子，但现在还没办法做到，他会通过时间来恢复。在这段关系中，丈夫的出轨对妻子造成很大的伤害，妻子对丈夫的冷落也让丈夫很受伤，所以双方的恢复都需要时间。]

三周后夫妻进行了最后一次咨询，两人穿着白色T恤、灰蓝色裤子的情侣装前来，看上去非常轻松。夫妻间的问题已经基本得到解决，最后结束了这段夫妻咨询的旅程。

（六）咨询总结

在婚姻的内容里，既包括思想交流，还包括身体交流，如果两样都缺乏，婚姻很容易出现问题。在本案例里，因为女方开始做生意后就很想展示自己的才能，丈夫做生意很成功，他想指导妻子，但是妻子想自己掌控，不接受丈夫的指导。再者，妻子在没有告知丈夫的情况下借了一些钱出去，丈夫知道后很不满。妻子则觉得，虽然把钱借出去了，但如果不仅能把钱收回来，还能收到一些利息的话，就证明自己很有能力；如果这笔钱要不回来了，能权当买个教训，这时妻子的思维。丈夫觉得几百万不是小数目，借出这么多钱却不和自己商量一下，感受失控，所以他们两人在做生意方面无法沟通。

妻子说，她没见过丈夫那样的家庭，觉得很好奇；丈夫喜欢妻子是因为他欣赏妻子的学识，两人相互需求，走在了一起。但在恋爱中对方吸引自己的部分，在婚后往往是不想要的。妻子的学霸风格使她婚后希望自己独立地干出一番事业，丈夫不乐意。丈夫的家庭环境与妻子严格保守的家庭环境不同，在结婚前，妻子对丈夫这样的家庭环境很很好奇，但多年后，妻子不再感兴趣，他们两人思想层面的交流变得越来越少。这种情况下，两人如果保有身体交流的话，关系还能够维持稳定，但如果连身体交流都匮乏，同时他们中有人是低自尊的话，那么一些风吹草动，就可能导致某一方出轨。

笔记

夫妻咨询中，建立和维护夫妻间的关系是重点。咨询师帮助夫妻在美好事件中找到积极资源，重新滋养夫妻关系，达到修复的效果。修复关系是从彼此间信任开始入手，所以夫妻咨询要花很长时间去建立彼此的信任。咨询师不断循环提问，如"从我和你丈夫的对话中，你听到了什么？""当妻子这样讲的时候，你会有什么感受？"，让来访者觉察双方的误会和冲突是怎么产生的。循环提问贯穿整个咨询。

（曾　勇）

笔记

第七章　婚恋心理

掌握： 爱情心理的理论，择偶理论，婚姻质量及其评估。

熟悉： 择偶问题的心理辅导，婚姻冲突与婚姻质量的概念，失恋与离婚的心理辅导，婚外恋现象的分析与辅导。

了解： 人类婚姻的发展历程，婚前性行为的原因与影响，离婚对子女的影响，婚外恋的原因与影响，其他性关系的心理。

与性心理密切相关的一种特殊人际关系是婚恋关系。两个异性步入恋爱乃至婚姻后，彼此建立了亲密的心理关系、生理关系。在这种亲密关系之下，性心理也表现出其独特性，即婚恋心理。婚恋带给个人的不仅是成家立业、传宗接代，更主要是带给个人二次成长的机会。当个体与异性建立了亲密的关系，也意味着信任对方，愿意敞开自己的心灵。此时可以满足自己的两个基本心理需求：一是无条件被人接纳，二是在所爱的人心中居首位。过去成长经历中的缺失或伤害，往往在和伴侣的亲密互动中得到满足。如过去被约束的，现在可能在伴侣那里得到信任和自由；过去被忽视的，现在可能在伴侣那里得到关注和肯定。

婚恋不是一男一女随机组合而成的，形成后也不是牢不可破的，它的发展要经历不同的阶段。起初，每个成熟的男女，都会按照一定的标准去选择异性；彼此喜爱，互相适合，就进入恋爱阶段；爱情发展到成熟期，双双迈入婚姻殿堂，为爱情画上一个完满的句号。当然，婚姻也可能出现不和谐的音符——婚外恋。如果双方实在无可挽回，婚姻最终会走向破裂，即离婚。

第一节　人类婚姻的发展历程

婚姻制度（marriage system）是在一定社会中占统治地位的婚姻形态在上层建筑领域的集中反映，并以行为规范的形式对其予以确认和保护，是社会制度的重要组成部分。婚姻制度是历史的范畴，是人类社会发展到一定历史阶段的产物。人类婚姻的存在形式及结合方式，受到人类社会环境的影响。

一、人类婚姻史

不同时代和地区的社会环境，造就了形式各异的婚姻模式。一般来说，人类婚姻历程包括4个阶段：杂婚制、群婚制、偶婚制和一夫一妻制。

（一）杂婚制

杂婚制，是指男女之间没有任何禁忌，和任何异性都可以发生性行为，包括父母和儿女。由于原始社会生产力十分低下，原始人以群体为单位，共同劳动，共同生活。他们穴居野处，杂居而生，无所谓婚姻和家庭，女性是群体的中心。在群体内部，男女成员在两性方面是没有任何限制的，过着杂乱的性交生活。《吕氏春秋·恃君览》中说："其在聚生群处，知母不知父，无亲戚兄弟夫妇子女之别"，反映了人类早期杂婚的状况。

（二）群婚制

随着社会的发展，人类在漫长岁月历程中，对自然选择规律有了认识，对"近亲相交，其生不繁"有了理解，出现了对近亲间两性关系的限制，开始从最初无限制的两性关系中逐渐演变出群婚制的各种形态。人类历史上开始了婚姻与家庭的纪元。从广义的角度来说，群婚制的出现标志着婚姻制度的产生。根据摩尔根在《古代社会》中提出的婚姻进化模式，群婚制划分为血缘群婚制和亚血缘群婚制两个阶段。

1. **血缘群婚制**　人类两性关系的第一个禁忌是性行为不能在父母和儿女之间进行，但依然可以在同辈分之间进行，与此相应的婚姻模式是血缘群婚制度。血缘群婚制度亦称血婚制或血缘家庭，是指在同一群体内，同一辈分或同一年龄阶段的男女，即兄弟姐妹互为夫妻的集团婚姻形式。在同一原始群体内部，根据人们出生先后的辈分或年龄来划分允许通婚的集团，纵向不同辈分的人群之间不允许发生两性关系，而横向同一辈分的人群则既是兄弟姐妹，又是夫妻。中国神话中的女娲伏羲就是这个类型。这是群婚制发展的第一阶段，也是群婚制的低级形式。

2. **亚血缘群婚制**　人类两性关系的第二个禁忌是同一个群体内部都不能通婚。在这个阶段，兄弟姐妹之间就不能再发生性行为了。与此相应的婚姻模式是亚血缘群婚制，又叫伙婚制、亚血缘家庭或普纳路亚家庭，是指若干数目的姐妹与若干数目的兄弟共同结婚，即一个氏族的男性或女性集体嫁到另一个氏族。这也是在进化过程中为了族群繁衍和防止乱伦而形成的一个习俗。虽然亚血缘群婚制依然是同辈男女之间的集团婚姻形式，但是却从两性关系中排除了血缘关系非常密切的同胞兄弟姐妹之间的通婚，甚至后来又逐步排除了血缘关系较远的兄弟姐妹之间的通婚。这是群婚制发展的第二阶段，也是群婚制的高级形式。

众所周知，血缘相近的个体产生的后代，患遗传病的概率大增。所以，人类婚姻制度的两个禁忌，明确摒弃了近亲之间的婚姻关系，从而使后代患遗传病的概率大幅下降，提高了后代的质量。

（三）偶婚制

偶婚制又称对偶婚，是指一个男子与一个女子相对稳定地互为性伴侣的婚姻形态。一个男性有一个主妻子，一个女性有一个主丈夫。除此之外，男性可以有多个性伴侣，也可以更换性伴侣，女性亦然。随着社会的发展，排除血亲通婚的禁忌越来越严格，最终在原始社会晚期摒弃了各种形式的群婚制，代之以偶婚制。偶婚制与群婚制相比，男女双方的结合虽然具有相对稳定的性质，但并不是牢固的结合，依然很脆弱，容易遭到破坏。偶婚制仍然以女子为中心，男方成婚后定居于女方氏族，双方所生子女是母亲氏族的成员而不是父亲氏族的成员。此时已摆脱子女"只知其母，不知其父"的状态，转变为"既知其母，又知其父"。这就从血缘结构上为父系氏族和一夫一妻制的产生准备了条件。可见，偶婚制是从群婚制向一夫一妻制过渡的中间形式。摩梭人的走婚制就属于偶婚制。

（四）一夫一妻制

一夫一妻制又称个体婚制，是指根据一定社会规范的要求，一男一女结为夫妻，任何人在同一时间内不得有两个或两个以上配偶的婚姻制度。这种婚姻制度具有严格的排他性。严格意义上的一夫一妻制产生于西方，从偶婚制发展而来，它的确立是文明时代开始的标志之一。

恩格斯曾经说过，一夫一妻制不是以自然条件为基础，而是以经济条件为基础，是私有制对原始公有制的胜利。父权的确立，财产的私有化，使父亲的财产只能由出自父亲的子女继承。为了保证后代子女能够继承父亲的财产，就必须保证子女血脉的纯洁性，子女须确认父亲的身份。一夫一妻制的婚姻制度，正是这种要求的最终结果。

基督教教义认为，上帝造人，起初只造了亚当和夏娃，也就是一夫一妻。1545—1563年，在意大利特兰特召开的罗马天主教大主教会议上，一夫一妻制婚姻法正式实行。一夫一妻制自产生以后，就成为基督教国家婚姻制度的根本，也成为全世界婚姻制度的主流。

除了以上婚姻阶段，人类历史上部分区域还存在其他的婚姻模式，如藏族的一妻多夫制，本节不再详细介绍。

二、人类婚姻的未来发展趋势

概括人类婚姻史，可以发现人类婚姻的历程可以划分为两个阶段：前期主要遵从人类动物性的特点；后期主要遵从人类社会性的特点。科学技术的发展和观念的转变，使每个家庭养育子女的数量呈下降趋势，甚至出现丁克家族，导致婚姻的生育功能有所削弱。女性独立经济能力的增强、劳动参与率的提高以及由此带来的社会主体地位的改善，使男女的地位日益平等。女性不再从属于男性，导致婚姻的经济职能也有所减弱。随着社会生产力的高度发展，人们物质生活与精神生活水平都有极大的提高，由此而产生的男女之间的性、爱将得到充分发展，成为婚姻和家庭的基础。恩格斯在《家庭、私有制和国家的起源》一书中设想在共产主义社会，性爱、婚姻、家庭三者应该是统一的，"结婚的充分自由，只有在消灭了资本主义生产和它所造成的财产关系，从而把今天对选择配偶还有巨大影响的一切派生的经济考虑消除以后，才能普遍实现。到那时候，除了相互的爱慕以外，就再也不会有别的动机了。"因此，未来婚姻的发展趋势将向着夫妇二人共同追求爱与幸福的方向发展。

在更加追求爱与幸福的同时，家庭规模也将不断缩小，并呈现多元化的趋势。如从原先的联合家庭逐渐向核心家庭转变，而独身家庭、同居家庭、单亲家庭、合伙家庭以及群居家庭等不稳定的结构也会逐渐增多。例如，从 17 世纪到 19 世纪，英格兰和威尔士的家庭规模非常稳定，但自 19 世纪末以后，家庭规模就缩小了 1/3；而美国 20 世纪 90 年代的一项全国性调查统计显示，有 36% 的妇女考虑在不结婚的情况下生育并抚养孩子。

第二节　恋爱心理

爱情（love）是人与人之间强烈的依恋、亲近和向往，以及无私奉献的情感。进入青春期以后，个体的性生理发育逐渐成熟，性意识增强，之前弥散化的性冲动开始集中投射到特定的对象上，对异性产生好感，渴望与异性交朋友、满足性冲动。歌德曾经说过："哪个少男不钟情，哪个少女不怀春。"在生理基础的驱使下，个体开始脱离群体活动，步入单独的两性世界——恋爱。

一、恋爱的需求和动机

成年男女都渴望能寻找到一个称心如意的伴侣，享受甜蜜温馨的爱情。而人们对恋爱的追求，除了受到生理因素的影响，还会受到其他因素的影响。

（一）追求真爱

部分青年男女在长期的共同学习、生活和交往过程中，彼此了解，相互吸引，在自愿自发的前提下，以情感为基础，由相知到相爱。坚持这种动机的个体注重双方心灵的沟通，精神的交融，双方都能感受到充分的快乐，都能感受到真正的幸福，为拥有对方而感到自豪。

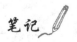

（二）满足亲密关系的需求

有些人的爱情是为了满足自己对亲密关系的需求。爱情是一种强烈的依恋关系，恋爱双方彼此恋慕、含情对视，都想把最好的献给对方，不在一起时会焦虑、不安，一日不见，如隔三秋。有些在成长中缺失父爱或母爱的人，对亲情有更深的需求，成人后迫切渴望找到另一半，建立自己的亲密关系，满足对亲情的渴望。

（三）自身价值得到认同

随着自我意识的发展，青年男女非常关注自尊，渴望获得别人，特别是异性的尊重和认可。如果身边的人都恋爱了，自己却没有恋爱，通过社会比较，会感觉自己缺乏吸引力，在同辈面前低人一等。如果有异性朋友，就能证明自身的魅力和价值，说明自己值得人爱。为此，这部分人加入到恋爱的队伍，甚至有些人以恋爱次数的多少来衡量自身的价值。

（四）其他原因

除了以上因素的影响，以下几方面也有可能引发产生恋爱行为。

1. **弥补情感空虚** 青年男女的价值观、人生观尚不稳定，各方面的能力有待提高，他们在人际交往、学习、工作等方面容易遇到压力。特别是首次外出求学、工作的青年人，来到陌生的环境，极易产生孤独感和压抑感，常常有被抛弃、被遗忘的感觉。当他们无法从周围获得心理满足时，就会借助恋爱来弥补心中的空虚和寂寞，摆脱人际孤独。如留学生异国求学期间最易受情感孤独的困扰，相当比例的留学生因为情感空虚而临时结合在一起。

2. **满足好奇心** 青年人正处在喜欢探寻自我与世界的阶段，未知事物对他们充满了神秘与诱惑。由于许多爱情故事、电影、小说的影响，没有恋爱经历的人对爱情充满了向往和好奇，心中跃跃欲试，总想亲身体验爱情的美妙，探寻两性的奥秘。

3. **寻求刺激** 还有一些青年人把谈恋爱作为一种时尚，在恋爱中追逐感官刺激，满足与异性交往的欲望。更有甚者通过恋爱，与异性发生性行为，满足赤裸裸的性欲。当刺激感下降时，容易移情别恋。

二、爱情心理的理论

（一）爱情三角理论

斯腾伯格（Sternberg）认为爱情由三个基本成分组成：亲密、激情和承诺。亲密属于爱情中的情感成分，在爱情关系中能够引起双方的温暖体验，是两人之间感觉亲近、温馨的一种体验。激情是一种混着浪漫、外表吸引力和性驱力的动力，属于爱情的动机成分，对人类而言爱情虽未必全是由于生理上的需求，但绝不能否认性动机或性驱力以及相应的诱因，如异性之间注重身体、容貌特征等。承诺属于爱情的认知成分，是指建立、维持爱情关系的决定或担保，包含短期承诺和长期承诺两种。短期承诺是指个体决定去爱一个人，长期承诺是指对两人之间的亲密关系做出持久性的承诺。三种成分相互组合，可以构成以下七种不同类型的爱情。

1. **无爱** 三个因素都不具备。

2. **迷恋式的爱** 只包含激情体验。认为对方有强烈的吸引力，除此之外，对对方了解不多，也没有想过将来。初恋就是迷恋式的爱。初恋充满了激情，却少了成熟与稳重，是一种受到本能牵引和导向的青涩爱情。

3. **空洞式的爱** 只有承诺。缺乏亲密和激情，如纯粹地为了结婚的爱情。此类"爱情"看上去丰满，却缺少必要的内容，金玉其外，败絮其中。

4. **浪漫式的爱** 有亲密关系和激情体验，没有承诺。这种"爱情"崇尚过程，不在乎结果。

5. **伴侣式的爱** 有亲密关系和承诺，缺乏激情。如有些婚姻中夫妻只有权利，对义务却没有感觉。

133

6. **愚蠢式的爱** 只有激情和承诺,没有亲密关系。没有亲密的激情顶多是生理上的冲动,而没有亲密的承诺不过是空头支票。

7. **完美的爱** 同时具备激情、承诺和亲密三要素。只有在这一类型中我们才能看到爱情的庐山真面目。

亲密、激情和承诺三种成分有不同的特性:承诺的稳定性高,激情的稳定性低;激情的短期效果强,而承诺和亲密则具有长期的效果。一般情况下,激情大约只能持续3~6个月之久。据调查,婚后2年的伴侣激情与浪漫的得分已减少50%;婚后4年,离婚率有所上升;婚后7年,则进入七年之痒。因此,我们可以享受激情,但不要将其作为爱情持续下去的基础,要注意多发展爱情的亲密和承诺成分,也就是多向伴侣式的爱情迈进。而完美的爱虽然包含了爱情的三个成分,最为稳定,然而由于生活中完美的爱情太少,以至于这种爱成为一种超现实的理想状态。

(二)爱情态度理论

罗宾(Robbin)将爱情定义为对特定他人所持有的一种特别的态度。该理论将爱情归于社会心理学的人际吸引,把爱情纳入社会心理学主流内,并编制了爱情量表与喜欢量表,使得爱情能以心理测验的方式加以研究。他提出了爱情的三种成分:亲和与依赖的需求;帮助对方的倾向;排他性与独占性。爱情与喜欢有质的差别,而不只是在量上的程度差异。

(三)爱情依恋理论

该理论将爱情关系与童年的依恋关系联系起来,认为个体婴儿时期与人建立的依恋关系,会使个体形成一个稳定的人格特质,这与将来的爱情互动型态可能存在因果关系。以下介绍两种爱情依恋风格理论。

1. **三类型的依恋风格理论** 哈赞(Hazan)和谢弗(Shaver)将成人的爱情关系视为一种依恋的过程,是伴侣间建立爱情连结的过程。爱情关系包括三种依恋类型。

(1)安全依恋:与伴侣的关系良好、稳定,能彼此信任、互相支持。

(2)逃避依恋:害怕且逃避与伴侣的亲密关系。

(3)焦虑/矛盾依恋:时常具有情绪不稳、极端反应的现象,善于忌妒且希望跟伴侣的关系是互惠的。

三种不同爱情依恋风格在成人中所占比例分别为:安全依恋约占56%,逃避依恋约占25%,焦虑/矛盾依恋约占19%。

2. **四类型的依恋风格理论** 巴塞洛缪(Bartholomew)和霍洛维茨(Horowitz)以三类型依恋理论为基础,以正向 - 负向和自我意像 - 他人意像这两个不同的维度来分析,得到四种类型的爱情依恋风格。

(1)安全依恋:由正向的自我意像和正向的他人意像所构成。

(2)焦虑依恋:由负向的自我意像和正向的他人意像所构成。

(3)排除依恋:由正向的自我意像和负向的他人意像所构成。

(4)逃避依恋:由负向的自我意像和负向的他人意像所构成。

(四)爱情阶段理论

穆斯坦(Murstein)的爱情阶段理论注重爱情的阶段性,主要探讨亲密关系如何发展。他认为亲密关系的发展,按照双方接触的次数多少来划分,可分为刺激、价值和角色三阶段。

1. **刺激阶段** 通常双方第一次的接触即属于刺激阶段。在这个阶段中,双方的互相吸引主要建立在外在条件上,例如被对方的美貌或身材所吸引。

2. **价值阶段** 一般而言,双方第二次至第七次的接触,属于价值阶段。双方情感上的依附主要建立在彼此价值观和信念上的相似。

3. **角色阶段** 通常双方第八次以后的接触属于角色阶段。在这个阶段中，彼此的承诺主要建立在个体是否能成功地扮演好对方对自己所要求的角色。

从整个关系发展历程来看，刺激因素开始占较高的比重，之后随着接触次数的增加而逐渐上升，但是所增加的幅度很小，最后会趋于一个平稳的水准；价值因素虽然在开始时的比重较低，但关系发展至价值阶段的时候，这个因素的比重会迅速提高，不过在角色阶段，其比重也会趋于平稳，且最后平稳的水准所占的比重，也比稳定后刺激因素所占的比重高；角色因素一开始最低，到角色阶段则会超越其他两个因素，且随着关系的继续发展，其比重也会不断地往上提升。

（五）投资模式理论

鲁斯布尔特（Rusbult）的投资模式理论以社会交换论的观点来看亲密关系的发展，认为亲密关系中的双方互有得失，并以一种理性且公平的评估方式，衡量自己在此关系中付出与收获，再以此评估为基准，决定其对关系的应对方式。

鲁斯布尔特认为男女亲密关系中的承诺是由满意度、替代性及投资量等因素共同决定的。根据投资模式的预测，当亲密关系中的个体，对关系有较高的满意度，知觉到较差的替代性品质以及投资了较多或较重要的资源时，便会对此亲密关系做出较强的承诺，也就不容易脱离此关系。用方程式表示就是：满意度－替代性＋投资量＝承诺。

（六）爱情彩虹图

约翰·李（John Alan Lee）将男女之间的爱情分成六种形态：情欲之爱、游戏之爱、友谊之爱、依附之爱、现实之爱及利他之爱。

1. 情欲之爱建立在理想化的外在美的基础上，是罗曼蒂克、激情的爱情。其特点是一见钟情式，以貌取人、缺少心灵沟通、热烈而专一，靠激情维持。

2. 游戏之爱者将爱情视为一场让异性青睐的游戏，并不会将真实的情感投入，常更换对象，且重视的是过程而非结果；不承担爱的责任，寻求刺激与新鲜感。

3. 友谊之爱是指如青梅竹马般的感情，是一种细水长流型、稳定的爱。这种爱情以友谊为基础，在长久了解的基础上滋长着，能够协调一致解决分歧，是宁静、融洽、温馨和共同成长的爱情。

4. 依附之爱者对于情感的需求非常大，容易产生依附、占有，妒忌、猜疑、狂热等情绪，且情绪不稳定。这种爱具有控制对方情感的欲望强烈，希望将两人牢牢地捆在爱情这条绳索上。

5. 现实之爱者则是会考虑对方的现实条件，以期让自己的酬赏增加且减少付出的成本的爱情。这类爱情理性高于情感，受市场调节的现实主义态度。

6. 利他之爱带着一种牺牲、奉献的态度，追求爱情且不求对方回报。这种自我牺牲型的爱情是无怨无悔，是纯洁高尚的。

三、婚前性行为

（一）婚前性行为

婚前性行为（premarital sexual behavior）是指没有配偶的男女在未履行结婚登记手续的情况下发生的两性关系。其特点是双方自愿进行，不存在暴力逼迫；没有法律保证，不存在夫妻之间应有的义务和责任；容易产生一些纠纷和严重后果。在我国，婚前性行为是被社会舆论、道德所反对的，是不被允许的。

（二）婚前性行为的现状

婚前性行为的发生概率在世界范围内呈上升趋势，自20世纪60年代以来，西方各国婚前性行为泛滥，未婚母亲和非婚生子女增多，造成严重的社会问题。在我国婚前性行为的

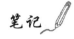

发生率虽不如西方国家高,但也逐渐成为普遍现象。基于传统性道德的约束,大多数人对婚前性行为持否定态度,但在实际生活中婚前性行为却大量存在。

在发生婚前性行为的人群中,大学生作为一个高学历的群体,他们的性行为问题受到社会的额外关注。大学生婚前性行为作为一个客观存在的现象,引发了社会对大学生性道德的忧虑。人们要正视这个问题,但也不能过分夸大这个问题。有研究发现,当代大学生发生婚前性行为的比例在10%~15%之间,许多研究结果基本与这个比例相似。2012年的一项调查结果显示,承认有过婚前性行为的大学生占被调查人数的14.5%。大学生的婚前性行为与上大学之前相比差别不大,而与大学毕业生相比要少得多。在毕业后发生的婚前性行为数量是在校期间与上大学前之和的3倍左右。

(三)婚前性行为的原因

随着生活水平的提高,性生理的成熟逐渐提前,体内突然增加的性激素会引发青年人强烈的性欲望。然而,由于结婚年龄推迟的约束,青年人在一段较长时间内难以用社会认可的合法婚姻形式获得性满足。性需求和性满足之间的强烈冲突和矛盾成为婚前性行为的背景,使性生活提前的可能性增大。具体来说,婚前性行为的原因主要有以下几方面。

1. 性自由观念　社会上性自由、性解放等思想的流行冲击了传统的性道德,加上大众文化传播媒介过多渲染情爱,使青少年受到的性刺激大为增强,容易受到激情的驱动产生性行为。

2. 性好奇心理　在当今文化环境中,性已逐渐撕去了遮遮掩掩的面纱,然而我国的性教育依然缺乏,不够深入。导致很多人对性既有一些了解,但是又不深刻与客观,从而激发了他们的性好奇心理,产生婚前性行为。

3. 感情失控　男女在恋爱过程中,随着感情的加深,双方举止越来越亲昵,他们的兴趣由精神转移到肉体,如果双方自控力较低,容易按捺不住性的冲动,偷食禁果。

4. 爱情推动器　有的人把"性"作为推动爱情的动力,当感觉爱情发展遇到阻碍,难以维持、发展下去时,就会想到以性爱作为来使爱情升级、深化,加固双方凝聚力。如有人感觉自己配不上对方,为了不被对方抛弃,采取"以性锁情"的方法。也有人为了证明自己对对方的忠诚,以身相许。

(四)婚前性行为的危害

婚前性行为对还没有接触过性的人来说,具有极大的诱惑力。但是,当一些人并没有做好充分准备就贸然接触之后,可能会造成让人后悔一生的遗憾。婚前性行为的危害主要有以下三点。

1. 给婚姻造成不良后果　恋爱是婚姻的前奏,双方通过恋爱,互相了解,培养感情,然后决定是否结成配偶。在现实生活中,恋爱并不代表必然走向结婚。本来恋爱双方是相互平等,可以自由选择的,但发生了婚前性行为后,男方有可能认为女方再也离不开自己,而对女方态度随便,任意支配;而女方会害怕或担心男方变心,不得不事事迁就、容忍,使双方失去了相敬如宾的感情基础,从而给婚后的家庭幸福带来隐患。

即使双方以后发现彼此不合适,但因为已经发生性行为,男性出于承担责任的考虑;女性出于名誉和贞洁的考虑,明知没有共同生活的基础也只得牵强结婚。在中国,虽然婚前性行为的发起者大多为男性,但女性承担的压力最大。有的男性,虽然主动要求婚前性行为,但一旦发生后,又会产生猜疑、鄙视心理,怀疑女方会不会以前就有过不正当性关系,以后会不会对性关系比较随便,这也容易成为婚后家庭不和的重要因素。

2. 损害身心健康　婚前性行为,特别是第一次性行为,往往是在双方高度紧张、恐惧的状态下进行的,唯恐别人发现,彼此都有一定的非法感。双方不仅难以从中体验到性快感,反而留下了痛苦的性经验。部分女性,有可能在性行为发生多次之后,才体验到性快感。

发生婚前性行为的双方如果经常伴随着恐惧心理，采取"速战速决"的战术，或环境不佳遭遇意外，或害怕受孕而体外射精等，容易导致男性习惯性早泄，女性体验不到性快感等问题。

此外，由于婚前性行为大多是"地下"活动，加上客观条件的限制，性行为发生时，双方性器官不清洁，也易引起其他疾病。特别是女性，容易产生阴道损伤和泌尿生殖系统感染等疾病。

3. 可能造成未婚先孕的严重后果 未婚先孕等于向周围的人宣示自己有婚前性行为，会给双方，尤其是女性带来强烈的自我羞愧感和沉重的社会道德压力。当事人常感到心理压力很大，无脸见人，有的甚至选择轻生。

即使去做人工流产，手术中生理和心理上的痛苦及周围人们责备的眼光，也会对女性生理、心理健康产生不利影响。特别是年轻的女性，由于生殖器官尚未完全发育成熟，手术时易造成身体损伤，对生育功能造成影响。

第三节　择偶心理

进入青年期以后，每个人都开始期待有一个能和自己保持亲密关系的异性。男性期望能遇到自己的"灰姑娘"，女性期望能等到自己的"白马王子"。娱乐明星访谈中最常提及的话题之一也是择偶标准。而个体究竟会选择怎样的择偶标准呢？个体是否能够清晰地意识到自己的择偶标准？择偶中遇到问题，个体该怎么办？

一、择偶理论

什么样的两个异性更容易走到一起来？历史上许多事实和研究表明，个体无规则、无差异地择偶行为实际上并不存在，每个人心中都存在着同谁结婚的规范体系。择偶（mate choice）倾向是个体婚恋观的体现和反映，而人类的择偶行为是否具有规律性？择偶理论将揭开这神秘的"面纱"。比较有影响力的理论有父母偶像理论、同类匹配理论、资源交换理论和男高女低梯度说。

（一）父母偶像理论

现实生活中，许多人在选择伴侣的时候，或多或少会受到父母的影响。例如刘德华就曾公开谈到自己的择偶标准："我心目中理想的伴侣，是否新潮，是否名人，是否有才华都不重要，重要的是要像母亲一样，是一个甘为丈夫牺牲一切的女人"。这个现象可以用父母偶像理论来解释。

父母偶像理论最早由弗洛伊德（Freud）于 1968 年提出。弗洛伊德认为，在三岁以后，儿童进入性蕾期，开始产生与父母的情绪冲突，潜意识里对自己的异性父母感兴趣，排斥同性父母，具体表现为男孩的"恋母情结"和女孩的"恋父情结"。成人以后，男性由于"恋母情结"会选择类似于母亲的女子作为他的恋爱对象；而女性则因"恋父情结"会选择类似于父亲的男子作为她的恋爱对象。该理论强调先天的性意识对个性发展的意义，认为在择偶行为中生理、心理需要的影响力大于社会选择的影响力。波盖特·维林（Pogate Westwood）对此理论进行了修订，提出更通俗的解释：大多数人容易爱上幼年时和自己关系亲近的父母一方或与父母相似的人。

除了弗洛伊德的性欲论，亲密情感的影响和需要也能够解释择偶时的"父母偶像"现象。父母是孩子的第一任老师，父母的一言一行，会在他们幼小的心灵中留下很深的烙印。子女与父母的亲密感情将影响他们的整个人生，导致部分成人的择偶标准都是父母性格、外貌的相似或延续。

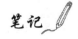
笔记

案例 7-1

张某的母亲控制欲强、好挑剔，张某从小感觉自己的母亲难以接近，对母亲有些畏惧。工作后张某有过两段感情经历，两任女友都具有共同的特点：控制欲强。也就是说张某容易被那些具有母亲相似心理特征的女性所吸引。因为他潜意识里希望能凭借自己的努力，讨好对方，满足对方，从对方身上获得自己渴望的"无条件"的母爱。

从家庭关系的角度来分析，两个人的婚姻关系能否得到父母的支持，对其婚姻的维持和发展有重要的影响。如果父母也喜欢子女所选择的伴侣，就容易建立起和谐的家庭关系，子女与其伴侣的婚恋关系会更稳定。因此，为了今后家庭关系的和睦，有些人会根据父母的特点，选择与父母风格类似、兴趣相投的伴侣。当然，这种情况并不是绝对的。比如一个过于强势的婆婆和一个同样强势的媳妇处在一个家庭，非常有可能导致硝烟弥漫。

（二）同类匹配理论

美国社会学家古德（Gude）于 1986 年提出同类匹配理论，他认为人都是理性的经济人，有趋利避害的一面，倾向于选择与自身条件相似的异性为配偶。匹配主要是指三个层面的匹配：①完全先赋的因素，如种族和民族；②价值观因素，如人生目标、兴趣爱好和行为方式等；③个人因素，如个人的教育程度、社会经济地位和家庭背景等。古德曾说过："如果不考虑选择具有类似社会背景的人做配偶，婚姻就缺乏坚实的基础"。

我国传统就有"门当户对"的婚姻观念，要求男女在择偶时要相互考虑对方社会地位和经济情况与自己是否相当。正如鲁迅所说："贾府上的焦大，也不会爱林妹妹的"。这是我国封建社会婚姻的基本形式和规则，虽然有其糟粕的一面，但也有其合理之处。婚姻幸福与否的关键在于择偶是否得当，相似家庭背景的人或同一层次的人由于其经济条件相当，文化水平、认识能力、审美情趣相似、待人处事方式一致而更易于成为伴侣，并且婚后生活中彼此的共同话题也比较多，一般很少出现根本性的分歧，即使遇到纠纷也容易协调，有利于家庭的稳定与融洽。

（三）资源交换理论

弗雷泽（Fraser）首次用交换思想研究社会制度问题，用经济动机解释社会中的亲属模式和婚姻关系，提出了资源交换理论。该理论的前提是，择偶双方都是理性的，交换是满足欲望的主要途径，希望通过交换有形或无形的资源而实现互惠，择偶是典型的社会行动，符合交换范式设定的维度，婚姻必定是在对双方都有利润时才会进行的交易。男女双方既是交换的主体又是对象，通过择偶这种交换行为来获取最大的回报，满足自己基本的经济需求。如果配对双方都觉得联姻的收益要大于独身的收益，择偶行为才有可能发生，婚姻才有可能维持。

列维·斯特劳斯（Levi Straus）对资源交换理论进行补充，提出了交换的对等性原则。该原则认为，在社会中，不管一方向另一方提供的资源是礼品、金钱等有形的物品，还是义务、责任等无形的付出，都具有对等或者互惠的性质。只有对等，双方才能继续这种交换关系。同样，在婚恋中，只有一方愿意主动付出感情才会得到另一方的真心，否则，婚恋关系将很难开始或者继续。

而不同性别的群体，所关注的资源可能也会有所差异。比如"郎才女貌"的传统标准，其实是男性以才能、社会地位、经济收入和职业来换取女性的相貌。大学生群体因为经济的非独立性，恋爱的理想色彩较浓，择偶中较少考虑对方的经济资源。但表面上对财富、地位等经济资源考虑的减少，并不意味着择偶的感性化倾向。他们对对方文化程度、能力、事业心等人力资源的需求，实际上是可以在将来转化为经济资源的。

笔记

（四）男高女低梯度说

有些时候，男女双方择偶时双方的条件可能并不对等，存在着一定的梯度差异，这就是择偶梯度说。梯度效应表现在男性身上是降低效应，男性倾向于选择比自己外在条件稍逊的女性为伴侣，如愿意选择比自己年龄小、学历低、收入低的异性；表现在女性身上则是提高效应，女性倾向于选择比自己外在条件更优的男性为配偶，如愿意选择比自己年龄大、学历高、收入高的异性。也就是通常所说的"A 男配 B 女"模式。

男高女低梯度说体现了男性在婚姻中的优势地位，折射出"男尊女卑"的心理。这种择偶取向在原始社会就已经出现了，只是衡量的标准多表现为身体优势。身高体壮的男性，格外受到女性青睐；健康而美丽的女性，格外受到男性的热衷。时至今日，"男高女低"的传统婚配模式依然存在，体现为女性运用长相、体型、相对年龄和持家能力等资本来换取男性的家世、成就和社会地位。

由于几千年传统思想的影响，目前中国社会上这种取向依然很明显。中国男性选择下位标准，便于获得婚姻的掌控权；女性选择上位标准，便于寻找婚姻的依赖感。但是，由于社会的发展，女性的社会地位、经济能力等条件出现飞跃式的发展，于是，一些条件较高的女性的选择范围变得狭窄起来，产生了一批年龄高、学历高、收入高的"三高"未婚女青年群体。

（五）价值理论

价值理论是由罗伯特·库姆斯（Robert Kum）提出的。价值理论认为，在人成长的过程中，社会通过社会化的作用，将某种价值观逐渐内化于个性之中，这种价值观就是择偶的依据，只有当人们具有或者他们认为自己具有类似的价值取向时，彼此间的吸引才会发挥作用，并促进沟通的加强和情感的满足。最有代表性的观点为"同类婚"和"邻近婚"原则。

"同类婚"简单地讲就是与自己类似的人结婚。同类婚不仅是一个描述性概念，即认为婚姻双方为同类，更是一个解释性概念，强调同类和非同类之间是有界限的，跨界的婚姻要承受一定社会压力并付出额外代价。"邻近婚"则进一步强调了地理因素的作用。该原则认为相爱的双方要么住得比较近，要么工作地点比较近。其原因主要有以下两个：首先同类人群倾向于居住在同一个地区；其次居住邻近的人有较多的交往机会，且交往的成本较低。

（六）互补理论

美国社会学家温奇（Winch）提出了"需求互补"理论。当择偶涉及个人的心理需求和个人动机时，可能会具有互补的特点，主要考虑双方各种特点和需求的相辅相成。如支配欲强的男性往往选择依赖性强的女性为偶。这是因为每个人的人格既有占优势的一面，也有被压抑或缺失的一面，这些压抑或缺失一面也渴望得到满足并促进自己的发展。当一个人遇见一位身具自己所缺失或被压抑的那部分心理特质的异性时，对方会弥补自己的缺失，使自己的人格变得完整、成熟。此时，双方较易建立牢固的亲密关系。

互补理论与同类匹配说似乎相矛盾。其实，二者关注的角度不同。同类匹配说多关注种族、血统、社会经济地位、教育或先前的婚姻地位等因素的一致，而互补理论则关注心理结构、人格特质的差异。

二、择偶问题的心理辅导

（一）常见的择偶问题

1. **过分坚持择偶标准**　择偶标准可以为人们选择伴侣提供判断的依据。但如果过分坚持自己的择偶标准，完全按照一个固定模板去筛选周围的异性，最终会画地为牢，被自己的择偶标准所绑架。每个人，都是具有独特性的人，没有一种绝对的外在标准能衡量彼此之间是否相配。择偶标准并不是一成不变的固定之物，人们需要根据当下的主客观条件做出及时、必要的调整。

2. 择偶标准过于理想化 有些人择偶时太过挑剔,总想找到一个十全十美的异性为伴侣。尽管追求完美是人之常情,但在现实生活中,人无完人,这种理想化的"完人"是根本不存在的。太过于挑剔,无形中就在自己和别人之间筑起了一道墙,使得自己在寻找意中人时屡屡失望,也一再错过种种良缘。择偶,应选择志同道合,相慕相爱,情投意合者作为终身伴侣。

案例7-2

颜某一直幻想能有一段难忘、浪漫的恋爱经历,期望已久的白马王子会在一个阳光明媚的日子出现。对方英俊潇洒、善解人意。双方能一起学习,一起吃饭,一起压马路,每天过着幸福、简单、快乐的生活。因为对方的存在,周围的一切都感觉是那么的美好,和对方一起的日子,总是那么的甜蜜、美满……结果在现实中,总和对方刚开始没多久,就因为对方不能满足自己对爱情的憧憬而走向分手。

3. 择偶以自我为中心 有"自我中心"意识的人,谈恋爱时常有一些利己主义的观点。如有些女性认为恋爱应该是男性围着女性转,所以她们要求对方时时处处按自己的意愿办事,唯唯诺诺,言听计从,从不考虑对方的需要、兴趣、处境和心理承受度,有的甚至以对方对自己俯首帖耳为资本。这样,即使自身的条件再好,也难以长期吸引那些渴望真挚爱情的异性。恋人之间应该是相互尊重、信任、爱慕和给予,应该是真诚的平等相处的关系,只有这样才能采撷爱情之果。

4. 择偶太过追求外在美 "爱美之心,人皆有之",择偶时,个体必然要结合自己的审美标准选择对方的外在美,这是人之常情,无可厚非。然而,太过注重对方的外在美,忽视内在美,很容易将自己的选择范围缩小,给择偶带来困难。即使找到自己中意的伴侣,也有可能因为当时忽视性格、兴趣、品质等方面的缺陷而埋下隐患,使婚姻最终走上末路。俄国文学家普希金,娶了个美丽的女人,却最终因为她的美貌与贪图玩乐而荒废了自己写作,更因为她与人决斗,落了个英年早逝的下场。而诸葛亮和黄月英的结合则为世人所乐道。

5. 被别人的看法所左右 还有一种常见的择偶问题是缺乏主见,太在意别人的看法。个人的观点难免有些偏颇,一定条件下听取他人的意见是有必要的,但最终决定权还是在自己。不能因为周围人的鼓动,最终模糊了自己的真实态度,做出错误的选择,导致不喜欢对方时接受了对方,喜欢对方时却拒绝了对方。

案例7-3

黎某进入大学不久,一位男生开始追求她,说喜欢黎某的活泼开朗,做事认真。有男生喜欢自己,让黎某兴奋不已。但她感觉自己对对方的了解较少,不想接受对方的请求。然后,后来的事情是黎某始料不及的:对方居然每天手捧一束花,站在黎某宿舍楼窗下,一站就是几个小时。同学们发现后,很受感动。"这么浪漫的求爱,你再不上,我们就要冲上去了。""要爱你的人,不要你爱的人。"……几天后,在同学们的一片鼓动声中,在对方的浪漫表达下,黎某接受了对方的玫瑰。一种从未体验到的幸福感令黎某激动,这就是浪漫的爱情吗?在黎某还没找到答案的时候,自己先成了学校里的新闻人物:"每天接受一束玫瑰花的女生。"以后的日子里,只有黎某自己知道,因为一时的冲动而接受的爱,却不是自己喜欢的。因为对方的许多缺点是自己难以接受的,但碍于舆论的压力,她陷入进退两难的压力。

6. 过于相信一见钟情 一见钟情而定终身的浪漫爱情故事,打动了多少人。黑格尔40岁时,一眼看中玛丽小姐,鸾凤从此和鸣;张生偶遇莺莺,爱情传唱至今。有些人过于沉迷这种浪漫的故事,总期望能一见钟情,以此开启爱情生涯。与对方相见一面后,没有激动人心的感觉,则立即将对方打入冷宫。

"一见钟情"作为爱情的触发燃点和初始印象,无疑是瑰丽的。然而,一见钟情这种现象不算少见,但是一见钟情后有好的后续的概率比较有限。细数历史上的一见钟情故事,就会发现这些故事大多是从古代传承至今的。在古代,由于男女授受不亲的封建习俗,导致进入青春期的年轻人,对异性思而不得,骤然见到一名异性,很容易有强烈心动的感觉。现代社会,男女之间的空间界限已经解除,由于大家经常见到异性,很难再有强烈的心动感。而且,初始印象毕竟是肤浅的,直觉的,一见钟情只是被对方的某一优点强烈吸引,并没有仔细考虑其他因素。因一见钟情就草率结合的婚姻,往往会因为之后暴露出来的个人缺陷而导致矛盾重重,甚至过早终结。杜十娘与李甲一见倾心,却落得抱玉沉江的悲惨结局。

(二)择偶问题的心理辅导

1. 明确自己的真实需要　个体在择偶时,根据择偶理论,应从以下几个方面入手,切实分析自己的真实需要,倾听自己内心的声音,以此来选择伴侣。

(1)判断双方是否真心相爱:判断双方能否相互吸引、和谐相爱。有一个亲密的爱人和自己真心相爱,风雨与共,是最大的支持,即使遇到再大的困难,也可以克服。应注意评估双方投入的感情,不要将感情与友情、喜欢等混淆。

(2)分析双方的心理相容度:个体理智思考双方在性格、行为方式、思想情趣、生活习惯以及身体健康等方面的相互适应状况,看双方能否实现良好匹配或互补。其中,尤以思想情趣的相容最为重要。毕竟,双方思想感情能否相互接纳、相互适应,进行和谐交流是婚姻稳固的基础。分析最好在双方的早期进行,因为此时个体尚能保持一定的理智感,进行一定的客观分析。

(3)分析双方的交换资源:择偶时个体应详细分析对方的外表、职业、经济基础、家庭及其背景等,看是否是自己需要的资源,能否满足自己的需要。"食色,性也",外表在择偶中的影响不能忽视。雌性鸟类择偶,往往选择羽毛艳丽、声音嘹亮的雄鸟作为伴偶,人类择偶,也要满足自己审美的需要。职业和经济基础也是要考虑的一个重要内容,只有对方的经济基础符合自己的接受限度,才能够实现个人和家庭良好的发展。毕竟个人长期生活的家庭背景是其人格形成的重要基础,家庭状况和父母婚姻模式对子女的婚恋,乃至子女的未来家庭生活和教育,都会产生深刻的影响。

2. 考虑传统文化的影响　由于传统观念中的部分内容可能流传至今,对现代人的择偶产生影响,咨询师在进行心理辅导的时候,要意识到这些传统观念的影响,及时为来访者指出他们思想中的不合理之处。

(1)严格的门当户对观念:门当户对有一定的道理,但不是绝对的。少部分人可能会过分坚持门当户对,当对方条件与自己不相符时,立即保持距离。

(2)贞节观念中的男女差异:社会对男性性行为的态度较宽容,对女性贞节要求较严格,二者存在显著的差异。相同的事件,女性比男性要承担更大的压力。

(3)男女在择偶其他方面的差异:由于受到社会分工、家务分工、社会角色分工等因素的影响,形成了女性在择偶中的弱势地位。例如,高学历、高收入、高地位的女生在择偶中反而处于弱势地位;大龄女性比大龄男性处于弱势地位。

3. 把握机缘　择偶也要注意时机的把握。一方面,不能过于迫不及待;另一方面,不能过于左挑右拣。有些青年男女出于长远的考虑,为了保证自己能找到一个比较投缘的伴侣,在做出充分比较的基础上,当感觉缘分到时,就坠入情网,以免自己步入"大龄青年"时依然两手空空。这种理念与苏格拉底麦穗故事里第三个学生的理念相似。某天,苏格拉底带领三个学生经过一片麦田,要他们选择一个最大的麦穗,只许前进且只有一次选择机会。第

笔记

一个学生走进麦地，很快就发现了一个很大的麦穗，他担心错过这个麦穗再也摘不到更大的麦穗，于是就迫不及待地摘下了。继续前进时，他发现前面有许多麦穗比他摘的那个更大，但已经没有机会了。第二个学生看到不少很大的麦穗但下不了摘取的决心，总以为前面还有更大的，可当他快到终点时才发现机会全错过了。第三个学生先用目光把麦田分为三块，在走过第一块麦田时，既没有摘取，也没有匆匆走过，而是仔细地观察麦穗，在经过中间那块麦田时，选择了其中一个最大的麦穗，然后心满意足地快步走出麦田。

4. 失恋的影响 先前的感情经历，对当事人的择偶也有重大影响。面对失恋，有的人迫不及待，另觅他（她）人转移注意；有的人对恋人的某一特点深恶痛绝，进而厌恶所有具有此类特点的异性；有的人痛不欲生，自此远离异性不再恋爱，这些都不是正确的选择。失恋对个体而言是一次痛苦的经历，因为失恋者失去了所爱的人，想爱对方却失去了爱的机会，同时失去了未来幸福生活的希望。刚面临失恋者，尚未从之前的爱中走出，难免悲痛。此时应帮助当事人采取措施纪念、哀悼刚结束的爱情，从心理上彻底结束以前的爱情，然后再开始新的感情。

第四节 婚姻心理

童话里最常讲述的是王子与灰姑娘的浪漫爱情故事。当两个人克服重重困难走在一起以后，结局往往是简单的一句话："从此，王子与灰姑娘过着幸福的生活"。事实是否真的如此呢？现实生活中，即使是两个真心相爱的人，步入婚姻殿堂后，中间也会有涟漪，有狂涛。

一、婚姻的需求和动机

婚姻动机（marital motivation）是指男女双方产生婚姻行为的内在的、主观的愿望或目的，也就是激励男女双方结婚的内在心理动力。婚姻动机是否正确，对婚姻、家庭有极大的影响。德国社会学家穆勒曾将婚姻的动机归纳为三种：经济动机、繁衍后代动机和感情动机，并认为三种动机在不同时期、不同群体中存在地位的差别。在上古时代，经济动机为主，繁衍后代的动机居第二位，爱情动机居第三位；中古时代，繁衍后代动机居第一位，经济动机居第二位，爱情动机居第三位；在现代社会，爱情动机居第一位，繁衍后代动机居第二位，经济动机居第三位。这种划分只是相对的，不同位次之间的动机未必有巨大的差距。即使是在现代社会，人们更注重情感的追求，经济基础依然在婚前和婚后发挥重要作用。毕竟婚姻是建立在一定经济基础之上的，"贫贱夫妻百事哀"就反映了这个道理。具体说来，婚姻的动机可以划分为以下几类。

（一）满足性欲的需要

人类的婚姻动机首先是满足人的性欲，这是人的自然属性的体现。带有强制性的婚姻制度产生以后，男女之间必须结婚，建立夫妻关系，才能发生性行为，或者说只有夫妻之间的性行为才具有法律保障。而性爱的专一性和排他性，也要求有外在的强迫机制来约束行为。由此，个体的性欲动机开始遵从社会用婚姻制度对性生活进行的管理，转变为了婚姻动机。

（二）繁衍后代的需要

繁衍后代本是动物的生物本能，但在婚姻制度产生以后，个体的生育必须服从社会通过婚姻形式对生育的管理，建立一个稳定的家庭，夫妻彼此分工，互相配合，才能将子女抚养成人，达到"序人伦"和"繁子孙"的目的。因此，繁衍后代的本能既具有生物性的特点，也具有社会性的特点。人类繁衍后代的功能也逐渐扩大，不再局限于延续后代。在继承财产、增加劳动力、养老、社会责任、满足感情需求等方面也具有积极的作用。

（三）物质生活的要求

人类的物质生活包括生产和消费两个方面，要进行物质消费，首先要进行物质生产。在传统社会里，由于生产力水平较低，个人的物质生活面临极大的困难。为了更好地生存，男女通过婚姻，结为夫妻，在家庭内互相分工，团结互助。到了现代社会，随着生产力水平的迅速发展，家庭成员依然是社会的生产者，但不一定在家庭内生产；同时家庭仍然需要物质消费，家庭的经济职能并未消失，还需要夫妻在物质生活上的互助和配合。为了以后的发展，即将迈入婚姻的准夫妻必然要认真衡量物质生活条件。

（四）情感的需要

这是婚姻最高层次的需求。人是社会的动物，渴望彼此之间的沟通与交流。为了排除孤独和寂寞，人不仅需要与亲朋好友建立良好的人际关系，更需要与爱人建立亲密的关系。婚姻制度产生以后，以爱情为基础的婚姻可以帮助个体体验到夫妻之爱，亲子之爱。只有在有爱的婚姻中，人的两个基本心理需求可以持续得到满足：一是无条件地被人接纳，二是在所爱的人心中居首位。特别是心理越空虚或越不成熟的人，越容易依赖对方来支撑自己脆弱的自我价值感。不管个人受过多少次伤，家庭是天下最好的医治和疗伤场所，爱人是天下最好的治疗者。

二、婚姻内的性心理问题

（一）夫妻在性爱过程中的地位

由于生理构造的差异，在性爱过程中，丈夫常处于主动地位。如果他想发生性行为，即使配偶意愿不强，最终也能发生性行为。而妻子处于被动地位，只能挑逗丈夫的性冲动，最终决定权还是掌握在丈夫手里，想发生性行为，必须得到丈夫的积极配合。加上传统文化的影响，妻子认为过于暴露自己的性欲，会被看成是淫荡的行为，因此对自己的性欲多持压抑态度。即使妻子产生性欲，也遮遮掩掩，甚至做出相反的表达，给丈夫造成错觉。虽然丈夫在性爱中居主动地位，但性爱也不完全是丈夫的责任，丈夫强烈欲望的产生也和妻子有关。做爱也需要前奏，有时丈夫希望能看到妻子主动发出的"性信号"，在性交过程中更加主动一些。

（二）夫妻的性需求

男性在婚前就有强烈的与心上人肉体结合的愿望，新婚后在强烈的性欲冲动影响下，往往显得迫不及待，有时会出现粗暴、鲁莽的行为，影响妻子的快感，甚至造成生理方面的损伤。妻子由于羞涩、紧张感，加上重视身心交融的特点，在初期往往被动服从于丈夫的节奏。换句话说，丈夫的性欲带有很大的自发性，在新婚之际就能体验到性高潮，乐于进行性生活。而妻子的性体验随性生活的增加而逐渐觉醒，一般新婚后对性生活并不热衷，度过一段时期才能体验到性高潮。女性的性需求高峰大约发生在 30～40 岁之间。一般来说，双方要达到性和谐，可能要经过半年以上相互适应。于是，在结婚初期，丈夫的性欲比较强烈，妻子则因为性欲不强，不是很配合丈夫，容易引起夫妻双方的摩擦。

（三）夫妻的性高潮体验

丈夫和妻子在临近性高潮时的体验和行为表现存在差异。随着性高潮的临近，丈夫的性欲逐渐从劝导、引诱发展到占有和征服，动作变得越来越主动和迫切。丈夫压倒一切的欲望都集中在一点上，性交节奏变得越来越快，幅度越来越大，最终在阴道深处射精。丈夫这种性行为特征从生物学角度分析，有助于精子和卵子相遇而受孕；从心理学的角度分析，是丈夫满足征服欲，达到性高潮的需要。妻子则在性高潮到来时感到身体部分肌肉的突然紧张，伴随一些"失控的"不自主行为，如紧抱丈夫进行更亲密的接触；挺伸双腿，臀部上迎；渴望加快节奏与幅度等。

笔记

143

（四）夫妻在性满足后的表现

丈夫对性爱的需要比较直接，主要通过性交过程来实现性满足。性高潮后，一部分丈夫满足了自己的需要，倒头便睡。而妻子对性爱的需要比较含蓄，注重情感的需求。她们获得性满足的时间并不随着性交的结束而结束，而可能延续一定时间。性生活后，妻子渴望丈夫继续拥抱、爱抚自己。如果丈夫不能考虑到妻子的性满足方式与自己的区别，容易给双方性关系带来阴影。

（五）外部因素对性生活的影响

如果夫妻一方在性生活时还心有旁骛，不能全身心投入，那他们是无法获得性高潮体验的。婚后性生活容易受到外部因素的影响，比如从小受到错误的性教育、居住环境过于拥挤、对性生活期望过高、工作压力过大、家庭暴发矛盾、子女教育等事件，都会使夫妻的情绪产生极大波动，精力分散，使性欲受到抑制，性敏感减退。尤其是夫妻在感情上有裂痕时，性欲减退更是常见现象。在夫妻性生活中，完全放松、全身心投入才是最关键的。

三、婚姻冲突

婚姻冲突（marital conflict）是指夫妻双方彼此不协调、背离或对立。婚姻冲突容易引发一系列的消极行为，危害着夫妻双方的身心健康，为婚姻的破裂埋下诱因。多年来，社会学家、心理学家、婚姻辅导专家对婚姻冲突这一社会现象，一直非常关注。

（一）婚姻冲突的原因

随着研究的深入，人们逐渐意识到尽管每对夫妻的冲突都有特定的原因，但冲突事件最终会集中到角色期望等几个相似的深层原因上。因此，要从夫妻所处的社会环境这一角度出发，系统的理解婚姻冲突。

婚姻从建立的那一刻起，每对夫妻开始对"丈夫"和"妻子"的角色有了自己的理解和期望，并期待对方表现出符合自己期望的行为。如果对方符合自己的期望，自己就会满意；如果不符合，自己就会不满意，并希望对方能做出改变。夫妻的角色期望在不同时代、不同家庭存在着差异。如我国传统的家庭里，理想的婚姻角色是"男主外，女主内"。随着双职工家庭的出现，这种传统的角色期望模式就面临着挑战。需要注意的是，没有必然会导致冲突的角色期望，不管是哪种角色期望，如果夫妻双方意识不到"不平等"，就不会有冲突发生。只有当不平等现象存在，同时又被意识到的时候，冲突才有可能出现。

女性参与社会工作以及由此带来的经济独立，不仅意味着有成就感，同时也意味着在家庭中可以掌握一定的决策权力。但对长期控制决策权力，拥有统治地位的丈夫来说，转变观念是十分困难的。尽管妻子也有经济收入，但由于传统观念的影响，丈夫仍然期望拥有对妻子的控制权。妻子认为，谁能干就听谁的，丈夫则认为，哪怕妻子的决策再正确，听妻子的就意味着自己没有地位。正是这种变化，提供了夫妻双方或者一方对原有分工模式的反思和不满的条件，如果一方不能接受这一现实，或双方不能达到一致的时候，冲突的发生便是很自然的了。

具体来说，婚姻冲突主要有以下几种。

1. 需求不满 婚姻是夫妻彼此付出、相互满足的过程，婚姻的稳定程度取决于需要的满足程度。如果夫妻一方或双方的需求得不到满足，就会产生感情疏远、心理孤单的感受，产生不良情绪，直至争吵和持续的冲突。需求不满体现在多个方面，比如得不到对方的肯定，性需求得不到满足，家庭经济需求得不到满足等，这些因素会使个体产生不良情绪，导致争吵和冲突。

2. 价值观差异 价值观是与个体的个性相伴随的，由此引发的冲突往往是根本性的，持续很长时间。遇到问题时，双方都坚信自己是对的，对方是错的，相互指责。价值观差异引发冲突的可能性取决于两个因素：一是双方的不一致程度，差别越大，冲突越强烈；二是可调节程度，如果一方或双方宽容度较大，也能容纳彼此之间的差异。

3. **权责争执**　在日常生活中，家庭需要处理许多事务，谁来作决定，谁来承担责任就成为一个问题。如果没有双方都认可的、明确的权力划分，很容易发生冲突。比如妻子送给自己的母亲一条项链，丈夫却认为妻子没有权利买这么贵重的物品。此外，孩子养育过程中的权责问题也是比较容易引起冲突的事情。

4. **性差异**　夫妻的性欲望和性满足是不同的，如果不能协调差异，容易导致夫妻冲突。本章第四节第二部分已对此作了详述。

专栏 7-1

婚 内 强 奸

婚内强奸，是指在合法的婚姻内，丈夫违背妻子的意志，使用暴力、胁迫等手段强行与之发生性行为的行为。我国"性文明"调查研究课题组曾进行调查，当丈夫要过性生活，遭到妻子拒绝时，采取强迫行为单方面满足性需求的比例为30%左右。

婚内有无强奸一直是刑法学界与司法界存在争议的问题。部分学者从以下几个方面支持婚内强奸说。

1. 婚内强奸行为侵犯了妻子的性自主的权利　凡是成年女性，都具有是否与他人发生性交的自主权利，任何人不得违背其意志，强行与之发生性交，包括其丈夫。这与强奸行为侵犯了妇女的性自主权利是一样的。

2. 婚内强奸反映了社会的进步，法律的健全　在男尊女卑的传统制度下，妻子是丈夫的私人财产，是法定的生育与传宗接代的工具，丈夫即使使用暴力，也不存在犯罪的问题。当今社会是民主与法制的社会，丈夫不应该享有豁免权。

3. 婚内强奸给对方造成伤害　为了满足一己之欲，丈夫一方往往采取恐吓、威胁等胁迫手段，或采取殴打、捆绑等暴力手段。这些行为容易给妻子造成生理伤害和心理伤害。

（二）婚姻冲突的心理辅导

婚姻学家欧尼尔夫妇（O'Neill）在论述婚姻冲突时，提出婚姻冲突解决的重要原则：解决夫妻冲突，永远不要努力去赢。如果有一个想赢，就意味着另一个只能输，否则冲突无法结束。而只要有一个人输了，结果是两个人都输了。因为有胜负的冲突，总会把这种胜负渗透到双方的深层感情中去。所以，要打赢亲密的对象，唯一的办法就是两个人都赢。俗话说，清官难断家务事，原因就在于此。双方适当的妥协，双方都赢，是处理婚姻冲突的正确原则。在具体的辅导过程中，要注意中国民族文化的发展脉络和影响，注意避免传统男性中心的观念的影响。在寻找引起婚姻冲突的个人因素的同时，注意探讨社会因素所发挥的作用；在关注男性体验的同时，更关注女性的体验。

案例 7-4

一对年轻夫妻因为生病父亲的安排问题前来寻求帮助。夫妻已经结婚五年，感情一向很好，目前还没有孩子。丈夫是独生子，母亲早年去世，一直跟着父亲长大，婚后仍跟父亲生活在一起，妻子对六十多岁的公公也很孝顺。三年前，父亲不幸患上帕金森病，每天要按时吃药以减轻症状。假如白天没有按时吃药，症状就加重，几乎无法照顾自己的日常生活。虽然头脑清醒，可是性格变得较幼稚，很依赖别人。老人病后，夫妻俩一直很细心照顾，上班时轮流抽空回家来督促老人吃药。到了周末，总是一人留在家，一人出去办事，根本没有一起出去娱乐或游玩过，如此已有三年。近来曾考虑送父亲到疗养院，可丈夫又感觉把父

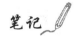

亲送去疗养院，好似遗弃父亲。而且父亲听说要送自己去疗养院后，病情又恶化，有时忘记吃药，甚至在床上尿失禁。

咨询师初步会谈后，认为这对夫妻所面对的并非是夫妻性或情感的问题，而是价值观的问题，即能否将父亲送到疗养院。问题的重心在于如何去处理情感上的迟疑、微妙的亲子关系及夫妻关系上的平衡与协调。夫妻其实早已有计划，要把父亲送到疗养院，只是不知是否可以。咨询师扮演积极的提议者，顺水推舟，循序渐进。父亲肯答应去住疗养院，最好经过短暂的尝试住院解除老人对疗养院的惧怕；儿子要经历咨询师安排的小实验，公开证实父亲已能自我照顾，才能逐渐放弃原有的想法；而最有客观性主意的妻子不敢大声提出自己的见解，只有咨询师支持了她的意见，她才敢开口主张。最终，经过六次的咨询，成功为这对夫妻解决了问题。

四、婚姻质量及其评估

（一）婚姻质量

婚姻质量（marital quality）是夫妻之间的情感生活、夫妻之间的物质生活、夫妻之间的性生活以及夫妻之间的凝聚力等综合情况所呈现的特征。概括来说，婚姻质量的定义可以分为两个取向。一个是个体感觉取向，认为婚姻质量应该从个体对自己婚姻的主观评价来衡量。另一种取向是调适取向，认为婚姻质量具有客观性，婚姻质量的评价主要看夫妻在婚姻关系中所做出的实际行动及后果。

婚姻质量是婚姻稳定性最主要、最直接的预测指标，高质量的婚姻是夫妻关系持续稳定的前提和保障。通常高质量的婚姻表现为当事人对配偶及其相互关系的高满意度，具有充分的感情和性的交流，夫妻冲突少及无离异意向。大多数夫妻的婚姻质量处于中等水平，对自己婚姻的满意度相对较高，其婚姻具有较强的稳定性，说明现阶段夫妻关系的主旋律依然是平等、互信与和谐。然而，中间也存在一定的问题，主要表现在以爱情为纽带的婚姻依然不多、婚姻生活情趣不足以及性生活质量不高等方面。中国人也不再满足于鸡肋式的婚姻，尝试做出改变。如果实在无法提高婚姻质量，往往会选择离婚。

（二）婚姻质量的评估

我国最早对婚姻质量进行测量的是李银河，之后，中国学者在婚姻质量的评估方面提出了多种方案，其中最具有代表性的是上海社会科学院社会学所的徐安琪等人2007年进行的研究，他们对中国婚姻质量进行了系统的研究，编制了"中国婚姻质量量表"。该量表包括31个题目，分为夫妻关系满意度、物质生活满意度、性生活质量、双方内聚力、婚姻生活情趣和夫妻调适结果6个维度，不再仅仅从"婚姻满意度"、"夫妻感情"或"婚姻是否以爱情维系"等单项指标来衡量婚姻质量。

（三）婚姻质量的影响因素

1. 沟通状态 家庭内的沟通分为两部分：夫妻之间的沟通、与其他家庭成员的沟通。首先，夫妻双方存在生活经历、性别、性格等方面的差异，容易带来很多冲突。如果双方不善于沟通，彼此间信息传递、意见表达受到影响，家庭就容易出现问题。

其次，婚姻不仅仅只是两个人的事，它还包括双方的原生家庭。原生家庭的态度有时候直接会影响婚姻质量。如果一方的互动方式不符合对方父母的期待，他们会把这种不满意转移到爱人那里，从而影响婚姻质量。

2. 婚龄 在一定期限内，婚姻质量与婚龄之间呈"U"形曲线，婚后第一年，夫妻双方处于甜蜜期，双方感受的婚姻质量也非常高。但随着婚龄的增加，夫妻间激情逐渐下降，加上孩子出生带来的压力，夫妻的婚姻质量逐渐下降，容易出现所谓的"七年之痒"。而十年左右，夫妻已磨合完毕，找到适合双方的沟通模式，逐渐发展起双方之间的亲密和承诺，所以婚姻质量开始上升。

3. 性生活满意度 性生活满意度也是婚姻质量的重要影响因素,夫妻在满足对方感情需要的同时,不可忽视对方性需求的满足。比如,有些妻子没有受到良好的性教育,回避谈性,对丈夫的性要求不是拒绝,就是敷衍了事,很容易影响夫妻间感情。

4. 子女养育 孩子对夫妻婚姻质量的有重要影响。一方面,孩子能够增强家庭的凝聚力。孩子出生后,爱让家庭充满欢乐的气氛,增强了生活的乐趣。另一方面,孩子的成长和养育过程中也很容易诱发家庭矛盾。孩子出生后,家庭中需要解决的问题比两个人时要多出许多,夫妻互动的频率和时间越来越少,导致夫妻婚姻质量的下降。

第五节 离婚心理

钱钟书曾经将婚姻比喻为围城,围城外面的人想进去,里面的人想出来。夫妻之间的分歧和矛盾,如果无法及时、合理的解决,最终只能采取不得已的极端方式——离婚。本节主要介绍离婚经历的心理阶段,离婚对子女带来的影响,以及如何对离婚进行心理辅导。

一、离婚经历的心理阶段

离婚(divorce)又称离异、婚姻的解除,是指夫妻双方通过符合法定条件和程序的方式解除婚姻关系,终止夫妻间权利和义务的法律行为。离婚是一个渐进的过程,从夫妻开始不和直至最终解除婚姻关系,一般会经历5个环节。

(一)纠纷期

再恩爱的夫妻,在婚姻生活中也会发生矛盾冲突。特别是结婚之前夫妻双方的磨合期较短,更易在婚后因为感情不和、生活习惯不同、品性不合、财产纠纷、婚外情等原因引发纠纷。这是一般夫妻都可能经历的矛盾尚未解决的阶段。大多数夫妻通过一定时间的调适能顺利解决这种纠纷。也有一些夫妻可能终生处于纠纷之中,但他们以此作为适合双方的生活模式,只是在细节上有碰撞,并没有发展到根本冲突。极少数夫妻失调加剧,相撞加深,不间断的纠纷日积月累,有可能发展到隔阂与戒备。因此,出现矛盾是正常的,但如果双方始终找不到有效的沟通手段,互相指责,互相批评,互相辱骂,使问题得不到有效解决,矛盾不能有效遏制,就有可能使双方的关系恶化到无可挽回的地步。

可见,没有衡量夫妻和睦的绝对统一的标准。吵闹不一定代表夫妻关系恶劣,平静不一定代表夫妻关系良好。现实中经常会看到这样的年轻夫妻:时常争吵,女方哭、男方骂,女方一气之下回到娘家,男方乖乖地把她请回来。下次遇到问题,这种模式又开始上演。这种习惯性的纠纷,不落痕迹,也不至于发展到隔阂与戒备。而有些夫妻,发生矛盾后不争不吵,但这种不争不吵的火药味常常比争吵还要重,甚至表现为冷淡,互不理会对方,最后走向分手。

(二)戒备期

矛盾长期得不到有效解决,配偶一方会关上情感沟通的大门,使夫妻间出现隔阂,进而导致冷漠。双方的心理距离拉大,遇到问题,不再积极进行解决,而是任由发展,持续影响彼此的关系,直至最后双方互相戒备,互相隐瞒。戒备的内容因人而异,如夫妻在金钱上互相隐瞒,或者藏匿情人的信物或照片,掩饰与异性的来往等。在戒备期内,夫妻双方有可能分居,也有可能不分居,但不论分居与否,总是离心离德,貌合神离。

(三)裂痕期

彼此的冷漠与戒备,会加深双方的矛盾,进一步造成冷漠与戒备,形成恶性循环,直至双方出现无可弥补的裂痕,此时夫妻关系进入裂痕期。在裂痕期,夫妻彼此之间的反感进一步加重，甚至出现只要一方在场，另一方就躲避的局面。双方信念的分歧进一步加大，理想、志趣等方面难以调和。此时，夫妻双方如同带有裂痕的瓷器，如果补救及时，还不至于破碎；如果任其发展，则终至破碎。

（四）犹豫期

裂痕出现且日益明显之后，夫妻双方必然要面临是聚是散的选择，犹豫不决，难以选择。犹豫期的长短，和个体特征存在密切联系。一般来说，个体文化修养越高，年龄越大，遇到问题较为慎重，犹豫期越长；文化修养越低，年龄越小，遇到问题不够冷静，犹豫期也越短。如宋朝陆游经历了父母之命的外力与陆唐之爱的内力的漫长斗争，最终向外力屈服，无奈休妻。这个时期也是广纳众议的阶段，多数的夫妻广泛征求各自亲友的意见，听取大家对自己当前婚姻的态度。

（五）破裂期

在长期的矛盾和纠纷中，夫妻间的裂痕越来越大，越来越深，对对方残存的幻想破灭，最后导致夫妻感情彻底破裂，一方或者双方做出了离婚的决定。

二、离婚对子女的影响

不适当的离婚，对双方和子女都是一种痛苦和伤害。关于离婚对子女的影响，主要有两种观点。一种观点是"严重影响说"，认为父母离婚将对孩子产生持久而又深远的伤害。另一种观点是"有限影响说"，承认离婚确实会给孩子造成一些后果，但在父母离婚的家庭中，问题特别严重的孩子并不是多数，且大多数孩子都能从父母离婚的阴影中走出来，很少有持久的负面影响。通俗地讲，父母离婚对孩子的影响并不如人们所想象的那么严重。越来越多的证据表明，离婚对子女的影响是有限的。离婚是子女在人生中面临的巨大应激，会使他们受到负面影响。但如果处理得当，也会变成个人成长的机遇。

（一）离婚对子女的消极影响

父母离异，子女是最直接的受害者，也是最无辜的灾难承受者。离婚家庭的子女承受了许多消极后果，在生活安排、心理素质、学习成绩和品德行为等方面都会受到一定的影响，心理创伤尤其明显。

1. 子女的生活可能面临困难　部分不负责任的家长，因婚姻受挫，牵连到孩子，对子女撒手不管，造成子女生活困难。调查发现，确实存在父母婚变对孩子生活的负面影响，首先，因为离婚，家庭物质生产的人员数量下降，部分家庭的经济状况因此恶化。其次，离婚后父母对给付子女抚养费的行为呈消极态度。截至调查时为止，有50%的父母未给付抚养费；即使给付抚养费的父母，所给抚养费数额普遍较低，大多仅限于基本生活费，而且孩子越大，父母给付的抚养费反而越少。

2. 子女的心理发展可能遇到障碍　子女的心理发展遇到障碍是最常见的消极后果。临床心理学的大量研究表明，父母离异的过程和结果，会对孩子尤其是低龄孩子造成多种心理伤害，甚至导致难以矫治的人格障碍。

（1）不安全心理：父母准备离婚时的争吵和打架，以及离婚后对对方的敌意，会使孩子怀疑自己是否有价值，从而产生不安全心理。

（2）自卑心理：父母离异的孩子失去了亲人，感觉在朋友面前低人一等，抬不起头来，失去了学习的信心和动力。徐安琪等人调查了110名离婚子女，具有自卑心理的人占48%。

（3）对立心理：父母离异的孩子很容易被忽视，孩子得不到积极的关注。为了重新成为父母关注的中心，赢得身边人的重视，有些孩子会出现各种叛逆、对立等情绪及行为，以此为手段来吸引众人对自己的关注，以这种极端的对立手段来满足自尊的需要。

（4）角色行为的误导：家庭的离异，造成孩子被迫与父母中的一人生活。而无论与哪一方生活，或多或少都会使孩子的性格偏向于某一方，这对其成年以后的行为及社会适应能力无疑会产生不良影响。

（5）社交技能欠缺：家中缺少父母的角色示范还会减少孩子学习社会交往技巧的机会，使孩子缺乏必要的获取成功的社会能力，如合作、妥协和谈判等等。

3. 子女的学业不良　离婚家庭的子女因各方面因素的影响，往往学业不良。首先，有些离异家庭的子女经济条件有限，营养摄入会受到影响；另外，只能得到有限的教育条件，如得到较少的或根本得不到教学玩具、书籍等，甚至不得不在教学环境比较差的学校上学。其次，父母离婚的孩子往往缺少必要的父爱或母爱，缺少实际生活的扶助和辅导，而父母支持的不足又增加孩子学业下降的概率。加上孩子心理发展可能遇到障碍，这就使许多人的学习成绩下滑。假如老师能理解和关心这些子女，那么，他们中的学业成绩优良者相对会多一些。

4. 子女的品行不良　离婚还可能使其子女的品行受到不良的影响。当然，不能说他们的犯罪与父母离婚存在必然联系，只能说青少年犯罪和单亲家庭存在相关关系。徐安琪对110名离异家庭子女进行的调查结果显示：品德行为较差的占27%，一般的占44%；18%的人常有撒谎、欺骗的行为，24%的人偶尔有欺骗的行为；10%的人沾染了偷窃恶习；还有少部分人有旷课、逃学、举止猥琐等行为。据有关部门对某少管所的57名少女进行调查的结果显示，因父母离婚而失去正常家庭教育的人占50.9%。

总之，离婚家庭子女可能在生活安排、心理正常发展、学习成绩、子女品行等方面承受不良后果。之所以说"可能"，是因为并非所有的离婚家庭子女都会饱尝不良后果，还因为离婚家庭子女所承受的不良后果并不是完全由离婚本身所引起的，是由父母离婚与其他因素相互作用的结果。

（二）离婚对孩子积极的影响。

上海社会科学院的调查结果显示，12%的离异家庭的子女更积极成熟，说明父母婚变的经历也对孩子的成长也可能具有积极意义并出现一些正向性的改变。首先，父母离异是否会伤害孩子，要看是怎样的父母，以及离异过程中及此后怎样和孩子相处、交流，是给孩子积极的心理暗示还是消极的心理暗示。其次，如果孩子能从父母离婚的阴影中走出，其性格的塑造将更加完美。在某种程度上比一般家庭的孩子更敏感、也更坚强、更努力，甚至比在幸福环境中成长起来的孩子在成才的概率上更高一些。

此外，离婚对子女的影响，也和当事家庭、社会对离婚的价值观有关。美国父母离婚对孩子的影响要比其他国家小，这可能是因为美国社会中，离婚是一种相对普遍的社会现象，人们不片面否定离婚，父母也采取积极措施来减少婚姻变动给孩子带来的压力和影响。

总之，在婚姻和家庭中，夫妻双方和孩子的权利是平等的，每一个人都应承担起社会赋予的角色期待。即使婚姻已经破裂，离异父母也应该理性地看待离婚和前配偶，不管是否与孩子一起生活，都不能推卸为人父母的责任。而孩子所在的学校、社会也应尽可能地消除离婚给孩子带来的不良影响。

三、离婚的心理辅导

离婚是亲密关系的破裂，对个体的伤害是比较深的。那么，咨询师能否帮助来访的离异夫妻避免这种伤害呢？或者当伤害不可避免时，咨询师如何帮助来访者将伤害降至最低呢？在此过程中，咨询师需要注意以下几点问题。

（一）警惕离婚的高危险期

进入婚姻后，有些阶段是问题频发的高危险期，夫妻双方对此应有一定的了解，提前预防。约翰·葛特蒙（John Gottman）博士在研究中发现婚姻有两个容易离婚的高危险期。第

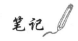

一个高危期在结婚后 5 年左右，由于孩子的出生，夫妻二人世界转变为三角关系，平顺的生活一下子变得压力剧增，令双方都手忙脚乱。第二个高危期在结婚后 16 年左右，这是人生面临中年危机的时刻，要应对家庭、工作、自身三座大山带来的压力。大量研究指出，大多数人的婚姻满意度自新婚时期开始就一路下跌，在这个阶段跌到谷底。有些夫妻在子女离家之后婚姻满足度开始回升，但也有些夫妻的感情却难以挽回。

（二）分清劝和与劝离

面对提出离婚的家庭，咨询师首先要分析是否已经到了无可挽回的地步。如果夫妻内心深处依然存在对对方的爱恋，双方未存戒备，未有裂痕，亲密度是可以回升的，咨询师要劝和不劝离。有些夫妻尚处在纠纷期便提出"离婚"，多是冲动性、赌气性的行为，存在和好的希望。咨询师的任务是帮助当事家庭找到问题的症结，探索适合双方的沟通模式。只有到了实在解决不了的地步，才会进入下一个环节，提供离婚方面的咨询。

需要注意的是，劝和不劝离，不是提倡任何情况下都将夫妻绑定在一个家庭里。情感上早已离异，却勉强留在婚姻中，对双方、对子女都是伤害，这样的婚姻早日终结，对双方反而都是一种解脱，也有利于子女的成长。

（三）离婚后的心理辅导

心理问题最好的治疗者是自己的爱人。但正是因为这种亲密关系中的信任和不设防，人们也往往容易在爱情、婚姻中受到严重的创伤。正所谓"最爱我的人伤害我最深"。离婚，意味着亲密关系的破裂，使他们对人生，对前途充满了悲观和绝望，出现一系列生理和心理问题。离婚是所有哀伤经历中影响面最广的一种经历，无论是被动接受离婚的、主动提出离婚的，还是与离婚双方相关联的家人，他们的心境都不会是宁静、平和的。对离婚人士进行的心理辅导主要有三个目标。

第一个目标是帮助离婚者度过及解除哀伤和痛苦。如果一个人在他的哀伤过程未完结以前再结婚，新的婚姻关系肯定会因过去的未解决的感情而变得复杂，从而埋下矛盾的隐患。因此，要采取一定措施帮助离婚者完成对过去婚姻的哀悼，亲自为过去的婚姻做出完结。第二个目标是帮助离婚者在这种经验中实现学习及成长。帮助离婚者认清及改变那些引起离婚的因素，学到新的沟通方法和解决矛盾的技能。这样有助于当事人实现进步，为以后的生活做好准备。第三个目标是尽量减少离婚对孩子的伤害。即使最有良知、最有心理承受能力的父母，也很难帮助孩子克服离婚后的创伤。因此，要注意为孩子提供相应的辅导以度过非常期。

此外，当事人要注意采取各种措施来自行调整自己的心态，具体有以下措施。

1. **接受现实**　面对离婚，整日以泪洗面，怨恨愤懑，只能让自己更加痛苦。咨询师首先要引导当事人面对问题，接受现实，意识到事情已经无法改变。只有接受现实，才能有勇气和毅力面对问题，面对未来生活的挑战，平心静气地专注于当前，专注于自己的职责，不作无益的对抗。

2. **积极对外交往**　很多离婚的人在离婚初期普遍存在自卑感，认为离婚是件不光彩的事情，因此常常采取回避的态度，将自己封锁在孤独的空间里。殊不知，自己独处的时间越多，反而有越多的时间去思考离婚的事情，让自己的思维强迫性的陷入反复思考的循环之中，更加难以摆脱内心的消极情绪。

参加活动也是消除心理压力的有效方法。心理影响行为，行为也会反过来影响心理。个体积极参加各种活动，使注意力集中到活动中去，既能宣泄不良的情绪，又能将自己沉寂、苦闷的心情调动起来。如当事人与朋友多联系，把业余生活安排得紧凑一些，让自己少有思考的时间，不再陷入负性事件中，从而把心中的忧伤一点点地排泄出去，逐渐恢复良好的心境。即使自己拥有孩子的监护权，也至少让自己每星期参加一次成人的聚会活动，因为成人的友谊和活动，可以避免使自己一直胶着在与孩子相依的情感中，同时也让孩子有机会和其他同龄伙伴交往。

3. **调换环境**　环境对人的情绪的影响也是显而易见的。面对一个已经破裂的婚姻，曾经的温馨与现在的绝情形成鲜明对比，一景一物都可能诱发当事人对往事的回忆。为此，当事人不妨暂时离开这个令人沮丧烦恼的地方，换一换生活工作环境，外出旅游，听听音乐读读书，或更勤奋地投入工作，对于恢复心理平衡是有好处的。

4. **了解自我**　要真正走出离婚的阴影，自我了解是痊愈之道，它能帮助当事人认识到婚姻中的真正问题，进而使未来生活处在自己的控制之下。要了解自我，首先必须对自己真诚，善于倾听自己内心深处的声音。思考自己在婚姻中真正的需要到底是什么，自己需要如何做才能满足自己的需要。

人如果丧失了反思能力，即使再次回到类似原来受伤的情境中，也不见得能成功应对。好比一个人在拳击比赛中被打败，若不经苦练就回去与对手交锋，仍要惨遭失败。离婚也是如此，如果不痛定思痛，分析过去失败因由，重新学习如何选择，如何相处，那么他/她第二次婚姻失败的概率，必定比第一次婚姻高。所以，咨询师一再强调要通过婚姻与爱情的失败，从中吸取经验教训，获得更好地成长。

第六节　婚外恋心理

当下，"婚外恋"已经成为一种特殊而又很普遍的社会现象。它的特殊性在于，现代社会的婚姻制度为一夫一妻制，将成年人的情爱和性爱限制在固定的伴侣上，强调夫妻向对方忠诚的义务，从法律上保证了爱的专一性和排他性。而婚外恋恰恰违背了爱的专一性和排他性，与主流价值观相悖。婚外恋的普遍性在于，在所有存在婚姻制度的社会中，都没有杜绝婚外恋现象。恩格斯曾经说过："一夫一妻制从产生那天起便以通奸和嫖娼为补充。"那么，对婚外恋该怎么看呢？本节将就此进行详细介绍。

一、婚外恋现象

（一）婚外恋

婚外恋（extramarital love）是近几年才出现的概念，《辞海》中并没有对婚外恋的解释。婚外恋可以理解为有婚姻关系的个体与配偶以外的人发生恋情的关系。这种关系可能会伴随性行为，也可能不会伴随性行为。

关于婚外恋现象概念的转变历程，反映了社会态度的转变。这种现象最早被称之为"通奸"，后来又用隐晦的词语进行代替，如"偷情""戴绿帽子""第三者"等。从语义来看，这些描述逐渐从纯粹的贬义词逐步演化为中性词，表明社会对这种不合法行为的态度不再是简单的谴责，而是越来越客观和理性。

婚外恋发生时，并不以双方的结合为目的，只是以补偿情欲为目的，婚外恋者仍然愿意承担家庭义务，并不想抛弃配偶及子女。因为缺乏外在的保障，婚外恋的双方只是相对稳定的结合，一旦双方当初的激情减退，感情消失，当事人有可能迅速解脱婚外恋的关系。

婚外恋者，男性的比例远远高于女性。婚外恋最常发生的场合，往往是办公室、舞厅、宾馆、夜总会等公共场所，如果条件允许，也会在自己的家里。婚外恋的对象，即俗称的第三者，往往是同事、牌友、网友、舞伴、秘书、保姆等。北京市海淀区法院2009年的调查结果显示，婚外恋的对象，四成左右是朝夕相处的同事或合作伙伴。

（二）婚外恋的现状

由于婚外恋的隐蔽性，很难调查婚外恋发生率的准确数字。只能通过调查获得大致的发生率；或者通过其他事件，比如离婚案件等来了解婚外恋。

2009年6月，《小康》杂志联合新浪网进行调查，结果显示：60.8%的男性和47.9%的女性经历过或渴望"婚外恋"；四成男性及接近半数的女性怀疑配偶有婚外情；五成左右的人对婚外情表示理解、宽容或无所谓。

2010年10月，《小康》杂志社联合清华大学媒介调查实验室，在全国范围内开展"中国人婚姻及性幸福"调查。调查结果显示，近十年来，婚外恋导致的离婚数量快速增加。调查对象选出了印象中最容易滋生外遇的十座城市，分别是上海、北京、深圳、广州、香港、澳门、台北、重庆、三亚、成都。此次调查还评出了印象中最容易发生外遇的十种职业，依次是艺人、导演、秘书、公关、艺术家、企业高管、导游、销售、主持人、发型师。

婚外恋越来越成为我国婚姻的严重威胁。北京市海淀区法院对2009年1月至10月的2764宗离婚案件的统计结果显示，因为"第三者"而导致婚姻破裂案件占总案例的60%。

（三）婚外恋的原因

1. 对婚外恋的幻想　人们一般认为男性比女性更渴望发生婚外恋。而实际上，不管是男性还是女性，都存在婚外恋的幻想。如许多已婚女性爱幻想和丈夫以外的另一个异性发生婚外性关系，只是受文化、经济条件等因素的影响，没有实际表现出来而已。有人对30～60岁的男女进行调查，结果显示男性渴望发生婚外恋的比例为90.91%，而实际发生婚外恋行为的仅占36.37%；女性渴望发生婚外恋的比例为83.33%，实际发生婚外恋的仅占1.11%。

可见，相当比例的人会存在婚外恋的欲望，有见异思迁的幻想。这种幻想平时不会对婚姻造成负面影响，个体无需为此而自责。但是，如果人们对自己的婚姻生活现状不满，或道德观念缺失，或丧失意志时，就容易坠入婚外恋的深渊。

2. 婚姻危机　婚姻危机往往是诱发婚外恋现象的萌芽。如果夫妻双方的沟通模式出现问题，彼此相互指责，相互攻击，对任何信息进行负面诠释，甚至采取回避行为，冲突就不能有效地得到化解。

虽然冲突会给双方带来痛苦，但是也是婚姻和谐发展的机遇。冲突常发生在夫妻一方或双方真正在乎的事情上。冲突发生之际，乃是双方真情流露之时，若善于把握这些沟通的良机，它可以为婚姻注入生命力。争吵之时，心理的伤痛往往超过肉体的伤害，若两人长期无法有效地化解冲突，关系就会逐渐冷淡，最后形同路人，甚至刀兵相见。最终，一方由于现有婚姻丧失爱，转向婚姻之外寻找感情寄托。

3. 个性因素　有些人喜欢追求刺激，对新鲜变化特别感兴趣。当自己的婚姻生活变得平淡单调时，背着配偶与别的异性发生婚外恋，能够体验到强烈的刺激与兴奋。道德、法制在婚姻上的限制与这种刺激相比，显得微不足道。据调查，已婚者认为婚外情的主要目的依次是：追求新奇刺激、生理需要、感情需要和婚姻的调味品。另外，有些人在成长中，某方面的心理需求匮乏，一旦得到相关的满足，不管是否合适，就掉进婚外恋的陷阱了。

（四）婚外恋的影响

婚外恋具有极大的破坏力，如同一颗隐形炸弹，一旦被揭露，必然会造成婚姻危机。婚外恋者在初期，体验到的是欢乐与亲密。随时间的流逝，却往往事与愿违，给自己背上沉重的包袱，最终影响自己的婚姻与事业，祸及家人和子女。

案例 7-5

高某原本很爱她的老公和家庭。去年冬天的一次同学会，她跟一位曾暗恋她的男同学相遇了。此后，这位男同学立即对她开展了攻势，慢慢地她也对对方产生了好感，时间一长也就产生了些许的感情。面对男同学的甜言蜜语的诱惑她也曾犹豫过。男同学信誓旦旦，表示愿放弃自己的家庭，给她一生的幸福！最后她被打动了，开始频繁地与对方

笔记

幽会。为了跟他真正走到一起，她回家跟老公大吵大闹，坚决要求离婚。最后以死相逼得以离婚。然而，听到这个消息后，男同学却跟她说：他很爱他的女儿，为了他女儿的成长，让她等八年，八年后他一定娶她回家。

作为当事人，婚外恋者整日处在配偶和情人的夹缝中，既要维持与情人的密切关系，又要隐藏行踪避免被配偶发现；事情暴露之后，婚外恋者既要面对配偶与家庭的质问，又要面对亲朋好友和社会的压力，更要面对自己内在的道德和良心的自责，承担了巨大的精神压力。

作为受害者，当他们发现自己的配偶有外遇时，最初的反应往往是震惊，难以接受事实，理智丧失，情绪失控，行为紊乱，家庭也随之频繁发生冲突。如果应对不当，容易导致悲剧的发生。

子女所受到的伤害虽然是间接的，但是其影响往往更为深刻和久远。子女目睹父母的婚姻危机和家庭战争，饱受精神上的折磨和心理的压力，容易产生憎恨、焦虑、抑郁、缺乏信任感等心理问题。如果父母因此离婚，子女更要面对一连串的问题，正常的发展受到严重影响。

二、婚外恋现象的理论分析

关于婚外恋现象的理论，比较有影响力的是单婚多恋说、性欲说以及客体关系论。

（一）单婚多恋说

霭理士认为，绝大多数人都是单婚而多恋的，也就是说，他们愿意有一个稳定牢固的婚姻，同时希望这种婚姻关系并不妨碍他们与另外一个或多个异性的人发生性的吸引。这种单婚多恋的倾向，是两性所共有的一个现象，并不存在性别差异。"花心萝卜"并不只是男性的专利，女性也可以同时对多个异性产生爱的情感。只不过由于传统的性文化对女性要苛刻得多，加上女性在性上的羞涩与被动，使女性作出性的选择时，对表现出的外在行为进行了限制，不得不保持谨慎，不露声色。

在人类婚姻史中，真正的单婚制是从来没有过的，虽然在一夫一妻制的婚姻制度里，人们过着一夫一妻的生活，但真正坚守一夫一妻标准的男子很少。每一个男子或女子，无论他或她如何倾向于单婚，对其夫妇而外的其他异性的人，多少总可以发生一些有性爱色彩的情感。霭理士认为，人们以前是不太承认这一观点的；现在对它的态度已经坦然的多了。

霭理士预言在未来，婚姻内外的性关系必然要面临更加复杂的局面，人与人之间的性道德关系也必将面临新的挑战，这种关系的调整与适应会遇到许多困难。虽然一夫一妻制的婚姻制度已经存在了千百年，但是人们不能过分的拘泥于这种婚姻制度，应根据个体单婚多恋的倾向，在这种制度上多加一些弹性，因时因地因人多施加一些宽容和理解。即当婚姻制度和个人自由发生冲突时，霭理士倾向于保持个人的自由，希望个人能保持开放的胸襟，宽阔的度量，能彼此谅解，彼此体贴，充分克制原始的嫉妒心理；社会对个人的多恋倾向能够给予更多的宽容与理解。

了解霭理士的理论，并不是鼓励人们婚外恋，而是让人们不再忌讳自己潜意识中具有的黑暗的角落，进而为了维持家庭的稳定和社会的秩序，以人性对性本能作出合适的引导。单纯的回避与压抑不是解决问题的有效方法，只会让人们被迫去遵守一夫一妻制。霭理士帮助人们全面的理解人，在一夫一妻制这个制度上加上一些弹性，对各种婚姻现象多一些理解和同情。在此基础上，人们有可能更自主地做出合适的选择，更积极主动的维护一夫一妻制，在满足本性需要的同时维持社会的稳定。这样不但摧毁不了一夫一妻制，反而可以使它在人类的历史里，取得一个更巩固的地位。

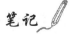
笔记

（二）性欲论

弗洛伊德的经典精神分析理论认为，现代文明对性道德的限制与干涉，是婚外恋发生的原因。由于性的需求得不到满足，个体容易发生婚外恋，或者以心理障碍的方式表现出来。

个体的性行为在婚前被完全禁止，在婚后也不能得到足够的补偿。因为夫妻之间的性行为受到一定的限制，如只允许夫妻之间以少数几种能完成生育的动作来寻求满足。而且，婚后美满的性生活只能维持几年时间，再扣除妻子因为身体不适（如月经）不得不加以节制的时间，加上节育给性生活带来的负面影响，致使婚姻并不能够充分满足性的需要，减少了男女双方的愉悦感受。随着身体快感程度的降低，精神上和感情上的愉悦感也将随之降低，夫妻双方对婚姻的好感逐渐下降。他们只能竭力克制自己，防微杜渐，严防本能的泛滥，使自己面临巨大的心理压力。如果自制失控，个体就会在性道德的限制之下发生婚外恋。婚外恋会给当事人带来强烈的冒险快感，极大地满足性的需求。

弗洛伊德还提出，成年女性在抚养孩子的过程中，可以将吃奶的孩子作为其性对象的替代者，但孩子一旦长大，远离自己，便又失去这种快乐。在对婚姻生活极其失望的情况下，妇女们容易陷入严重持久的心理病症；少部分人可能发生婚外恋，满足自己的性需求。

（三）客体关系论

客体关系理论是经典精神分析理论的最新发展。客体关系论认为性同样也是一种心身相伴关系，因为夫妻之间的身体接触会触发他们个体心理的深层，特别是他们的内在客体关系。婚外恋者表明了他（她）无法整合自己的客体世界。也就是说，在婚姻中他（她）压抑了某些部分。个体早年在青少年性萌芽阶段的经历和中年危机都可能是家庭婚外情以及其他性症状的推动力。

斯特恩（Stern）将导致婚外性事件的无意识动因分为四类：①将配偶当作乱伦的对象，这种情况下性被禁止；②配偶是个体所反抗的超我的体现；③婚外情，尤其是多人婚外情，是一种双性恋的表现；④婚外情是一种对与配偶形成共生关系的防御。若一个人有了婚外情，从分类中我们可以看到隐藏在个体背后的婚外情的动因。当他与新伴侣在一起时，他可以体验一些东西，这是他之前没有选择过的或者说是与配偶在一起无法获得的。家庭中每个成员的生命阶段都有可能导致婚外恋事件，可能正是所有个体的能量总和形成了某种最终的推动力，让某个家庭成员越过家庭的性界限。

三、婚外恋的心理辅导

婚外恋是由外遇者、原配、第三者组成的三角关系，还可能会涉及子女、其他家人和非婚生子女等人。所以，对于婚外恋事件的心理辅导可以围绕以下几个方面进行，其核心是外遇者及其配偶。

按照寻求帮助的当事人的身份来划分，婚外恋问题的咨询主要有三种类型：第一类是婚外恋者的求助，第二类是原配的求助，第三类是第三者的求助。虽然站的角度不同，这三类人都会有心理困扰。相对而言，第二类求助者最多，受到的心理创伤往往也最大。

（一）分析外遇者的内心世界

外遇者最常见的问题是婚外恋所带来的心理压力和怎样处理婚外恋。咨询师应引导外遇者深入了解自己的内心，探讨自己对爱的真实需要是什么，自己从婚姻中满足了哪些需要，从婚外恋中满足了哪些需要。通过分析，选择对自己最重要的一方。

（二）引导原配从系统的角度看待婚外恋

面对婚外恋，原配往往过于情绪化，不能客观的看待问题，认为自己是婚姻的受害者，将婚外恋的责任完全推到对方头上。他们最常见的认知就是认为过错全在外遇者和第三

笔记

者。这种观点使自己心安理得地谴责对方，从来不反省自己。既然问题在对方那里，自己完全没有责任，那为什么要我来付出，去解决问题呢？这样，原配当事人就永远不能从痛苦中走出来。其实，婚外恋的产生不是偶然的，很多时候是婚姻遇到了危机之后的产物。原配的主要任务则是接受现实，正视问题，明晓要解决的不是所在家庭与第三者的关系问题，而是自己与对方的夫妻关系，这是婚外恋的根本原因。不解决夫妻本身的问题，只应对第三者，治标不治本。赶走了第三者，还可能有第四者、第五者。

（三）全面评估婚姻

婚外恋发生后，大多数夫妻依然希望能维持目前婚姻。所以咨询师应引导当事人，全面评估当前的婚姻状况。如果夫妻双方依然存在感情基础，咨询师就应该帮助当事人改善夫妻关系。但如果婚外恋的发生是由于夫妻关系早已破裂引起的，当前和好无望，咨询师的主要任务是进行离婚辅导。

（四）适当寻求帮助

遇到挫折时去寻求社会支持，是人之常情，但要注意把握寻求帮助的方向和尺度。任何支持和帮助都是有限度的，不要把解决问题的期望全部建立在他人身上，尤其是在婚外恋这个问题上。有些夫妻一旦发现配偶有婚外恋，便四处寻找自己及配偶的亲朋好友、同事及领导等哭诉，希望获得大家的支持，共同解决配偶的婚外恋问题。却不知这样做会将配偶的婚外恋事件广而告之，将配偶在公众面前的形象破坏殆尽，将和好的希望彻底浇灭，只能加速婚姻的解体。

解铃还须系铃人，彻底解决婚外恋问题，当事人首先应该减少吵闹，改变兴师问罪的心态，停止无休止的争吵，去积极改变自己，改善夫妻关系。

（五）咨询师保持中立原则

婚外恋问题是个敏感问题，咨询师自身对它也会有好恶之情。虽然保持婚后感情的专一是中华民族的美德，也是家庭幸福的基础，但在心理咨询中，咨询师决不能以道德判断代替心理咨询，应尽量保持中立原则，将自己的价值观搁置起来，不要做道德判断，也不要把个人的憎恶之情表达出来，与当事人一起指责其配偶，这样只会加深矛盾。如果咨询师无法控制自己的态度，就需要为当事人办理转介手续。咨询师还要注意，不要被来访者的故事所吸引，偏离了咨询的目标。

第七节　其他性关系的心理

随着社会经济的发展、社会的急剧转型，以及西方思想的传入，在传统的婚姻家庭之外，出现了一夜情、网恋、无性婚姻、丁克家庭等新兴性关系。

一、一夜情

（一）一夜情的界定

一夜情（one night stand），指男女双方在特定情境下因为一时的冲动、爱慕或排遣寂寞等原因而发生的临时性性行为。

随着社会的发展，一夜情现象逐渐增多，李银河提出一夜情在工业社会、都市社会应该是一种普遍现象。2008年4月，由中国人民大学所发起的一夜情访谈调查显示，30岁左右的白领、在校博士生、研究生成为一夜情的高发人群。夏学銮提出，一夜情在学历高者身上比较普遍，因为它主要在网上传播，同时越是高学历的人，就越能为自己的行为做合理化解释，从而获得心理的平衡。

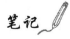

（二）一夜情的原因

1. 排解孤独 在一夜情的原因中，排解寂寞的选择比例最高。如果恋人或者配偶长期不在身边陪伴，很多人会孤独寂寞。虽然对性的需求并不大，但为了排解孤独，于是选择一夜情，找人来陪伴自己，满足自己对温暖的向往，消除自己对孤独的恐惧。

2. 新鲜好奇 各种媒体上充斥着各种各样关于性的信息对年轻人形成了极大的诱惑，使他们对性产生了很大好奇心，再加上没有很强的自制力，往往选择一夜情。

3. 报复 由于对自己的恋人或配偶不满、或者感情受过创伤，对自己爱着（过）的人有极大的怨恨，期望通过与其他异性的一夜情来弥补自己的伤口，报复对方。

4. 满足性欲 持这种动机的人，寻找一夜情就是为了自己赤裸裸的性需求。

（三）一夜情的危害

一夜情行为在满足双方性需要的同时，也隐含着一些后遗症。首先，由于一夜情的发生常常带有偶然性，加之为了追求快感，双方一般都很少事先准备防护措施，如使用避孕套、局部清洁等，而且由于对对方的性经历和健康状况一无所知，可能会沾染上性病或艾滋病，造成极其严重的后果。其次，双方都不可能坦然地进行一夜情，难免会在心理上留下一点偷情的烙印。激情过后，除了担心可能怀孕、患病和被他人知晓外，在面对现在的或将来的伴侣时，可能会存在一丝心理阴影，形成一种心理负担。

二、网恋

（一）网恋的界定

目前关于网恋（online love affair）的界定尚未达成共识。但大多数学者都基本认同将网恋定义为借助互联网发展爱情的行为，主要以即时通讯或网络游戏等为平台，通过文字、语言或视频交流而产生感情。

随着网络在我国的迅速普及，网络不仅成为新的人际交往方式，还影响到现代婚恋情感的表达方式，网恋作为新型的爱情模式，被越来越多的网民所接受。新浪网 2009 年的调查就发现 43.5% 的网民有过网恋经历。

网恋最初代表了浪漫。痞子蔡的《第一次亲密接触》以纯洁、浪漫的网恋故事感染了众多网民。然而，几年之后，网恋一词的词性发生了重大转变。越来越多的网恋"见光死"的结局，因网恋导致的日益增加的骗钱骗色的案件，层出不穷的家庭动荡事件，使网恋这个词往往以贬义居多。

（二）网恋的原因

1. 匿名心理 社会心理学研究表明，匿名能够消除当事人的责任意识，使他们感觉即使言行不当，也不会对真实的自我产生负面影响。由此，匿名会解除个体对自我的约束，使个体敢说敢做，敢于表达内心的自我。而网络恰恰具有极强的匿名性，网络用户在与对方的相识、相知、相恋过程中能更加开放自我，更真实地表达自我。即使是性格内向羞涩甚至木讷的人也敢于大胆表露自己的感情，因而大大提高了网恋的"效率"和爱情质量。同时，个体自我暴露越多，就越容易博取对方的信任，也更容易接纳他人。

2. 距离产生美 从社会学的视野来看，人们所追求的爱情在很大程度上是精神的交流。在距离的限制之下，恋人之间缺乏实际的接触，仅凭直觉和自己的期望来描绘对方，在潜意识中为对方赋予了许多美好的特点。由于一定程度上摆脱了物质、相貌、生活习惯等因素的影响，为纯精神的交流提供了完美的空间。另外，网民在网上表现出的性格往往比他们的现实性格更趋于积极和友善，掩盖了原有性格的许多缺陷，也容易博取彼此的好感。

3. 慰藉寂寞 有些人在现实生活中，爱情或婚姻屡屡受挫，最终借助虚拟的网络来满足自己情感的需要。因为心理基础不牢固，这种网恋也是最危险的。只要感觉对方不错，往往不再继续深入了解对方,迫不及待地全身心投入进去。这时候也是风险频发的时刻,一旦遇人不淑,往往受伤更深。

4. 寻求刺激 青少年是网民的主力军,他们好奇心强,喜欢刺激,对新事物有强烈的求知欲、体验欲。网恋作为一种新的恋爱方式,与传统的面对面的恋爱方式完全不同。在青少年看来,具有较强的时代性,比较时髦,乐于去体验。

(三)网恋的影响

网恋的魅力在于网络的虚幻,而网恋的危害也恰恰在于其虚幻。虽然双方在网恋时以精神交流为主,降低了客观因素的干扰。但等到见面时,又要重新受到客观因素的限制,很容易"见光死"。网恋,使个体在网络上投入大量时间和精力,不仅严重影响学习、工作和家庭,而且性格容易变得孤僻,甚至造成人格分裂。

案例 7-6

哈尔滨文艺广播曾接听一个丈夫的求助。这位丈夫的家庭原本很幸福,妻子是贤妻良母,女儿读高中,一家人其乐融融。但是不久之前,女儿教会了妻子上网,妻子对网络迷恋一发不可收拾,后来又发展到开始网恋。丈夫震惊愤怒之余,同妻子交谈,妻子知道自己不对,也仍然很爱自己的家庭,但是仍然忍不住和网上恋人联系。现在女儿马上高考,他想离婚又怕影响女儿,而女儿知道因自己教会妈妈上网导致家庭矛盾,也有很大的心理压力,好好一个家面临解体的危险。

三、无性婚姻

(一)无性婚姻的界定

无性婚姻(sexless marriage)是指夫妻间没有生理疾病或意外,却长达一个月以上没有性生活的婚姻。如果以这个标准来衡量,中国有 1/3 的婚姻归于无性婚姻。香港文汇报曾刊文称,无性婚姻家庭的数量虽然尚无准确的统计数字,但可以肯定的是,这个数字并不比离异家庭的数量少。在地域分布上,无性婚姻在城市,尤其是大城市中颇为多见;在年龄分布上,多以中年人为主。中国人民大学社会学研究所,在全国 60 个地区对 3824 位 20～64 岁已婚或同居男女的性生活状况进行调查,结果发现每个月少于一次性生活的为 25%;在最近一年里少于一次性生活的为 6.2%。

性爱本来就是婚姻中最重要也最精彩的内容,"性福"是婚姻质量的重要衡量标准之一,走入婚姻中的夫妻双方都希望拥有"性福";但是由于种种原因,无性婚姻在现实生活中大量存在着。受传统文化的影响,中国人对性,特别是不尽如人意的性生活主题往往感觉难以启齿,采取回避的态度。

(二)无性婚姻的原因

引发无性婚姻的原因是很多的。从性质上,无性婚姻可分为两类:无意的无性婚姻和有意的无性婚姻。有意的无性婚姻是指夫妻一方或双方具有性生活的能力,也有性的需求,但夫妻之间没有性生活。具体来说有多种表现形式,一种形式为性惩罚,一方对另一方有意见,于是采取性惩罚这一极端方式来报复对方,主动拒绝性生活,同时双方都没有与婚姻之外的异性发生性关系;第二种形式为移情别恋,一方或双方不是把自己的性生活对象指向自己的配偶,而是转移到婚姻之外的异性身上,比如婚外恋、一夜情等现象。这样的婚姻即使没有解体,也徒具空壳。

无意的无性婚姻是指由于外界因素的影响,夫妻的性需求减弱,性生活能力下降,即使偶尔有性的冲动,往往感觉力不从心。夫妻长期没有性生活,并不是由于双方的感情出现危机,我不理睬你,你对我没性趣,而是由于工作、生活上遇到难题,比如工作压力大、事

笔记

业发展不顺利、人际关系不顺、对外应酬多、或是家庭面临各种困难等。古语说"饱暖生淫欲"，等到夫妻精疲力尽回到家时，唯一的愿望就是休息，哪里还会有性生活？况且过大的压力还容易导致心理性的早泄、阳痿等现象，影响性生活的和谐。网络也是造成夫妻缺少交流的重要原因。一些夫妻迷恋网络，把多余的时间和精力向虚拟世界的人宣泄，自然对夫妻感情的维系不再用心。此外，有些妻子产后将大部分精力分给孩子而冷落了丈夫，也是造成"无性"婚姻的原因之一。

过去的成长经历也会导致无性婚姻。少部分人在成长过程中，遭受过性侵犯，对性形成了恐惧性条件反射，无法享受性的乐趣。还有少部分人由于父母的错误教育，从小认为性是丑恶的、是低俗的，他们成年以后，认为夫妻之间应该在任何时候都"发乎情，止乎礼"，性生活是不纯洁的行为，是需要避免的。

（三）无性婚姻的影响

性在婚姻中占据着无可替代的重要地位，直接影响着家庭的稳定程度。无性婚姻容易带来各种各样的问题。

首先，无性婚姻会影响夫妻感情。性爱是婚姻中最精彩最核心的内容之一，是融洽夫妻感情的润滑剂。正常的性需求得不到满足，容易引发一方的不满，直接造成夫妻之间幸福指数下降，甚至让夫妻关系更加紧张，从而更难以进行性生活，从而陷入恶性循环。

其次，会引发各种身心疾病。如果夫妻有一方性需求得不到满足，容易怨气满腹，情绪失控，除了饱受焦虑、抑郁等负性情绪困扰之外，还容易出现失眠、食欲缺乏、性器官早衰、激素不稳定等问题，进而引发各种身心疾病。

四、丁克家庭

（一）丁克家庭的界定

丁克（double incomes no kids，DINK）是音译词，意为"双收入、无子女"，指那些夫妻双方有固定收入，具有生育能力却不愿生育的家庭。从词义能看出判断丁克家庭的三个条件是经济条件、生理条件和主观意愿。

20世纪80年代，我国一些大城市开始出现丁克家庭现象，随后扩展至知识分子比较集中的大中城市，如北京、上海、深圳等城市。总体来看，目前我国丁克家庭所占比例并不高，却呈上升趋势。丁克家庭作为一种新型特殊家庭类型已成为我国新的家庭组织形式。2003年零点调查公司进行的社会调查结果显示，我国大城市已经出现60万个丁克家庭，而且70%左右的被试认为丁克家庭的数量仍将持续增长。

（二）丁克家庭的原因

1. 社会经济水平的发展 经济基础决定上层建筑，虽然中国传统社会养儿防老、传宗接代的观念根深蒂固，但改革开放以后社会经济水平的发展、社会保障能力的不断完善以及妇女经济能力的提高，使养儿防老的观念受到了严重冲击。养老责任逐渐由家庭保障向社会保障过渡。而且，女性地位逐渐提高，妻子逐渐摆脱家庭主妇的单一角色，与丈夫平起平坐，甚至不少妻子还掌握了家庭的话语权。此时她们完全掌握了家庭的生育话语权，可以自主选择是否生育子女。

2. 重视夫妻关系 在传统的家庭关系中，亲子关系重于夫妻关系，夫妻关系以亲子关系为前提，亲子关系也以夫妻关系为必要条件。现代家庭的重心开始转移，夫妻关系在家庭中的地位不断上升，夫妻双方更关注自身的生活质量，注重满足自我的需求。他们开始把爱情放在首位，家庭、子女位居其次。有了孩子，就会占用双方大量的时间和精力，被迫放弃自我，抹杀自己的独立性。因此，这类夫妻主动放弃一家三口的家庭模式，专注享受自由的二人世界。

3. **现代社会的压力**　经济、科技的迅猛发展，在提升生产力的同时，也加速了生活节奏，带来巨大的压力。为了更好地实现发展，在竞争的社会脱颖而出，给自己的事业打下良好的基础，许多人结婚以后自愿或被迫地继续学习或专心工作，生育问题被暂时搁置。此外，为了培养后代良好的竞争能力，提供良好的生活条件，抚养孩子的成本急剧攀升，费用极其庞大。加上近些年房地产的不良发展，更给父母施加了巨大压力。出于经济上的考虑，越来越多的家庭也选择了丁克。

4. **婚育观念的变迁**　中国传统观念认为婚姻的首要功能是生育，繁衍、壮大家族，生育成为确定妻子在夫家地位的重要标准。母凭子贵，自己的儿子能继承正统，母亲也就确立了尊贵的地位；不能生育的妇女，是丈夫家的罪人，夫家可以理直气壮地休妻。随着社会的发展，婚姻的生育功能在夫妻心目中的地位开始逐渐下降，生育是两个人的私事，与道德、责任毫无关系，不再是婚姻家庭生活的必需。

（三）丁克家庭的影响

1. **对传统家庭的冲击**　基本的家庭结构是由夫妻双方、子女构成的，具有生产、生育、教育等功能。丁克家庭使生育不再是家庭最重要的功能，家庭只由夫妻双方组成，改变了女性是生儿育女的工具这一角色。夫妻双方可以根据自己的理解，价值观念和理想憧憬来选择自己的家庭结构和家庭功能。

2. **降低婚姻的稳固度**　没有子女这一血缘纽带，夫妻双方审美疲劳之后，需要强大的黏合力来保证婚姻的稳定。现代社会里，人们的自主性、流动性逐渐增强，承受的各种诱惑也越来越大，此时对婚姻的考验是巨大的。

3. **使文化的代际传递出现中断**　丁克家庭中的夫妻双方往往受教育程度较高，然而他们不生育孩子，导致他们的知识无法传递给下一代，形成代际传递中断，不利于减少社会教育成本。

4. **加速人口老龄化**　丁克家庭如果大量出现，导致婴儿出生率减缓，会使人口结构发生变化，老龄化加快，将会造成人口结构失衡、社会不稳定，严重影响经济发展。

五、心理辅导策略

（一）分析过去创伤

弗洛伊德提出，个体的早期成长经历会对现在产生影响。当事人之所以出现不符合传统要求的性心理问题，是由于早期经历的创伤产生未竟情结，在个体成年以后依然影响其心理与行为，致使当事人在婚恋关系中容易迷失自我，产生角色混乱，于是寻求外在的刺激或采取其他错误的行为来进行补偿。对这类心理问题，辅导的重点应放在疏解当事人的创伤情结上。咨询师的重要任务是了解当事人的成长经历和创伤，当心理创伤被抚平的时候，也就是这些性心理问题解除的时候。这样有助于从根本上解决当下的问题。

（二）认识性对婚姻的重要意义

和谐性爱对促进夫妻身心健康、增进夫妻感情具有积极的意义，在此基础上建立的夫妻关系更为稳定。婚外性行为、无性婚姻肯定会影响夫妻感情，加剧夫妻间的矛盾，使双方对婚姻满意度会下降，很容易导致家庭破裂。双方只有重视起来，才能更积极、更有效地进行解决。

（三）积极进行沟通

尽管双方的性关系出现障碍，但双方都不应逃避，因为解决的决定权始终在夫妻手中。夫妻双方应本着和谐幸福的原则，积极沟通，去创造幸福。

（四）加强性教育和人格教育

性与人格之间的关系是相互兼容而又互相制约的。家庭、学校、社会应注重将性教育和人格教育结合起来，协调性心理发展与人格发展之间的关系，缩小性成熟与人格成熟之间的不平衡。虽然追求快乐是人类的天性，但人是社会的人，性欲的释放受社会道德规范的制约，受法律约束。人不只是得到性的满足，还有其他许多社会责任要去承担。

（五）丰富业余生活

当事人应多参加业余活动，扩展人际交往圈，以积极的、健康的活动代替不合适的行为。帮助当事人缓解冲动、消除烦恼，排解孤独，培养高尚的生活情操。

（六）多种方式享受性爱

夫妻既可以通过传统的性生活方式，也可以通过其他方式满足性与情的需要。夫妻双方要积极探索适合双方的性爱表达方式，促进双方的亲密交流。比如，无性婚姻作为一种客观存在，人们要宽容接纳。享受性爱有多种方式，并不局限于单一的阴茎-阴道的插入方式。夫妻之间可以通过相互的关心、相互的爱抚等方式来表达夫妻之间的爱。只要双方可以接受，同时又无损于健康，那么这种方式就是合理的。

（杨　磊）

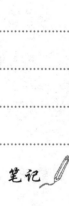

第八章　同性恋现象

学习目标

掌握：同性恋的概念、原因与特征。

熟悉：同性恋的分类、同性恋相关问题的咨询。

了解：同性恋在西方和我国的发展历程、社会对同性恋的观念。

近年来，社会对同性恋的态度趋向宽容，关于同性恋的议题数量在社交平台和新闻媒体中都有所增加，影视作品、文学著作、媒体报道和网络社交等都有相关主题的踪迹。学者们也从医学、生物学、法学、社会学和心理学等领域对同性恋现象进行研究和解释。同性恋生存状况和同性恋权益问题越来越引起公众的关注，这些都让我们不能继续忽视这个客观存在的少数群体。同性恋作为一种客观存在的现象，需要我们去正视且科学地认识。

第一节　概　述

同性恋存在于历史的各个阶段，具体存在形式和发展状况受社会文化和政治因素的影响。随着社会的进步和多元化发展，公众和学界对同性恋的认识和态度也不断变化发展。本节主要介绍同性恋的概念及相关情况。

一、对同性恋的基本认识

1. **同性恋的概念**　同性恋（homosexuality）一词最早由外国医生本克特（Benkert）在1869年提出，用于描述被同性所吸引，而对异性兴趣缺乏或无反应的现象。由于同性恋现象的复杂性和学者们研究方向的差异，其概念至今并无统一的界定。随着社会经济文化的发展，同性恋的概念和内涵不断扩展和延伸。有的学者单一地从性行为角度出发，强调同性恋性欲和性行为的对象为同性，甚至简单定义为同性间自愿发生过性行为者就是同性恋。随着研究的深入，不少学者发现此观点的局限性，试图从不同角度解释同性恋。美国生物学教授和性学家金赛对性倾向进行0~6等级的划分，表明同性恋与异性恋之间并非泾渭分明，而是存在过渡状态。这种性倾向的连续体理论，改变了人们对同性恋与异性恋间"非黑即白"的传统认知，意识到两者之间呈现为连续体状态。所以，同性间发生性行为并不完全等同于同性恋。国内学者张北川在定义同性恋时指出："在对性伴侣的选择拥有充分自由的条件下，一个性成熟的个体如果具有明显或强烈的指向同性的性欲，或同时存在主动的同性性行为，方可视之为同性恋者"。同性恋界定的变化表明，同性恋概念中最核心的成分是同性之间的"性行为"和"性吸引"。综上所述，可将同性恋描述为"在正常社会生活条件下，对同性成员在心理、情感和性行为方面持续表现出性爱倾向和吸引，而对异性缺乏或减弱性爱倾向的现象"。同性恋作为一种客观的社会现象,其本质与异性恋并无区别,两者属于不同类型的性倾向,都是人类爱的行为表达形式。

2. 同性恋的角色称谓　同性恋的称谓与社会经济文化发展密不可分,从 homosexuality 起源,到用 homosexuals 统称,是随着社会发展而变化的。最具代表性的是 1989 年《纽约时报》用 Gay 来表示同性恋,后期也有人用于专指男同性恋。我国口语中通常用"同志"作为同性恋的称谓。近年来,随着对同性恋认识的深入和态度的转变,同性恋男女称谓划分也愈加明确和细致。

随着社会文化的传播,口语或网络中逐步用 Boy's Love、玻璃、断背或弯等这类词语来表示男同性恋。男同性恋中常用 0、0.5、1,或者口语中用受、攻来进行角色属性的划分。0(受)指同性关系中相对女性化的一方,在性行为中通常属于受动者;1(攻)指同性关系中相对男性化的一方,在性行为中通常属于施动者;0.5 则形象表明其角色的非固定性,可以在0 和 1 之间转化。在女性主义发展和影响下,20 世纪 70 年代女同性恋开始用 lesbian(LES)来表示,取其谐音,我国常用拉拉、蕾丝等称呼。女同性恋常用 T、P、H 来划分其角色属性。"T"(Tomboy)代表同性关系中相对男性化、倾向阳刚特质的装扮者;"P"最初是相对于"T"而命名,近年来已泛指倾向阴柔特质,相对女性化的女同性恋者;"H"则类似 0.5,其角色可转变。这类角色属性的划分,最初并非源于同性恋本身,而是从性爱关系中衍生的属性称呼。其实同性恋间角色属性并不是绝对的,会随着恋爱双方责任、兴趣、能力、感觉等因素的影响而改变,所以很多观点并不提倡这种划分方式。

二、同性恋的发生率

同性恋现象在不同历史阶段和各类文化中均有记载,20 世纪以来的相关调查中都显示有一定比例的同性恋者。从人群来看,同性恋可见于各年龄阶段,分布在各类职业和地区之中。由于社会规范和法律法规的不同,同性恋的公开性和隐蔽性存在差异。不同文化背景和地域中,对同性恋的认识程度和界定标准也无法统一,因此对同性恋的发生率难以进行大规模的社会学统计来获得确切的数据。各国关于同性恋发生率报告中,很多调查结果都是相似的。1936 年英国霭理士(Ellis)调查估计同性恋者占 2%～5%,金赛 1948 年的调查报告指出美国男性中完全以同性恋性行为方式生活的约占成人人口的 4%,而我国学者李银河也在《同性恋亚文化》中推测社会人口中的 3%～4% 为同性恋。据 2004 年原卫生部统计,中国男同性恋有 500 万～1000 万,占性活跃期男性总人口的 2%～4%。2006 年中国疾病预防控制中心公布的男同性恋人数上升到 2000 万左右。

三、同性恋的历史

(一)国外同性恋的历史

同性恋现象和同性间性行为在历史长河中均有迹可循。古埃及和雅玛文明中对男性之间性爱行为的推崇;阿克琉斯(Achilles)与帕特洛克罗斯(Patroclus)开启"古希腊之爱"的先河,都表明同性之爱的存在。斯巴达士兵之间的同性之爱被视为爱神对他们的鼓舞,会令其英勇非凡。古希腊时期,因为对力量美和高雅修养的推崇,男性被视为近乎完美的化身。尤其公元前 6—公元前 4 世纪,成年者(30 岁出头)与少年(12～16 岁)之间的"同性之爱",是少年接受"继续教育"的一部分。成年者会负责少年道德和品质的发展和完善,有助于成年者优秀品质的传递。同一时期女同性恋中,最具影响力的是被称为"第十缪斯"的萨福(Sappho)。她在兹波斯岛(Lesbos)的女子学校,与学生接二连三地相爱,创造出表达同性之爱的诗歌广为流传,19 世纪末的医学界开始用 Lesbian 来指代女同性恋。

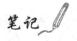

公元 538 年，以罗马帝国查士丁尼（Justinianus）正式确定同性恋死罪的法令为开端，同性恋逐步进入受限制和惩罚时期。尤其 13～14 世纪对圣殿骑士团的镇压成为反对同性恋的典型代表事件。随后几个世纪里，同性恋被视为少数派和罪恶代表，遭到极端地压制与处罚。文艺复兴后期，以西班牙为代表的欧洲各国纷纷强化相关法规，严刑惩处并禁止同性恋行为的发生。1553 年英国亨利八世颁布禁止同性恋法律，直到 1861 年英国才取消同性恋死刑的处罚。

1886 年奥地利精神病专家理查德·冯·克拉夫特 - 埃宾（Richard von Krafft-Ebing）发表《性病态心理学》，开启同性恋"性倒错"的疾病观。研究者开始从医学角度来解释和探索同性恋现象。随着同性恋病理化观念的持续深入，同性恋依旧被视为异端，受到排斥。美国 20 世纪初仍以"反常"性交罪来惩罚同性恋。1969 年的石墙运动标志着现代同性恋权利运动的开端。由此同性恋境况开始得到改善，并逐步争取到实质的法律权益。越来越多国家对同性恋进行了非刑事化定义，对于同性恋的认识及相应权益也受到各界关注。1973 年美国精神病协会将同性恋从精神疾病诊断系统中剔除，具有划时代意义，开启了同性恋"去病理化"之路。20 世纪 90 年代酷儿理论的兴起，引发人们对同性恋现象的重新思考和定位，探索构建新型人际关系的可能性。

（二）我国同性恋的历史

中国古代同性恋产生和发展的历史源远流长，当时社会环境相对宽松，少见同性恋被律法惩处的记载。从商朝的"比顽童"和《逸周书》的"美男破老"记载中，研究者推测商周时代同性恋现象的存在。卫灵公和弥子瑕的"分桃之爱"、魏王与龙阳君的"龙阳之好"、楚共王与安陵君的"安陵之好"作为春秋战国时期著名史例，典型特点是君主男风，同性恋现象活跃，嬖宠逐步成为政治势力。秦汉时期延承了春秋时期帝王与佞臣特点，汉哀帝和董贤的断袖、文帝与邓通的吮痈、成帝与张放的同卧同起都是著名典故，其中"断袖"更是成为男同性恋常见的代名词。魏晋时期同性恋现象呈公开化、平民化趋势，这与当时战乱动荡，讲究魏晋风度和社会风气放浪密切相关。唐宋时期同性恋现象进入平稳期，正史记载不多。这可能与当时社会开放、文化融合、思想多样化相关，继而同性恋被更多地包容。"香火兄弟"的流行和男妓的发展都表明当时的社交自由和性风气相对开放。明清时期同性恋史料和文学作品显著增多。上到武宗朱厚照的顽童行为，下到名人儒生、士大夫玩弄优伶，家主与仆童相得相亲等现象都多有记载。

由于男权社会主体地位和封建礼教对女子的压抑与忽视，我国古代同性恋记载主体是男性，女同性恋基本处于隐匿状态。女同性恋的相关记载主要包括以下几种类型：第一类是以汉陈皇后为代表的宫廷中，一夫多妻制度下的家庭模式中，女性得不到异性关爱和性满足，非自发形成的同性恋现象。第二类是性情吸引的自发型女同性恋。明清的女伶娼妓之间、民间的姑嫂内房相伴，某些著作中可寻到相关踪迹。第三类是自梳女与不落家。清朝和民国时期珠江三角洲地区，女子通过金兰结拜，相互扶持，祸福共担，甚至生死与共，永不外嫁，终生不渝。自梳女是有些女性通过梳起仪式，决心不嫁，独身终老；不落家是以"金兰姐妹"的模式，成员间协助不落夫家，共同规避两性生活。

民国时期，随着越来越多西方著作的传入，知识分子逐步接受同性恋的疾病观，对待同性恋的态度也日益走向抑制。新中国成立后，同性恋行为被视为封建残余，属于不正常的性行为，后期更是被确定为"流氓罪"。同性恋相关的公开讨论和研究都是禁忌。直到改革开放后，在性学研究发展的基础上，各界学者相继投入到同性恋问题的研究之中。1994 年张北川教授的《同性爱》，开启了中国同性恋问题理论研究的先河；1997 年同性恋"流氓罪"的废除标志着我国同性恋的"去罪化"；2001 年《中国精神疾病分类及诊断标准》（第 3 版）（CCMD-3）指出"同性恋不再被统划为病态，同性恋的性活动并非一定是心理异常。"标志

笔记

着同性恋"去病理化"的开端。随着社会经济文化的发展，我们会对同性恋的认识进一步合理化和科学化。

第二节 同性恋的分类

同性恋可以从不同角度进行分类：从爱情伦理角度，分为实质性同性恋和精神性同性恋。前者指与同性产生爱情并实施性关系；后者是对同性的爱慕或性爱倾向，但无性行为。从角色扮演来看，分为主动性同性恋和被动性同性恋。前者通常作为追求者，扮演"丈夫"的角色；后者多为接受者，扮演"妻子"的角色。依据性质不同，分为绝对性同性恋和相对性同性恋，区别在于性倾向是否单一可变。绝对性同性恋即单向同性恋，是不可变的；而相对性同性恋，两者皆有可能，但不排除是双性恋。从稳定性来看，分为素质性同性恋和境遇性同性恋。前者是真正意义上的同性恋，难以改变；后者则是在特定单一环境中产生的，可能为暂时性的同性性行为。依据个体心态和性质差异，美国心理学家还提出同性恋四分法，即可变性同性恋、不变性同性恋、偶然性同性恋和胁迫性同性恋。

因研究视角差异，学者们对同性恋的分类也不尽相同。金赛以性行为发生频度对同性恋进行等级划分，也有学者从爱情、性别、成因、结果等角度对同性恋进行分类。本节主要沿用同性恋的三分法，将其划分为真性同性恋、兼性同性恋和假性同性恋三种类型。

一、真性同性恋

真性同性恋，也叫素质性同性恋。有学者认为这类人群同性性倾向是天生的，不可改变的，属于同性恋研究的主体。他们从小对异性缺乏兴趣，将更多关注和好感指向同性，情感和性欲对象只限于同性。依据性行为的特点，鲁龙光教授在医学和心理学的基础上，把真性同性恋分为意向型、情感型、快乐型和复合型四类。

1. **意向型同性恋** "意向"作为一种愿望或欲望的倾向，是停留在意识层面，并未付诸行动的过程。意向型同性恋更倾向于一种柏拉图式爱恋，停留在精神层次，未有实质性的性接触。大多是对理想中的单恋对象进行性幻想，或者通过性梦、性想象自慰的方式来满足自身性需求。这类人性格大多内敛、胆小、谨慎且爱幻想，受社会规范、伦理道德及自身文化背景影响较大。

2. **情感型同性恋** 此类型的同性恋从心理和外显行为上都表现出对同性的爱慕和性欲。他们对待恋爱往往稳定而专一，情感炽热而浓郁，渴望持久相守，甚至期望能够公开化、家庭化。在性行为实施中，他们更重视亲密接触的情感表达，珍视亲昵、爱抚和接吻中的情感交流。男同性恋中的被动型或女同性恋更易产生情感型同性恋，他们在深入了解或者强烈情感基础上选取性对象，性行为相对谨慎而专一，双方角色明确，"夫"与"妻"分明，生活方式、价值观和性格特征等相匹配。

3. **快乐型同性恋** 此类型的同性恋重视新鲜刺激的肉欲享受，以追求性快感为核心目的，与性对象之间情感相对淡薄，性关系多变而难以稳定。快乐型同性恋的研究对象多为男性，其交往主要围绕着性关系进行。他们选择性对象看重外貌、身体等个体先天特质，以获得性满足为首要条件。此类型同性恋者性行为方式开放且多变，存在频频更换性伴侣的现象。这样不仅易引发性心理和性生理方面的健康问题，更会带来性疾病的感染和传播。

4. **复合型同性恋** 此类型的同性恋对异性性特征无兴趣，不喜欢与异性进行性行为。他们爱恋和性爱对象是同性，且会附加一定的条件，即有特殊性偏好的心理定势。复合型同性恋以男性居多，性对象通常因具有某种特质而增强他们性兴奋度，满足特殊偏好的需求。这种特殊偏好呈多样化趋势，具体物品、身体部位，甚至年龄、血缘关系等均可提升性冲动。对于难以实现的特殊偏好，他们可以通过性想象或性幻想的方式唤起性兴奋，获得性满足。

二、兼性同性恋

兼性同性恋也叫可变性同性恋。此类型的人对男女两性皆可产生性欲，获取性满足，但各自轻重程度有所差异。不少学者认为兼性同性恋是等同于双性恋的，认为两者并无区别。而据刘达临和鲁龙光的观点，同性恋作为广义的含义，既然能包含假性同性恋，那么兼性同性恋应该也是存在的。兼性同性恋和双性恋两者不能完全混为一谈。

三、假性同性恋

在特定环境和条件下，假性同性恋的性欲和性行为指向同性。但当环境改变或者性心理发展，他们可能会终止同性性行为，转向异性恋。学者把假性同性恋归为两类，一类指境遇性同性恋或偶然性同性恋，另一类指代偿性同性恋。

境遇性同性恋或偶然性同性恋的形成，与其所在后天环境和个体特殊经历密切相关。他们长期身处单性别环境或者少有接触异性的机会，在情感和性欲上对异性渴求而得不到满足，继而获得一种转移，以同性作为替代。此类人群常见于寺庙、道观、监狱、军队、男女寄宿学校、船员等单性环境职业中。个体特殊经历也是境遇性同性恋形成的重要因素。由于幼年不良成长遭遇、与异性恋爱受挫、或不愉悦的性经历等因素影响，个体无法发展正常的两性关系，继而转向在同性中追求情感补偿。

代偿性同性恋通常是在一定目的、权利、利益甚至胁迫的基础上产生。或许主观意识上，他们并未对同性产生爱慕的心理和性欲，只是因为利益诱惑或某种胁迫下有了同性性行为，甚至成为交往对象。假性同性恋是在特定环境和境遇下产生，并不一定是终身的。虽然他们有过一定程度和一定方式的同性性关系，但性倾向并非一定是指向同性。当回归到原本环境，或者随着性心理的进一步成熟，经过认知调整，也可能恢复成异性恋，但不排除其同性性行为影响一生的可能。

第三节　同性恋的成因与特征

同性恋的成因极为复杂，学者们试图从医学、生理学、社会学和心理学等多个学科中寻找答案，也曾运用交叉研究进行解释，但至今并无统一定论。李银河将同性恋现象成因分为先天说和后天说两类，而这与生理因素、心理因素、社会因素三个核心因素密不可分。本节内容在这三个因素基础上进行同性恋现象的成因分析，并对同性恋现象的特征从爱情关系、性关系以及互动方式三个方面进行阐述。

一、同性恋的成因

1. **生理因素**　20世纪医学的发展，让更多的研究围绕着性倾向的遗传基因、激素影响和解剖学大脑结构差异三个因素进行探索和实证，期望从生理学角度解释同性恋现象，论证同性恋的先天说，但至今并未达成共识。

不少遗传学家指出遗传与性倾向之间有关联，染色体因素影响着同性性倾向。研究发现同卵双生的同性恋发生率高于异卵双生，而寄养关系兄弟发生率相对较低。哈默（Hamer）等人指出男同性恋者的男性亲属更具有同性性倾向，同时推测出性倾向可能与母系X基因相关。曾对40对同性恋兄弟的DNA基因标记分析显示，其中33对同性恋兄弟的X染色体特定位置中，有5个基因标记相一致。后续也有不少研究继续探索基因标记的存

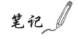
笔记

在和具体位置，但目前尚未明确。

动物内分泌研究发现，同性性倾向的公羊睾酮水平与其他公羊存在差异，对围生期的绵羊添加睾酮也可能影响个体出生后激素周期和反应力，研究者推测性激素与同性性行为的发生有关。维兰尼（Villani）和布罗蒂（Brodie）团队的研究均证实同性恋和异性恋睾酮水平存在差异，只是其差异方向并不一致。后续也有研究表明，胎儿大脑发育的特定时期，雄性激素可能会影响其男性化过程。胎儿期母体内性激素分泌水平与性倾向有一定相关性。此外，科恩（Cohen）研究指出，女性中患有先天性肾上腺增生者有近 40% 认为自己性倾向为同性或双性，而这与某些雄性激素影响到中央神经系统密切相关。不少研究似乎都指出了性激素水平会影响到个体性别认同或性倾向。但个体性激素水平的变化，是基因、母体遭遇事件等因素直接影响，还是同性恋心理与行为的继发影响，目前尚存在争议。

研究者也从大脑解剖差异来分析同性恋与异性恋。利维（Levy）1991 年研究发现，男性同性恋者下丘脑特定神经核明显小于男性异性恋者，而与女性的体积差异不大。研究结果虽然表明性倾向可能与大脑某些特征有关，具有一定的生理基础，但学界目前对研究方法和研究结果尚存在争议。

2. **心理因素**　心理学研究主要从精神分析和行为主义两大理论出发，对同性恋现象做出阐释。精神分析以弗洛伊德（Freud）的观点为代表，认为在个体童年性心理发展中，每个阶段都可能有导致同性性倾向产生的因素，个体心理特征不是单一、绝对的男女划分，而是每个人都可能存在双性的心理特征，只是两者优劣存在差异。虽然弗洛伊德晚年认同同性恋并非一种疾病的观点，但始终解释"同性恋是性心理中某个阶段的抑制或停顿"，这与男同性恋者的"俄狄浦斯情结未能解决"和女同性恋的"阴茎嫉妒"密切相关。新精神分析学派认为，早期家庭成员间的相互影响是同性恋形成的重要因素。这类家庭显著特点是过于专横亲密的母亲和角色缺失或懦弱的父亲。男同性恋家庭氛围通常是父弱母强，家庭中难以形成男性形象的认同，父亲处于家庭关系之外或者受排斥、敌视状态；而儿子与母亲过于亲密，甚至取代父亲，成为母亲施爱的投射对象。不良的家庭关系，让个体无法顺利完成性别角色认同和社会化过程，令其心理发展受阻，可能导致同性恋性倾向。

行为主义者从学习理论出发，把同性恋现象的成因解释为后天环境和经历的共同作用，是"刺激—反应"习得的结果。学者们尤其注重特殊事件和伙伴关系的影响。处于性成熟和性冲动期的青少年，由于异性恋的不愉快、难以获得正常两性发展、性教育不足等因素的影响，在同伴引诱或者偶然中进行同性性行为，达到性满足。后期这种行为得到不断地习得和强化，进而影响到个体的性倾向。

3. **社会因素**　不同政治文化背景中，对同性恋态度和认识程度的差异，影响着同性恋的形成与发展。以荷兰为代表的国家已经支持其合法化；有的国家正处于非罪非病的认知阶段；有的国家依旧明令禁止和惩罚，造就了同性恋生存状态的差异。此外，现代社会发达的网络通信，增强了同性恋信息的开放性和互动性，让其掌握更多话语权，也在一定程度上促进了同性恋亚文化的传播。

家庭作为社会的基本单位，对性倾向的形成起着重要作用。目前家庭因素的影响主要有两类：一类是失调的家庭关系模式，尤其父母关系的不和谐或长期单亲家庭，影响到个体性别角色和性认知的社会化，可能出现性别认同偏差；另一类是不恰当的家庭教养方式。个体对性角色的认知和差异化概念，主要通过幼时父母的教养方式和同伴间交往差异逐步获得。幼时玩伴性别的过度单一或父母对个体性别角色教养的误差，都影响着性别认同。研究指出个体成年后的性倾向与下列因素相关：①父母对孩子的性别期待偏差、反性别抚养方式，如男孩当女孩养；②性别无差异化教育模式，如身处多姐妹家庭而教养方式无区别对待的男孩；③同伴关系影响，如男孩最佳玩伴都是女孩，或者青春期禁止异性接触等；

④父母的过度溺爱或冷漠对待形成爱的缺失。不恰当的教养方式造成的"女性化的男孩","男性化的女孩"影响着个体的性别认同，让其在同龄群体中出现社交困难，或回避异性，影响着成年后的性倾向。

社会具体情境也会影响个体的性倾向。一方面指特殊环境下，境遇性同性恋的产生；另一方面指性启蒙或特殊性经历的影响。有研究指出，早年创伤性的性体验或许为同性性倾向奠定了基础。幼年时期，同伴间的"性游戏"或早期受到的性刺激甚至性侮辱，由于家长错误的评价或不恰当的教育，在缺乏科学的引导和干预下，可能导致个体性心理发展受阻，影响成年期的性倾向。李银河提出的"空白占据"理论也说明了首次性经历的重要性。她指出即使个体性角色认同后，在性行为空白期内，一旦某种性行为首先形成，就有可能确定下来，甚至可能影响终生的性倾向。青春期处于性心理和生理逐步成熟阶段，是性好奇或寻求刺激的时期。他们可能由于影视作品、排解性冲动、亲密关系伙伴引诱、模仿或追求风尚等因素影响，产生第一次同性性行为。而初次性行为的体验和经历对个体后期的性习惯、性方式甚至性态度都有巨大影响，很多偶然性行为可能影响一生。此外，还有报告指出社交情境中的反馈也影响着个体性角色的认定。个体成长过程中由于性格特质，男孩懦弱过度女子气、女孩"假小子"过度男子气，让他们受到来自同伴的取笑甚至排挤，加深对自身性别认同的怀疑，影响到个体的性倾向。

二、同性恋的特征

同性恋与异性恋除性倾向差异外，其他行为模式和心理指标并无本质区别。由于社会文化背景、公众接受度和认识水平的差异，同性恋间的爱情关系、性关系及互动方式又有其自身的特点。受社会文化差异、缺乏相应政策和规范保护等因素影响，同性恋爱中会面临更大压力，关系的持久稳定性可能会受到挑战。目前承认同性恋合法性的国家和地区仍是少数，大部分地区的同性恋难以缔结法律保护下的婚姻关系。因此，同性恋在恋爱对象选择上，多呈侧重感觉和性吸引而轻物质的特征。相关调查也指出，正常生活中，双方相貌气质、性格和相处模式等是促使同性恋爱的主要因素。

同性恋伴侣间性关系大致分为两类：一是性关系相对松散，表现为性对象多变，以追求愉悦为主要目标，多为暂时性或偶然性的关系；二是感情基础下的，有一定忠诚度、相对持续性的交往。人们进行性行为主要目的在于追求欢愉、缔结关系、生育。同性恋爱受到来自家庭社会的压力，难以获取认同感。不仅如此，同性恋爱难以缔结合法关系，在对爱情和未来灰心无望中，不少人选择追求欢愉模式。当然这也与人类本身喜新厌旧本性和性欲满足有一定关系。有研究指出男同性恋更易表现出多伴侣现象，部分人的性行为目的仅仅是满足性欲，感情色彩在性关系中所占比重不高。女同性恋对待伴侣相对更为忠诚，相处时间也更持久。此外，同性恋的年龄、个体社会责任感、性角色以及认识途径等因素都会对性关系产生影响。

同性恋的初始交往主要依据个体的外貌装扮和眼神互动。过去，我国同性恋受到法律和社会规范的约束，多呈隐蔽性。同性恋通常选取公园、公厕、浴池和街道等场所作为相识和交流场地。随着社会观念的转变，公众对同性恋的认识日益科学化，同性恋开始走向公共场合或者专门的聚集地，目前呈半公开化的趋势。在交往途径选取上，不同性别的同性恋也存在一定差异。男同性恋倾向通过聚会等社交方式认识新朋友，女同性恋则倾向朋友介绍或在熟悉关系中结识，且因女性人际交往的特性，其交往更具隐匿性。随着21世纪互联网的飞速发展和广泛普及，同性恋间的互动方式更趋网络化，形成了QQ、微信、贴吧、社区、微博及专业app等媒介为中心的新型交往方式和人际互动模式。互联网中信息的获取和传递促进了同性恋身份的认同和接纳，也提升了同性恋的社会支持水平，让他们的互动活动更加灵活多样化。网络作为一个隐匿私人信息的交流平台，让同性恋有了展示自我、表达情感和寻求理解的信息传播空间。在深刻影响他们思维认知和交流行为的同时，也逐步形成了以个人网络为起点，辐射到同性恋团体和组织，最终扩散到同性恋为主体的人际圈子。

第四节　社会对同性恋的观念

同性恋是自古以来就有的社会心理现象，如我国古代曾有"溺于男宠"、汉哀帝与董贤的"断袖之交"的记载，古希腊时期斯巴达军队中也有"同性之爱"士兵的记录。但在不同文化、时代背景下，人们对同性恋的观念不尽相同，甚至差异极大。总体而言，当今社会对同性恋的态度趋向于理解和宽容。本节主要介绍不同社会对同性恋的观念演变及目前主要观点。

一、对待同性恋观念的历史

不同国家、民族因性行为与性观念的差异，对同性恋的态度不完全相同，甚至截然相反。即使同一国家在不同发展阶段、不同区域，对同性恋的评价也有所不同。即使今天，在回教地区的西亚、非洲等地区仍无法接受同性恋，在乌干达、尼泊尔等国家对同性恋处以有期徒刑。而在西方国家普遍对同性恋较为宽容，如早在1983年，荷兰举行世界第一对同性恋婚礼，目前有近20个国家或地区认为同性恋婚姻合法。因此，针对同性恋是否合理还没有绝对、公认的标准，但总体而言，社会对同性恋的态度主要有以下几个观点：

1. **宗教观念**　该观念多从神学的角度看待同性恋。如基督教基于《圣经》对生殖的崇拜而反对同性恋（男人同男人同寝，像同妇女同寝一样，两人都做了可憎的事，必须处死）；伊斯兰教的《古兰经》中有大量篇幅论述崇尚同性恋的鲁特民族的毁灭并对其进行批判；中世纪的欧洲，同性恋者多会被判处赎罪10年以上的苦行。因宗教的特点，该观念多认为同性恋是罪恶的。

2. **疾病观念**　该观念将同性恋认为是一种心理或生理疾病。随着医学对神学的批判和性心理学的研究的不断深入，关于同性恋是一种疾病的观念逐渐被人重视。1849年瑞士医生米基亚（Michea）通过对恋尸案分析而推断性心理障碍，这是世界上第一篇关于性心理障碍的医学论文，在文中首次提出同性恋是一种天生的生理缺陷。奥地利精神科医生理查德·冯·克拉夫特-埃宾（Richard von Krafft-Ebing）依据临床经验完成《性病态心理学》一书，书中的《性倒错》主要论述同性恋，此书认为同性恋分为先天性同性恋和后天性同性恋，相对而言，先天性因素对同性恋的发生更具有决定作用。当时社会主流观念认为同性恋是犯罪或道德败坏，该书首次提出对待同性恋应采用"治疗"而非"监禁""审判"；20世纪初，精神分析创始人弗洛伊德认为同性恋源于"恋母情结"，即男孩来源于母强父弱的家庭，因与父亲相对疏远，长大后缺乏男子气质，而需要男性性伴侣弥补。虽然上述对同性恋的疾病观念存在差异，在治疗过程中甚至存在粗暴的现象，但这一观念认为同性恋属于一种疾病，需要系统的治疗，而不再将其视为"道德败坏""犯罪行为"。

3. **新型人际关系**　该观念弱化同性恋属于心理障碍的观点，认为同性恋属于和异性恋并列的新型人际关系。其观点来源于法国哲学家福柯，我国的李银河在《同性恋亚文化》中提出，同性恋现象对现在的异性恋社会有一定启发，可以进一步思考为什么一定要结婚，为什么非要孩子，为什么不可以有开放的人际关系等问题。

笔记

二、当前几种对待同性恋的观点

1. **罪恶观点**　该观点认为同性恋是邪恶的,同性恋者往往"道德败坏",甚至有强奸"同性"的行为,存在"妖魔化"同性恋的倾向。如1885年英国甚至将同性性行为刑事化。需要指出,这种观点的产生往往是人们对同性恋不了解而产生的恐惧,继而出现夸大同性恋危害。事实上同性恋几乎分布于所有阶层,其犯罪率并不高于异性恋。临床实践表明,同性恋者虽然宁愿放弃事业、学业,也不愿改变其性取向,但在上述内容不发生冲突时,同性恋者道德观念与常人无异。

2. **疾病观点**　该观点认为同性恋是一种心理或精神疾病,属于性心理障碍中的性取向障碍,并有相应的诊断和鉴别诊断,同时提出相应的治疗方案与预防措施。目前,在我国现有文化下,精神科、心理科以外的人群多持该观点。

3. **正常行为观点**　该观点认为同性恋是一种正常行为,与异性恋本质上无差异。如自1980年《精神障碍诊断与统计手册》(第3版)(DSM-Ⅲ)开始取消同性恋的诊断,《疾病及有关健康问题的国际分类》(第10版)(ICD-10)没有将同性恋纳入诊断标准;我国的《中国精神疾病分类及诊断标准》(第3版)(CCMD-3)虽然保留同性恋的诊断,但目前精神科医生已倾向于不再将同性恋诊断为心理障碍。可以推测未来社会对同性恋的态度会逐渐宽容和理解。

三、同性恋的家庭与社会影响

一般而言,同性恋者的性取向未对他人造成不良影响,多数情况下不予追究责任。如同性恋者若只是私下较好,不损害第三方的利益,社会也会默许其存在。但因我国对同性恋相关宣传的缺失、传统家庭文化观念影响及社会对同性恋的偏见,同性恋问题所带来的家庭与社会问题不容忽视。如同性恋带来的艾滋病传播问题、同性恋者迫于压力结婚而向配偶隐瞒自己性取向带来的道德及婚姻法律问题等。目前我国已有组织同性卖淫的报道,甚至同性性侵与性骚扰的案件。同性恋可能带来的各类问题如下:

1. **同性性行为对同性恋者自身躯体健康的影响**　同性恋者属于艾滋病易感人群,男同性恋者之间的肛门性交容易引起艾滋病传播。我国近期调查结果显示,新报告的HIV感染者半数以上为男男同性恋传播。此外,男同性恋肛门性交也容易导致肠道疾病。

2. **同性性行为对同性恋者自身心理健康的影响**　在我国目前文化影响下,多数同性恋者一方面受社会舆论、传统文化观念、家庭对同性性行为的否定等压力,另一方面对同性性行为具有不可抗拒的渴望,进而出现不同程度的焦虑、抑郁、自责、内疚、悔恨等情绪和认知,甚至频发自杀念头。同性恋者希望能找人倾诉,获取他人的支持,但又担心被他人耻笑或排斥。部分同性恋大学生更是担心自己的性取向被同学、室友得知而整日高度紧张。

3. **同性恋者对传统家庭的影响**　同性恋者对父母心理健康有一定影响;再如我国文化下的形婚、同妻(男同性恋者的妻子)、同夫(女同性恋者的丈夫)现象亦然。

4. **同性恋引发的法律、伦理等社会问题**　虽然当今社会对同性恋的态度总体趋势呈宽容和理解,但在目前文化影响下同性恋还会因财产继承、婚姻权利、子女领养、婚姻内与同性出轨、同性乱伦、同性强奸、同性施虐与受虐等方面涉及法律、家庭与社会伦理。因我国同性恋相关的法律滞后,对上述问题在很多方面还缺乏法律和伦理支持,如同性强奸难以从法律上定罪。

总体来看,虽然同性恋者除性取向外与常人无异,但在我国当前文化影响下,同性恋者

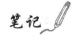

的性取向均可能或多或少的影响其自身心理健康、家庭生活及人际关系。因此，针对同性恋者的负性情绪进行心理干预、使其逐步适应目前的生活状态、并有针对性的调整其人际关系，改善心理健康水平，可能是目前解决我国同性恋者自身心理问题的适宜途径。同时，社会也应该加强同性恋相关知识的宣传，逐步消除公众对同性恋的偏见、歧视，对同性恋者做好艾滋病防治、性犯罪预防等健康教育工作，减少艾滋病等疾病的传播，维护其身心健康。另外，同性恋的成因可能也存在后天环境因素，对他们也应注重早期的性别认同教育、引导等预防工作。

专栏8-1

同妻现象

同妻，指同性恋的妻子。在我国的主流文化的影响下，相对于异性恋，同性恋是弱势群体，但在同性恋周围，存在着比同性恋更为弱势的群体—同妻。她们生活更为边缘，受传统文化打压，为了孩子不敢声张而忍辱负重，不仅在性生活上得不到满足，很多还要遭受冷落和家庭暴力。相对于女同性恋的丈夫，她们在家庭中的地位更低。据估计，我国目前同妻数量在1000万以上。

同妻现象在我国较为突出，主要原因在于许多国家的同性恋者可以选择单身独居、同性同居，部分国家还可以同性结婚，几乎不会进入异性婚姻。但我国的文化特别强调结婚和生育，例如"男大当婚，女大当嫁""不孝有三，无后为大"，迫使男同性恋者为了获得表面的宁静而选择结婚。婚后他们仍然保持男性关系，仅仅将妻子作为舆论和家庭的挡箭牌从而催生"同妻"这一群体，她们往往遭受婚姻生活中情感和生理的双重折磨，甚至部分同妻的丈夫因为无法做真实的自己而将妻子作为发泄的对象。此外，同妻们的丈夫属于感染艾滋病的高危人群之一，同妻感染艾滋病的概率也较一般人高。受传统文化的影响，同妻们即使知道丈夫是同性恋的真相，往往也会选择沉默。

对于同妻的家庭，部分同妻会选择离婚，但更多的同妻并不认为离婚是解决问题的好办法。一位同妻接受采访时说："世界是复杂的，每一个妻子都可能有自己的顾虑。"有的同妻很爱自己的丈夫，有的同妻没有收入，不得不依赖丈夫，有的同妻担心离婚会对孩子造成心理阴影。即使同妻选择离婚，从法律上来看也不容易。根据我国的《婚姻法》，配偶与他人同居而导致离婚，无过错一方可以要求有过错的一方赔偿。但在具体判决过程中，法院却很难支持同妻：与"他人同居"中的"他人"指异性。也有法学学者认为，婚内同性恋违反《婚姻法》中的一夫一妻制原则，可以适用"其他导致夫妻感情破裂的情形"。但总体而言，在这一方面的法律尚存在不足。

目前，同妻现象已得到社会的关注。2009年3月27日至3月28日，在山东青岛召开中国首届同妻会，会上同妻们组织成立"同妻家园"草根组织，旨在帮助更多同妻；2011年7月，"中国同妻家园"公益网站及论坛开放。

第五节 同性恋相关问题的咨询

虽然目前我国已倾向同性恋不再将视为一种精神障碍，但仍有相当一部分人（包括部分同性恋者）认为同性恋应该是一种疾病。同时，部分同性恋者受制于社会的偏见及婚姻家庭等方面的压力，也存在改变性取向（或暂时压制同性性冲动）的愿望。目前对已形成同性性取向的成年同性恋者进行治疗是否有效果，甚至是否有价值尚存在争议。本节主要介绍同性恋咨询原则和咨询与治疗的方法。

笔记

一、同性恋相关问题心理咨询原则

鉴于同性恋相关心理问题的特殊性，在具体的心理咨询过程中，除保密原则等一般性心理咨询基本原则外，还需要注意以下几点：

1. **良好的医患关系的建立**　相对于其他心理问题，同性恋涉及的伦理、文化因素较多，如果来访者不信任心理咨询师，很难使心理咨询顺利进行。作为同性恋相关心理问题的咨询，心理咨询师首要工作是与来访者建立相互信任、平等的医患关系。

2. **自愿参与原则**　心理咨询是否有效的前提是来访者存在改变的动机。如果只有父母强迫子女改变性取向的愿望而没有当事人主动参与，是不可能取得咨询效果，甚至会破坏医患关系。

3. **尊重原则**　同性恋者因自身性取向与社会风俗习惯，甚至道德规范不符，自身也往往因此而感到痛苦，部分来访者对自身性取向难以启齿。作为心理咨询师一定不能对来访者有任何歧视，切忌以道德、生育、家庭观念等名义要求来访者，设身处地的理解来访者的痛苦和遭遇，充分尊重来访者心理咨询的自主权。如果来访者不愿改变性取向，甚至与家人发生矛盾时，尊重个人生存方式的选择最为关键。

4. **循序渐进原则**　如果来访者有改变性取向的愿望，在心理咨询过程中应意识到改变性取向绝非一朝一夕的事，需要不断的巩固咨询效果才能达到目的。对于来访者的微小改变也应予以鼓励，切忌急于求成，以免打击来访者的求助愿望。

5. **家庭共同参与原则**　同性恋者当前的心理问题形成绝非孤立事件，除先天遗传、社会大环境等因素外，家庭因素也是重要因素。如条件允许，心理咨询过程中应鼓励家人共同参与同性恋性取向的改变，如改善父母与子女的沟通方式、沟通质量，对于父母等长辈应注意消除因代沟、文化背景差别带来的冲突，保持宽容理解、开放探讨的态度，这些对于促进同性恋子女的转变态度、维护心理健康是十分必要的。而仅通过强迫、惩罚等方式的治疗效果欠佳。

6. **注意同性恋诊断的影响**　这是同性恋问题诊疗过程中存在的一个特殊的伦理问题。涉及同性恋是否属于一种疾病、给来访者贴标签等方面的讨论。目前，很多人反对对同性恋予以诊断，认为会令来访者产生羞耻感、偏见，甚至为其行为提供借口；也有观点认为，诊断来访者为同性恋，虽然为同性恋者赋予患者的角色，也为其增加了寻求治疗的责任。上述争议提醒我们，关于同性恋的诊断最重要的原因或意义是有些同性恋主动寻求治疗。因此，在诊断过程中，是否给予来访者同性恋的诊断应注意多方面因素的影响，绝不能仅因其性取向便将其贴上"疾病"的标签。

二、同性恋的咨询与治疗

同性恋的治疗是否有效，是否有价值一直存在争议，有观点认为对于同性恋的治疗应集中于对其负性情绪的改善、自信心的建立、社会适应性的提高而非其性取向本身。20世纪国内外均有大量关于针对同性恋进行心理干预且取得良好效果的报道，但今天来看，有相当一部分同性恋者仅因为社会压力而暂时压制其性取向，大部分同性恋者并没有长期的改变。在具体的治疗方法上，我国长期对同性恋者采用电击等方式治疗，直到21世纪初才有所改善。总体而言，如果没有社会的偏见和压力，同性恋者是不愿意改变自己的性取向。本书仅介绍转变同性恋性取向常用的心理咨询与治疗方案。

1. **厌恶疗法**　是目前针对同性恋者常用的行为疗法之一，即将某种惩罚性的刺激与同性性冲动建立条件反射。一旦同性恋者出现同性性冲动或性行为便会产生被惩罚的体验，通过令人厌恶、痛苦的体验以减少同性恋者的同性性行为,直到消失。需要指出,这种治疗方法,对于减少同性恋者同性性行为有一定效果,但对转变为异性恋效果欠佳。此外,厌恶疗法的治疗方向难以预测,治疗过程中也存在将同性恋者推向同性性受虐症的可能。最后,厌恶疗法对于存在性取向困惑的青春期来访者效果较好,对于真性同性恋者仅能做到暂时压制同性性冲动,长期效果存疑。基于上述原因,针对同性恋者的临床心理咨询与治疗时应慎用厌恶疗法。

2. **认知行为疗法** 在全面了解同性恋者的基础上,针对其遇到的问题予以一般性的指导、解释及情感的疏导。具体的治疗包括以下几方面:①树立自信心,坚定同性恋者的治疗信念;②减轻心理负担和情绪焦虑,尤其要注意来自家庭、社会、伦理、文化等方面的压力;③提高同性恋者对异性的好感,减少其对同性的兴趣;④巩固治疗,如增加其与异性接触的机会,尽可能多参加社交活动,逐步改善性取向。

3. **配对 - 淡化法** 本方案主要目的是使同性恋者将对同性的性兴奋逐渐转为对异性的性关注。操作过程中注意先让同性恋者观看同性照片以唤起性兴奋,当性兴奋发生后立刻以异性照片替代同性照片,从而将性兴奋的余波转移至异性身上。通过反复多次训练,使同性恋者能够逐渐对异性产生性兴奋。

4. **认识领悟疗法** 本方案由我国的钟友彬于 1988 年创立,在针对性心理问题时有较好的治疗效果。相关研究表明,认识领悟疗法结合厌恶疗法对矫正同性恋者效果较好。在治疗过程中,首先要与同性恋者建立相互尊重的医患关系,使其信任心理治疗师,树立治疗信心;其次,鼓励与同性恋者讨论同性性行为对自己、家人和社会造成的危害,达到真正的领悟;再次,要调整同性恋者的焦虑、抑郁等负性情绪,对于受困于自身性取向的同性恋者可适当予以抗焦虑、抗抑郁类药物;在认识领悟疗法实施的基础上可结合厌恶疗法;最后,增加其与异性接触的机会,鼓励其参加各类社交活动,提升其对异性的关注。

5. **催眠疗法** 1962 年比伯(Bieber)报告,长期催眠疗法对少数同性恋者有较好的效果。在对同性恋者进行心理干预的同时,还要注意对其焦虑、抑郁、适应不良等心理问题进行治疗。

同性恋能否预防目前存在争议。但目前多数研究者认为,除先天遗传因素外,同性恋还与家庭社会文化、个人性心理发展过程存在密切相关,因此,注意儿童性别角色的塑造、及时纠正有悖于自身性别的行为、抓好关键时期的性教育能够在一定程度上可以预防同性恋,对于存在同性恋倾向的青少年,尤其需要注意对符合其性别角色的礼仪、行为规范、个人爱好与兴趣、生活习惯等方面进行引导。

专栏 8-2

同性恋者常见的咨询问题

虽然大多数同性恋者没有改变自身性取向的意向,但因多方面原因,他们还是会到心理咨询门诊求治因自身性取向所带来的相关问题,结合临床实践及相关文献,将心理咨询门诊常见的咨询问题归纳如下:

1. "我到底是不是同性恋" 这种情况较为常见,很多同性恋者会困惑于自身的性取向和对同性的性冲动,无法确定自己的性取向而入相应心理咨询机构来确认自己是否属于同性恋。对于上述情况咨询的主要目标为应向来访者解释同性恋的基本特点,帮助其理解自身的性取向,如果来访者尚未形成同性性取向,应注意逐步引导其逐步发展为异性性取向。

2. "我担心别人(家人)知道我是同性恋" 这种情况多见于家庭、各级各类学校、军队、监狱、海员等团体，同性恋者担心自身的性取向被周围人知道而受到排斥。对于上述情况咨询的主要目标为建立良好、相互信任的医患关系，帮助来访者缓解负性情绪，维护心理健康，如来访者有改变性取向的愿望可以进行相关心理治疗，切忌主动要求来访者改变性取向。

3. "周围人知道我是同性恋，我被他们排斥" 这种情况多见于同性恋者公开自身性取向或被他人得知自己性取向后，因社会对同性恋存在偏见、歧视、恐惧而造成来访者难以融入周围环境。对于上述情况咨询的主要目标为帮助来访者调整心理状态，正视自身性取向，树立自信心，更好地融入社会。对于抑郁情绪较重的同性恋者应注意评估其情绪，避免自杀等极端行为。

4. "我是同性恋者，已经有了孩子，但我无法在家庭中获得性满足，总是到外面去找同性发生性关系" 这种情况多见于同性恋者受家庭、社会的压力而早早与异性结婚，有了孩子后无法在家庭中获得性满足而寻找家庭以外的同性性伙伴，但又因"出轨"而出现内疚等。对于上述情况咨询的主要目标为调整患者的情绪状态，正视自身性取向与家庭之间的矛盾，帮助来访者客观的看待家庭责任、离婚等相关问题，做好未来的家庭、职业规划。切忌以家庭伦理、道德观念指责来访者，同时应注意对其家庭成员之间保密，如条件允许，可以采用家庭心理治疗。

5. "我是同性恋者，但因为工作关系希望改变性取向" 这种情况多见于来访者受制于周围环境而寻求改变性取向。对于上述情况首先需要全方面评估来访者改变性取向的动机和愿望程度，再决定是否通过心理干预改变其性取向。总体而言，同性恋者并无真正改变自身性取向的愿望，临床实践中切忌仅通过来访者提出改变自身性取向而提供相应的心理干预措施。

6. "我的家人不能接受我是同性恋，所以让我来做心理咨询" 这种情况多见于家人不接受子女、配偶为同性恋，强行将其带入心理咨询机构进行心理咨询。对于上述情况，如来访者本人无改变性取向动机，心理咨询不会有效果。对于上述情况不建议心理咨询，工作目标应设定为对来访者及其家人进行相关知识宣传与教育。

三、案例分析

张某，男，23岁，大专文化，业务员，未婚。

主诉：自高二以来爱慕同性，与同性同居近2年。

张某幼年时常与年龄稍大的男孩玩耍，有时模仿成年人游戏，后逐渐对男孩产生特殊的感情和吸引力，愿和男孩子一起活动，对女孩缺乏接触兴趣。初中时因自身形象较好，常有女生追求来访者，但张某均以各种理由拒绝。高二时出现手淫行为，手淫时头脑性幻想对象多为英俊、帅气男孩子，有时看到中意的男性会产生性幻想，如果这些性幻想对象与其他男性说话会有嫉妒感并发火。张某对此不解，通过网络查询及医院心理咨询门诊咨询，得知自己是同性恋并逐渐接受。18岁时考入本省某专科学校，在校期间因担心他人，尤其是室友得知自己的性取向而强迫自己与异性接触，与室友一起观看色情视频，但张某自称非常恶心。大专毕业后在本省省会从事销售等工作，通过工作关系及网络接触其他男同性恋并出现性接触，后与一男同性恋同居至今。今年年初，张某向家人说明自己性取向，家人十分生气，不允许其返回工作单位，不得与同性同居，并希望能够治疗其"障碍"而来心理咨询门诊咨询。

既往史：体健。

个人史：张某为家中独生子，性格偏内向、敏感。父母均为工人，对其较为溺爱。幼年时曾观看色情电影，感觉新奇刺激。适龄入学，成绩一般，人际关系尚可，缺乏知心朋友。

因生活环境，周围同龄女生较少，与异性极少接触。个人爱好：阅读，摄影。目前对未来缺乏规划。

体格及辅助检查：未见异常。

心理评估：SAS标准分68分，SDS标准分60分。

治疗思路：对于同性恋者，简单的医学模式处理效果不佳，在接诊后应从来访者求助动机、社会适应能力、心理状态等方面进行评估，并提供相应的心理咨询。

首先需要了解来访者求助动机，是希望改变性取向，还是想解决因为性取向所带来的各类心理问题，甚至是他人强迫来进行心理咨询。本案例中的张某性取向较为明确，缺乏改变性取向的求助动机，在心理咨询中更多应针对其焦虑、抑郁等情绪问题、家庭矛盾冲突、社会交往能力等。在心理咨询的同时，还应有意识的引导张某对未来的家庭、工作等方面进行规划，以缓解其对未来的担忧。切忌单纯要求张某改变性取向、滥用厌恶疗法等治疗方案。此外，张某入心理咨询门诊的主要原因是家人的强迫，在咨询过程中也应注意向其家长进行相关知识的宣传与教育，帮助其了解同性恋并不能仅仅通过"咨询""吃药"就能够解决，也不能通过说服教育就可以改变性取向，目前首要目标是就事论事的解决因性取向带来的其他心理问题。

具体治疗方案：

1. 通过支持疗法、疏导疗法帮助张某缓解负性情绪。

医生："对于你的基本情况我大概已经了解了，也明白你面临的问题，你对目前的状况是怎么看的？"

张某："家人说我这是同性恋，是病，要赶快治，我都快烦死了。"

医生："他们都是怎么说的？"

张某："什么我家三代单传，我要是不生儿子就绝后了，要多为家里考虑，你看，回去就要带我相亲了。"

医生："那你有没有和他们解释过同性恋是怎么回事？"

张某："说了，也不知道他们是在网上查了什么，说这个能治，还说要用什么电击治疗，而我说的不是疾病之类的他们都说是借口。"

医生："那说到这些你是什么态度？"

张某："我能有什么态度，忍着呗，他们是长辈，就是揍我我也得忍着。不过家里从上到下都是让我治病，让我改，说三句话就一定会说到赶紧找个女人谈恋爱，再这样下去还会犯法什么的，我都快烦死了。说实话，医生，虽然我来之前对什么心理咨询非常反感，如果不是家里逼我我肯定不来，我以为你也是和我讲道理来说服我，有段时间没有人能坐在这听我说话了，既不把我当患者，也不把我当坏人，憋了这么长时间能说这么多，我心情至少能好点。"

2. 弱化疾病诊断，不急于贴同性恋的标签，强调性取向属于个人问题而不能简单地用心理障碍予以解释，以减轻来访者心理压力。

张某："之前去看过一个心理医生，他说我这是同性恋，是一种心理疾病。"

医生："那你觉得这个说法对吗？"

张某："网上有的说同性恋是一种精神病，但我觉得和很多男人比起来，我除了不喜欢女人、喜欢男人外，我也能上班，也能挣钱，不会胡言乱语或者到处乱跑啊。"

医生："精神病在医学上是一个很大的范畴，并不仅仅是胡言乱语。不过你倒是抓住了你现状的核心，你除了性取向外，与他人并没有本质的不同。"

张某："我觉得是。之后我也查了一些资料，好像说西方国家认为同性恋不是病，但中国还认为同性恋是一种病，所以我总纠结这个事，还想干脆移民算了。"

医生："中国对同性恋的疾病诊断更多的是源于文化和习惯，其实我国目前对同性恋也逐渐倾向认为不是一种病。其实你想想，假如你要是不说自己的性取向，你的家人会认为你有心理问题吗？我觉得很多时候个人社会功能不受影响的话，那从心理的角度来看，也不能随意诊断疾病。"

张某："恩，我觉得也是，虽然我和大多数人性取向不一样，但我既没有违法乱纪，也能够自食其力，那就不能随便说我有精神病吧。我想我应该想办法把工作做好，多挣钱，而不是纠结于自己到底有没有病。"

3. 通过认知行为疗法增加其社交活动，提高社会交往技能。

医生："你觉得你现在你最大的问题在哪儿？"

张某："我觉得是我的性取向问题。"

医生："假如你的家人都能接受你的性取向，周围的同事、亲人对你的性取向持不反对不支持的态度，你觉得呢？"

张某："您的意思是，问题出在我的家人？"

医生："呵呵，我们无法改变别人的态度，但如果你能不受家人的影响，你觉得会如何呢？"

张某："那我肯定不会像现在这么难受，但我觉得我自己做不到。"

医生："没错，很少有人能做到，所以大多数人会用其他的方式调整自己的心态，比如社会活动，体育锻炼或者别的什么。"

张某："嗯，我大概能理解，我应该和家里人商量早点回去上班，哪怕家里人不同意，我也不能耗在家里，时间长了我估计自己都会憋出问题。"

医生："当你的关注点不在自身，外界环境对你心态的影响自然会有所改变。"

张某："您说的对，有时我出门看到周围人在说话我都觉得他们是在说我的性取向，我都觉得我实在有些多疑了。"

4. 尽可能与其探讨自身性取向所带来的问题及适宜的解决方案，帮助其全面认识自身状况，再探讨是否改变、压制自身性取向。

医生："虽然你我都认为同性恋不能算一种心理疾病，但在我国文化下，同性恋确实是一种偏离社会大多数人的行为，你赞同这种说法吗？"

张某："赞同，毕竟我是少数派，对我有看法也是可以理解的。"

医生："那你觉得你的性取向会带来哪些不便呢？"

张某："因为这个，至少我和家里人关系不好，此外，一些朋友听说后和我接触少了。"

医生："之前你说过家里会带你去相亲，你觉得合适吗？"

张某："当然不合适，我觉得这样不仅我会难受，还会坑了别的女性，毕竟我们不是一类人。"

医生："那你觉得怎么办好呢？"

张某："我觉得干脆找个同性恋的女性算了。"

医生："你的说法让我觉得，家里人也好，朋友也好，他们并不是反感你的人，而是你的性取向。"

张某："对，甚至还有人说我可以把异性恋变成同性恋呢。"

医生："这肯定是不对的，但我们也要承认，人对不了解的东西会倾向于夸大危害性。"

张某："是的，其实我也不想和家里闹的这么僵，听医生的意思如果我喜欢女人，家里自然对我态度就变了？"

医生："你觉得改变性取向可能吗？"

张某："我觉得不太可能，现在我对女性都没感觉了。"

笔记

医生:"其实你也找到问题所在,只是处理起来很难。"

张某:"嗯,我明白家里人不能接受我的性取向,但我又改不了,不过如果我觉得现在还是应该早点工作,至于性取向与家里人的意见,我先不坚持自身性取向,家里自然也不会逼着我去相亲,走一步算一步吧,至少没有必要现在因为这个大家都不开心。"

经过 4 次心理咨询,张某虽然坚持自身性取向,但与异性交往能力有所提升,常与异性交流;情绪稳定,能够心平气和与家人探讨自身性取向,基本不会因性取向问题长时间影响自己的心态。对于性取向本身,张某认为目前没有改变的愿望,也没有与异性结婚的想法,但希望几年后再看是否有改变的必要。

(杨维莉　郑亚楠)

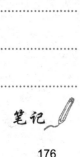

笔记

第九章　性心理障碍

09章

学习目标

掌握：性心理障碍的概念、基本特点。

熟悉：常见性心理障碍的临床表现、诊断要点。

了解：常见性心理障碍的成因、咨询与治疗。

并非所有的性行为都是正常的性行为，你会发现部分人的性对象、性方式明显与我们之前讨论的性行为不同。或许你能够猜到，这些人在性行为方面与常人有所异常，我们称之为性心理障碍。性心理障碍是一种异常行为，如果发生会给当事人及其家庭带来巨大的心理压力，影响家庭的和谐与幸福。因此，对于这类问题，应当受到全社会的重视，积极治疗和干预。

第一节　概　　述

"食色，性也"，然而食是与生俱来的，可以在大庭广众之下谈论，而性则需要长期的社会化，青春期后才能逐渐成熟，长期对性的神秘化使这一内容往往难以启齿。而性本身，也并不总是快乐、美妙的，有时也会出现异常性行为，甚至各类性心理障碍。因为上述原因及相关宣传的缺失，这些问题往往难以暴露。本节我们主要探讨性心理障碍的一般特点。

一、性心理障碍的概念

性心理障碍（psychosexual disorder）也称为性变态（sexual deviation），泛指明显偏离常态的性心理和性行为的一组心理障碍，并以此为性满足、性兴奋的唯一或主要方式，不同程度地干扰了正常的性活动。

虽然我们界定正常性行为并不困难，但要界定异常性行为却并非易事，性行为正常与否需要视具体文化、一贯行为等多方面因素而定，我们很难给出统一、合理而科学的性心理障碍的定义。我们认为，不符合性行为繁殖后代的生物学宗旨和社会文化规则，常为社会、法律、伦理或风俗习惯所禁止的性行为属于性心理障碍。

过去人们认为性心理障碍是一种反社会、反道德或亵渎神灵的行为，认为这类问题是罪孽、邪恶的，将性心理障碍者斥之为流氓。但随着现代变态心理学研究的进展，性心理障碍很多问题尚难下定论，如同性恋是否属于心理疾病在学术界一直存在争议。

性心理障碍不包含躯体疾病所继发的性心理问题（如某些脑部病变的患者可出现露阴行为），也不包括境遇造成的暂时的替代性性行为模式（如监狱、海上航行等环境缺乏异性

笔记

而导致性压抑,出现同性性行为)。此外,继发于某些精神疾病的异常性行为(如青春型精神分裂症)也不属于性心理障碍。继发于神经、精神疾病的异常性行为,均称为继发性性心理障碍,视为该疾病的症状之一,不能诊断为性心理障碍。

二、性心理障碍的基本特点

很多人认为,性心理障碍患者具有极强的社会危害性、攻击性或患有其他精神疾病。目前,大量研究表明,绝大多数性心理障碍患者除性欲满足对象、性行为方式与常人不同之外,其他方面缺陷并不突出,相对常人,也未表现出更多的恶性犯罪行为。就性心理障碍而言,其临床表现虽有所不同,但都具有以下共同特点:

1. **性心理障碍患者大多数并非性欲亢进者**　相关研究表明,大部分性心理障碍者性欲低下,少数性心理障碍患者甚至患有"阳痿"等性功能障碍而不能进行正常的性生活。

2. **性心理障碍患者大多数并非道德败坏者**　绝大多数性心理障碍者社会适应良好,人际关系正常,他们对自身触犯社会规范和道德观念的不良行为多怀有内疚、悔恨之心。

3. **性心理障碍患者没有突出的人格障碍和人格异常**　性心理障碍与病态人格存在一定的联系,但进一步研究表明,性心理障碍患者并不具备人格障碍的基本特点。性心理障碍患者除其表现的异常性行为方式外,一般并没有其他明显的反社会行为,甚至有的还是社会知名或成功人士。例如,易性症者宁可放弃学业、事业、亲情,也要改变其性别身份,但在上述内容不发生冲突时,与常人无异,并不符合任何一种人格障碍类型的诊断标准。

4. **性心理障碍患者对自身异常的性行为方式有充分的辨认能力与消弱的控制能力**
他们在异常性行为后多怀有愧疚之心,有时也会对自己的异常性行为加以控制,试图改变,但无能为力。

5. **性心理障碍患者大多数在儿童早期有不良的经历或家庭环境**　这类患者叙述个人史时,绝大多数都会提到早年的某些关于性方面的异常经历和家庭环境的不良因素。

三、性心理障碍带来的家庭与社会问题

一般而言,如果性心理障碍患者的异常性行为未对他人造成影响,不损害第三方利益,社会一般默许其存在。但如果因异常性行为导致民事、刑事纠纷,同样会追究相应的法律责任。例如异装症患者若只是在家中换装不会有人追究其责任,但露阴症患者在公共场合露阴很显然会受到相应制裁。对于某些攻击性性心理障碍甚至可能存在严重危害社会的行为,如恋童症患者对儿童的性侵犯等。性心理障碍可能带来的各类问题具体如下:

1. **对患者自身躯体健康的影响**　如性受虐症患者肉体常受到施虐者的撕咬、捆绑等伤害,甚至有导致受虐者窒息死亡的报道。

2. **对患者自身心理健康的影响**　多数性心理障碍患者受社会舆论、伦理道德等影响会出现不同程度的焦虑、抑郁、悔恨、自责等情绪和不良认知。如部分露阴症、窥阴症患者对自己的行为深恶痛绝而自责。

3. **影响婚姻稳定、家庭和谐及配偶的心理健康**　有研究表明,性心理障碍患者的配偶心理健康水平明显低于普通人群。

4. **对社会治安会造成一定影响**　如露阴行为、窥阴行为不利于精神文明建设,如性施

虐症、恋童症，甚至可能造成杀人、强奸等恶性事件。

虽然部分性心理障碍患者与常人无异，但总体而言，在目前的主流文化影响下，无论何种性心理障碍，若不及早心理干预而任其发展，均可能影响患者的家庭生活，同时也不利于患者正常的性压抑释放。因此，对于性心理障碍者，及时进行心理干预，逐渐纠正偏差的心理与行为，或逐渐适应目前的状态，才是最佳的解决途径。另外，性心理障碍进展缓慢，其亲人、朋友，甚至患者自己都难以发现异常，往往是因性心理障碍引发违法案件后才被人发现。因此，对他们更应注重早期正确的性教育及相应的预防。

第二节　常见的性心理障碍

一、男性易性症

在早年的文献中，易性症被称为"男扮女装症"（eonism），埃斯基罗尔（Esquirol）1838年和理查德·冯·克拉夫特-埃宾（Richard von Krafft-Ebing）1886 年曾详细描述此症，考尔德韦尔（Caldwell）1949 年正式予以命名。1966 年，哈本·本泽明（Harry Bezamin）提到他在1938—1953 年最早报道的 10 例，到 20 世纪 70 年代末，他共见到 1850 例。男性或女性均可发生易性症，但此症的发生率男性多于女性。多数调查结果显示，此症的发生率男女比约为 3：1 到 4：1。

（一）临床表现与诊断

男性易性症患者在心理上以女性自居，会模仿女性姿态，甚至涂口红、画眉毛，喜欢选择女性的工种和业余爱好，喜爱做饭、缝纫、料理家务等。他们厌恶自己的性器官并有持续性的阉割企图以改变性别。

根据发生的原因，易性症可分为原发性和继发性两类。原发性易性症或称真性性别改变症，自幼年起即开始表现出性别认同的紊乱，并持续终生。他们的性爱对象是同性。2009 年，年仅 16 岁的德国流行歌手提姆·佩特拉斯（Tim Petras）完成变性手术成为世界上年龄最小的变性人。她从两岁开始就坚称自己是女孩，且心理治疗效果不佳。继发性易性症或称假性性别改变症的性别认同紊乱开始较晚，可出现在成人期的任何阶段，甚至在老年期，并且不一定持续终生。后者是由于生活中遇到挫折，如婚姻不满意、事业上的失败，或精神疾病，如精神分裂症等所致。在此之前，他们过着符合自己解剖生理上的性别的生活，并结婚、生儿育女。

易性症患者除性心理障碍外，常伴有轻重不同的多方面心理障碍，甚至可达到精神疾病的程度。在一项以 90 项症状清单（SCL-90）为调查工具的研究中，易性症患者除躯体化因子以外的多项因子分均高于国内常模。男女患者都可有懊丧、自卑感、与人相处关系不好，忧愁苦闷的情感和心境，以及焦虑、厌烦、敏感多疑、牵连观念、争斗和不可控制的冲动。此外，男性患者亦有强迫症状。有的患者因不被允许手术，情绪低落，兴趣索然，曾多次自杀，临床上已达到抑郁的程度。明尼苏达多相人格测验（MMPI）的测试结果显示，易性症患者有突出的性心理异性化的特点，而且存在多项心理问题及程度不同的人格偏离，男性比女性更为突出。

根据《疾病及有关健康问题的国际分类》（第 10 版）（ICD-10），男性易性症的诊断要点为：

1. 持久和强烈地为自己是男性而痛苦，渴望自己是女性（并非因看到任何文化或社会方面的好处而希望成为女性）或坚持自己是女性，并至少有下列 1 项：①专注于女性常规活动，表现为偏爱女性着装或强烈渴望参加女性的游戏或娱乐活动，拒绝参加

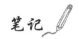
笔记

男性的常规活动；②固执地否定男性解剖结构，至少可由下列 1 项证实：断言将长成女人（不仅是角色方面）；明确表示阴茎或睾丸令人厌恶；认为阴茎或睾丸即将消失或最好没有。

2. 上述障碍至少已持续 6 个月。

（二）病因

易性症通常开始于青春期，但患者往往在幼童期就学习并模仿异性对象，喜欢装扮为异性并希望得到异性的接受，成为异性的想法往往会随着年龄的增长日趋强烈。

易性症的发生机制尚未明确。由于患者的生殖系统性别特征发育完善，且到目前为止未发现性染色体及内分泌检查结果的异常，也无可靠证据证明遗传因素的作用，因此推断易性症可能与遗传因素、外界环境和性心理发展异常有关。目前较为理想的解释是将生物、心理、社会因素综合地进行考虑。

1. **胚胎发育时性激素的影响** 从胚胎学的角度看，胎儿的性腺结构在发生初期是倾向于形成女性性器官的，只是由于 Y 染色体的作用，才引起男性性腺——睾丸和雄激素的产生，这发生于胚胎的第 6 周。在缺乏胎儿雄激素的情况下，胎儿的女性化倾向就继续发展下去，形成女性表型。由此看来，男性的脑在胚胎发育时需要由自然的发育模式转变成男性的发育模式。这就造成男性的脑在性别选择的机制上更容易发生差错，因此性身份障碍的男性远多于女性。

2. **"母子结合"作用** 母亲对婴儿的哺育使母亲的形象占据婴儿的整个心灵，一种女性化的倾向不论在男婴或女婴身上都会建立起来。这种过程不恰当地延长或过于亲密是造成男孩性别认同紊乱的潜在危险。据调查，男性易性症患者的母亲常呈两性人格、抑郁性精神状态、对孩子溺爱和经常拥抱孩子不离；父亲在外地或经常不在家，孩子自幼常跟女孩一起玩，逐渐形成心理上的女性性别。

3. **家庭因素** 有些患者的家长偏爱女孩，从小将患者以女童打扮、抚养，从言谈举止到感情都倾向女性，久而久之患者便习惯于扮演与自己生理性别不同的角色，并可能造成性别认同上的紊乱。这种情况在对易性症患者的回顾性研究中多有发现。幼儿 2～3 岁是性别认同的关键时期，在这一时期如对性别身份的确定产生错误，异性角色行为未能得到及时纠正，可能会影响终生。

在家庭中如果缺乏可认同的同性成人，如单亲家庭或父母角色扮演不当（母亲一方过于强势而父亲过分软弱）等，也会造成儿童在性别认同上的障碍。如：生活在一个夫妻不和的家庭，父亲对家庭的漠不关心促成了母亲与儿子之间形成一种过于亲密的共生依恋状态，结果儿子潜移默化地"学会了"母亲的女性气质和意识，这种家庭境遇中的母亲对儿子有时表现出的男性意识和行为反而会加以训斥和惩罚。

4. **自身形象和社会因素** 由于患者的长相、性格、行为等方面自幼与异性儿童相像，喜欢做异性做的事，被周围的人称为"娘娘腔"，这会对男孩的心理造成不良暗示，从而产生变性思想。这种社会因素可能是其变性想法的强化因素。

职业对易性症也可能有一定的影响。如梨园生活中女扮男装或男扮女装的演员，发生易性倾向的比率较高。

5. **精神因素** 为继发性易性症发生的主要原因。患者往往经历了情感挫折，特别是长时间无夫妻生活而产生性别转换的逆反心理。一般该类患者年龄偏大，一旦产生变性念头都较为强烈。

（三）咨询与治疗

易性症患者认为自己解剖上的性别是错的，坚信自己属于相反的性别，厌恶自己的性器官，强烈希望能改变自己的体型外貌和生殖器官而成为一个完全的异性并被他人接受。

1. 心理治疗　对易性症患者易性观念的治疗目前多采用认知疗法。认知疗法的目的是改变男性患者认为自己应为女性的不良认知。主要是使患者认识到除个别具有性别改变生物学基础的人以外，其他患者即使做易性手术，也只是模仿异性的形态而已，并不能真正的变为异性。且术后仍需长期服用激素类药物，副作用较大，会引起恶心、头昏，还可能导致血栓形成和肿瘤发生。要使患者意识到否认固有性别的认知是错误的、违背常情的、不合理的。而且一旦做变性手术，结果是不可逆的。

行为塑造疗法，又称连续逼近疗法。是在矫正不良认知的基础上，以易性症患者解剖上的性别行为形式为目标，通过行为塑造而建立起符合其自身社会性别的方法。如可以通过"衣着 - 声音 - 姿势 - 社交行为 - 业余爱好"的顺序，循序渐进地对易性症患者进行性别重塑。每向目标接近一步，就予以奖励使其强化。印度曾报道过此行为疗法治愈过易性症，此种疗法值得尝试。

催眠疗法。是在催眠状态下了解患者幼年时期的性经历和体验，将平时已经遗忘和难以启齿的"性问题"和"隐私"和盘托出。催眠疗法有利于克服"阻抗"，寻找"症结"，进行分析疏导。但催眠疗法受被试者易感素质和施术者技术等因素的影响，且其远期疗效有待长期随访，故尚未广泛应用。

心理治疗还需改善家庭中父母之间、父子之间和母子之间的关系，由医生、父亲或同伴施以积极的影响，鼓励其模仿和重塑男性行为。

2. 手术治疗　易性症患者心理治疗效果往往不佳，他们仍希望改变自己的性别。由于手术治疗牵涉到伦理道德、社会、家庭和患者再适应等一系列问题，尽管变性手术的技术日趋成熟，但手术的结果仍是不可逆的，故实施变性手术应慎重。激素治疗作为一种比较折中的办法应用普遍。男性易性症患者服用雌激素改变其原有的第二性征，体现出他们所希望的性别特点。在接受激素治疗一段时间后，男性会出现声音变细、乳房发育、皮肤细腻、毛发变少等女性特征。但长期大量服用激素会带来很多副作用，如不孕不育、情绪不稳定、痤疮、心血管疾病增加、肝功能异常、肿瘤发病率上升等。激素服用停止之后一段时间，患者又会逐渐表现出原有的第二性征。在患者连续不断地作为女性生活1～2年并适应他们可能在术后所遇到的问题之后，如患者仍有手术要求并符合手术适应证的可予以手术治疗。

哈利·本杰明国际性焦虑协会（Harry Benjamin International Gender Dysphoria Association，HBIGDA）推荐的手术适应证为：①法定年龄的成年患者；②曾经连续接受激素治疗1年以上；③对自己的解剖生理性别感到不适应，并连续以异性身份在社会上成功地生活了1年以上；④如果心理医生要求，患者可以接受由患者和心理医生共同参与的贯穿于整个真实社会生活的精神治疗，但这种精神治疗并不是手术的前提；⑤充分了解和认同手术的费用、住院时间、术后并发症、术后康复等诸多问题；⑥由多学科医生共同讨论并达成共识。

在我国，目前较为认可的手术适应证为：①必须提供证据表明其变性的欲望至少持续2年以上；②患者的易性症诊断必须有专门从事这一专业并经特殊训练的临床心理医生提供；③由心理学家对患者进行的临床心理分析治疗应不少于1年；④在考虑外科治疗前，患者必须以其渴望的性角色在社会上生活不少于18个月；⑤外科治疗前，在心理医生的指导下，患者必须进行至少6个月的异性性激素的治疗；⑥以上过程必须在严密监督下有效进行；⑦提供由户籍及法律监护人开出的书面手术变性同意证明。

当患者满足了变性手术的适应证，经精神科医生、临床心理学家、内分泌专家、泌尿科

笔记

医生共同进行详细的精神检查、躯体检查、内分泌检查、染色体检查、心理测验之后，排除雌雄同体及其他器质性病变，明确心理障碍的性质和程度，然后拟出治疗方案。

手术后往往会出现一些新的问题，如重新适应新的性别角色等，需要进行指导以使他们尽快适应新的身份，否则将带来不良后果。据报道，我国台湾第一个由男易性为女的变性人林国华由于经济和感情生活都不顺利，终因理想敌不过现实而最后选择了自杀。

对于继发性易性症患者，不可冒失地做改变性别的外科手术，应该先进行心理治疗，发现导致他们对自己性别不满意的原因，帮助他们认识并消除这种念头。当易性症继发于严重的精神疾病，或极可能发生自杀行为时，不论患者愿意与否，都应安排紧急住院治疗。这时，首先需要处理的是精神疾病和自杀观念，然后再考虑他们在性别要求上的烦恼。

二、女性易性症

（一）临床表现与诊断

同男性易性症患者一样，女性患者也尽力在衣着、声音、动作、爱好和社交行为上装扮得像男性。根据 ICD-10，其诊断要点为：

1. 持久和强烈地因自己是女性而感到痛苦，渴望自己是男性（并非因看到任何文化或社会方面的好处而希望成为男性）或坚持自己是男性，并至少有下列 1 项：①固执地表明厌恶女装，并坚持穿男装；②固执地否定女性解剖结构，至少可由下列 1 项证实：明确表示已经有或将长出阴茎；不愿取蹲位排尿；明确表示不愿意乳房发育或月经来潮。

2. 上述障碍至少已持续 6 个月。

（二）病因

女性易性症患者发生机制亦不明确，可能有以下原因：

1. **胚胎发育时性激素的影响**　西波瓦（Sipova）和斯塔克（Starka）发现女性易性症患者的雄激素分泌过多，可能为宫内发育时激素异常而造成的性身份障碍。有研究报道，给怀孕的母猴使用大量的雄激素，结果所生的雌性幼猴出现雄猴的行为特征。

2. **家庭因素**　偏爱男孩的家长从小将患者以男孩打扮、抚养，从言谈举止到感情都像男性倾向，在母亲常年生病而得不到母爱时与父亲有更多的生活接触。受父亲气质和言行影响较大，潜移默化地模仿了男人的气质和行为方式。女孩的勇敢和能干也许还得到了父母的赞许，并从父母那里获得了男尊女卑的观念。有些家庭因为没有男孩而受到邻里欺负辱骂，其家中女孩立志要成为保护家庭的男人。

3. **自身形象和社会因素**　由于患者的长相、性格、行为等方面自幼与男孩相像（如体格强壮有力，皮肤粗糙，体毛黑长，容貌不够秀丽漂亮等），喜欢做男性做的事，被周围的人称之为"假小子"，从而产生变性思想。这种社会因素可能是其变性想法的强化因素。成年后，女性的男性化行为在同性中成了对付异性欺侮的保护力量，因而可能加重易性症患者男强女弱的心理；亦可能由于男孩的气质与行为在与男性相处时没有害羞而更融洽，与女性相处时因其直爽而更友好，更加坚定了当事人以为即使易性也有很好的社会适应性的错觉。

4. **精神因素**　为继发性易性症发生的原因。有些多病的女孩想模仿动画中强壮的武生或超人，具有驱走病魔的力量，自我暗示的力量引导着易性的发展。或患者经历了情感挫折，特别是长时间无夫妻生活而产生性别转换的逆反心理。

（三）咨询与治疗

1. 心理治疗 易性症的治疗效果很大程度上取决于被治疗者自己接受治疗的态度和主动性。常见的方法有：

（1）家庭治疗：通过改善父女之间、母女之间和父母之间的复杂互动关系，平衡三者在家庭的话语权、依恋性等多方面的关系，对于年纪较轻的女易性症患者仍具有积极的意义。

（2）行为疗法：对当事人的女性化行为给予奖励强化，对男性化行为给予厌恶刺激，可以促进其合适的性别行为表现的改善。

2. 手术治疗 同男易性症患者一样，女性患者亦可在术前服用雄激素使之改变原有的第二性征，出现声音变粗、乳房萎缩、皮肤粗糙、体重力量增加、性欲增强以及髋部脂肪减少等男性特征。女性的手术适应证和产生的问题同男易性症者。

案例9-1

变性泰国明星山姆·荣纳杰·希玛察（Sam）自述女变男的过程，可以看出她是一个典型的女性易性症患者。

"我是一个独生女，原来的名字是"塔娜察蓬"后来改成了"荣纳杰"，说实话从我记事开始，我就觉得自己是个男心女身的男孩，从幼儿园就开始有这种感觉，每次看电视剧我喜欢的角色都是女人，不过我真的认为自己是一个男的，我不想穿裙子，不喜欢扎辫子，我喜欢穿士兵的衣服，喜欢扮演士兵或者警察的角色。""当时我也很纠结，因为别人都说我是个女孩，我有女人的生殖器官，所以我必须做一个女孩，但是我的本能和我的意识告诉我我是个男的，只是因为当时我还很小，什么都不懂，不懂这是他们用来控制我的社会规则。""开始无法认同自己的性别，不喜欢自己的胸部和性器官，甚至决定要退学因为不想穿女生校服。""这种想法大概在初中的时候开始吧，每次看到自己的胸部就觉得很讨厌，每天都要用缠胸布缠着，开始不想穿裙子，头发也剪得短短的，当时很多老师不喜欢我，经常叫我的妈妈过去谈谈。""真的很不自在，所以我初中毕业后就没有继续读书，开始找工作，我曾经做过广播主持人、填词人、做视频什么的，还曾经做过秘书，后来在一所夜校读书，现在我是大二的学生在蓝甘杏大学读大众传媒专业，我边学边工作，想赚钱做变性手术。对我来说我只是一个倒霉透顶的人，没办法选择自己的性别，所以现在也一直去找医生，不过我不是神经病，我去见医生是为了把自己的性别做回符合我的本能和我心理的需要。"

专栏9-1

变性手术

世界首例成功实施的变性手术于1931年在丹麦完成。中国公开报道的第一例变性手术是20世纪80年代后期在上海长征医院由何清廉进行的。到目前为止，变性手术后不满意者比例较高。据调查，有10%～15%的患者术后不满意，此类手术所伴发的自杀率约占2%。易性症包括男性易性症和女性易性症两种，其对应的手术也有男性变女性和女性变男性两种。

在改变性别的手术中，男转女手术在美学和功能上比女转男手术更为成功，而且男人较易模仿女性的行为。女性变男性手术的成功率（通过各种对患者满意程度的测量）只有50%左右，较男性变女性手术低得多。即便手术成功，手术之后仍会出现一些新的问题，需要对他们及其家庭进行指导，以尽快适应新的身份。

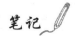

笔记

183

男性变女性手术包括三个主要步骤：①睾丸、阴茎切除。②阴道成形。方法包括应用肠襻或腹膜作腔壁、皮片或羊膜植入作衬里、皮瓣移植作衬里等。还有一种简易阴道成形术，即利用外阴局部皮肤相对缝合构成阴道，但宽度与深度均难以满足生理要求。③隆乳、喉结整形等。隆乳目前采用的方法为胸大肌后硅胶囊假体置入。喉结整形是通过切除过多的甲状软骨来求得颈部女性外观。

女性变男性手术包括以下几个主要步骤：①子宫及双侧卵巢切除术，阴道切除术，阴道闭合术，由妇科医师协助完成；②乳房过多组织切除术，睾丸假体植入术，阴囊成形，嘴唇增厚术，减少髋部、大腿、臀部脂肪等整形手术等；③阴茎成形术。阴茎成形是这一变性手术中最为复杂和关键的步骤，成形后的阴茎需满足以下要求：外观上提供一个美的男性特征；阴茎内尿道的延续；为适应术后性生活所需的阴茎挺拔感觉存在。

变性手术是一个高难度的系列手术，需分期进行。手术除了改变生殖器官和第二性征，还要对脸部等处做精细的整容修饰，方能达到最佳效果。

三、恋物症

恋物症（fetishism）是指反复出现以通过与异性使用过的物品或异性躯体某个部位的接触，获得性兴奋和性满足的一种性偏好障碍。目前此病仅见于男性，其所恋物品均为直接与异性身体接触的东西，如内裤，通过抚摸这类物品伴以手淫，或性交时自己使用，或要求性对象持此物品获得性满足，但对刺激生殖器的性道具使用的爱好不属于此病。正常男性在某些特殊情况或针对某些特殊的对象可能也会存在类似的表现，但如果恋物行为引起性兴奋优先于正常的性行为，则被认为属于病态。

能够引起恋物症患者性欲的东西非常多，如有的患者恋物对象是直接接触异性体表的、有特殊感觉的或具有特殊气味的物品，例如女性乳罩、内衣内裤、丝袜、鞋、床单、月经带等；有的患者恋物对象则是异性躯体的某一部分，如阴毛、头发等；也有恋物症患者对异性畸形部位，如对残缺的手掌感兴趣的报道。但就具体某一个恋物症患者而言，能够引起其性兴奋的对象仅有几种。这类患者为了收集自己所需的恋物对象往往会用尽手段，有时甚至不惜采用违法手段（如偷窃）而获得，而且这类患者获得恋物对象后会十分珍惜，仔细珍藏，也会经常拿出来玩。

因恋物症患者很少主动暴露其症状，旁人难以发现，目前缺乏此症在社会中具体的患病率。

恋物症起病于青春期，大多数患者为异性恋，也有少数同性恋的恋物症患者的报道。但这类患者性功能低下，几乎没有暴力行为。患者因自己异常性行为而给自己带来麻烦而深感痛苦，但却对自己的行为难以克制，因此，这类患者多同时伴有焦虑、抑郁情绪。

目前对于恋物症形成原因的解释很多，大多数难以得到证实。例如精神分析学派认为恋物症源于儿童时期的"阉割焦虑"没有消除。但这一观点最大的问题在于，并不是所有恋物症的恋物对象都能用阴茎的象征性表征予以解释，部分恋物症（如迷恋异性的内衣）用这种观点解释十分牵强。同时这一观点缺乏客观依据且难以验证。行为学派对恋物症发病原因的解释是正常的性发育受到阻碍，加上条件性学习所造成的。例如比内（Binet）于1877年提出，恋物症是性兴奋偶然与恋物对象结合而形成的条件反射。

近年来有报道指出，恋物症患者有颞叶功能失调的脑电图证据或患有癫痫。但是目前大多数病例并没有相关生物学因素报道，具体情况需进一步研究。

根据ICD-10，恋物症的诊断要点如下：

1. 以某些非生命物体作为性唤起及性满足的刺激物。恋物对象多为人体的延伸物，如衣物或鞋袜。其他常见的对象是具有某类特殊质地的物品,如橡胶、塑料或皮革。迷恋物的重要性因人而异:在某些病例中仅作为提高以正常方式获得的性兴奋的一种手段(如要伴侣穿上特殊的衣服)。只有当迷恋物是性刺激的最重要的来源或达到满意的性反应的必备条件时,才能诊断为恋物症。

2. 恋物性的幻想很常见,但除非它们引起了显著强制性、无法接受的仪式性动作,以至干扰了性交,造成个体痛苦,否则不足以诊断为此种障碍。

传统心理治疗方案对恋物症疗效一般,但精神分析和厌恶疗法有一定效果。此外有用抗雄激素药物治疗性恋物频繁的报道,但缺乏足够的临床数据以验证其效果。

恋物症缺乏预后的数据研究。临床治疗显示,部分恋物症患者婚后症状有所减轻或消失。但单身、与异性交往障碍、慢性酒精中毒、同时伴有性功能障碍的患者预后较差。相关研究表明,恋物症患者如较早受到法律制裁或相关治疗预后较好。

案例9-2

王某,男,19岁,某大学一年级学生,因反复偷拿女性内衣裤手淫5年来诊。王某14岁时,一次偶然的机会,看到表姐裸浴以及洗浴之后只穿贴身内衣躺在床上睡觉而产生强烈的好奇心和性冲动。此后常回想此事、抚摸表姐的内衣并手淫,曾多次拿走远房女性亲戚的内衣、内裤以获得性满足。入大学后,一次王某偶然经过女生宿舍看到晾晒的女性内衣,心中突然产生冲动,迅速上前偷取内裤两条,内衣一件,随即获得一种紧张而又满足的感觉。从此,每当经过此楼时就会不由自主地寻找女性内衣内裤。一旦看到就极度紧张,心跳加快,大脑想法极其模糊,只想取走这些东西,拿到后就觉得满足,如果拿不到就非常焦虑、紧张,不可克制的到处搜索,别的什么事都干不了。有时甚至直接进入女更衣室、女浴室偷取。王某自知此行为有违道德,偷取女性内衣、内裤后十分后悔,痛恨自己的行为,但控制不住。根据上述表现,医生诊断为恋物症。

四、异装症

异装症(transvestism)是指具有正常异性恋者表现出对异性衣着的特别喜爱,反复出现穿戴异性服饰的强烈欲望并且付之行动,通过此类活动获得性兴奋,如抑制此类行为可引起情绪明显不安的一种性偏好障碍。目前此症多见于男性,也有少数女性异装症病例的报道。此类患者无改变自身性别的要求,不仇视自身的生殖器官。中国精神障碍分类与诊断标准第3版(CCMD-3)认为异装症为恋物症的特殊形式。该症流行病学资料不详,国外估计有过异装行为的人占人群的1.5%~10%。

异装症患者的异装行为多始于童年或青春期,患者因某些原因穿一、两件异性服饰,后逐渐增加服饰件数。此类患者身着异性服饰时多伴有手淫行为,或以此作为性交前唤起性兴奋的方式。异装症患者的异装行为多在私下进行,例如在自己家中无人时换上异性服饰自我欣赏,或在符合自己身份的服饰下,穿着异性服饰外出,部分患者甚至在公开场合穿戴异性服饰、首饰、鞋等。此类患者性取向正常,但因自身的性偏好问题极易引起婚姻冲突,并因此寻求心理咨询,而其伴侣也大多感到耻辱和痛苦,不过也有少数异装症患者的伴侣主动帮助其获取这类服饰。但总体而言,这类患者常体验到强烈的痛苦感和紧张感。

需要指出的是,异装症、易性症及同性恋者均存在喜欢穿着异性服饰的行为,但他们穿着异性服饰的目的有所不同:异装症者穿着异性服饰是为了引起性兴奋,易性症者穿着异性服饰则多为对自身性别的不认同,同性恋者穿着异性服饰更多的是为了吸引同性。

其实异装症和恋物症也存在差异,虽然恋物症者也可以将异性服饰作为恋物,但异装症者不仅需要异性服饰,还需要将自己打扮成异性,否则无法获得性兴奋。此外,因为其他目的穿着异性服饰者不能诊断为异装症,如古代的宗教祭祀、戏剧表演或花木兰替父从军等行为。

目前异装症病因未明,几种理论的解释均缺乏支持。20世纪50年代曾有观点认为,异装症是一种精神病性症状,是强迫症或人格障碍的一种临床表现,也有观点认为异装症和自恋心理有关。精神分析学派对异装症的解释类似于恋物症,该学派认为异装症是一种心理发展的迟滞现象,该症患者因童年性心理发育不良,潜意识中通过穿着女性服饰成为"有阴茎的女人",以减轻"阉割焦虑"。行为学派认为异装症的产生存在条件反射,大多数异装症患者童年期间有被异性捉弄而穿异性服饰的经历,因这类行为使患者体验到朦胧的性兴奋,进而使其不断尝试穿着异性服饰,形成条件反射而导致异装症。也有研究表明生物学因素在异装症中可能起作用,如国外有报道异装症与颞叶功能障碍存在偶然联系,也有报道某些异装症呈家族聚集现象,但大多数情况下异装症并非与脑功能障碍存在确切的联系,也没有证据表明异装症具有遗传的可能。此外,也有观点认为,异装症的形成和家庭、社会环境有关,如父母将男孩按照女孩的方式打扮,并使其体验到更多的舒适和温暖,这些男孩随年龄的增长使此类行为更易于保留而形成异装症。这一观点在一定程度可以解释在传统观念的影响下,我国异装症发病率较西方国家低的原因。

有学者认为异装症可发展为易性症,但目前缺乏可靠的临床证据。因此,异装症的具体分类、形成原因尚需进一步研究。

根据ICD-10,异装症的诊断要点如下:

1. 穿着异性服装主要是为了获得性兴奋。

2. 这一障碍与单纯的恋物症不同:他们所迷恋的衣物不仅是穿戴,而是打扮成异性的整个外表。通常不止穿戴一种物品,常为全套装备,包括假发和化妆品等。恋物性异装症与异性装扮症不同,前者清楚地伴有性唤起,一旦达到性高潮,性唤起开始消退时,便强烈希望脱去异性服装。在易性症者中,早期阶段常有恋物性异装症的历史,这种病例可能为易性症的一个发展阶段。

目前,对异装症的治疗尚无特殊的治疗方案,其一般心理治疗方案与针对恋物症的治疗方案类似,即采用精神分析疗法和厌恶疗法,此外认知领悟疗法和性治疗也有一定效果。但总体而言,异装症只是一种偏离社会常态的行为,其社会危害性较小,因此,只有针对有矫正自身异装行为愿望的患者才有治疗的必要。相对而言,异装症应以预防为主,加强青春期性教育,对出现异装苗头的青少年予以正确的引导,及时干预,控制症状发展,同时鼓励青少年积极参加集体活动,提高自信心和主观幸福感。

异装症缺乏预后的数据研究。临床治疗显示,异装症患者进入中年后,随着性欲下降,其症状将逐渐缓解,部分患者可能康复,少数患者将逐渐认为自己是异性,对自身性别不认同,产生类似易性症的某些特点。

案例9-3

刘某,男,27岁,工人,高中文化。因经常穿着异性服饰,打扮成异性来诊。婚后妻子曾发现几次自己不在家时,刘某会在家中穿自己的衣服、鞋,甚至内衣、内裤并化妆,妻子不能理解,协商劝告丈夫共同来心理门诊咨询。刘某自幼生活环境中女性亲属居多,有三个姐姐,而父亲常年在外工作,家中教育偏重于女性。有时姐姐们出于玩乐会把刘某按女孩的方式打扮：穿女孩子的衣服，梳女孩子的发型，有时甚至还会给刘某化妆，如涂红嘴唇，脸上抹粉。刘某回忆，自己 7 岁时，几个姐姐的衣服非常漂亮，刘某出于好奇，主动要求换上这些衣服，并站在镜子前欣赏，称当时感觉非常愉快。之后，只要有机会，就想换上异性的衣服，否则就会紧张、坐立不安。小学高年级时，家人出于性别教育，不允许刘某穿异性的服装，但只要家中没人，刘某也会出现穿异性服装的需求，否则便心神不宁。初中时，刘某开始有手淫行为，多为在穿异性服装时进行或手淫时幻想自己穿着女性服装。初中毕业后，刘某参军，在军队服役期间依然有这种需求，有时为了满足自己需求甚至需要购买女性服装。退伍后，刘某经他人介绍结婚，性生活和谐。刘某无改变自身性取向要求，喜爱足球等男性化运动，原以为婚后自己的异常行为会逐渐消失，但妻子购买衣服、鞋、化妆品时，这类需求再次出现。于是刘某常趁妻子不在家时穿妻子衣服、使用妻子的化妆品，甚至有几次穿着妻子的内衣外出。根据上述表现，医生诊断为异装症。

五、露阴症

露阴症（exhibitionism）是较为常见的一种性偏好障碍，目前几乎仅见于异性恋男性，国外偶尔有女性露阴症患者暴露自己的乳房或不穿内裤的病例报道。其主要特点为长期、多次在公共场合对陌生异性，特别是陌生中、青年妇女、少女，暴露自己的生殖器，以获取性兴奋和性满足，可同时伴有手淫行为，但没有进一步的性活动要求。如果目击者表现为震惊、恐惧、惊讶，甚至尖叫、晕厥，露阴者性兴奋常会增加。露阴症流行病学资料不详，国外资料显示，法院受理的性犯罪案件中，露阴症的案件约为25%。

露阴症在古希腊时期就有相关记录，之后很多学者均指出，露阴症患者性生活或多或少存在障碍，露阴时不伴有性暴力。此病通常发病于青春期，发生高峰期在 25～29 岁。患者的露阴行为多出现于春季，患者出没于黄昏时的林荫小路、郊区、街道、公园、教室等偏僻、人烟稀少处，也有的露阴症患者会选择较为拥挤但逃跑方便的场所。如遇到路过的陌生女性便在一段距离之外脱下衣裤，露出勃起的生殖器，或通过问路等方式搭讪，趁其不备暴露生殖器，同时可伴有手淫行为并从中获得性兴奋。如果对方处于震惊、恐惧、害羞、惊讶、惊恐逃避等强烈情绪反应，患者可以感到更多的性满足。情景越惊险、越刺激，患者就越感到兴奋，但没有进一步的性企图。如果女方反应冷淡，或调戏、勾搭露阴症患者，或嘲笑患者生殖器过小，患者反而会不知所措，甚至落荒而逃。不同露阴症患者，甚至同一露阴症患者在不同时期的露阴行为出现的频率差别很大，频率低的一年中仅出现几次，频率高的每天就可出现数次。

露阴症患者在露阴之前往往有强烈、难以抑制的欲望和紧张感，而在露阴之后会感到轻松，但同时会产生悔恨感或担心被抓的恐惧感。患者在症状间歇期也会产生克服露阴行为的想法，但在出现露阴冲动时，又无法控制自己而反复出现露阴行为，其症状通常会长期保持。也有少数露阴症患者的露阴行为间断性出现，往往在遇到重大精神刺激后出现露阴行为，当压力解除后露阴行为消失，直到下次遭遇精神刺激。

露阴症患者除露阴外，其他方面无明显异常，多数露阴症患者可以结婚，且没有越轨等不良行为，但大部分露阴症患者性功能低下或缺乏正常的性行为，部分患者明确表示对性生活没有兴趣。从日常生活方面来看，露阴症患者性格多胆小、内向、腼腆，性格发育多幼稚，很少触犯法律，并非大多数人观念中的道德败坏、流氓成性，仅因为其露阴行为而屡受惩罚。不过，惩罚难以改变其露阴行为，国外曾有报道因露阴被关押 30 多次的露阴症患者依然难以改变其不良行为。总体而言，露阴症患者与性犯罪者（如强奸犯）存在本质区别，前者一般无进一步性侵犯，后者则将露阴作为性挑逗的手段。

笔记

通常，根据露阴症患者的年龄可将露阴症分为三类：

1. 幼稚型露阴症　多见于儿童、青少年，一旦出现，可能反复出现。但多数情况下，儿童在众人面前裸露生殖器仅被当成天真行为，除非其多次、反复在不适宜的场合出现，难以纠正且以此获得快感，一般认为其属于正常行为，不诊断为露阴症。

2. 衰老型露阴症　多见于中老年人，因性功能衰退而以露阴获得性兴奋。如患者因阿尔茨海默病等大脑病变、癫痫、精神发育迟滞、慢性酒精中毒或其他精神疾病而出现的露阴行为则视为其继发症状，不诊断为露阴症。

3. 青壮年露阴症　以青壮年为主，是目前最常见的露阴症，多伴有性功能障碍。

除此之外，露阴症在广义上可分为两类：①抑制气质的露阴症，这类露阴症患者常有罪恶感，极力控制自己的露阴行为；②攻击性露阴症：这类露阴症患者较为敏感，有时存在反社会型人格障碍的特点，并可同时出现异装、窥阴、恋童的倾向。

目前露阴症病因未明。精神分析学派认为露阴症发病原因与不能解决的恋母情节有关，成年后通过露阴行为显示自己的男性特征，证明自己是男人以缓解潜意识中的焦虑。很多露阴症患者在心理咨询中曾谈及自己小时候与母亲过度亲密，与父亲存在不良关系。但这些研究属于回顾性研究，难以反映其成长的真实情况。具有类似经历的人很多，但大多数人并没有成为露阴症患者。行为学派认为露阴症属于后天习得的行为，因偶然在异性面前露阴获得性满足，其压力缓解后又产生强化效应，以至露阴行为不断强化形成露阴症。近年来的研究表明，有露阴症患者的脑诱发电位 P_2 波幅异常，具体情况仍需进一步研究。总体而言，露阴症患者中没有发现共同的人格特点或类似的家庭背景、童年经历。

根据 ICD-10，露阴症的诊断要点如下：

1. 向陌生人（通常为异性）或公共场合的人群暴露生殖器的一种反复发作或持续存在的倾向，但并无进一步勾引或接近的意图。在露阴时通常出现性兴奋并继以手淫，但也并非全都如此。这类行为也可在很长的间歇期不明显，只在情绪应激或危机时出现。

2. 露阴症几乎仅见于异性恋的男性，将生殖器暴露给成年妇女或少女，通常在公共场合，并与对方保持安全的距离。对有些人来讲，露阴是其性欲的唯一出路，但其他人则同时在长期性关系中有活跃的性生活，尽管他们露阴的冲动在性关系发生冲突时会变得更加强烈。大多数露阴症者产生这一冲动时难以控制并且为自我所排斥。如果目击者表现出震惊、恐惧或深为所动时，露阴症者的兴奋常会增加。

露阴症治疗与恋物症、异装症治疗类似，治疗前需要确定露阴症患者有无抑郁障碍、慢性酒精中毒、痴呆等精神障碍。目前，针对恋物症较好的心理治疗方法包括精神分析疗法、内隐致敏法、认知领悟疗法，也有团体心理治疗对露阴症有效的报道，但尚没有一种治疗方法普遍有效。此外，国外有用乙酸环丙孕酮降低性欲以减少露阴次数，但效果不肯定且副作用很大。抗抑郁类药物（如氟西汀）治疗露阴症有一定效果。大多数露阴症患者 40 岁以后因性欲减退，症状趋于缓和。

露阴症治疗缺乏预后的数据研究。一般而言，露阴症治疗效果与患者露阴次数有关，第一次露阴时被发现并予以治疗或处罚的患者预后效果较好，露阴次数越多，治疗效果越差。对于多次露阴的露阴症患者治疗效果也存在很大差异，只在应激情况下出现露阴行为以缓解压力的露阴症患者的预后取决于应激源持续存在的时间，但总体而言治疗效果较好。不只在应激情况下出现露阴行为的露阴症患者，即使经心理治疗或法律惩罚有所改善，数年内依然可能保持露阴行为。

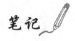

案例9-4

　　孙某，男，某大学二年级学生。孙某来自西部边远山区农村，自幼性格内向，很少与女生交往。初中之前一直和奶奶、妈妈一起睡，有时洗澡后还光着身子和女性亲属在家吃饭、聊天，称那时这些经历感觉莫名其妙，很舒服。初三时，有一次傍晚，洗澡后在自家的院子里乘凉，被路过的几个女生看到，引起她们的尖叫并转身逃跑，孙某为此感到异常兴奋并进行手淫。此后，孙某经常出没于人烟稀少之处，对路过的年轻女性露出生殖器，有时伴有手淫行为，以此获得性兴奋，但无进一步性要求。除露阴行为外，孙某无其他异常行为，学习成绩优异。入大学以来多次在天黑或早晨对锻炼、读书或路过的女生露出生殖器，从女生的尖叫、惊吓或恐惧中体会到性快感。后因在晚上对一名路过的女生露生殖器，该女生的惊呼声引来附近的保卫人员而被抓获。

六、窥阴症

　　窥阴症（voyeurism）也称窥淫症，是指长期、反复窥视异性裸体、下半身、性活动，有时在窥视同时或事后回忆伴有手淫行为，并以此获得性兴奋的一种性偏好障碍。此症在性偏好障碍中较为常见，仅见于男性，大多数患者无性生活经历或性生活不满意。一般多在15岁前症状首次出现，部分患者症状可持续终生。目前本症缺乏可靠的流行病学资料。

　　窥阴症患者反复潜入女厕所、女更衣室、寝室、私宅附近，从门缝、窗户外偷看，或通过望远镜偷窥，甚至可以携带反光镜进入粪池、臭水沟窥视女性排泄、更衣、洗浴或性生活。近年来国外有报道，部分窥阴症患者会采用录像或监控的方式偷窥。但对于公开的异性裸露，如色情表演等，往往没有明显的兴趣。窥阴症患者在窥视的同时可伴有手淫行为，或通过偷窥获得性兴奋后与另外的女性性交。除少量因其他精神疾病继发偷窥行为的患者事后攻击偷窥对象的病例报道外，绝大多数窥阴症患者对所偷窥的女性无进一步性要求和攻击行为，相反，这类患者并非胆大妄为之徒，他们往往胆小怕事，异性交往存在障碍，缺乏正常性生活，甚至有些窥阴症患者伴有阳痿。窥阴症患者所偷窥的女性多为陌生人，至少没有性关系的女性。也有关于同性恋窥阴症患者偷窥同性的报道。但对于因好奇等其他原因偶尔偷窥异性，或虽经常有偷窥异性的行为，但并不以偷窥作为唯一的性唤起方式的行为不诊断为窥阴症。

　　不同程度窥阴症患者症状发展有所差别，程度较轻的窥阴症患者可以结婚，但在性交时需要想象偷窥他人的场景才可以引起性兴奋，程度较重的可能完全丧失正常的性欲，偷窥成为其获得性兴奋的唯一方式。

　　窥阴症患者在偷窥时需要冒很大风险，很多患者偷窥时所处的环境极差，可能臭气熏天且随时被路人发现。患者也多清楚自己的行为有违道德，但依然无法控制自己的欲望，铤而走险。窥阴症患者常对自己的行为有不同程度的负罪感，甚至事后有的患者也会痛恨自己的行为，认为自己有罪，多数患者伴有一定程度的焦虑和抑郁情绪。需要指出，因窥阴症患者多在暗处进行偷窥，多被路人而非被偷窥者发现。

　　目前窥阴症病因未明。一般而言，青少年中出于好奇而存在偷窥行为者不在少数，但随年龄的增长，这类行为可被正常的性活动所替代。临床研究表明，多数窥阴症患者在童年期曾有撞见父母性交的经历，因此，精神分析学派认为这种经历引起儿童性快感使"阉割焦虑"长期存在，在成年后潜意识的通过偷窥对抗"阉割焦虑"。行为学派则认为窥阴症是不断强化的童年经历，是偷窥和性兴奋的偶然联系并与手淫相结合，建立的条件反射，通过手淫反复加强而固定窥阴行为。但上述两种解释均缺乏足够的证据支持。此外，

笔记

窥阴症患者多数性格偏内向，孤僻，异性交往较差，并具有难以控制自己的冲动行为的特征。有学者认为，窥阴症可能是人格障碍或强迫症的表现形式，但这一观点尚需进一步研究。同时，我国性教育不足，对性的神秘化以及色情电影、色情书刊的影响，这些对窥阴症的形成可能存在诱导作用。

根据ICD-10，窥阴症的诊断要点为：

1. 一种反复出现或持续存在的窥视他人性活动或亲昵行为如脱衣的倾向，并以此作为唯一或主要的性唤起方式的行为；

2. 通常引起性兴奋和手淫，这些活动是在被窥视者察觉不到时进行的。

窥阴症的心理治疗与其他性偏好障碍的治疗类似，常采用精神分析疗法、认知行为疗法以帮助窥阴症患者建立健康的心理结构，或通过厌恶疗法、系统脱敏疗法减少不良行为，此外有报道催眠疗法针对窥阴症也有一定效果。另有研究表明，合法的日光浴可在一定程度上减少窥阴症患者的不良行为。国外有通过合法色情读物、音像制品等为窥阴症患者提供发泄性冲动途径的治疗方案。因窥阴症患者存在一定的强迫行为，针对强迫症治疗药物，如氯丙咪嗪等也有一定效果。但总体而言，目前尚没有一种治疗方案可以针对所有窥阴症患者普遍有效。根据前面讨论窥阴症可能的形成原因，加强儿童青少年性教育是预防窥阴症的关键措施。在这一阶段，避免儿童偷窥他人裸体、性行为，建立正常的人际关系，开展合理的性教育，积极参加集体活动，鼓励培养个人兴趣爱好，增强自信心，将有助于预防窥阴症的形成。

窥阴症缺乏预后的数据研究。但一般认为，仅依靠法律处罚等方式不能消除窥阴行为。

案例9-5

张某，男，某大学三年级学生。初中时，张某在一次偶然机会看到女生换衣服而感到兴奋。之后他经常通过各种手段窥视附近异性脱衣、洗澡、上厕所时的情景，有时甚至潜伏于厕所通过反光镜窥视如厕的异性。每次偷窥张某都因为怕别人发现而非常紧张，多次因此受到他人批评甚至殴打。张某也认为自己的行为不妥，事后悔恨，但每次都无法控制自己出现这类念头及行为。上大学后因自身形象较好受到很多女生追求，但都被张某一一拒绝。在校期间，张某学习成绩优异，多次获各级别奖学金、三好学生称号。但"窥阴行为"依然无法改善，多次潜入教室、网吧、实验室附近厕所偷窥异性如厕，有时也会躲在女生寝室、浴室附近偷窥。大三时因为偷窥女浴室时过于明显，被保卫处巡逻人员发现而被送入心理咨询机构。

七、性施虐与受虐症

性施虐症（sexual sadism）来源于18世纪的萨德（Sade）侯爵，此人是一名作家，也是一名军官，因经常向女性实施极端残忍的性行为而入狱。他在自己的作品中描述喜欢向性交对象施加各类精神、肉体上的虐待，并为此感到性兴奋。性施虐症是在性交之前、过程中或结束后，习惯性地向性活动对象长期、反复的施加精神与肉体的凌辱，并以此作为获取性兴奋的唯一方式的一类性偏好障碍。此病后果严重，因性虐待致死的案件时有发生。性施虐症患者多为男性，但女性患者也不少见，绝大多数性施虐症患者为异性恋，也有少数同性性虐案例的报道。

性受虐症（sexual masochism）来源于19世纪奥地利小说家马索克（Masoch），此人是典型的性受虐症患者，在他的作品中多次描写在性受虐过程中获得性满足，如《披兽皮的维纳斯》。性受虐症是指长期、反复要求性活动对象对自己施加伤害、侮辱，并以此体验作为引起性兴奋、获得性满足的唯一方式的一类性偏好障碍。与大多数性偏好障碍有所不同，性受虐症男、女均可发生，既可见于异性恋，也可见于同性恋。

以上两种性偏好障碍可以单独存在，也可以在一个人身上同时存在。有观点认为，性虐待方面的性偏好障碍可以分为三类：性受虐症、性施虐症、性施虐 - 受虐症。有观点认为，一切通过暴虐以获得满足的行为，无论是否涉及性生活，其潜意识的基础都属于性心理变态，并以此扩大性施虐症的范围，但这种观点显然有失偏颇。

在性交过程中，正常人通过幻想或略有撕咬等方式增加性快感，或幻想自己被殴打、凌辱，属于调情行为或性幻想。性用品店中也有铁链、皮鞭等性虐待用品出售，如偶尔使用，也不足以诊断为性施虐症或性受虐症。此外，某些性功能衰弱的人可能会采用施虐的方式增强个人性能力，但其并不以施虐作为引起性兴奋的唯一方式，不能诊断为性施虐症。因此，以性施虐或性受虐作为主要的性行为方式可能并不多见，这类疾病具体流行病学资料均不详。

性施虐症患者施虐的对象可能是其配偶，也可能是妓女，甚至有无端袭击陌生路人的案件报道。施虐的方式可能是象征性、没有肉体伤害的语言侮辱，也可能是通过殴打、捆绑、鞭笞、针刺、刀割、烙烫等肉体伤害，甚至更为极端的色情杀人狂：残忍的杀害受害者后奸尸，或切割死者生殖器。性施虐行为可发生在性交之前以引起性兴奋，也可能发生在性交之后，但对性施虐症患者而言，施虐所带来的快感往往大于性行为本身。

性受虐症患者受虐方式较多，从要求性对象对自己进行没有肉体伤害的语言凌辱，到撕咬、殴打、鞭笞、捆绑等，非如此不能引起性快感。更为极端的性受虐症患者要求性对象勒紧自己的脖子或将塑料袋套在头上，通过引起短暂的窒息以获得性兴奋，由此引起的死亡称为性窒息。也有性受虐症患者通过厌恶的附加物以体验痛苦，获得性兴奋，如舔食躯体上的尿液、粪便等。总体而言，相对于性快感，性受虐症患者更为关心痛苦的唤起。

一般情况下，施虐行为与受虐行为同时发生。与大多数人的想象不同的是，性受虐者往往更加主动的寻找合适人选对其施虐。较为罕见的情况是，性爱双方分别患有性施虐症和受虐症，在性交时，一方施虐，一方受虐，双方均可从中获得性满足。

性施虐症与性受虐症的病因均不清楚。有观点认为，二者均属于人格障碍，如性施虐症患者往往对异性怀有敌意，性受虐症患者则存在自我否定。也有观点认为性施虐症与强迫障碍相似。临床研究表明，大部分性施虐症与性受虐症的患者童年期间遭受过性侵犯或躯体虐待。因此，精神分析学派认为性施虐症是潜意识中对曾受到的侵犯的报复，性受虐症则是指向自己的性施虐症。也有精神分析学者认为，性施虐症是减弱潜意识中"阉割焦虑"和"存在焦虑"，增强自我的一种方式。行为学派则认为，性施虐症患者童年生活环境充满暴力，是通过模仿学习所形成的不良行为；性受虐症是青春期因受到殴打，与性兴奋建立条件反射。但以上两个学派的观点均缺乏足够的证据支持。

根据 ICD-10，性施虐症和性受虐症的诊断要点为：

1. 将捆绑、施加痛苦或侮辱带入性活动的一种偏好。如果个体乐于承受这类刺激，便称为受虐症；如果是施与者，便称为施虐症。个体常常从施虐和受虐两种活动中获得性兴奋。

2. 在正常的性活动中，也常有轻度的施虐受虐刺激用来增强快感。只有那些以施虐受虐活动作为最重要的刺激来源或性满足的必备手段时，才可使用本类别。

3. 性施虐症有时很难与性接触中的残暴行为或与色欲无关的愤怒相区别。只有当暴力是性唤起的必备条件时,诊断才可确立。

临床试验表明,性施虐症治疗较为困难。对于部分性欲亢进的性施虐症患者可以使用抗雄性激素类药物,以抑制其性欲,心理干预效果一般。精神分析疗法挖掘其潜意识,帮助其认识自己的内心需求。也可以通过音乐疗法、工娱疗法调节其负性情绪。通过性治疗帮助性施虐症患者学习正确的性行为方式也有一定效果。但总体而言,目前尚无一种治疗手段可以改变已建立的施虐行为模式。需要指出,性施虐症的性行为方式,已经触犯法律,患者施虐时意识清晰,具有正常的判断能力,构成性犯罪,对他人、社会危害极大。因此,对他人造成严重伤害的性施虐症患者应予以法律制裁。

性受虐症的治疗同样较为困难。有学者提出对性受虐症患者可以使用精神分析疗法、行为疗法、认知疗法,但几种方法效果均不佳。因性受虐症患者一般不引起人际纠纷,很少触犯法律,加之患者自身心甘情愿,如未引起严重躯体伤害,他人一般难以发现,性受虐症患者也很少因受虐问题求助于相关医生。

性施虐症与性受虐症均缺乏预后的数据研究。但临床经验表明,一旦患者将施虐和受虐作为唤起性兴奋的方式,二者症状均可持续多年。

案例9-6

刘某,女,25岁,公司职员。患者自幼能说会道,表现欲强,学习成绩优异。刘某大学期间与一位网友一夜情时,对方不断撕咬、掐刘某的乳房、踢打刘某的屁股,刘某感到异常兴奋,之后一有机会,便要求性爱对象对其施虐。大学毕业后,刘某一直从事技术工作,能力突出,已成为单位骨干。因自身形象较好,追求者众多,但交往不久后,均因刘某的"特殊嗜好"而放弃。后经亲属介绍与丈夫结婚。婚后刘某担心丈夫疑心,对自己的受虐需求有所克制,但不久便不断要求丈夫捆绑、抽打自己,甚至要求丈夫针刺、切割自己的乳房。丈夫害怕,经协商带刘某入医院求助于心理医生。

八、摩擦症

摩擦症(frotteurism)是指长期、反复在拥挤场合,乘性不备,通过触摸异性的身体,或在异性身上摩擦生殖器,以引起性兴奋、获得性满足的一种性偏好障碍,又称挨擦症。本症目前仅见于男性,多发病于青春期。因临床表现过于隐蔽,流行病学资料不详。

摩擦症患者经常出没于拥挤的场所,如公交车、地铁、电影院、大型商场,在这些人多、容易逃脱的场所伺机摩擦,以获得性快感。被摩擦对象均为陌生女性,不会骚扰熟人。多数情况下,摩擦症患者佯装无意,用手或其他部位触摸女性乳房、大腿或身体其他部分,或用勃起的生殖器顶撞女性的臀部、大腿。多数为隔裤摩擦,也有患者会裸露生殖器与摩擦对象直接接触,甚至有的患者在摩擦的同时伴有手淫行为或直接射精,沾污摩擦对象的衣裤。少数患者还会用刀破坏摩擦对象的衣裤,以方便摩擦。同大多数性偏好障碍相似,摩擦症患者没有与摩擦对象性交的欲望,不求进一步的接触,因此,摩擦症患者与道德败坏的流氓存在本质区别。

摩擦症患者日常生活、社会工作、人际交往等方面无显著异常,多数患者可以结婚,但性生活多比较冷淡,其性快感多从摩擦中获得。摩擦行为属于性骚扰,对社会治安构成一定的危害。摩擦症患者多因此受到不同程度的处分,但处分本身难以根除其摩擦行为。

目前摩擦症病因未明。临床研究表明,通常摩擦症患者性格内向、孤僻,与异性交往存在障碍,多在幼年时存在不良的性接触,因此,对摩擦症多以精神分析学派和行为学派的观点予以解释。精神分析学派认为,摩擦症是性心理发育的停滞或倒退,以幼稚的摩擦方式克服潜意识中的"阉割焦虑"。行为学派认为摩擦行为是一种条件反射，患者偶然在拥挤的场所通过生殖器与异性摩擦接触获得性兴奋，之后为了获得这种感觉不断地重复强化，最终形成不良的习惯。但以上两种观点均缺乏足够的证据支持。此外，也有观点认为摩擦症属于强迫行为，但这一观点尚需进一步研究。

多数情况下，如摩擦症患者有求治的动机并坚持治疗，心理治疗多能取得较好的治疗效果。常用的心理治疗方法有厌恶疗法、系统脱敏疗法、精神分析疗法、认知领悟疗法，此外婚姻与家庭治疗也有一定疗效，必要时可配合药物治疗。

案例9-7

王某，男，31岁，医生。王某自幼家教严格，学习刻苦，但与异性接触较少，不善交往。大学期间，一次乘坐公交汽车，因下班时间车上极为拥挤，王某不慎碰到一位年轻女性的乳房而感到极为兴奋。此后，王某经常出入拥挤的公交车、大型超市、商场，混入人群的同时，趁机触摸女性的乳房、臀部、会阴，或用阴茎顶撞女性，有几次甚至将精液射到女性的衣服上，以此获得性兴奋。有几次被人发现，遭到殴打。大学毕业前因摩擦甚至被巡警抓到，但考虑其面临毕业，未予追究。王某对此感到恐惧，也知道自己的行为有违道德，但无法控制自己。参加工作后，工作认真负责，能力突出，性格内向、温和，深得领导赏识，同事敬佩。于27岁时，经人介绍与妻子结婚。但王某无法从正常的性生活中获得满足，一有机会便通过摩擦获得性兴奋，事后后悔、自责，担心自己的行为被他人知道，十分痛苦而入心理咨询机构求助。

九、恋童症

（一）临床表现与诊断

恋童症（paedophilia）是成年人长期多次以儿童或性发育尚未成熟的少年为性行为对象，靠猥亵或奸污他们来引起性兴奋与获得性满足，而对成年异性则相对或完全缺乏性兴趣的的一种性心理障碍。狭义的恋童症只喜欢和外面的、不是家人或有亲戚关系的年幼对象发生关系。广义的恋童症包括和熟识的儿童或青少年，甚至自己的子女发生关系，后一类也被认为属于近亲乱伦或者子女性虐待。

20世纪90年代美国一项研究表明，恋童症者大约90%为男性，10%为女性。首次出现变态性行为的年龄一般较其他性偏好障碍晚，常在30岁以后。很多人原已结婚成家并已有子女，但通常都有婚姻关系长期失和、性生活不和谐的历史，使患者对成年异性的性欲显著减退，并逐渐转为以儿童为性爱对象。他们常伴有阳痿或对成年异性的性恐惧或患有性功能障碍或性无能，潜意识中对成年异性怀有敌意、愤恨或报复欲，常伴有焦虑或抑郁情绪。恋童症者的对象一般都是自己熟识的，例如亲戚、朋友或邻居家的小孩，或是经由其他渠道原已结识者，以完全陌生者为对象的情况极为少见。他们往往以糖果、零钱或其他小恩小惠引诱儿童或少年上钩，多数情况下只是进行猥亵，如接吻、抚摸、相互玩弄外生殖器等，但也有将阴茎部分或全部插入受害者的阴道或肛门并射精者。恋童症可见三种常见的类型：一是异性恋童症，常选择青春期的女孩；二是同性恋童症，常选择比自己小十几岁的男孩；三是混合型性恋童症，选择时不分孩子的性别。

诊断恋童症要与对儿童的性侵犯或性骚扰相区别。性侵犯是一种为减轻个人性冲动而针对未成年儿童的偶发的犯罪行为。恋童症者则是在具有正常成年人性生活机会的前提下迷恋或依赖儿童来唤起性欲的心理变态。根据ICD-10，在确诊恋童症时要求具备两个条件，缺一不可：

1. 成年人长期多次靠恋童行为来引起性兴奋与获得性满足;

2. 对成年对象的性欲显著减退或完全丧失。

有些其他精神疾病(如精神发育迟滞、器质性人格障碍、酒依赖、精神分裂症等)的患者由于对冲动的控制能力减弱,偶可发生对儿童的猥亵行为,但恋童行为不是他们获得性兴奋的主要或唯一方法,所以不能诊断为恋童症。有些大龄单身汉或老人之所以猥亵幼女,是由于无法从正常途径获得过性生活的机会,而不是缺乏对成年人的性欲,因此也不能诊断为恋童症。

(二)成因与问题

有关恋童的文字记载可追溯至几千年前,古代西方和古代中国都有。其发生机制尚不清楚。精神分析学派认为恋童症的发生与童年期客体心理及性心理发育不良有关。在患者的潜意识里,被恋的儿童代表"自恋性客体",是"自我"的"镜像",通过恋童行为可以增强自信与减轻不安全感。行为学派则认为恋童行为是在长期遭受心理挫折的背景下逐渐养成的不良习惯,亦即逐渐建立了性变态行为的条件反射。

近年来,恋童症在不少国家和地区泛滥,这种倾向与害怕感染艾滋病的心理有一定关系。恋童症还与当事人和儿童在生活、工作中有亲密接触的情境有关。美国华盛顿约翰·霍普金斯大学历史学教授兼哈佛大学英国文学教授肯尼斯·林恩(Kenneth Linn)在他出版的《卓别林和他的后代》一书中列举了卓别林可能是恋童癖的种种证据。1921年,只有12岁的利利塔·格雷(Lilita Gray)作为群众演员在《孩子》一戏中扮演性感的天使,当年32岁的卓别林与她结婚并让她怀孕,后又与她分手。在这之前,卓别林还有一个13岁的妻子。在这之后,卓别林还有许多亲近幼女的痕迹,直至他54岁时与一位18岁的姑娘结婚后才摆脱了恋童癖的行为。

恋童症会造成儿童的性侵犯和身心伤害,已经成为一种对儿童安全和健康具有很大威胁的性变态。其性行为指向未成年儿童,是一种严重的性犯罪。否认心理是恋童症性犯罪中的重要表现。

(三)咨询与治疗

采用调查、反驳和角色扮演打破当事人的否认心理,让其正视和承认对儿童性犯罪的行为,承担所发生行为的责任。精神分析疗法对于恋童症者来说,有助于澄清其幼年时期某些性心理事件的伤害或不良记忆;对于已婚者来说,改善夫妻关系,提高夫妻性生活质量是很重要的;通过手淫饱和法(masturbatory)调控过强的性能量也是必要的;亦可以尝试进行厌恶治疗,摆脱对儿童性刺激的依赖;伦理与法制教育是有必要的。对于习惯性性犯罪者亦可考虑实施精神外科阉割手术(psycho-surgery)和药物的化学阉割术。总之,恋童症治疗比较困难,疗效欠佳。

十、恋兽症

(一)临床表现与诊断

恋兽症(zoophilia),又称兽奸症或兽恋,是与动物进行性活动作为经常的、偏爱的、甚至是唯一的满足性欲方式的一种性心理障碍。恋兽症患者男女都有,但以男性居多。所恋动物一般为家畜或家禽,如狗、猫、猪、羊、牛、鸡、鸭等。性行为方式有些是与动物交媾或肛交,有些则是训练动物去摩擦或舔舐其外生殖器,有时不免因此而受伤。有恋兽性交迁延历史的人很可能对与成年异性性交存在着某种焦虑、恐惧和不适应的心理。由于恋兽行为并不带有反社会性质,也不会危害他人或触犯法纪,一般司法制度不给予处罚。

根据ICD-10,恋兽症的诊断要点为:

1. 多次与动物发生性行为,而对人类的性欲则显著减弱或完全缺乏;

2. 症状持续时间至少6个月。

此外,有一些情况与恋兽症似是而非,应加以区分。例如,有些偏远牧场的牧人,由于难得遇到异性,求异性恋而不可得,只好以动物作为替代性的泄欲对象,与动物交媾;有些严重精神障碍如精神发育迟滞者、精神分裂症患者,由于受条件限制而找不到异性伴侣,加上自我控制能力削弱,有时可发生兽奸行为。但只要他们仍然具有对于人类的正常性欲,便不能诊断为恋兽症,只能算是兽交行为。兽交行为的发生率远比真正的恋兽症高。

(二)成因与问题

精神分析学派认为恋兽症是性心理发育不成熟的表现,与潜意识活动中的"阉割焦虑"及"移植"机制有关。行为学派则认为这类患者大多自幼即喜亲近某种动物,在性生理迅速发育的青春期由于得不到正确和及时的性教育,不懂得对性冲动的调节,在与动物接触中曾偶然获得性兴奋,尔后由于一再重复此类行为,终于养成固定的习惯。

(三)咨询与治疗

大多数恋兽症者在获得与异性成功的性生活后,其变态行为将自行消退。患者如有求治要求,可给予心理治疗。行为治疗一般具有良好疗效,精神分析可以消除迁延至成年期的恋兽行为。对于低智能的或精神不正常的人应该引导其使用手淫自慰的方法来释放性的压力。

十一、性瘾症

(一)临床表现与诊断

性瘾症(sexual addiction)又叫性高潮瘾,全称性爱成瘾症,是指个体出现强烈的、被迫的连续或周期性的性冲动行为,如果这些性冲动得不到满足,就会产生焦虑不安的痛苦感觉的一种性心理障碍。在欧洲,心理学家称之为"强迫性性行为",而不称为"性瘾"。

性瘾症男女都可发生,但大多集中于30~40岁的男性,男女之比约为4:1。1987年,当美国的帕特里克·卡恩斯(Patrick Carnes)博士在创造"性爱成瘾症"这个名词时便指出,在美国约有8%的男性和3%的女性有类似的癖好。性瘾症患者中80%的人具有其他类型的癖好,如酗酒、赌博等。他们如同吸毒者、赌徒、酒鬼一般,一旦性瘾发作,就会不顾一切放下所有工作,去寻找发泄的对象。他们大多自我感觉良好,不承认自己有什么问题。性瘾症者通常深陷其中,难以自拔。成天追逐性,想入非非,或因"旦夕发作"而身心憔悴,工作效率大为下降,事业慢慢都抛到脑后。

性瘾可分为三个级别:第一级,指那些可以得到社会容忍的行为,比如手淫等,没有侵害到他人;第二级:涉及一些侵犯他人的性活动,比如当着异性的面暴露生殖器官,或偷看异性的私密部位;第三级:指强奸、乱伦以及对儿童进行性侵犯,属于犯罪。

性瘾症者可能伴发焦虑症、强迫症或恐惧症等。

(二)成因与问题

性瘾症的发生与家庭背景影响、文化知识偏执、生活环境的诱惑、自身精神类型等多种因素相关。部分患者可能与遗传有关,有待进一步的研究。

性瘾症的发生机制可能有:①体内激素分泌紊乱。有报道显示某大二学生不断更换同居对象,后检查发现他的雄激素高出常人10%,医学上可诊断为性亢进,是性功能紊乱的一种,大多缘于内分泌疾病作祟,如肾上腺肿瘤,垂体肿瘤等。②家庭因素。研究发现"性成瘾"者较多来自没有适当亲密关系的家庭。学术界比较一致的看法,性成瘾是"一个心无安

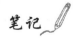
笔记

全感的人在寻求激励和自身价值的确认"。父母常吵架,家人不善于表达感情,当事人在成长过程中没有被爱填满,以致于寻求可以让自己麻木的东西。随着每个人的天性与环境,会挑选不同的成瘾方式,或抽烟、喝酒、花钱、打电玩,甚至性爱。③社会环境的影响。如色情书刊、影视的诱惑;长辈的不良示范;精神压力过大一时又找不到更好的减压办法,不得不求助于性爱,最终形成心理依赖等。④利用性来证明自己的魅力,性伙伴越多越能让他自信。⑤儿童期受虐待的后果之一。受虐待儿童不仅觉得生存无价值,而且也会认为侮辱和羞耻是正常性表达的一个组成部分。

性瘾的危害不可小视,即使性瘾的最轻级别,也会影响患者的正常生活,如手淫过度引发的健康问题;网络性爱减少了与现实中伴侣的性生活次数,干扰夫妻关系;或因浪费大量时间而失去工作,丧失经济来源。德国一位中年男子因痛恨性瘾而又苦于无法自拔,竟然自己当"大夫",用菜刀斩断了自己的"命根子",各种教训不可谓不惨痛。研究表明,不少性成瘾者都来自婚外,他们寻求强烈的刺激和新奇感,婚内的性行为对其已起不到强刺激作用。这种"性成瘾者"不仅对自己、家庭有破坏力,对社会也会有不良影响,因为不节制的行为可能会导致犯罪行为的发生。

但也有相当多的人认为,虽然性成瘾的确显示了成瘾的行为特征,比如,对性表现为痴迷和欣喜,而且由于性而使人们体验到生命的某种情感极限,但是要把过多的性行为视为成瘾还缺乏证据和说服力。

(三)咨询与治疗

性瘾症治疗的关键是做好心理调适,重建和谐的人际关系,尤其是与伴侣的亲密关系。洛杉矶性康复研究中心的魏斯(Weiss)医师说:"在我们看来,'性成瘾'者就好比饮食失调症的患者。所谓的'性康复'并不是禁欲,而是让其重拾健康的性行为。"

性瘾症的治疗首先要明确其病因,若为内分泌疾病,根治原发疾病,性瘾即可淡化,并逐渐消失。多种心理治疗方法均可用于性瘾症的治疗,如行为疗法,可通过制订计划,逐步减少性伴侣的数目,延长间歇时间,达到性瘾消除的目的。对于因精神压力大而导致的性瘾,宜多采用其他健康的方式减压,如跑步、体操、球类等体育运动,唱歌、跳舞等文娱活动,不可痴迷于性活动,特别要防止产生依赖性。患有网络性爱痴迷症者,要同时戒除网瘾以巩固疗效。对性瘾症患者伴有的焦虑症或强迫症可进行抗焦虑和抗强迫药物治疗,可减轻性瘾的程度。

案例9-8

英国伦敦前房产经纪人艾米·迈克尔斯患上性瘾症,她随时随刻都感受到一种强烈的性冲动,迄今为止,她已和至少1000名情人发生性关系。为了满足自己的性瘾,艾米过去经常带想要购房的男客户看房子,在房中主动向陌生客户献身。艾米目前找到了一个新男友,她希望能克服自己的"性瘾症",过上正常的生活。

十二、其他

恋尸症(necrophilia)又称恋尸狂,即通过与异性尸体(多为新近死亡的尸体)性交以满足性欲的性偏好障碍,仅见于男性。此症非常少见,目前多出现于文化程度较低的偏远农村,或与尸体常有接触的职业人群,如殡仪馆工作人员。这类人常活动于坟地、太平间等尸体停放场所,通过奸尸、触摸尸体后手淫等方式获得性兴奋,也有恋尸症患者谋杀女性后奸尸的报道,但极其罕见。有观点认为,恋尸症应归于性施虐症的范畴。此外,缺乏正常性生活偶尔为之者不足以诊断为恋尸症。历史上"奸尸"行为屡有发生,但与恋尸症不同,前者仅为泄愤,而后者以"恋尸"为唯一的性欲发泄方式。恋尸症预后缺乏可靠的资料。按我国法律规定,恋尸症负有完全法律责任。

猥亵电话症是指通过电话与异性谈论色情内容(部分患者同时伴有手淫)以获得性兴奋的性偏好障碍,多见于男性,美国精神障碍诊断与统计手册第 4 版(DSM-Ⅳ)将此性偏好障碍定义为电话猥亵(tel indecent)。书写症则是通过书写与性有关的文字、绘画性器官相关的图画给他人,或在公共场所涂鸦类似内容以引起性兴奋、获得性满足的一类性偏好障碍。这类患者多在与异性交往方面存在障碍,缺乏性欲发泄的合理途径,通过打电话获得性发泄。其骚扰对象多为陌生人,如咨询、服务机构的话务员等,因不用顾忌被当场抓获,其所谈论内容多为极其下流的语言,但这类患者不会采用暴力手段,甚至部分患者胆小怕事,害怕当众表述自己观点。大部分电话秽语症患者同时伴有性功能障碍和其他性偏好障碍,如露阴症,甚至有观点认为电话秽语症就是露阴症的一种表现形式。猥亵书写症患者临床表现及特点与猥亵电话症相似,多通过书信或在公共厕所等场合涂鸦,但一般没有明确猥亵对象。猥亵电话症与书写症心理干预方案同其他性偏好障碍。

色情狂指通过病态的性幻想以满足性欲的男性;慕男狂(furor uterinus)指通过病态的性幻想以满足性欲的女性。这类患者通常将某些杰出人物幻想为自己的性对象,通过编造逼真细致的情爱故事以满足自身的性欲需求。需要指出,这种性幻想不同于精神分裂症的钟情妄想,前者一般社会功能不受明显影响,且无其他精神病症状,后者社会功能受损严重,且同时具有其他精神病症状。色情狂与慕男狂病因不明,但相关研究显示,这类患者多相貌平平,通过想象来满足性欲,可能存在一定的人格基础。色情狂与慕男狂心理干预方案同其他性偏好障碍。

专栏 9-2

窃 恋

窃恋(kleptolagnia)又称为性爱的窃狂(erotic kleptomania),是具有偷窃行为与性的情绪混合为特征的一种性心理障碍。

窃恋者有偷窃欲望和兴趣,并有偷窃行动前的紧张感和行动后的轻松愉悦感。偷窃的目的不在于获得经济利益。法国学者拉卡萨涅(Lacassagne)在 1896 年就记载了一些关于"窃恋"的案例。1917 年,美国芝加哥精神病学家基尔南(Kiernan)首先提出"窃恋"的概念,英国性心理学家霭理士对此进行过评价,认为这一名词将偷窃行为和性的情绪结合起来,是非常贴切的一个创造。目前,有些心理学家把窃恋看作是性爱的物恋现象,并且是比较病态的一种。

霭理士认为,窃恋与冲动控制障碍的"病理性偷窃症"(pathological stealing)(或称"窃狂")有所不同,前者的偷窃行为往往是筹划已久,伺机行事,而后者通常是具有不可抗拒的冲动。除此之外,还有一种是性冲动与偷窃行为的混合现象,这虽和窃恋不无连带关系,却不应和窃恋混为一谈。

他认为,窃恋中性情绪的联系物是一种提心吊胆的心理,而提心吊胆的心理是一种与虐恋类似的痛楚。窃恋的过程实际上就是积欲和解欲的过程,不过其中经过了一些象征性的变换之后,就成了一种偏执性的冲动,而此种冲动在活跃之际必然有一番内心的抵抗挣扎,最后抗拒挣扎的结果变成了一种对一件很无价值物品的偷窃。

窃恋者多为女性,而且往往家庭经济条件不错,她们偷窃冲动的诱发不在于物品的经济价值和使用价值,往往是任何一种能引起性兴趣和性暗示的物品。这种现象中的偷窃行为是不属于性爱性质的,换言之,偷窃并不成为获取性满足的一个方法。窃恋的女性多有性压抑，丈夫多有阳痿，从而使其通过所偷窃的物品多少带来望梅止渴的象征性的性欲满足。偷窃从紧张兴奋到轻松愉悦的过程就成了当事人释放性欲望的中介和方法，从而取得情绪上的宣泄。换言之，偷窃时提心吊胆的心理与偷窃过程中的刺激可以满足窃恋者的性需求，而至于那些偷到的东西不是被抛弃就是被掩藏起来，显得并不重要。

美国犯罪心理学家希利（Healy）认为，男女青少年一方面受了性的诱惑，另一方面又深觉这种诱惑罪大恶极，不敢自暴自弃。于是转而从事于罪孽比较轻微的偷窃行为。这种现象背后的心理过程恰好是窃恋心理过程的反面，因为虽然二者都有偷窃行为，但窃恋者的目的在于性欲的真实满足或象征的满足，而 Healy 描述的现象，则为了躲避此种满足。

窃恋一般在结婚或建立正常性交往、性关系之后可自行缓解，故正确的性教育和科学的性知识有一定帮助。心理治疗效果很好。

（吴义高）

笔记

第十章 性功能障碍

学习目标

掌握：性功能障碍的概念、性功能障碍对生活质量的影响。

熟悉：勃起功能障碍、早泄、女性性欲障碍及阴道痉挛的概念、病因、临床表现及治疗。

了解：逆行射精与不射精、女性性唤起障碍、性高潮障碍及性交疼痛的概念、病因、临床表现及治疗。

性功能是一个复杂的生理心理过程，其过程受到生理、心理、社会环境及情感等多方面的影响。随着我国城市化、工业化、现代化进程的深入，生活节奏的加快，人们感觉到前所未有的压力，产生各种功能性障碍问题，日益受到人们的重视，严重影响着人们的身心健康。在各种功能性障碍中，性功能障碍便是其中之一，它给人们带来的不仅仅是个人问题，而且涉及夫妻感情以及家庭关系的和睦，甚至对社会安定造成一定的影响。

第一节 概　　述

随着医学模式的转变，生活水平的不断提高，人们对健康的认识也在发生改变，对健康的要求不仅仅是没有疾病，而是在身体、心理和社会方面都保持良好的状态。随着社会的进步，时代的发展，人们不再"谈性色变"，不再压抑自己的性冲动，而是主动地追求性享受，营造美满、和谐的性生活。性是人类的本能活动，和每个成年人都息息相关，需要男女双方的共同配合，如今的性治疗，不只针对某个个体进行治疗，而是对夫妻双方共同实施治疗。正常的性功能是性活动的前提和保证，对维护人类的心身健康、家庭和睦起着重要作用。而异常的性功能不仅无法满足生理需要，而且还会带来严重的心理压力，出现烦躁不安、郁郁寡欢等情绪，甚至影响到家庭关系。因此正确地认识性功能障碍，对促进疾病的康复，家庭的和睦，社会的和谐发展，显得尤为重要。

一、性功能障碍的概念

（一）性功能障碍的概念

性功能障碍（sexual dysfunctions）是指不能完成正常的性活动，或者在正常的性活动中不能得到性满足。性功能障碍分为两大类，一类是功能性性功能障碍，一类是器质性性功能障碍。功能性性功能障碍是指在病因上没有明显的器质性病变，出现障碍的原因是由于心理、社会环境及一些其他因素的影响而造成的功能性紊乱。器质性性功能障碍则是由于生殖器官病变或其他器官病变而引起的性功能障碍。功能性与器质性的划分是相对的，因为人的性活动既受到生物学因素，如器官发育、激素水平等的影响，同时也受到对性的认识、态度、情绪以及周围环境等心理社会因素的影响，二者是紧密联系不可区分的。

在古代，由于生产力水平低下，人们对疾病缺乏科学的认识，往往认为性功能障碍是手淫恶习造成的，是纵欲过度；还有的认为是干了什么坏事，是上帝对他的惩罚，是邪恶的咒语。这种观点与当时生产力水平低下密切相关。在科学高速发展的今天，尽管人们对许多医学上的难题都得到了有效的解决，但是这种传统观念依然影响着人们。认为性是低贱、邪恶和不道德的，登不上大雅之堂。人们生活于性压抑之中，对性问题讳莫如深。一个人如果患有与性相关的疾病，就像做了什么见不得人的事情，不敢与人交流，更不愿去医院治疗，害怕别人知道自己的问题，对自己患有这样的疾病感到害羞和耻辱。

性功能障碍的存在可谓历史悠久，首先，在传统观念中性活动是与传宗接代相联系的，人们关心更多的是能否延续香火，未认真考虑性的感受。如果存在性功能障碍，往往采取祈求上苍、神灵保佑，甚至驱魔的方法。即使有一些人对此有一些的认识，认为性功能障碍是一种疾病，但在治疗上也只是采取壮阳补肾的方法，收效甚微。其次，在人们的性活动中，将注意力过分集中在性器官上，而忽略了对性活动的感受，这种单纯为泄欲或为繁衍后代而进行的性活动和动物的本能活动别无二样。第三，过分强调男性在性活动中的作用，忽略了女性的感受，只要男性有需要，女性就应该无条件地配合。这种靠牺牲女性而引发的性活动很容易造成女性性功能障碍。第四，过分强调高潮的作用。男女交合本身是以情爱作为基础的，女性的性唤起要比男性慢得多，过于强调高潮，交合时间大大缩短，就会失去性活动的乐趣，使性活动成为一种仪式性的动作，对性活动会产生厌烦、产生消极对待的情绪，从而引发性功能障碍。

随着人们对性问题认识的不断深入，对性健康问题的研究也迈出了新的步伐。人们充分地认识到性活动不仅仅是为了延续种族，而且对人们的心身健康会有重要的影响。人们对性功能障碍也有了崭新的认识，不再谈性色变，能够用科学的态度对待性问题，对促进自身健康、家庭稳定，社会和谐都有了进步意义。

（二）性功能障碍的分类

许多学者主张将性功能障碍按照性反应周期的不同阶段进行分类，性反应周期分为四个阶段，包括兴奋期、持续期、高潮期以及消退期，因此将性功能障碍分为性欲唤起障碍、性欲望障碍、性高潮障碍等。性功能障碍与性反应周期的断裂有关，任何一个方面出现问题都会出现性功能障碍。目前得到公认并普遍使用的分类有中国精神疾病分类与诊断标准（CCMD），疾病及有关健康问题的分类（ICD），以及美国精神病诊断与统计手册（DSM）。

现将目前普遍使用的 CCMD 第 3 版、ICD 第 10 版和 DSM 第 4 版的分类情况对照进行介绍（表 10-1）。

表 10-1　CCMD-3、ICD-10、DSM-Ⅳ性功能障碍分类

CCMD-3	ICD-10	DSM-Ⅳ
52 非器质性性功能障碍	F52 非器质性障碍或疾病引起的性功能障碍	性功能失调
52.1 性欲减退	F52.0 性欲减退或缺失	性欲障碍
52.2 阳痿	F52.1 性厌恶及性乐缺乏	302.71 性欲低下障碍
52.3 冷阴	F52.2 生殖器反应丧失	302.79 性厌恶障碍
52.4 性乐高潮障碍	F52.3 性高潮功能障碍	性兴奋障碍
52.5 早泄	F52.4 早泄	302.72 女性性兴奋障碍
52.6 阴道痉挛	F52.5 非器质性阴道痉挛	302.72 男性勃起障碍

笔记

续表

CCMD-3	ICD-10	DSM- IV
52.7 性交疼痛	F52.6 非器质性性交疼痛	性高潮障碍
52.9 其他或待分类性功能障碍	F52.7 性欲亢进	302.72 女性性高潮障碍
	F52.8 其他性功能障碍,非器质性障碍或疾病所致	302.74 男性性高潮障碍
	F52.9 未特定的性功能障碍,非器质性障碍或疾病所致	302.75 早泄
		性疼痛障碍
		302.76 性交疼痛(非躯体疾病所致)
		302.51 阴道痉挛(非躯体疾病所致)

(三)性功能障碍的流行病学

由于受传统观念的影响,人们对与性有关的问题抱有回避的态度,不愿意流露自己真实存在的性问题,因此性功能障碍流行病学调查的资料其真实性值得考虑。据估计,在半数以上的美国家庭中至少有一方患有某种类型的性功能障碍。实际调查的数字与实际情况仍然有一定的差距,尽管如此调查数据仍为我们的研究工作及卫生保健工作提供了参考。

关于性功能障碍流行病学调查比较有权威的是 1992 年在美国进行的国家健康和社会生活调查(NHSLS),该研究对 3432 名美国公民进行了调查,包括 1511 名男性和 1921 名女性。研究显示,有 9.8% 的男性在过去的一年里没有性接触,27.4% 的男性性接触少于 3 次,有超过 1/3 的男性缺乏性兴趣,存在某种性功能障碍。2005 年世界卫生组织开展的全球性的性态度和性行为调查,来自 29 个国家的调查统计数据表明,缺乏性兴趣,性行为减少的各地区的发生率为 13%~28%。

早在 1948 年,美国著名性学家金赛对男性勃起功能障碍(erectile dysfunction,ED)进行了大样本的研究,研究表明,ED 的发病率与年龄正相关,随着年龄的增长,ED 的发病率也在增高。关于 ED 的首个大样本的流行病学调查是在 1994 年美国马萨诸塞州完成的,对 1290 名 40~70 岁的男性进行了随机调查,ED 的患病率为 52.0%±1.3%,其中轻度、中度和重度 ED 的患病率分别为 17.2%、25.2% 和 9.6%。在 1994—2004 年进行了 15 次大规模的流行病学调查,ED 的患病率在 10%~64%。在一项世界范围的合作研究中,对 8 个国家的 27 000 名男性进行了调查,结果显示,ED 的发病率有随着年龄增加而增长的趋势,20~29 岁,8%;30~39 岁 11%;40~49 岁,15%;50~59 岁,22%;60~69 岁,30%;70~75 岁,37%。研究表明,成年男性 ED 的年发病率为 4.6%。估计全世界约有 1 亿以上的男性患有不同程度的勃起功能障碍,估计在美国有 3 千万的男性患有不同程度的勃起功能障碍,调查估计在英国和法国中度至完全性勃起功能障碍的总患病率为 30%~40%。

近年来我国关于 ED 患病率的调查也不少,如朱积川等人 2003 年在北京、广州等地对 2226 名城镇男性居民进行调查,结果表明,城镇男性 ED 的患病率为 28.33%,而 40 岁以上患病率则为 40.40%。姜辉等人 2005 年对 1506 名 40 岁以上男性进行调查,ED 的发病率为 52.5%,比 2003 年朱积川等人的调查结论发病率高。

女性性功能障碍(female sexual dysfunction,FSD)的发病率与年龄有关,调查资料显示,我国已婚妇女 FSD 的发病率高达 70%,而在其他国家 FSD 的发生率大致仅在 20%~50%

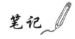

之间。研究发现,我国女性婚后 1 年内性高潮障碍发生率为 81%,性欲减退 34%,性兴奋障碍 11%~48%,阴道痉挛 12%~14%,性交疼痛 8%~35%。美国对 1749 例女性进行调查,FSD 的发生率为 43%,有 1/3 的女性缺乏性兴趣,近 1/4 的妇女没有性高潮。

性功能障碍是影响人们生活质量和人际关系的重要因素,对个人、家庭及社会都有严重的影响,给个体的身心及生殖健康带来很大的危害。

二、性功能障碍对生活质量的影响

性功能障碍不仅影响患者的身体健康,在精神上也带来巨大的创伤,对他们的生活也会带来很大的影响:

(一)男性性功能障碍对生活质量的影响

1. **身体功能下降** 如果身体某个器官产生病症,必然会对一些其他的器官产生影响。如勃起功能障碍的发生常与一些慢性疾病有关,勃起功能障碍除了与心理因素相关外,多伴有心血管疾病,内分泌疾病以及神经精神疾病导致身体功能的下降。

2. **降低男性自信心** 由于性功能障碍,不能在性活动中一展自己作为男性所特有的魅力,超负荷的心理压力时时困扰着他们,并长期笼罩于疾病的阴影之下,工作、生活备受影响与折磨。长时间的心情苦闷、情绪压抑,会使患者丧失生活激情、消极萎靡,甚至造成心理疾病。

3. **影响男性生育** 精卵结合是孕育新生命的基础,如勃起功能障碍患者阴茎难以勃起,无法将精子输送至女性的宫颈口,就会给生育下一代带来困难。不射精症和逆行射精症患者的阴茎虽然能插入阴道,但不能将精子送入女性阴道。这类病症不仅影响患者的生育能力,还可能会影响到下一代的健康。

4. **破坏家庭稳定** 性功能障碍患者在性活动中缺乏主动性和积极性,有的患者性反应可以正常完成,阴茎可以正常勃起,也能出现高潮反应,但是患者的主动需求减少,在性活动中,常出现心理负担。妻子因性生活要求多次被拒绝而有被抛弃感和失意、孤独的情绪而丈夫则因不能满足妻子的性要求而深感内疚。这些问题会对婚姻造成负面的影响,出现很多的矛盾及误解,久而久之造成家庭的破裂。

(二)女性性功能障碍对生活质量的影响

1. **引起女性不孕** 人的性活动与生育功能紧密相关,患有各种性功能障碍的妇女,只要能完成性交,不具有其他生殖系统解剖异常和功能障碍,可以正常怀孕分娩。而一些性功能障碍,如阴道痉挛、性交疼痛、高潮障碍等,性交机会大大减少,受孕的机会也会随之减少。

2. **对个人的影响** 性功能障碍给女性在生理与心理方面产生困扰,长此以往出现压抑、抑郁、焦虑情绪,影响她们的工作、生活和学习,也影响到她们的生存质量,造成她们在社会交往方面的障碍。

3. **对家庭生活的影响** 性功能障碍者由于得不到性满足,会感到沮丧和烦恼,同时还会影响到夫妻之间的感情,引起家庭氛围的紧张和压抑,破坏家庭的和谐与稳定。

第二节 男性性功能障碍

男性性功能障碍是指男性在性欲唤起、阴茎勃起、阴茎插入、性高潮以及射精等性活动中,由于某个或几个环节出现异常,不能完成正常的性活动而出现的功能障碍。常见的男性性功能障碍是阴茎勃起异常和射精异常,给男性的生活造成很多不利的影响,给他们的身心也造成极大的伤害,严重影响了性生活质量,影响了家庭关系。

一、勃起功能障碍

（一）概述

勃起功能障碍俗称阳痿，在国外被称为性无能（impotence），是指阴茎不能达到或维持充分的勃起以获得满意的性生活。阳痿与性无能本身带有一定的贬义，且概念比较模糊，不能说明疾病的实质，已经被勃起功能障碍这个名称所代替。随着生活和工作节奏的加快、环境污染、药物滥用以及人口老年化等，ED 的发病率有逐年增高的趋势。我国成年男性 ED 的发病率在 10% 左右，在美国 40～70 岁的男性中有一半的人患有不同程度的 ED。对男性而言，男人的形象和气质有时是与性功能联系在一起的，阴茎不能勃起使男性感到自己缺乏男性气质，缺乏自信心，背上沉重的心理包袱，影响正常的学习、生活和工作。在男性的交往过程中，性是人们经常谈论的话题之一。在性功能上有问题的男性，对此话题非常敏感，觉得这类话题刺耳，很伤自尊心。因此他们不愿意与人接触，性格也变得孤僻，影响到正常的人际交往。ED 虽然不会危及人的生命，但是严重地影响患者的生活质量，影响患者自信心的发展，甚至会危及到家庭的稳定，对社会造成一定的影响。

由于学术观点不同，研究的角度不同，ED 的分类也不同。有的学者根据有无器质性病变将 ED 分为心理性、器质性和混合性。心理性 ED 是指没有器质性损伤而由勃起机制的中枢抑制引起；器质性 ED 是指血管、神经、内分泌或海绵体的异常或病变引起；混合型 ED 是由器质性和心理性因素混合引起。传统观念认为，ED 的发生主要是由心理、社会因素引起的，认为心理因素导致的 ED 占 90% 左右。随着科学技术的发展，对 ED 研究的不断深入，人们发现 ED 患者往往也存在一些器质性的病变，近年来大多数学者认为 50% 的 ED 属于器质性的。目前的研究认为，ED 的发生兼有器质性改变和心理因素两方面的原因，于是提出混合性 ED。如美国的一项研究认为，混合性 ED 占 ED 总数的 78%。

还有的学者根据 ED 发病的原因将 ED 分为心理性、血管性、神经性以及内分泌性 ED。根据起病的形式将 ED 分为终身型和获得型，终身型是指阴茎从未出现过勃起，也称原发性 ED；获得型是指既往曾出现过勃起，而后出现勃起障碍，又称为继发性 ED。有的根据勃起的程度分为完全性和境遇性，完全性是指在任何情况下都不能出现勃起；而境遇性是指在某种情境下不能引起阴茎勃起。另外还有的学者根据其独有的特征将 ED 分为糖尿病性、老年性以及医源性等。

（二）病因与发病机制

阴茎的勃起依赖于神经、内分泌以及心理社会因素的共同参与，密切配合，任何一个方面出现问题都会引起勃起功能障碍。

1. 年龄 年龄是导致勃起功能障碍的原因之一。研究表明，勃起功能障碍的发生有随年龄的增加而升高的趋势。随着年龄的增高，人体器官的功能逐渐减退，性功能也不例外。人体到了老年期，性激素结合蛋白增多，引起睾酮水平下降。另外，老年期黄体生成素分泌减少，而催乳素分泌增多，睾酮水平也会下降。睾酮水平的降低导致性唤起能力的减退，出现勃起功能下降。随着年龄的增高，一些疾病，如冠心病、高血压以及糖尿病等发病率也会随之增加，从而增加了 ED 发生的危险。实验研究发现，年长大鼠阴茎海绵体平滑肌顺应性降低，使海绵体平滑肌减少，虽然大鼠仍存在勃起功能，但其唤起水平明显降低，需要更强的刺激才能引起勃起，因此认为年龄是导致 ED 发生的危险因素。

2. 心理因素 正常的性活动，除了双方具有健全的生理功能外，还应该保持良好的心理状态，心理因素对 ED 的发生起着重要的作用。常见的因素有：①性知识教育不足。有的人受传统观念的影响，认为性问题登不上大雅之堂；有的人认为，性行为无师自通，因此缺

笔记

乏对性有关知识的了解。②错误的性教育。在儿童期发育阶段，会对性器官或者与性相关的问题感兴趣。如果受到家长的严厉批评和指责，会认为自己不是个好孩子，把性和肮脏行为联系在一起。青春期以后出现遗精、手淫等行为，更强化了这种观念，产生对性的排斥心理。成年后遇到与性相关的活动，如恋爱、婚姻等会出现对性行为的恐惧，引起勃起功能障碍。③心理创伤。首次性交的失败，来自性伴侣的嘲笑或性伴侣过于心切，都可能出现勃起困难。勃起困难的出现会使男性对自己的性能力缺乏自信心，对以后的性活动充满担心和恐惧，害怕再次失败。这种紧张的负性情绪对性唤起有抑制作用，久而久之导致心因性 ED。④夫妻关系不和谐。夫妻之间缺乏沟通与交流，夫妻关系紧张、不合作，甚至对性对象产生厌恶心理，就会导致性兴趣不足，出现勃起功能障碍。⑤不适当的性刺激。有人依靠性幻想引起勃起，有人需要触摸某些部位诱发勃起，有人需要嗅觉、听觉等参与才能唤起。而性交活动需要两个人的相互配合来完成，当对方不知晓能引起性伴侣性唤起的特殊刺激时，就无法勃起，产生对性活动的厌恶，导致 ED。

3. 内分泌因素　正常的勃起活动需要内分泌的调节，如果内分泌调节功能异常，就会造成 ED。常见的内分泌因素有：①性腺功能低下。各种先天或后天因素，出现睾丸发育停滞，睾酮分泌不足，发生原发性 ED，最常见的就是 Klinefeiter 综合征。另外，放射治疗引起的睾丸损伤，腮腺炎伴发的睾丸炎等导致性腺功能低下，睾酮分泌不足，出现继发性 ED。②高催乳素血症。催乳素会抑制促性腺激素的释放，导致睾丸内甾体激素的合成，引起睾酮水平的降低。③甲状腺功能减退或亢进。甲状腺功能低下会使代谢降低，睾丸间质细胞合成睾酮减少。甲状腺功能亢进会导致甲状腺素代谢异常，雌雄激素比例失调，造成 ED。④糖尿病。糖尿病主要是由于血管平滑肌功能紊乱，导致细胞凋亡而导致性腺功能障碍。

4. 神经系统因素　正常勃起反射通路中任何部位损伤，引起的传导阻滞都会导致勃起功能障碍。对勃起功能有影响的有：①脊髓损伤。损伤部位及程度与 ED 的严重程度相关。绝大多数脊髓上角损伤的患者存在勃起功能，脊髓下角损伤的患者存在勃起功能的人却很少。在勃起活动中，骶副交感神经发挥了重要的作用，但其功能可由脊髓胸段代偿发挥作用。另外一些疾病如椎间盘突出、脊髓炎、多发性硬化等可导致神经传导阻滞引起勃起功能障碍。②外科手术。一些手术可能会损伤阴茎神经，破坏阴茎结构，影响阴茎组织的血液供应，干扰内分泌的调节作用，而引起 ED。常见的手术有前列腺、尿道手术；骨盆脏器手术；睾丸切除术以及其他手术。

5. 慢性疾病　全身慢性疾病，如动脉粥样硬化、糖尿病、心血管疾病、肾衰竭、肝功能衰竭、多发性硬化、抑郁焦虑障碍以及甲状腺功能亢进等。

6. 其他因素　吸烟、吸食毒品以及酗酒等会引发 ED。研究显示，吸烟者与不吸烟者比较 ED 发生率明显增高，而戒烟一年以上者 ED 发生率与不吸烟者持平，表明吸烟与 ED 的发生有关。研究表明，酒精对神经系统有抑制作用，同时也会影响到勃起中枢。酒精可以抑制垂体分泌促性腺激素，引起睾酮水平降低。长期吸食毒品使神经系统兴奋性降低，引起神经传导障碍导致 ED。一些药物也可导致 ED，如噻嗪类降压药、抗抑郁药以及镇静药等。

（三）诊断与评估

对就诊患者应进行详细的病史询问，全面的体格检查以及心理社会因素的评估，同时还应该做必要的辅助检查。

1. 诊断　在排除其他器质性疾病后，ED 主要依靠临床症状进行诊断，在 ICD-10 中 ED 的诊断标准如下：

男性的主要问题是勃起障碍。如在手淫时或睡梦中或与伴侣在一起时，可正常勃起，其原因可能是心因性的。否则若使诊断成立就需依据特殊检查（测量夜间阴茎膨胀度）或者心理治疗的效果判定。

2. **病史**　病史询问对评估患者的勃起功能非常重要。询问的内容包括既往是否患有高血压、冠心病、糖尿病、神经系统疾病、内分泌系统疾病以及泌尿系统疾病。还要询问有无脊髓损伤和手术史、个人生活习惯史（有无吸烟、饮酒及吸毒的经历）以及既往用药情况，同时也要询问性经历以及与其性伴侣的感情情况等。询问最好采用交谈与填写调查表相结合的方法，以免漏掉重要的信息。在询问过程中应避免其他人在场，切实保护患者的隐私，使其能坦然地介绍自己的情况。

3. **体格检查**　系统的体格检查能发现可能存在的病变，为正确诊断提供依据。除常规检查外，还应注意第二性征发育状况、生殖器官的特征以及周围血管和神经系统情况。

4. **实验室及特殊检查**

（1）实验室检查：除一般的血尿常规、肝肾功能、血糖尿糖及血脂检查外，还应进行内分泌测定，包括睾酮测定、促黄体素及促卵泡激素测定、催乳素测定、人绒毛膜促性腺激素激发实验、促性腺激素释放激素激发实验以及甲状腺素检测等。

（2）特殊检查：①临床心理量表测试：包括明尼苏达多项人格调查表（MMPI）、症状评定量表（SCL-90）等，心理测验对心理性和器质性 ED 的鉴别有重要意义；②夜间阴茎膨胀实验（NPT）：主要是观察患者在不受干扰的情况下阴茎勃起状况，是鉴别心理性与器质性 ED 的重要手段；③视听觉性刺激反应测定（ASS）：通过视听性刺激对勃起功能进行评估；④阴茎血流检测：包括阴茎海绵体内注射实验（ICI）、阴茎肱动脉血压指数（PBI）、阴茎海绵体压力测验（CM）、阴茎海绵体造影、选择性阴茎动脉造影（SAP）以及彩色双功能多普勒超声（CDDU）等，观察阴茎血流动力学变化状况；⑤神经系统检查：包括阴茎海绵体肌电图检查、尿道 - 直肠反射潜伏期测定（UARL）、阴部诱发电位（PEPs）等，检测勃起反射弧的完整性及其功能状况；⑥阴茎海绵体活检：观察阴茎海绵体的组织结构，判断平滑肌含量是否减少、是否为纤维结缔组织所替代。

（四）咨询与治疗

ED 的治疗主要包括性心理咨询与治疗、药物治疗、物理治疗、基因治疗以及手术治疗等。

1. **性心理咨询与治疗**　ED 可导致夫妻感情破裂，性活动缺失，通过咨询与治疗可以改善夫妻关系，增进双方感情，促进家庭和谐。治疗应针对夫妻双方同时进行，包括性健康教育、一般性心理咨询、性技巧培训、性感集中训练、行为治疗以及认知行为治疗等。

2. **药物治疗**　药物可以抑制 5- 磷酸二酯酶对环磷酸腺苷的降解，增强一氧化氮的作用，促进海绵体平滑肌松弛，增强勃起功能。常用的药物是西地那非，商品名万艾可，俗称伟哥。此药能增加睾酮水平，对睾酮水平低下的可进行睾酮替代治疗。药物治疗还包括局部药物治疗，如采取阴茎海绵体注射法，将前列地尔、酚妥拉明、罂粟碱、血管活性肽或它们的复方制剂注入患者海绵体中，在性刺激下可产生阴茎勃起。但维持时间较短，一般不超过 1 小时。此药不宜长期使用，否则会增加阴茎组织纤维化的风险。

3. **物理治疗**　针对器质性 ED 及难治的心理性 ED 的一种治疗方法，1960 年 Geddings 设计了真空缩窄装置（VCD），能提高阴茎血流，治疗各种原因引起的 ED 效果良好，成为治疗 ED 的有效方法之一。

4. **基因治疗**　基因治疗的目标是将基因移入靶细胞内，使靶细胞基因表达发生变化，达到治疗目的。在基因治疗上，基因的选择非常重要。目前针对 ED 进行基因治疗的基因有一氧化氮合酶（NOS）、磷酸二酯酶（PDE）、平滑肌 maxi-K 通道（hSlo）以及血管内皮生长因子（VEGF）等。

5. **手术治疗**　对单纯性阴茎动脉损伤性的 ED 可考虑动脉重建术，对因静脉瘘造成的

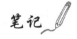
笔记

ED可通过手术修补，但效果欠佳。对其他方法无效的ED患者也可考虑通过手术置入阴茎假体。

二、早泄

（一）概述

早泄（premature ejaculation）是男性常见的性功能障碍之一，在男性性功能障碍中发病率仅次于ED，也是对男性性功能误解最多的一个问题。对于早泄，目前还缺乏统一的认识，因此对早泄概念的界定也存在着差异。以往对早泄的界定是以女性能否达到性满足为标准的，这显然是不科学的。因为男性高潮和女性高潮是不同步的，一般来说，女性高潮的到来比男性相对滞后，用女性的时间来衡量男性显然有失公平。Masters和Johnson就是这种观点的代表，他们在1970年将早泄定义为性交时男性射精维持时间到能够使配偶性欲得到满足的比率低于50%。很多学者对这种观点提出质疑，后来又有学者提出应该在维持时间上有个限定，而不应该以女性的感觉作为标准。持这种观点的是奥贝来（Obler），他认为射精维持时间不超过2分钟即为早泄。还有的学者认为应该以来回抽动的次数来界定，把抽动次数少于15次界定为早泄。以上学者从不同的角度，用不同的标准对早泄进行了界定，就像盲人摸象一样，将目光局限在某个方面，缺乏整体观念。

目前对早泄的概念较为公认的是美国精神病协会颁布的《精神疾病诊断和统计手册》第4版（修订本）（DSM-Ⅳ-R），将早泄定义为"持续地或反复在很小的性刺激下，在插入前、插入时或插入后不久即射精，比本人的愿望提前。"

由于对早泄定义的观点不同，诊断标准也有差异，因此很难获得统一的流行病学资料，但是一些学者的研究结果仍可以作为重要的参考。著名性学家金赛在20世纪初曾对5300名成年男性进行调查，发现其中有75%的男性在插入后2分钟内射精。麦致等人1990年对65名18～73岁的男性进行调查，结果65%的男性曾经有过早泄。劳曼等人1994年对1422名18～58岁的男性进行调查，发现29%的男性有过早泄。

由于研究的角度不同，不同学者对早泄的理解也存在差异，因此出现了各自不相同的分类方法。夏皮罗（Shapiro）根据是否伴有勃起功能障碍，将早泄分为A型和B型。A型多见于老年人，伴有勃起功能障碍；B型多见于青年人，不伴有勃起功能障碍。Cooper将早泄分为三型：Ⅰ型为青春期后发病，不伴有勃起功能障碍，与心理因素有关；Ⅱ型突然发生，伴有勃起功能障碍，与心理因素有关；Ⅲ型与心理因素关系较小，伴有勃起功能障碍和性欲减退。Godpodinoff将早泄分为原发性和继发性，原发性是指从第一次性生活就早泄，而继发性是指过去能正常射精，后来逐渐出现早泄。

（二）病因与发病机制

早泄的病因比较复杂，原因各不相同，一般来说与心理、生理因素及社会环境因素有关。

1. 生理因素

（1）生理差异：一些生理变化可能会引起早泄，如包茎、包皮系带过短等能增加龟头性刺激的敏感性，导致早泄。研究发现早泄者阴茎海绵体肌反射较快，性刺激阈值下降，射精中枢兴奋性增高所致。

（2）引起交感神经损伤的疾病：如前列腺肥大、动脉硬化、糖尿病以及盆腔骨折等，使中枢控制射精能力下降而过早射精。

（3）慢性泌尿生殖系统疾病：如慢性前列腺炎、精囊炎等，长期的炎症性刺激会导致与射精活动有关肌肉组织长期处于充血水肿状态，对性刺激非常敏感，稍有刺激就性兴奋，射

笔记

精也提前。

（4）5-羟色胺（5-HT）水平低下：研究发现 5-HT 具有抑制射精反射的作用，5-HT 水平低下对射精反射的抑制功能减弱，射精潜伏期缩短，使患者在很短的时间内就会产生射精的愿望。

（5）龟头感觉阈值降低：研究发现，早泄患者阴茎龟头在遇到感觉刺激时体感事件相关电位（ERP）潜伏期缩短，而通过使用治疗早泄的药物后，随着射精潜伏期的延长，ERP 潜伏期也恢复正常，考虑早泄与龟头感觉阈值降低、兴奋性增高有关。

2. 心理因素

（1）焦虑：焦虑来自于不自信，认为自己缺乏吸引力，害怕满足不了性伴侣的要求。焦虑的产生使患者更加注意自己的性行为，将注意力聚焦于生殖器上。焦虑导致体内儿茶酚胺分泌增加，交感神经兴奋性增强，使射精活动加快，导致提前射精。

（2）性唤起增强：研究发现早泄患者在心理压力下性唤起能力增强，缺乏对自己性唤起和性高潮的感受，在他们还没有意识到性高潮到来的时候，就已经激发射精反射过程引起射精行为。因此这种类型的患者往往缺乏高潮体验，体会不到性兴奋带来的快感。

（3）早年性经历：早年的性经历会影响人们对性活动的认知，已形成的认知模式和行为习惯在早泄的发展过程中起到重要的作用。由于早泄的发生，会引起认知上的歪曲，可能会归咎于既往的不良习惯（如手淫），导致负性情绪增强，强化负性认知观念，结果形成恶性循环。

（4）伴侣因素：性伴侣如果在性活动中表现出厌恶、不满等情绪，无疑会增加男性的心理压力，一方面想证明自己的能力，另一方面又想改变对方对自己的态度，这种心理影响不自觉地促进早泄的发生。

（5）其他因素：如性知识缺乏、居住环境差、频繁手淫、夫妻感情不融洽以及阶段性性交次数过少等都会引起早泄的发生。

（三）临床表现与诊断

1. 临床表现 患者在插入阴道前、插入时或者插入后不久便射精，持续时间一般不超过 2 分钟，给患者本人及其配偶带来心理上的不适感，即可考虑有早泄发生。早泄的表现形式多种多样，如看色情书刊、影视作品时出现不可抑制的射精活动，甚至与异性身体接触或抚摸时就出现射精现象，有的在刚刚插入阴道或者将要插入阴道时就出现了射精活动。不管什么形式的早泄，都会影响到夫妻的感情，情绪会变得焦虑、抑郁，患者本人也会因为早泄感到尴尬、沮丧，甚至有自卑情绪。由于正常的性要求得不到满足，长此以往会导致婚姻破裂。

2. 诊断

（1）询问病史：通过询问病史，了解发病的原因，对早泄的治疗有重要意义。询问病史前应充分得到患者的信任，对患者应持友善的态度，不应带有歧视和偏见。询问的内容包括：①既往是否患有泌尿生殖系统和神经系统疾病；②是否患有动脉硬化、糖尿病以及骨盆骨折等疾病；③既往性行为经历、早期性体验、性知识了解情况以及有无同性恋等异性性厌恶倾向；④目前性活动情况，如性唤起、高潮情况，性行为的满意度；⑤配偶对其性功能的要求，配偶之间的感情；⑥目前的心理状态。

（2）实验室检查及特殊检查：① 实验室检查。除了需要做血尿常规、肝肾功能、血糖尿糖、血脂等常规检查外，还需要做血 T_3、T_4、血浆皮质醇、性激素以及前列腺液、精液的化验检查。②神经系统检查。用来区别早泄是功能性还是器质性的。常用的检查有：阴茎震动感觉测定、阴茎背神经体感事件相关电位测定以及球海绵体反射潜伏期测定。③功能评估。对其目前的性功能状况及心理状态进行量化评估。性功能状况可采用辛钟成等人编制的中国早泄患者性功能评定表（CISFPE），对患者目前的性功能进行评估。心理状态可采用症状自评量表（SCL-90）、焦虑自评量表（SAS）及抑郁自评量表（SDS）进行评定。

（3）诊断标准：ICD-10关于早泄的诊断标准：无法控制射精，致使性交双方都不能享受性快感。在严重的病例中，未进入阴道或还未勃起时就出现射精。早泄多不是器质性的，但可作为器质性损害（如不能勃起或疼痛）的一种心理反应而出现。如果勃起所需的刺激时间较长，射精也会显得过早，这是由于充分的勃起与射精之间的间隔被缩短了。这种情况下的根本问题是射精延迟。

（四）咨询与治疗

1. 心理咨询与治疗

（1）心理支持治疗：建立良好的医患关系，打消患者的心理顾虑，使患者能切身体会到医生对他的关心是真诚的，不带有任何价值取向，并且患者能够体会到医生对他的理解。这样患者就会敞开心扉，将自己被压抑的情感以及自己过去的性经历、性体验无所顾忌地向医生述说，为医生的诊断与治疗提供重要的依据。

（2）行为治疗：行为治疗是针对早泄进行心理治疗的有效方法之一，首先医生应向患者介绍治疗的原理及方法，通过治疗逐步提高阴茎射精的阈值，达到治疗早泄的目的。常用的治疗方法有：增加患者对阴茎感觉分辨能力的性感集中训练、间歇刺激阴茎的停-动疗法，以及增强阴茎对性刺激耐受能力的阴茎挤捏技术。这些方法操作方便，简单易行，患者可以在医生的指导下自己进行治疗。

2. 局部药物治疗 可以在阴茎龟头上使用一些软膏及喷雾剂来治疗早泄，这些制剂具有麻醉作用，可以降低龟头对性刺激的敏感性，达到延长射精潜伏期的目的。在使用过程中应注意药量不宜过大，否则会因为龟头感觉缺失导致快感缺乏和阴茎勃起障碍，甚至出现射精延迟或不射精等情况。患者的个体感受能力差异较大，在用药过程中应该在医生的指导下遵循逐步增量的原则。

3. 口服药物治疗 心理治疗除了需要医生的专业指导外，还需要患者长期的配合，才能取得良好的疗效。但是一些患者往往缺乏耐心，不能长期坚持治疗，其疗效也不如预想的那样稳定，因此口服药物治疗成为早泄治疗的主要方法。

由于5-HT具有抑制射精反射的作用，能够使射精潜伏期延长，因此能够增加突触间隙5-HT含量的药物都可以用来治疗早泄。常用的是各类抗抑郁药，如选择性5-HT再摄取抑制剂氟西汀、西酞普兰、舍曲林、帕罗西汀等，是近年来广泛用于治疗抑郁症的新型抗抑郁药，副作用小，安全性能高，深受患者的欢迎。其他如三环类、四环类抗抑郁药，单胺氧化酶抑制剂等抗抑郁药，对早泄都有治疗作用。

三、逆行射精与不射精

（一）逆行射精

1. 概念 逆行射精（retrograde ejaculation）是指患者在射精时精液从后尿道排入膀胱而不从阴茎射出，患者仍有性高潮及射精感，在性交过后化验尿液，可发现大量的精子。在性交过程中随着性兴奋强度的增加，即有精液泄入后尿道，在达到性欲高潮时出现射精反射。一般情况下，此时膀胱颈在交感神经的支配下闭合，防止精液逆流进入膀胱，而使精液由尿道外口射出。任何原因引起的膀胱颈关闭不全都可出现逆行射精。逆行射精是男性不育的主要原因，发病率较低，据统计我国男性的发病率在1%~4%。

2. 病因及发病机制

（1）膀胱颈功能异常：由于先天或后天的因素导致膀胱颈收缩功能失控，如先天性宽膀胱颈、膀胱颈梗阻以及膀胱颈切除术等，都是引发逆行射精的主要病因，据报道其发生率占逆行射精的59.5%～71.8%。

（2）神经损伤：神经损伤会使患者在射精过程中，神经冲动不能正常地到达膀胱颈，膀胱平滑肌由于没有接到指令不能及时收缩，导致关闭不全使精液逆流。如交感神经切除术、脊髓损伤以及多发性硬化、糖尿病造成的神经损伤，都会导致逆行射精。

（3）机械性梗阻：外伤及炎症所致尿道狭窄，引起尿道阻力增加，排尿困难，长期排尿困难会出现膀胱颈平滑肌张力降低，近端尿道扩张，膀胱颈关闭不严而导致逆行射精。

（4）药物：如抗高血压药、抗精神病药物等对神经系统有抑制作用，导致平滑肌收缩功能减弱引发逆行射精。

3. 临床表现　在性交过程中，患者阴茎能完全勃起并插入阴道完成性交活动，患者能够体验到高潮的到来和射精过程带来的欣快感，但是射精过后没有精液从尿道口排出。有的患者认为已经完成射精活动，根本没有意识到逆行射精的存在，有的患者因不能受孕而到医院就诊过程中才发现是由于逆行射精。逆行射精本身不会影响患者对性活动的主观感受，配偶也会有高潮感。但是由于逆行射精，精液不能进入阴道内，精子不能与卵子结合形成受精卵而无法使女性受孕。

4. 诊断　在诊断过程中病史的询问非常重要，应仔细询问性活动经历，如青春期有无手淫行为，有无精液从尿道口流出，进一步证明是从青春期开始就发生逆行射精，还是开始正常射精后来发展成逆行射精的。如果从青春期开始就存在则属于先天原发性的，如果以后逐渐出现的多为其他病变导致的。常见的原因为动脉硬化、糖尿病所致的神经系统病变所诱发，也可能是机械性梗阻导致的。还要询问性交后的尿液情况，如尿液中是否混有白色黏稠的液体。逆行射精最简单的诊断方法就是化验射精过后的尿液，嘱患者性交前排空尿液，性交完成后收集所有尿液马上进行化验检查，如果尿液中存在大量精子，即可诊断逆行射精。如果尿液中无精子，则可能是正常的射精活动，或者睾丸生精功能障碍。

5. 治疗

（1）药物治疗：对于糖尿病、动脉硬化造成的神经病变，可以积极治疗原发病，促进神经功能恢复。也可以在性交前服用药物，促进膀胱颈平滑肌的收缩，达到阻止逆行射精的目的。常用的药物有麻黄碱、丙米嗪、左旋多巴等。

（2）手术治疗：对于膀胱颈过宽导致逆行射精的可采取膀胱颈重建术，使膀胱颈变窄，增加膀胱颈的阻力，阻止精液倒流至膀胱。

（3）人工授精：对药物治疗效果欠佳，而又急于受孕的，可采取人工授精的方法。由于逆行射精，无法通过手淫的方法直接取精，只能通过射精后精液和尿液的混合液体中分离精子，这就需要在取精前先排空尿液，多饮水，最好饮用弱碱水，促进尿液稀释，促进酸性尿液碱性化，以保证精子的活力。

（二）不射精

1. 概念　不射精（anejaculation）是指在性交活动中，阴茎能够勃起并插入阴道，但无高潮体验，没有射精动作的一种性功能障碍，常常导致男性不育。射精是复杂的生理心理过程，在这个过程中，阴茎受到性刺激勃起，放入阴道进行抽插活动，同时借助于想象使性感受增强，从而加快抽插活动，产生性高潮，完成射精活动。如果某一环节出现了问题，都可能导致不射精。

引起不射精的原因很多，主要分为两类：原发性和继发性。原发性是指从未有过射精活动；继发性是指以前有过正常的射精活动，由于某种原因以后出现不射精。

2. 病因与发病机制

（1）原发性病因：原发性不射精也称为功能性不射精，其发生与心理因素有关。常见

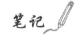

的原因有：①缺乏性知识。受传统观念影响，认为性是肮脏、下流的，在性活动中仍然存在着这种观念，为了完成任务而进行性活动。在这种观念影响下，一级性感受区得不到足够的刺激，达不到性高潮，达不到射精所要求的刺激强度，因此无法出现射精反射。由于没有性高潮，患者体会不到性活动带来的欣快感，性兴趣降低，久而久之导致性欲下降，加重不射精。②手淫。受长期手淫的影响，对手淫产生的高潮已经形成条件反射。在阴茎插入阴道后，阴道对龟头的刺激达不到射精阈值，导致不射精。③男性性交姿势。在性交过程中，如果男性对姿势感到不适，很难达到射精阈值，导致不射精。④注意力。如果周围环境过于嘈杂、充满不安定的因素，谈论与性活动无关的事情，都会引起男性注意力分散，达不到性高潮。

（2）继发性原因：继发性也称器质性，是由于神经系统病变使神经冲动传递到射精中枢的过程受到影响，或者射精中枢本身病变使射精反射无法发出，或者射精发射效应器组织障碍，无法做出射精反射等原因。常见的疾病有：①脊髓损伤和神经系统病变，特别是胸部以下的脊髓损伤，会破坏射精反射的回路，阻碍神经传导，射精反射也就不复存在。另外，多发性硬化、糖尿病等引起的周围神经病变，也会引起不射精；②手术和外伤，如果手术伤及胸腰交感神经及腹下神经会导致不射精，骨盆骨折会导致性敏感区的神经冲动受损，射精反射通路遇到障碍，引起不射精；③饮酒和药物，长期饮酒或服用具有镇静催眠作用的药物能抑制大脑射精中枢的敏感性，导致不射精。一些作用于中枢的物质，如可卡因、尼古丁、吗啡等也能影响射精功能。

3. 临床表现　不射精的患者阴茎一般能够勃起并插入阴道，但是在性交过程中，由于缺乏能够引起其性兴奋的性刺激，不会产生性高潮，没有射精动作，长此以往就会缺乏性兴趣，性行为大大减少，出现性欲减退。这些患者在性交过程中，由于不射精，体会不到高潮带来的快感，多数患者在抽插活动进行一段时间后因阴茎疲软或体力不支而告终。

4. 诊断　随着对不射精病因学研究的不断深入，检测方法的不断完善，逐步提高了不射精的诊断水平。但是在诊断过程中也离不开病史的采集和详细的体格检查。

（1）病史：在采集病史过程中，首先应向患者介绍不射精的含义，然后具体了解不射精的情况，如起病时间、发病过程、不射精是否与时间地点有关、是否与夫妻感情和压力有关等。同时还要向患者了解其个性特征、既往病史、家族史、药物史以及手术史等情况。

（2）体格检查：系统全面的体格检查，可以使诊断与治疗成为可能。通过体格检查可以发现存在的病变，特别是泌尿生殖系统、内分泌系统、神经系统以及心血管系统的一些疾病都可以通过体格检查发现，这些系统的疾病可能会导致不射精。

（3）鉴别诊断：应注意与逆行射精相鉴别。询问性交过程有无快感，建议性交过后对尿液进行检查，如有精虫则考虑为逆行射精。

5. 治疗

（1）心理治疗：不射精的患者多数存在一定的心理问题，有时就是由于心理问题导致不射精，而不射精症状的出现，又会加重心理负担，形成恶性循环。因此对不射精患者进行心理治疗尤为重要。在心理治疗过程中首先应从病因学角度向患者解释症状产生的原因，在精神上对患者进行鼓励与支持，说明不射精是可以治疗的，打消其对疾病产生的顾虑。对于功能性不射精应对其症状产生的原因进行分析，可采用精神分析方法、认知行为疗法对其潜意识中被压抑的东西及认知上的歪曲进行治疗，指导患者以积极的方式应对各种压力，建立新的认知。

（2）阴茎震动刺激疗法：该方法主要是在阴茎系带的表面放置阴茎震动发生器，对阴茎龟头一级性敏感区直接刺激，刺激会传入射精中枢，当震动刺激达到或超过射精阈值时，就会诱发射精反射，引起射精。这种方法对功能性及器质性不射精均有治疗作用，在使用过程中可以结合心理治疗，可以达到更好的治疗效果。

（3）药物治疗：麻黄碱能够兴奋中枢神经使肌张力增高，在性交前使用，可以促进阴茎海绵体肌的收缩，增加兴奋性，能够诱发射精。

（4）其他治疗：如果服用抑制射精的药物或物质，在停用后即可恢复射精功能。

四、治疗案例

案例 10-1

一般资料：男性，29岁，已婚。

主诉：害怕在性交时阴茎不能勃起，影响性活动，感到苦恼，前来求诊。

经询问病史得知，患者从小性格内向，母亲对他要求严格，是个听话懂事的孩子，自尊心比较强，朋友较少。从初中开始，患者养成了手淫的习惯，经常在没人的地方或在被窝里手淫。一次在卫生间手淫时被班级同学看到，感到非常尴尬、害羞，生怕那个同学说出去，一直在内心留下阴影。两年前与一女同事相识，两人相处比较融洽，都把对方当成自己心目中的伴侣，一年前两人走入婚姻的殿堂。在新婚当夜，患者很着急，担心自己经常手淫影响性功能，越着急阴茎越是无法勃起。后来他们又多次尝试，患者的阴茎总是软绵绵的，根本无法进入。以后患者不敢和妻子同床，经常找借口，害怕自己阴茎不能勃起。妻子想和他谈谈，又怕伤到他的自尊，想要放弃，但又割舍不下感情，两人处于矛盾和婚姻危机之中。

根据病史和临床表现，该病例诊断为勃起功能障碍。

在咨询和治疗过程中首先对他的症状进行心理分析。他的勃起障碍与童年的经历和对失败的恐惧密切相关。患者从小受到严格的教育，自尊心比较强，养成争强好胜、追求完美的性格，不允许自己存在任何缺点。手淫行为被别的同学看到给患者留下阴影。在初次性交时童年的手淫经历影响困扰着患者，导致阴茎不能勃起。以后患者经常担心在性交时阴茎不能勃起，越担心就越难以勃起，形成了恶性循环。

在治疗过程中向患者说明，他的勃起障碍是对失败的恐惧，而失败的恐惧源于对失败的期待。患者一旦经历勃起失败，在下次性交时就会担心是否还会失败，将注意力集中在阴茎的反应上，这样必然助长失败而应验自己的预言，形成恶性循环。因此在交往过程中，应将注意力放到与对方的感情沟通上，不要急于性交，放松心情，让阴茎的反应顺应自然。

心理咨询和心理治疗采取认知行为治疗的方法。治疗的第一步向患者介绍有关男女交往的一些常识，女性性唤起相对较慢，对温馨的环境、触摸及情话非常敏感，而对性器官的反应不是很强烈，这样可以引导患者在性活动中将注意力集中到与妻子的交流和身体的接触上。治疗的第二步是夫妻共同参与治疗，由治疗师和夫妻一起针对勃起障碍进行治疗，用治疗日记的方式将每天的生活体验记载下来，尤其是对性活动的认识，帮助他们矫正对性活动的不合理观念，改善夫妻关系，逐步消除不合理情绪，促进夫妻之间的性交流，以正常人的心态对待性活动。

治疗的第三个阶段是行为治疗，行为治疗分两步，首先进行放松训练，消除患者由于害怕失败而产生的恐惧心理，然后进行性感集中训练。治疗开始阶段夫妻之间禁止性交，进行简易的放松，使夫妻双方认识到性的表达方式多种多样，一个眼神、一个动作、一声呼唤都包含着感情。同时引导他们设置合理的目标，循序渐进，期望越大则失望越大的道理，树立信心。性感集中训练分四个过程，每个过程要坚持2～3周。①非生殖器性感集中训练：夫妻可以互相接吻、抚摸、拥抱，但不可以接触生殖器官，可以有一些亲昵的语言，主要让夫妻体会来自皮肤的快感及感情的享受；②生殖器性感集中训练：主要是刺激生殖器及周围组织，如男性的阴茎、阴部，女性的乳房、阴蒂及会阴，逐步体会性唤起的感觉。这个阶段仍

笔记

然禁止性交,尽量体会生殖器带来的快感;③阴道容纳阶段:采用女上男下位,双方不做运动,仅让阴茎纳入阴道即可,增强完成性交的信心;④阴道容纳抽动训练:将阴茎纳入阴道慢慢抽动,尽量延长性交时间,可以改变姿势或抽动的频率,加强对各种刺激的感受。经过一个疗程的治疗,夫妻和好如初。

第三节　女性性功能障碍

女性性功能障碍(female sexual dysfunction,FSD)是指女性在性反应周期中发生性欲和性心理、生理的各种紊乱,以致不能参与或不能达到预期的性关系,而导致个人痛苦。女性性功能障碍包括性欲障碍(sexual desire disorder)、性唤起障碍(sexual arousal disorder)、性高潮障碍(orgasm disorder)和性交疼痛障碍(sexual pain disorder)等。女性正常的性反应周期分四个阶段,即兴奋期(性唤起期)、平台期(性持续期)、性高潮期和性消退期,或者分为性欲期、性兴奋期、性持续期、性高潮期和性消退期。女性性功能障碍可导致婚姻破裂及自身身心的痛苦,因此其有效的防治对提高性生活质量,对于维系家庭关系,促进社会的稳定有重要意义。

目前,对于女性性功能障碍的定义和分类,尚存在一些分歧。《美国精神障碍诊断与统计手册(第4版)》(DSM-Ⅳ)对女性性功能障碍的命名更注重于精神疾患,而忽略了对引起FSD的器质性病因的分类。WHO《国际疾病分类(第10版)》(ICD-10)对女性性功能障碍的定义中提到"女性不能按其意愿参与性活动的各种表现形式",把性欲减退或缺失、性厌恶、生殖器反应丧失、性高潮功能障碍、非器质性阴道痉挛、非器质性性交困难和性欲亢进等列为女性性功能障碍的特殊类别。1998年,美国泌尿系统疾病基金会(American Foundation Urologic Disease,AFUD)的性功能保健委员会召开关于FSD定义和分类系统的专题会议,用兰德(Rand)法明确了FSD的定义和分类系统,此分类法适用于所有性质的FSD,包括器质性和心因性的性功能障碍。任何一种分类和诊断系统都没有同时满足临床和基础研究的需求。因此,有关FSD的分类系统还需要改进。本节中女性性功能障碍的定义和分类综合了以上内容特点和沿用临床习惯分类法制定。

女性性功能障碍的评价及病因诊断还存在许多困难,缺乏诊断的"金标准"。这是因为女性性功能障碍原因复杂,往往同时存在生理、心理、社会等多方面因素。女性的性体验是不同文化素养、家庭背景、配偶关系、生物学因素等共同作用的结果,一般心因性是最主要的因素,所以诊断时应结合患者的主观感受和客观检查,对女性的性心理和性生理做出全面的评价。主观诊断的方法可选用问卷法和调查法,这两种方法可以了解患者在性活动中的主观感受。问卷法和调查法不仅可以用于诊断,也可以用于普查,但其缺点是缺乏客观性。客观诊断法之一是每天记录日记和性活动日志,能够获取有关女性性功能的量化资料,但不适合评价如性欲和性唤起等一些主观指标。主要的客观诊断依据是体格检查和实验室检查。盆腔检查和妇科检查能够发现生殖道的多种病变,有助于将器质性障碍和功能性障碍区分开来。实验室检查如内分泌测定、微生物检查及甲状腺素检查等,可以找到某些性功能障碍的病因。辅助检查可作为诊断直接证据的有:①光学体积描记法(photoplethysmograph):用来记录阴道血流量和阴道脉冲幅(vaginal pulse amplitude,VPA),VPA被认为是敏感可靠的指标,常用来观察疗效;②温度传感器:用来测量阴道壁、阴唇等性器官的温度,以判断是否发生性唤起;③彩色多普勒超声:用于观察和测量性器官如阴蒂、阴道、大小阴唇等在性刺激中的变化;④其他评价女性生殖器唤起的方法如热图描计术、肛门压力监视仪等。总的来说,女性性功能障碍的评价及诊断需要综合考虑客观检查的结果和女性的主观感受,这样才能比较全面地评估女性性生活的质量,分析是否存在性功能障碍以及障碍的类型。

女性性功能障碍的咨询与治疗应该包括影响性功能的所有方面,分为非药物治疗和药物治疗两方面。非药物治疗包括:性知识教育、心理治疗、性治疗等。性知识教育涉及正常解剖、生理功能、心理调适、性伦理道德等多门学科的知识,使患者对性与性行为有正确的认识是必要的。让患者认识到性活动是一种生活的乐趣,是一种自然的功能,而不是一种操作负担,性反应周期是一种天然的生理本能,在端正态度和消除引起障碍的因素后,完全可以恢复性的自然性。心理治疗的有效性虽然不是非常确定,但是目前仍然是经常使用的治疗性功能障碍的手段,常用的有支持疗法、心理疏导疗法、认知疗法、行为疗法、精神分析疗法、人本主义疗法、催眠疗法等,还有计算机辅助的虚拟治疗。性治疗是专门针对性功能障碍的心理与行为治疗等一系列治疗手段的总称,不包括药物、手术、理疗等医学治疗手段。药物治疗包括:西药治疗、中药治疗等,药物治疗的研究在临床开展的比较深入,常用药物有雌激素、雄激素、选择性磷酸二酯酶抑制剂(PDE-5)、α-受体激动剂和阻滞剂等,以及各类中草药制剂。虽然对女性性功能障碍的治疗方式很多,但每种治疗都是对部分患者有效,没有一种治疗是对同一种疾病的所有患者都有效。

总体上看,女性性功能障碍的病因学研究和治疗均落后于对男性性功能障碍的研究。一方面可能由于女性性体验的复杂多变;另一方面,可能与社会对女性性功能障碍的关注不足有关。因此,对女性性功能障碍的研究还需要从多方面、多层次、多角度深入进行。

一、性欲障碍

性欲(sexual desire)是指机体向往满足自身性需求、完成与性伴侣身心结合的一种本能冲动,是性的激发和准备状态,可自发产生或受到外界刺激后反应性产生。性欲障碍是指女性的性需求发生紊乱,以致不能达到预期的性关系而使个人精神痛苦。女性性欲障碍包括性欲低下(hypoactive sexual desire disorder)和性欲亢进(eroticism),其中性欲低下最常见,患者数占首位,其次是缺乏快感,性交疼痛等。

(一)性欲低下

1. 概念 性欲低下又称性冷淡,是经常或反复出现缺乏性幻想,和(或)缺乏接受性活动的愿望,而导致个人痛苦。性欲低下是女性性功能障碍中最常见的类型之一。国外的研究表明,女子性欲低下的发病率为25%～34%,高于男性,且发病率与年龄、受教育程度有关;国内的相关调查也显示:已婚妇女的总发病率达30%左右。女性性欲低下有很高的发病率,对广大妇女的身心健康造成严重影响。

2. 病因及发病机制 女性的性欲既是心理现象又是生理现象。女性性中枢主要集中在下丘脑,与性活动有关的最低级的中枢是处于骶$_{2-4}$段侧角的脊髓副交感中枢。这些中枢的兴奋会经盆腹部神经传到生殖器官,造成阴蒂和阴道的平滑肌松弛,出现阴蒂勃起、阴道长度增加和宽度扩展,便于性交。各种因素包括生物的、心理的和社会的因素,都可能影响到女性性中枢的功能活动,造成女性性欲低下。

(1)年龄因素:年龄是导致性欲低下的主要原因之一。研究表明,女子性欲低下的发病率随年龄的增长而增加,绝经后妇女发生率增高,60岁以上妇女发生率明显增加。人体随着年龄的增加,生殖器官的功能逐渐下降,绝经前后的妇女雌激素、孕激素分泌减少,性功能减退。

(2)心理因素:人的情欲是一种心理现象,因此心理因素在各种因素中占有重要地位,是导致女性性欲低下的主要原因,如精神压抑、夫妻感情不和、有过创伤性性经历等。这些因素造成的不良情绪刺激传入大脑,经丘脑部位的性中枢整合,对盆腔神经丛(S_{2-4})、腹下

笔记

神经丛（L$_{1\sim3}$）和体神经的阴部神经的兴奋性产生抑制作用，降低生殖器官的反应性，影响女性的性欲和性兴奋，导致性欲低下。不同程度的抑郁、焦虑、强迫意念等可导致阴蒂和阴道血流减少，导致性欲低下。

（3）社会因素：缺乏必要的性知识和性技巧，如儿童期或青春期接受不正确的性教育、有创伤性性经历、不了解女性身体的生理解剖结构、某些特定的宗教信仰、对性持否定态度、在性生活中缺乏与伴侣的有效沟通等，会降低大脑和脊髓性中枢的兴奋性，抑制外周神经活动，导致性欲低下。

（4）器质性病变：一些生殖器官疾病是造成女性性欲低下的常见原因，如生殖道畸形、妇科肿瘤、生殖器官的损伤及手术后等。激素是维持性欲的生理基础。有研究证明，雌二醇（E$_2$）和孕激素（P）可以增加脑内和脊髓内性中枢的兴奋性，促进脑功能发育的同时促进女性外生殖器神经末梢的发育和敏感性。经手术切除卵巢的女性，在其性欲降低的同时，各级性中枢的兴奋性均出现下降，以致外生殖器感觉迟钝、甚至出现神经末梢萎缩消失，因此，这类患者有性欲低下的表现，她们的性生活也会受到不同程度的影响。此外，一些功能性疾病如脊髓功能紊乱、性腺功能不足、甲状腺功能低下、高泌乳素血症等均可影响高级神经系统的功能状态，使性中枢受到抑制，导致性欲低下或完全缺乏性欲。

（5）药物因素：一些药物如抗过敏药、抗抑郁焦虑药、抗高血压药、抗激素药等会抑制性腺分泌性激素，使生殖器周围的肌肉过度放松，而导致性欲降低。

（6）其他因素：血管、神经、激素等原因可导致阴蒂和阴道血流减少，导致性欲低下；性欲低下还可继发于其他的性功能障碍。

3. 临床表现 性欲低下表现为患者对性活动缺乏主观愿望和兴趣，或没有性活动的要求，包括性幻想、性梦、手淫等，严重者厌恶一切有关性与非性的亲昵行为。

4. 诊断 诊断主要依据患者的主观感受，与性活动的频率无关。对怀疑药物因素、器质性病变引发的性欲低下，可结合必要的体格检查和实验室检查，或者药物停用试验做出诊断。

5. 咨询与治疗 性欲低下的原因往往不是单一的，而是多种因素共同造成，因此，在咨询或治疗时必须全面综合分析，采取适当策略进行。

（1）心理治疗：精神因素所致的性欲低下，可由心理专业医师协助找出致病原因，通过心理治疗的方式消除患者的隐忧和顾虑，加强夫妻间的沟通和交流，增加对性知识的了解。病程长者辅以性感集中训练。

性感集中训练（sensate focus）由美国性学权威、妇产科专家马斯特斯和心理学家约翰逊夫妇所创立，是一种应用非常广泛且有效的性治疗方法。性感集中训练是指在短期内消除焦虑的再教育过程，其结果是作为自然本能的正常性行为重新出现，是以提高性活动过程中的主观感受为主要目的的训练方式。其分为三个阶段：第一阶段为提高身体感受阶段（非生殖器性感集中训练），为指导患者集中精力体验配偶爱抚身体（除外生殖器官）的感受；第二阶段为增强生殖器感受阶段（生殖器性感集中训练），用手刺激生殖器官但避免性交；第三阶段为生殖器官受刺激产生良好躯体反应的前提下，进行性交活动，但要以体验身心愉悦为主，而不追求性高潮。在进行此项训练时一定要循序渐进，一个阶段一个阶段的进行，不能急于求成。

（2）药物治疗：器质性病变引起的性欲低下，应该经过必要的体检实施完全的医学治疗，如因肿瘤进行子宫及卵巢切除术后的患者出现的性欲低下，需要激素替代治疗，使患者体内的雌孕激素保持在一定的水平，对提升性欲、促进性生活的质量有明显的作用；又如性腺功能减退的患者，使用小剂量激素补充治疗，也会收到一定的治疗效果；对于绝经期前性欲减退者，可用雄性激素如甲基睾酮治疗，可提高性欲；中草药制剂通过辨证用于治疗某些性欲低下患者效果显著。一些药物治疗能从根本上消除导致性欲下降的器质性因素，达到提升性欲的目的。

（3）其他治疗：药物、酗酒等引起的性欲低下，应戒酒或减少酒精摄入量，在专科医生指导下调整药物剂量或停止服用药物。

（二）性欲亢进

1. **概念**　女性性欲亢进是指频繁而强烈的性需求。发生率很低，约占女性人数的1%。

2. **病因及发病机制**　造成女性性欲亢进的原因主要有精神因素和躯体疾病。性欲与中枢神经直接相关，性欲受性激素作用的影响，激素平衡失调，雄激素增高，导致性欲亢进。

（1）精神因素：一些精神类疾病如强迫症、躁狂症、精神分裂症等患者常有性欲亢进的表现。性欲亢进也可见于部分心理变态的人，如女性色情狂。一些受色情书刊、影视制品、色情网络信息等刺激过多的正常人，也可出现性欲亢进。

（2）躯体疾病：内分泌失调性性欲亢进常见于肾上腺肿瘤、卵巢肿瘤、甲亢等器质性疾病。此外，更年期女性由于激素水平变化，也可出现性欲亢进。

3. **临床表现**　性欲亢进主要表现为性欲过强、性交频率过高，不能自我控制、不分昼夜多次要求性交，甚至在无性刺激时也有强烈的性交欲望，如果性交需求得不到满足，患者会出现焦虑、烦躁、情绪不稳定等情绪变化，严重影响着患者的工作、生活和学习。一些性欲亢进的患者为了缓解强烈的性欲带来的紧张情绪，甚至对性交对象、性交地点和时间都不加以选择，出现性关系混乱。

4. **诊断**　诊断性欲亢进的主要依据是患者主诉及临床表现。诊断时应注意询问性交频率与持续时间，以及患者因性欲过强不能自我控制而产生的一系列情绪和行为变化。注意正常性欲与性欲亢进的鉴别，前者是正常夫妻的性活动频率较高，多见于年轻夫妻、新婚夫妇、久别重逢的夫妇等，而后者是性欲过强的病态表现，患者因性欲问题会出现一系列情绪和行为反应。根据主诉和临床表现，性欲亢进的诊断一般不困难。

5. **咨询与治疗**　女性性欲亢进的咨询与治疗注意性教育与心理治疗同时进行，必要时加以药物治疗。

（1）性教育：对于因接触过量色情信息、持"人生即是享乐"观点等引起的性欲亢进，以性教育为主，让患者了解更多的性健康知识，调整好生活、工作、学习与性活动的关系，有意识地锻炼意志，以便更好地控制自己的性行为。

（2）心理治疗：对性欲亢进者进行认知疗法、行为疗法、精神分析疗法等心理治疗，能够使患者消除紧张、焦虑、恐惧等不良情绪，转移注意力，参与更加积极的其他活动，减轻或消除性欲亢进。

（3）药物治疗：一些器质性疾病如躁狂症、精神分裂症等引起的性欲亢进，需药物对症治疗，如镇静剂、抗焦虑药等。中草药辨证治疗对某些性欲亢进患者效果显著。

（4）其他治疗：由内分泌疾病如肾上腺肿瘤、卵巢肿瘤等引起的性欲亢进，主要通过手术治疗或其他医学治疗，可使性功能恢复正常。另外应嘱患者勿穿着紧束内裤和牛仔裤，以避免摩擦阴器。

二、性唤起障碍

（一）概述

性唤起是指机体在性兴奋中的生殖器官的生理变化和性兴奋的主观体验，表现为主观兴奋、阴道润滑、外生殖器肿胀、阴道的外1/3变窄和内2/3变宽、盆腔充血、乳头勃起、乳房肿胀及其他身体反应。

笔记

女性性唤起障碍也称"生殖器反应缺乏""性乐缺乏""性快感缺乏"。是指经常或反复发生不能获得或维持充分的性刺激，而导致个人困扰，可以表现为主观兴奋、生殖器官反应和其他身体反应的缺乏。具体指女性在性活动的过程中，从激发性冲动开始，直至性活动完全结束，仍然部分或完全没有达到性兴奋的程度，也没有性兴奋时所具有的阴道润滑、生殖器充血肿胀等性兴奋的生理反应。就是说女性在整个性活动的过程中，没有性兴奋所引起的生理反应，也没有心理上的欣快感。性唤起障碍的人，在足够强度和持续足够时间的性刺激下，仍不能激发性兴奋，引起性冲动。

（二）病因及发病机制

女性的性唤起由心理机制和性反应机制引起。性幻想、性欲念、色情刺激等都可以通过脑的各级性中枢兴奋，引起盆腔神经丛（$S_{2\sim4}$）侧角副交感中枢兴奋，再经盆腔神经的传导引起血管扩张，出现阴道滑液分泌、阴唇充血肿胀、阴蒂勃起、会阴灼热感等；同时，性兴奋还使雌二醇（E_2）释放增加，经过一氧化氮（NO）介导，引起全身血管扩张，出现乳房充血肿胀、乳头竖起、胸腹部皮肤潮红等性兴奋反应。但是，性反应的生理机制极易受到心理因素的影响。因此，女性性唤起障碍既可以由生理性的器质性疾病引起，也可以由社会心理因素、药物作用等引起。常见病因是性心理障碍，属功能性病变者为多。

（1）社会心理因素：不良情绪刺激如精神紧张、焦虑、忧郁、畏惧、羞怯、厌恶等，能够引起生殖器的血流量减少，从而导致性反应的缺失。

（2）器质性疾病：躯体器质性疾病如脊髓病变、血管神经系统病变、内分泌失调、生殖器病变等，均可影响性唤起时的生理反应，导致性唤起困难。

（3）药物因素：一些药物如精神治疗药物、心血管药物、抗帕金森病药等，通过影响血管神经功能而干扰性唤起的生理反应。

（三）临床表现

性唤起障碍根据临床表现分为主观型性唤起障碍、生殖器型性唤起障碍、混合型性唤起障碍和持续型性唤起障碍。其中，混合型性唤起障碍最为常见，患者常伴有性欲低下等其他性功能障碍。

（1）主观型性唤起障碍：通过各种性刺激方式能够引起生殖器官的性兴奋反应如外阴肿胀、阴道润滑等，但是患者主观缺乏性兴奋和性快感，或者性兴奋和性快感明显降低。

（2）生殖器型性唤起障碍：通过各种性刺激方式不能够引起生殖器的性兴奋反应如外阴肿胀、阴道润滑等，或者生殖器的性兴奋反应明显减弱，但是患者主观感觉有性兴奋，同时性感受能力降低。

（3）混合型性唤起障碍：通过各种性刺激方式后，患者主观缺乏性兴奋和性快感，或者性兴奋和性快感明显降低，同时伴有生殖器唤起（外阴肿胀、阴道润滑等）的缺乏或降低。

（4）持续型性唤起障碍：在缺乏性兴趣和性欲的情况下出现自发的、侵入性的、意外的生殖器唤起（如肿胀、痉挛、抽动等），伴有典型的主观性唤起，有时有性快感，感受一次或多次性高潮后仍不能缓解，甚至持续数小时至数日。临床少见。

（四）诊断

性唤起障碍的诊断应注意全面采集医学的、性生活的和心理社会的病史。询问病史时，需要了解患者的婚姻状况、性交史、对性的态度与观念、人际关系、工作情况等，以期发现影响患者性反应的社会心理因素。询问躯体疾病史，并进行全面的体格检查、必要的实验室检查和辅助检查。生殖器官的检查主要是盆腔检查、生殖道细胞学检查、生殖器官活组织检查、阴道 pH 测定、阴道顺应性测定、生殖道震动感应阈值测定等，其他检查包括激素水平测定、磁共振成像检查（MRI）、电子计算机体层扫描检查（CT）、彩超多普勒测定、染色体分析、基因诊断等。

笔记

（五）咨询或治疗

综合分析引起性唤起障碍的原因，分别治疗。

（1）心理治疗：性唤起障碍由精神因素所致者，需要进行心理治疗，包括心理疏导疗法、认知疗法、理性情绪疗法等。

（2）性治疗：行为疗法主要是通过行为训练促进性的表达、提高性快感体验，可采用性感集中训练、生殖器刺激训练、无需求性交训练等。

（3）医学治疗：器质性病变导致的性唤起障碍需要进行系统的医学治疗，从根本上消除引起性反应缺乏或减低的致病因素，提高性唤起的生理反应水平。

（4）药物治疗：前列腺素 E_1 是一种阴道内使用的乳膏制剂，对治疗女性性唤起障碍有效。其他药物如选择性磷酸二酯酶抑制剂（PDE-5）西地那非（Sildenafil，一氧化氮样物，商品名 Viagra 伟哥）、α - 受体激动剂和阻滞剂等对部分女性性唤起障碍患者有效。雄性激素如甲基睾酮对治疗绝经期前女性的性唤起障碍有效。可以采用中药辨证治疗。

三、性高潮障碍

（一）概述

性高潮障碍（orgasm disorder）是指经常或反复出现的，在充分的性刺激和性唤起后获得性高潮困难、延迟及缺乏性高潮，从而引起个人痛苦。患者自我感受的性唤起水平很高，但是仅能获得低水平的性快感，很少或很难达到性满足。女性性高潮障碍可以作为独立综合征出现，在临床上比较常见。

（二）病因与发病机制

性高潮的产生是反射性机制。性器官如阴蒂、阴唇、阴道、乳头等的触压刺激，经传入神经传到各级性中枢包括大脑中枢和脊髓中枢，广泛的神经联络又将性中枢的兴奋扩散到其他中枢如呼吸中枢、心血管中枢、运动中枢等，再经传出神经传导到各效应器，引起一系列反应包括坐骨海绵体肌、球海绵体肌、会阴横机等肌群的节律性收缩，其他全身性反应如呼吸频率加深、加快、心率加快、血压升高、心输出量增加、肌张力增高等。当大脑性快感感觉缺乏或性器官的触压觉刺激不足时，就不能形成有效的性反射过程，会出现性高潮反射障碍。女性性高潮障碍常见原因有社会心理因素、器质性病变等。

（1）心理社会因素：社会文化影响所致的压抑认识、人际关系和婚姻关系冲突、负性生活事件、环境因素等引发女性对性交的紧张情绪，可影响性高潮的出现。女性不合理的性观念、性创伤回忆、抑郁、焦虑等心理因素，会通过高级中枢压抑性高潮反射，从而引发性高潮障碍。

（2）器质性病变：泌尿生殖系统疾病如炎症、肿瘤、外伤、解剖结构异常等，引起性交不适，会影响性高潮的出现。脊髓和大脑部位的某些病变影响神经反射通路，会引起性高潮的缺乏；全身性疾病如慢性肝肾疾病、内分泌失调等，会抑制性高潮出现。

（三）临床表现

女性性高潮障碍分为原发性、继发性和境遇性三类。

1. 原发性性高潮障碍　是指从有性生活开始，在性活动中从未体验过性高潮。

2. 继发性性高潮障碍　是指既往曾有过性高潮体验，但在后来的性活动中体验不到性高潮。

3. 境遇性性高潮障碍　是指在特定的环境下进行性活动，或者与特定的性伴侣进行性交时体验不到性高潮，而当性活动环境或性伴侣发生变化时出现性高潮。

（四）诊断

诊断需要根据患者的主诉和妇科检查做出判断。首先应详细询问病史，并进行全身性

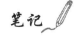

的体格检查，排除躯体器质性病变所致的性高潮障碍，这类原因导致的障碍比较少。女性性高潮障碍更多地由社会心理因素所致，因此需要详细了解患者的精神状况、性经历、心理障碍等。

（五）咨询与治疗

女性性高潮障碍的主要原因是社会心理因素，因此，咨询或治疗时注意把握心理调适、心理治疗、性治疗等。器质性病变引起的性高潮障碍需要治疗器质性疾病。

1. **心理治疗** 在专业心理治疗师的帮助下，患者应该学会享受自己的身体，学会主动追求、配合性生活，消除对性高潮的无意识恐惧，在性活动中获得较强的性快感和性高潮。

2. **性治疗** 性感集中训练、手淫、振荡器等性治疗方法，将注意力集中于性敏感区，增强感觉，有助于促进性高潮的产生。

3. **其他治疗** 一些药物如选择性磷酸二酯酶抑制剂（PDE-5）、选择性雌激素受体调节剂（SERMS）、甲基睾丸素等可促进女性性高潮。阴蒂真空泵装置（EROS-CTD）是美国食品药品管理局（FDA）批准生产的一种提高女性性功能的装置，经临床验证，对患者的性欲、性高潮、性满意度等方面都有不同程度的提高。

四、性交疼痛障碍

性交疼痛障碍（sexual pain disorder）是指反复或经常在性交时出现生殖器疼痛。性交疼痛障碍分为阴道痉挛、性交疼痛和非性交性疼痛。阴道痉挛可与性交疼痛互为因果关系，性交疼痛导致阴道痉挛，而阴道痉挛又加重性交疼痛。

（一）阴道痉挛

1. **概念** 阴道痉挛（vaginismus）又称性交恐惧综合征，指反复或经常在阴道下 1/3 处肌肉有不自主的痉挛，导致阴茎或其他替代物不能插入阴道，而造成个人痛苦。阴道痉挛的确切发病率不甚清楚，目前临床报道的发病率在 5%～17%，阴道痉挛的发生率占女性性功能障碍治疗人数的 12%～15%，约占婚姻咨询治疗的 8%。

2. **病因及发病机制** 阴道很少有痛觉感受器，阴道痉挛主要由心理恐惧造成。常见的精神因素有长期接受不正确的性教育或性知识匮乏、早年创伤性性经历、对阴茎畏惧和焦虑、初次性交疼痛导致的恐惧等均可引发本症。另外，性伴侣在性交时动作不当或女方的性唤起不足等，也可引发反射性阴道痉挛。当然，一些躯体疾病如生殖器官的炎症、生殖器解剖结构异常、神经系统病变等，也会对阴道痉挛的形成产生不利影响，甚至成为主要的致病因素。

3. **临床表现** 阴道痉挛表现为患者盆腔肌肉不随意地收缩，对性交产生恐惧，甚至回避性交，导致性交困难或失败。按照严重程度可以分为四级：Ⅰ级痉挛的发生仅限于会阴部肌肉和提肛肌群，是最轻的一种；Ⅱ级痉挛包括整个骨盆的肌群；Ⅲ级痉挛是指除了上述肌群痉挛之外，臀部肌群也发生不随意痉挛，致使整个臀部抬高；Ⅳ级痉挛是除了以上肌群痉挛，还会出现双腿内收并将这个躯体向后撤退，使性交行为无法进行，给医生进行妇科检查造成极大困难。Ⅱ级及以上的阴道痉挛必须接受正规治疗才能缓解症状或者治愈。

4. **诊断** 诊断要依据病史和临床表现做出。阴道痉挛要与单纯恐惧所致的回避性交相鉴别，前者为阴道下 1/3 处及其周围肌肉的不自主的收缩、痉挛，而后者是因恐惧回避性交，阴道口不关闭，阴道口周围的肌肉也不发生不随意的收缩痉挛。阴道痉挛要与阻止阴茎插入的躯体器质性病变相鉴别，常见的器质性疾病有前庭大腺囊肿、阴道横隔、阴道狭窄、处女膜厚韧、分娩或流产损伤、阴道炎症、肿瘤等，这些疾病经过临床医学检查能够找到明确的原因。

5. **咨询或治疗** 有很多方法对阴道痉挛的治疗有效，包括：性治疗、心理治疗、催眠治疗、系统脱敏疗法以及认知行为治疗等。阴道痉挛的咨询或治疗要注意找出致病原因,对症治疗。

(1)性教育:性爱既是人类繁衍后代的必要过程,也是夫妻增加感情交流的愉悦过程,性生活乃人类生物之天性,是一种客观本能,是一种正常生理现象。了解必要的性知识,掌握必要的性技巧,对消除错误性观念、克服紧张恐惧的性心理,有极其重要的意义。孔子有言"食、色,乃人之大欲也"。鼓励患者打消顾虑,实现夫妻正常的性生活。

(2)心理治疗:尤其是Ⅱ级以上的阴道痉挛必须接受正规治疗才能缓解症状或者治愈。常用的心理治疗方法有满灌疗法、系统脱敏疗法、肌肉训练法。满灌疗法,使患者直接暴露于曾经造成恐惧的情境中,多次反复直到产生耐受,不再引起恐惧为止,然后尝试性交,如对阴茎恐惧症的治疗。系统脱敏治疗,根据痉挛程度建立由低到高的过敏等级,使用由细到粗的阴道扩张器,逐级训练阴道的容纳度,证实患者的阴道容纳能力,并指导患者运用放松技术消除紧张恐惧,逐级脱敏到可以性交为止,如对怀疑阴道容纳能力的患者的治疗。紧绷 - 松弛训练,是运用肌肉紧张 - 松弛的技术,帮助患者有意识地紧绷骨盆肌肉,坚持数秒后再松弛,如此反复练习,一定疗程后,患者的骨盆肌肉进入相对松弛状态可以性交为止。

(3)药物治疗:一些药物如液状石蜡、特制冻胶、阴道润滑剂等,外用或纳入阴道使用可以起到增润防痛的效果。雄性激素疗法如甲基睾酮可用于治疗绝经期前阴道痉挛,增加阴蒂的敏感性。可以配合中药辨证治疗。

(二)性交疼痛

1. **概念**　性交疼痛(dyspareunia)是指性交时或性交后出现的生殖器部位的疼痛。性交疼痛不是由阴道痉挛或阴道润滑不足引起,它既可以发生在性交的过程中,也可以发生在性交过程结束以后。

2. **成因**　性交疼痛既可以由精神因素引起,也可以由器质性病变因素引起。

(1)器质性因素:性交疼痛由器质性病变引起的很常见,如生殖器感染、盆腔肿瘤、子宫内膜异位症、阴道瘢痕狭窄、生殖器畸形等。

(2)心理因素:女性对性器官的解剖生理缺乏认识,夫妻双方缺乏性生活的知识和经验,女方未出现性兴奋反应即有阴茎插入或者阴茎插入过深顶撞宫颈部以及周围韧带导致不适感,对阴茎及性交伤害极度恐惧等,均可引起性交疼痛。

(3)功能性因素:由性唤起障碍导致的外阴阴道润滑不足、对性交恐惧压制性反应等可以引起性交疼痛。此外,生理性萎缩也可引起性交疼痛,如分娩后哺乳期、绝经后等。

3. **临床表现**　性交疼痛表现为阴茎试图插入时、性交过程中以及性交后的疼痛,疼痛部位出现在外阴、阴道、盆腔深部、以及下腹和腰骶部等。

4. **诊断**　根据患者的主诉和临床表现可以做出诊断。

5. **咨询与治疗**　要根据性交疼痛的病因对症治疗。

(1)性教育:耐心询问病史,对患者做好心理安慰,同时指导患者学习必要的性知识,克服对性交的恐惧。

(2)心理治疗:心理疏导疗法、性感集中训练、系统脱敏治疗、催眠疗法、松弛训练等心理治疗方法,对于缓解性交焦虑和恐惧、消除性交时的疼痛感等,起到明显的治疗作用。

(3)医学治疗:器质性病变引起的性交疼痛需要做积极的医学治疗,如手术矫正生殖道畸形、肿瘤根治术等。一些功能性因素引起的性交疼痛可用激素治疗,如雌孕激素替代治疗用于绝经期女性,能够增强阴蒂的敏感性,提高性欲,消除性交疼痛。也有雄激素与雌激素联合应用治疗绝经期女性的阴道干涩和性交痛的,都收到一定的疗效。可以配合中药辨证治疗。

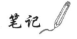

（三）非性交性疼痛

1. **概念** 非性交性疼痛是指反复或经常出现非性交形式引起的生殖器疼痛。

2. **病因** 非性交性疼痛常由泌尿生殖系统的器质性病变引起，如炎症、肿瘤、外伤、解剖结构异常等。也可以是精神因素引起，如抑郁、焦虑、恐惧等引起的疼痛。非性交性疼痛也可以是盆腔疼痛综合征的一种表现形式。

3. **临床表现** 非性交性疼痛表现为非插入性刺激下的生殖器部位如外阴、阴道、盆腔深部等疼痛感。

4. **诊断** 根据患者主诉可以做出诊断。

5. **咨询或治疗** 非性交性疼痛需要积极进行躯体器质性病变的检查和治疗，尤其是泌尿生殖系统的疾病，给患者带来持续或反复的疼痛感受，严重影响患者的性趣与性活动，必需及时给予治疗。精神因素引起的非性交性疼痛，在性教育的同时，加以心理疏导治疗、认知治疗、理性情绪疗法、行为治疗等心理治疗手段，可以减轻或消除疼痛，增强对性的认识，积极参与到正常的性活动中去。可以配合中药辨证治疗。

五、治疗案例

案例 10-2

一般情况：女性，29岁，已婚。

主诉：婚后对性生活不感兴趣，又怕影响夫妻关系，所以常常勉强自己应付丈夫的亲热要求，感到苦恼，前来求诊。

询问病史得知，患者与丈夫是大学同学，毕业后结婚，尚未生育，夫妻感情尚好。曾去医院就诊，未发现任何异常。

根据病史和临床表现，该病例诊断为性欲低下。

咨询和治疗方案采用性感集中训练法。具体做法是：第一步：性认识的一致。向夫妻双方详细介绍性的解剖、生理和心理知识，重点要介绍男女性反应周期的特点，不同的性表达方式及如何唤起性兴奋等。在讲解过程中，辅以一些图片帮助他们理解。同时，鼓励他们对性的有关问题进行讨论，以求得比较一致的意见。在这个阶段，要求夫妻分开居住，禁止性交，其目的是为了消除对性活动的顾虑。此阶段约3~5天。第二步：非性器官的肉体及情感交流。上一步完成后，要求夫妻双方赤身裸体地躺在一起，互相接吻、拥抱和抚摸全身，但注意不要抚摸乳房和性器官。在进行这些活动时，可以用一些亲昵的言语进行交流，并体会由此带来的皮肤快感和情感享受。在这个阶段往往出现性兴奋，但告知夫妻双方一定不要性交，应该把注意力集中到体会整个身体的快感上。此阶段约3~5天。第三步：性器官抚摸与手淫技术的应用。在继续上一步活动的基础上，夫妻双方都要寻找自身性器官的最佳性刺激点。一般地，男性的最佳性刺激点多集中在阴茎系带，女性则多为阴蒂和阴道口。当男女双方通过自身对性器官的刺激而达到最佳性快感后，开始彼此抚摸性器官，使对方感到舒适。互相抚摸性器官时，双方应避免讲话以防冲淡愉快感受。这个阶段仍然不要性交，而在操作过程中尽量体会心身的欣快感，并逐渐把性感集中到性器官上。此阶段约2~3天。第四步：治疗性性交活动。在上述三步完成以后，就可以进行性交活动了。经过性感集中训练，患者开始体验性活动带来的愉悦，不再厌恶性接触。

案例 10-3

一般情况：女性，27岁，已婚。

主诉：结婚两年多不能与丈夫正常性交，感到苦恼，前来求诊。

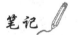

询问病史得知，患者家庭条件优越，从小到大母亲教养严格，所看书籍与影视作品常由母亲挑选，母亲认为有"不洁"内容的就不允许接触，平时与男性也接触不多。大学毕业后，由母亲介绍与现在的丈夫结婚。新婚当晚，患者丈夫欲与其亲近时，患者突然产生一阵巨大的恐惧，双腿夹紧并开始抽筋，导致夫妻性交失败。此后，双方多次尝试性交，但只要男方碰触到女方生殖器，女方就开始恐惧并产生痉挛，始终没有成功。婚后一年多，夫妻双方为解决问题曾去医院做妇科检查，但是女方因恐惧夹紧双腿并产生痉挛，医生无法检查，只得作罢。现在，女方在丈夫陪伴下克服羞怯，寻求心理治疗。

根据病史和临床表现，该病例诊断为阴道痉挛症。

咨询和治疗方案采用系统脱敏疗法。具体做法是：第一步：进行性教育。从患者的成长过程可以看出，该患者存在性知识严重不足的情况。因此向夫妻双方详细介绍性的解剖、生理和心理知识，重点介绍男女双方的性交行为是人类本能的活动，性交活动既是繁衍后代的过程，也是增进夫妻感情交流的过程，应该对性交行为有正确的看法和一致的态度。在讲解过程中，辅以一些图片帮助他们理解男女生殖器官的结构和功能，同时，鼓励他们对性问题进行讨论和交流。第二步：放松训练。帮助女方在男女生殖器接触时建立良好的、积极的、放松的、愉悦的感觉，是至关重要的问题。因此，针对阴道痉挛的行为练习以减少紧张感为目标来设计。开始时，建议女方用小镜子观察其阴道口，同时用放松训练减压。放松训练可以产生与焦虑反应相反的生理和心理效果，可以使绷紧的神经肌肉变得松弛，心境也平和下来。第三步：分等级脱敏。最初让患者用手指逐渐插入阴道而体会快感，可适当用润滑剂以减轻不适，同时用放松技术减压。然后选用不同型号（从小到大）的窥阴器，先由患者自己熟悉，再由丈夫协助进行扩张阴道的训练，并继续使用放松技术。直到阴道扩张训练达到可以进行性交的程度，在女方的控制和指导下，牵引男方的阴茎逐步插入阴道，但是不必有阴茎的抽动，目的是等待女方适应阴茎插入并停留在阴道内的感觉，不再有紧张和不适感。第四步：性交阶段。上述步骤基础上，男方开始轻柔而缓慢的阴茎抽动，逐步到可以完成性交。经过系统脱敏，消除阴道痉挛症状，达到夫妻双方可以放松愉快地享受性交过程的目的。

（韩惠民　侣雪平）

第十一章　性犯罪心理与相关法律

学习目标

掌握：性犯罪者的心理问题及心理矫正，性受害者的心理问题及心理辅导。

熟悉：性犯罪的心理特征。

了解：性犯罪相关法律。

性犯罪无论是在中国还是在西方，都是一种古老而又极为常见的社会现象。性犯罪不仅是各国刑法重点打击的对象，也是刑法学理论研究中一个经久不衰的主题。然而，由于传统文化的影响和特殊的国情，"性"在我国一直是一个讳莫如深的话题，人们耻谈性、避谈性，这种现象直到改革开放才有所改变。令人欣喜的是，近几年来我国的性科学研究从无到有，发展迅速，其所倡导的"科学、进步、健康、有益"的性观念引起社会及公众的重视，并对"性"有了客观、理性的认识。人的性行为是一种较为复杂的社会文化现象。人成熟后产生的性行为，并不能够随心所欲进行，而是必须同其他社会行为一样受到道德观念的约束，并由有关法律来规范。如果人的性行为不加以制约，轻则形成违反道德的不良行为，重则构成触犯法律的性犯罪行为。这就要求人们对性问题必须理智，性行为必须符合法律规定，必须遵从有关道德规范。任何违反法律的性行为，都会受到法律的严厉制裁。

第一节　性犯罪心理

一、性犯罪心理的概念

性犯罪心理（psychology in sexual crime）是针对性犯罪事件中心理动机等的发生、发展和活动规律的研究，属于心理学和性犯罪学的交叉学科范畴。

（一）性犯罪心理学科的沿革

性犯罪心理主要由精神病学家、心理学家、法学家和社会学家等进行研究。最早的论述出现在德国精神病学家理查德·冯·克拉夫特-艾宾（Richard von Krafft-Ebing）的著作《性病态心理学》中。英国性心理学家霭理士的《犯罪人》等性心理学著作中，也介绍了性犯罪心理的内容。进入20世纪，精神分析学家对性犯罪心理进行了较多的研究。例如，美国精神分析学家亚伯拉罕森在《对辛辛监狱中102名性犯罪人的研究报告》和《犯罪心理学》中，论述了性犯罪者的心理类型、心理原因和治疗问题；卡普曼在《性犯罪人与其犯罪》中，运用传统精神分析学派的理论和方法，探讨了性犯罪者的犯罪原因和治疗等；心理学家艾利斯运用新精神分析学派的理论和方法，对性犯罪心理学进行了大量研究，他与布兰卡尔合著的《性犯罪人心理学》一书，就是在对性犯罪者进行精神病学和心理学调查基础上撰写的，在性犯罪心理学发展史上，占有重要地位。1962年，帕赫特、哈勒克和埃尔曼发表了对

1605 名性犯罪者进行了 9 年的研究成果。艾米尔在 20 世纪六七十年代对强奸犯的经典性研究中，也涉及了其犯罪的心理学内容。格罗思和伯恩鲍姆合著的《强奸犯罪人：犯罪人心理学》，对强奸犯罪中的心理学问题进行了深入详实的研究。

总之，在世界范围内性犯罪是个突出的社会问题，所以研究其心理学动因，并进行预防与干预，对于减少性犯罪、维护社会和谐将起到积极的推动作用。

（二）性犯罪心理的流行病学

《世界暴力与卫生报告总结》（*World Report on Violence and Health Summary*，2002）中，在一项对日本 613 例受虐待妇女的研究中发现，有 10% 的受害者只遭受了躯体暴力，而 57% 曾遭受躯体、精神和性暴力攻击。一项在墨西哥的研究发现，遭受伴侣躯体暴力攻击的妇女中，有半数以上还受到过性虐待。相关资料表明，在一些国家，接近 1/4 的妇女曾被伴侣施加性暴力，近 1/3 的青春期少女被迫发生初次性行为。例如，在英国伦敦北城有 23% 的妇女一生中曾被其某个伴侣强奸或强奸未遂，在津巴布韦的一些内陆省份该比率为 25%。

一份来自美国明尼苏达大学（德鲁斯社会学研究所）针对中国内地所作的性犯罪研究报告揭示，未成年人遭受性侵问题的严重性远远超过多数国人的想象，数据显示，大约有 10.8% 的未成年女性曾遭受程度不等的性骚扰，也就是说，每 10 个女孩中就有一个曾经是性犯罪的受害者。报告同时指出，在中国，性依然是不登大雅之堂的话题，虽然中国女性初次发生性行为的年龄在不断提前，但中国的家庭社会环境仍旧视"性"为影响孩子身心健康的内容，家长羞于讨论，学校也从未对此有过真正意义上的重视。研究表明，在欧美国家通常小学生学习的性教育内容，在中国却被延迟至中学阶段，且生理卫生课教师对于"性知识"这一章内容在课堂上也往往极力回避，从而给多数学生留下"性知识"属于不良内容的错误认知。71% 的性侵实施者都不是一时冲动，而是有计划、有预谋的犯罪。绝大多数强奸犯来自朋友、同学、老师、同事、老板、邻居，甚至父母。"强"也不一定是肢体上的殴打暴力，其中有更多来自精神上的威胁。比如老板威胁解除受害女性的工作，朋友威胁公开受害人的隐私，邻居威胁伤害受害人的家人等等。数据表明，60% 的犯罪者已婚甚至有自己的孩子，可见性犯罪与所谓"荷尔蒙冲动"关系不大，性侵实际上与权力、暴力有更紧密的关联。施暴者所要获取的，并非性欲上的快感，而是通过权力或暴力带来的占有欲或征服欲。现实生活中只有不到 30% 的受害人会选择报案。即使报案，大多数人也会选择不起诉，原因也很复杂，在中国，依然有不少人将男女之间的性视为一种权力或金钱上的交易，故很多人会选择用金钱解决后续问题。同时，亦有不少舆论也会将性侵问题归为女性自身的不自重不自爱，这样的舆论也会导致一些受害者最终的不了了之。再次，法律上的空白也让很多受害者得不到有效的保护。中国的强奸罪条文将只有发生在男性对女性生殖器（阴道）的强迫性性行为定义为强奸，强迫使用工具、手、嘴、肛门等均不在条文内容涵盖范围内。在中国，女性施暴者与男性受害者却都不在法律条文中，而实际生活中女性对男性、女性对女性、男性对男性的犯罪都可能存在。发生在同性间的性侵行为在中国往往最终是以故意伤害罪定罪。在我国，社会及公众上对性犯罪的认识及重视程度远远不够，很多人从未认识到性侵犯可能是多种形式的威胁或暴力。虽然社会上有很多声音呼吁受害者站出来报警和发声，但呼吁往往仅仅只能是呼吁，力量十分薄弱。因此，我们如果想从源头上理清性犯罪的问题，就需要回归到家庭及学校、社会的性教育与性认知的层面。这也要求我们必须直面孩子成长环境中对其性认知发生影响的种种外在因素，将性科学的教育真正落实到每一个中国孩子的成长历程中。让学生认识到"性"在不同的历史时期及文化下如何被人理解，如何被人们实践。随着国内社会结构不断发生演变以及女性地位的崛起，愈来愈多的女性开始自我意识的认知和探讨，这也导致越来越多的女性从自身立场重新审视性偏差，我们也有理由相信，在这样一种大环境文化的推动下，性科学（包含性别教育）在中国社会的推

笔记

动只能是时间问题。

（三）性犯罪心理特征

1. 性犯罪心理具有隐匿性特征　性犯罪心理是性罪犯大脑有意识的活动,在实施犯罪以前,即没有以言语或行为的形式表现出来以前,亦即没有发生性犯罪行为之前,是看不见、摸不着的。当实施性犯罪行为以后,性犯罪的心理才有可能暴露无疑。

2. 性犯罪心理具有相对独立性　在行为人实施性犯罪行为之前,性犯罪心理就已经独立存在了。当性犯罪行为结束后,性犯罪心理不一定结束。它可以继续独立存在于性犯罪行为人的意识之中,性犯罪行为总是因性犯罪心理的存在而发生。

3. 性犯罪心理形成在先,性犯罪行为发生在后　性犯罪心理总是在性犯罪行为发生之前就已形成,性犯罪行为总是在性犯罪心理形成之后才有可能发生。性犯罪行为的性质往往由性犯罪心理状况所决定的。

二、性犯罪的类型

性犯罪是侵害他人的性权利,妨害、破坏社会秩序和社会人际关系。《刑法》中涉及性有关的犯罪,在侵犯公民人身权利罪及妨害社会管理秩序罪中均有明确规定,例如在侵犯公民人身权利罪中有:强奸罪(《刑法》第 236 条),强制猥亵、侮辱妇女罪(《刑法》第 237 条),猥亵儿童罪(《刑法》第 237 条)等;在妨害社会管理秩序罪中有:聚众淫乱罪(《刑法》第 301 条),组织卖淫罪(《刑法》第 358 条),引诱、容留、介绍卖淫罪(《刑法》第 359 条)等。

（一）强奸罪

1. 强奸罪的概念和特征　强奸罪是指违背妇女意志,使用暴力、胁迫或者其他手段,强行与妇女发生性交的行为。强奸罪的特征:

(1)客体要件:本罪侵犯的是妇女的性权利,即妇女按照自己的意志决定正当性行为的权利。犯罪对象是所有女性。

(2)客观要件:须违背妇女意志。违背妇女意志是强奸罪的本质特征。在违背妇女意志的情况下,为达到强行性交的目的,犯罪分子需使用各种手段,使受害人不敢反抗、不能反抗或不知反抗。

常见的手段有以下三种:一是使用暴力手段,例如:殴打、捆绑等暴力手段实施犯罪;二是使用胁迫手段,例如:威胁、要挟、恐吓、利用教养或从属关系使受害人陷于孤立无援状态,或冒充公安执法人员等精神强制手段实施犯罪;三是其他手段,是指犯罪分子使用暴力、胁迫之外的手段,使受害人不知反抗或无法反抗。例如:使用药物或酒类将受害人麻醉;乘受害人熟睡、重病、昏迷之机实施强奸;深夜冒充受害人丈夫或恋人使受害人被蒙蔽实施强奸等。以上各种手段,均明显违背受害人意志,同时犯罪分子使用这些手段,也是违背受害人意志发生性关系的一种佐证。

特殊情况下认定的强奸,主要指精神障碍患者、智力缺陷者及未满 14 岁的少女等。这类强奸行为,一般较少使用暴力、胁迫手段。且多数受害人不能正确表达自己的意愿,案发时多表现顺从,没有愿意不愿意的表示,亦无获利目的,案发后若无其事。精神检查时对非法性行为没有认识。为了保护这一弱势群体,从立法本意上是认定犯罪分子利用受害人精神或智力缺陷,且具有欺凌弱小,乘人之危的主观故意,因此对上述受害人实施的强奸行为,均系从重处罚情节。《刑法》第 236 条第二款规定,"奸淫不满 14 周岁幼女的,以强奸论,从重处罚"。1989 年,最高人民法院、最高人民检察院、公安部、司法部、卫生部联合颁发的《精神疾病司法鉴定暂行规定》第 22 条第一款规定,"被鉴定人是女性,经鉴定患有精神疾病,在她的性不可侵犯权遭到侵害时对自身所受的侵害或严重后果缺乏实质性理解能力的,为无自我防卫能力"。司法实践中犯罪分子与无性行为能力受害人发生的性关系,一般均认定为强奸。

（3）主体要件：本罪的主体为一般主体，依照《刑法》第17条第二款规定，即年满十四周岁具有刑事责任能力的男子，在共同犯罪情况下，例如：妇女教唆或者帮助男子强奸其他妇女的，可以按强奸罪的共犯论处。

（4）主观要件：本罪在主观方面表现为直接故意，并且具有奸淫的目的。即犯罪分子存在意图与受害人发生性关系的行为目的。这也是从主观上区分强奸与猥亵犯罪的关键，如果犯罪分子不具有奸淫目的，而是以发生性关系以外的行为满足其变态性欲的，例如：用抠摸、搂抱等，淫秽、下流的方法侮辱、调戏妇女的行为，构成犯罪的，则应以强制猥亵罪论处。

2. 强奸罪的认定

（1）严格区分强奸与通奸的界限：通奸是指一方或双方有配偶的男女之间，自愿发生性交行为。在男女发生性行为时，既不违背妇女意志，又无强迫对方就范的行为，双方从内心意愿表达到外部行为表现完全自愿，属典型的通奸行为。某些案件，因事后案情被揭穿，女方为保全自己的颜面及名誉而告男方强奸的，或因女方事后反悔而告男方强奸，均不能构成强奸罪。某些案件第一次带有强奸的性质，但后来二人发展为通奸，发生性行为不违反对方意志，系对方自愿，一般不宜以强奸论处。

也有少数犯罪分子案发后为推托责任、逃避法律打击，将强奸说成通奸的情况，这类案件需综合案发前、中、后双方的各种情况，综合考虑，例如：案发前双方交往情况，案发时是否使用暴力，案发后的报案情况，何种情况下报的案等。特殊情况中，如果受害人有精神缺陷、智力缺陷或不满14周岁的幼女，为查明案情，需委托具有精神疾病司法鉴定资质的鉴定单位，进行性行为能力鉴定。

（2）正确区分强奸未遂与强制猥亵、侮辱妇女的界限：强奸未遂与强制猥亵、侮辱妇女有时从外部表现上相似，但其性质上区别明显。两类案件中有无奸淫目的是区分的关键，如犯罪分子具有奸淫目的，在实施强奸行为的过程中，由于意志之外的因素，如被害人反抗或作案时被人发现等，未到达奸淫目的，应以强奸未遂论处；如果犯罪分子没有奸淫目的，只是通过暴力、胁迫或其他手段强制猥亵、侮辱妇女，以此达到满足其变态性欲的目的，应以强制猥亵、侮辱妇女罪论处。

（3）正确区分轮奸与聚众淫乱活动的界限：轮奸是指两名以上男性共同故意，在同一时间地点，轮流对一名受害人进行奸淫的行为。轮奸较一般强奸社会危害性更大，对受害人的心身伤害更重，是强奸罪的从重处罚情节，但不构成独立的罪名。聚众淫乱是指数名男女在首要分子的组织下，乱搞两性关系，相互玩弄的淫乱活动。对聚众淫乱的首要分子及多次参与者，按照《刑法》第301条追究刑事责任。

3. 强奸罪的处罚　《刑法》第236条规定，犯本罪的处3年以上10年以下有期徒刑。有下列情形之一的，处10年以上有期徒刑、无期徒刑或者死刑：①强奸妇女、奸淫幼女情节恶劣的；②强奸妇女、奸淫幼女多人的；③在公共场所当众强奸妇女的；④二人以上轮奸的；⑤致使被害人重伤、死亡或者造成其他严重后果的。上述情形中，"强奸妇女情节恶劣的"一般是指强奸妇女手段残忍；强奸严重精神病患者、智力缺陷者、孕妇、病妇的；多次强奸同一受害人等。"强奸妇女多人"是指三人以上。

专栏11-1

性防卫能力鉴定中辨认能力的外部表现

对性防卫能力的概念问题，业内专家曾进行过很多积极的探讨，部分专家建议使用性行为能力代替性防卫能力，但在司法鉴定实践中，仍然沿用性防卫能力一词。关于性防卫能力鉴定中受害人的辨认能力问题，认为是由内部的意愿表达和外部的行为表现两部分组成。

研究可见，目前防卫能力评定，其终结点均是受害人对非法性行为的辨认能力。但辨认能力的检查依赖于患者的言语能力，而精神患者尤其是精神发育迟滞者多数有接触差、言语功能障碍、交流困难等问题。这样就有可能出现个别受害人对非法性行为能够理解其性质，但不能表述或不配合检查的情况。因此，很难判定其对非法性行为是无辨认能力，还是受言语功能、合作程度的影响，有辨认能力而不能恰当表述。为了深入了解性行为能力问题，近年来又加强了对此类强奸案的有关犯罪学研究。

1. **性防卫能力鉴定的标准** 性行为能力鉴定与其他法律能力评定一样，按照医学标准、法学标准进行综合判定。①医学标准：确定被鉴定人是否患有精神疾病、疾病的严重程度；是否有精神发育迟滞或智能的缺损（如痴呆）；②法学标准：评定精神障碍对非法性行为的影响程度，判定被鉴定人对非法性行为的辨认能力，考察其对非法性行为的认识、预期能力及后果意识。

在性防卫能力鉴定中，受害人对非法性行为的辨认能力是由内部的意思表达和外部的行为表现两部分组成。以往鉴定是根据受害人的相关陈述，考察其辨认能力，以此推断其案发时内心意思表示。但这种方法的局限性很大，因为个体意思表示受环境和利益的影响，随时可以隐藏和变化。并非像躯体伤害，有客观存在的伤情作为依据。对其真实想法如果受害人非真实流露，局外人则难以判定。此时考察辨认能力的外部表现就显得至关重要，如周围人对受害人精神异常表现、智力低下情况的评价，社会功能情况以及受害人一贯的精神状态。案犯的行为动机、作案方式、受害人案发前、中、后的行为表现等。否则，无法解释具有性行为能力者，为获得利益而主动与人发生性行为，事发后推脱责任，否认自己真实目的的情况。

在案情方面，相关犯罪学研究表明，精神障碍者被强奸案的特点有：多为诱奸、案发前后无主动索取钱物、案发时受害人多表现顺从、缺乏自我保护、案发后若无其事等几个方面。对于某些精神障碍者以获得利益为目的，或发生性关系前后主动索取钱财且数额较大时，对其性行为能力的鉴定应持慎重的态度，因其存在明显的现实动机，如果精神障碍对其非法性行为也有影响，当具体问题具体分析。

2. **辨认能力的外部表现在鉴定中的应用与评价** 1989年最高人民法院、最高人民检察院、公安部、司法部、原卫生部联合颁发的《精神疾病司法鉴定暂行规定》第22条第一款，"被鉴定人是女性，经鉴定患有精神疾病，在她的性不可侵犯权遭到侵害时对自身所受的侵害或严重后果缺乏实质性理解能力的，为无自我行为能力"。1984年最高人民法院关于办理强奸案的司法解释，"明知妇女是精神病患者或痴呆者（程度严重的）而与之发生性关系的，不管犯罪分子采用什么手段，都应以强奸论处"。由于以上法规的明确规定，在各种的利益关系作用下，家属担心不能以强奸追诉对方，错误地认为只有对鉴定医生的提问均回答"不知道"才能代表被鉴定人呆傻或精神病，从而取得诉讼中的有力证据。或者，根据自己对强奸的理解，误导被鉴定人如何回答问题。因此，鉴定前常常"嘱咐"被鉴定人应如何回答提问，这样一来其原始的表现被"污染"，给鉴定工作带来了干扰，使原本有辨认能力者，变成了"无辨认能力"；无辨认能力者，成了"有辨认能力"。这也是轻中度精神发育迟滞者、精神疾病不完全缓解期患者，鉴定难度大的原因之一。基于上述原因，对于此类鉴定，鉴定人员应恪守实事求是的原则，以科学严谨的态度，多角度搜集掌握客观证据，并注重所提供材料的客观性和关联性。从疾病的严重程度、社会功能状况、犯罪学特征、环境因素以及精神检查中对非法性行为的认识能力，几个方面综合考察评定其性行为能力。上述前四项为辨认能力的外部表现，后一项为辨认能力内部意思表示。外部的表现和内部意思表示应是统一的，尽管可能存在局部的不平衡，出现外部的表现和内部意思表示完全失衡的

笔记

可能性不大。实际工作中通常为疾病重者，社会功能差，案发时顺从，无获利目的，案发后若无其事。精神检查时，相对应的对非法性行为无认识。相反，疾病轻者，社会功能相对较好，案发时有获利目的或另有隐情，案发后求利私了。精神检查时，对非法性行为有认识。当然实际鉴定中案情是错综复杂的，不能一语而概之。对于外部的表现和内部意思表示不统一的案件，需要鉴定人员综合案情病情去伪存真，透过现象，看清事物的本质。以此，不断提高鉴定结论的科学性、准确性。

案例 11-1

一例重度精神发育迟滞女性被强奸案

朱某，女，22 岁，汉族，未婚，文盲，无业，北京市人。

朱某自幼生长发育较同龄人晚，2 岁时还不会说话、走路，没上过学，不认字，也不识数。说话简单、含糊不清，与人交流困难。不会干家务，反复教也学不会。近 10 年来只知道反复玩耍几块积木，吃东西不知饥饱，自己穿衣服时不知正反。随地大小便，而且不知道避人，自己不会整理月经。全村人都知道她呆傻。2007 年 2 月 28 日 19 时许，朱某父母外出回家，发现本村村民于某从屋里跑出。朱某见了父母后用手反复指自己的脖子和下身，说"二力子（于某乳名）弄尿尿"。因家人疑其被于某欺负，遂报案。案件调查过程中，民警向朱某询问事件时，朱某仍紧张、恐惧，答非所问，反复说"二力子弄尿尿"，无法描述被强奸一事的具体经过，也不能表述自己的意愿。预审时，于某对强奸朱某的经过供述清楚，称一直就知道朱某有智力问题，是一个傻子。供述在发生性关系时朱某没有愿意或不愿意的表示，让她干什么都没有反应。因看她一人在家，就想占个便宜，觉得和这种人发生了性关系也不会说出去。

精神检查：意识清晰，定向力不完整，时间、人物定向均差，称自己 5 岁了，家在北边。外貌呆傻，个人卫生差，衣着不洁，头发蓬乱。接触困难，数问一答，反复提问下能说出家里有"姨""舅""妈"等。说话含糊、构音不清晰，不能叙述被奸经过，问及案情时，回答"二力子弄尿尿"，但否认有人欺负她、脱她裤子，不知道二力子的行为是好还是坏，也不知道被强奸一事对其有何影响。不知道结婚、怀孕、强奸、找男朋友等词的含义。未引出错觉、幻觉、感知觉综合障碍、妄想等症状。情感反应幼稚、肤浅，表情茫然，伴有扯衣服、搔头发等无意义动作。

韦氏成人智力测查，IQ=28，属重度智力缺损。

分析意见：朱某自幼发育较同龄人差，说话、走路均较晚，智力低下。成年后仍存在明显的言语功能的缺损，如词汇量少，只会说简单的词句，如"二力子弄尿尿"。不能与人进行交流。不会干简单的家务，社会功能差。近 10 年来只知道玩耍积木，生活自理能力差，需人照料，如吃饭不知饥饱，随地大小便，而且不知避讳人等。韦氏成人智力测查，IQ=28。综上所述，依据 ICD-10）的标准，诊断为重度精神发育迟滞。

受智力障碍的影响，被鉴定人不了解有关性方面的知识，不知被强奸一事的性质、对自己的不利影响，也不知该如何处理此事。案发后仅存在本能的紧张、恐惧表现，对非法性行为的辨认能力丧失。因此，评定为无性防卫能力。

鉴定意见，临床诊断重度精神发育迟滞，无性防卫能力。因此，不管是否违背妇女意志，使用暴力、胁迫或者其他手段，强行与妇女发生性交的行为，因为被性侵者无性防卫能力，只要证据存在，强奸罪即可成立。

（二）强制猥亵、侮辱妇女罪

强制猥亵、侮辱妇女罪，是指使用暴力、胁迫或者其他手段，强制猥亵、侮辱妇女的行

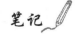

笔记

为。本罪侵犯的客体是复杂客体，即妇女的人身权利、人格尊严和社会秩序。客观方面表现为使用暴力、胁迫或者其他手段，强制猥亵、侮辱妇女的行为。主体是特殊主体，即只有男性才能构成，女性可以成为本罪的共犯。主观方面出于直接故意，通常为满足变态性欲，或为羞辱女性使其女性当众出丑等目的，一般无奸淫目的。对本罪处罚见《刑法》第237条的规定，"处5年以下有期徒刑或者拘役；聚众或者在公共场所当众犯本罪的，处5年以上有期徒刑"。

（三）猥亵儿童罪

猥亵儿童罪，是指对不满14周岁的儿童实施猥亵的行为。本罪侵犯的客体是儿童的身心健康及人格尊严。客观方面表现为对不满14周岁的儿童实施猥亵的行为，猥亵行为可以表现为暴力性和非暴力性两种形式。主体是一般主体，主观方面出于直接故意。对本罪处罚见《刑法》第237条的规定，"处5年以下有期徒刑或者拘役；聚众或者在公共场所当众犯本罪的，处5年以上有期徒刑"。

（四）强迫卖淫罪

强迫卖淫罪，是指使用暴力、胁迫或者其他手段，迫使他人卖淫的行为。本罪侵犯的客体是他人的人身权利和性的不可侵犯的权利，犯罪的对象是"他人"，这里的"他人"主要是指妇女，但也包括不满14周岁的幼女和男性。客观方面表现为违背他人意志，用暴力、胁迫或者其他方法迫使他人卖淫。实践中强迫他人卖淫的手段主要为强迫或胁迫手段，如果仅仅为物质引诱、暗示、鼓动他人卖淫，没有违背他人意志的，一般不能构成本罪。本罪的主体是一般主体，即达到刑事责任年龄，具有刑事责任能力的自然人均可构成本罪。主观方面出于直接故意，法律上没有要求行为人主观上必须具有营利的目的。

对本罪处罚见《刑法》第358条的规定，"组织他人卖淫或者强迫他人卖淫的，处5年以上10年以下有期徒刑，并处罚金，有下列情形之一的，处10年以上有期徒刑或者无期徒刑，并处罚金或者没收财产：①组织他人卖淫，情节严重的；②强迫不满14周岁的幼女卖淫的；③强迫多人卖淫或者多次强迫他人卖淫的；④强奸后迫使卖淫的；⑤造成被强迫卖淫的人重伤、死亡或者其他严重后果的。有前款所列情形之一，情节特别严重的，处无期徒刑或者死刑，并处没收财产"。

（五）聚众淫乱罪

聚众淫乱罪，是指聚集多人集体进行淫乱的行为。聚众是指聚集3名以上的人员。进行淫乱活动是指进行异性或同性之间的违反道德规范的性交行为，但除此之外，还应包括其他性刺激、满足性欲的行为，如聚众从事手淫、口淫、鸡奸等行为。本罪侵犯的客体是社会公共秩序。本罪在客观方面，实施了聚众行为和进行了淫乱活动两个方面。主体是一般主体，主观方面出于直接故意。具备刑事责任能力的自然人均能构成本罪。但构成本罪的仅限于聚众淫乱的首要分子和多次参加者。所谓多次参加者，指首要分子以外的参加聚众淫乱活动至少达3次以上者。对本罪处罚见《刑法》第301条的规定，"首要分子和多次参加者，处5年以下有期徒刑、拘役或管制"。

（六）组织淫秽表演罪

组织淫秽表演罪，是指组织进行淫秽表演的行为。本罪侵犯的客体是社会公序良俗和社会管理秩序。客观方面表现为组织他人当众进行色情淫荡、挑拨性欲的形体或动作表演。主体是一般主体，即具备刑事责任能力的自然人均能构成本罪，另外，单位也可构成本罪。本罪在主观方面表现为故意，但行为人不必出于牟利目的。本罪处罚依据《刑法》第365条、366条的规定，"处3年以下有期徒刑、拘役或者管制，并处罚金；情节严重的，处3年以上10年以下有期徒刑，并处罚金"。在实践中单位犯本罪的，一般是对单位判处罚金，对单位负责人，如歌厅、舞厅、夜总会的老板判处相应刑罚。关于组织淫秽表演的问题，也存在一些特殊情况，需要补充说明。比如在某些地区带有色情性质的商业性表演是合法的。

（七）其他

有关性犯罪的问题近年也出现了一些新的观点及研究，例如：关于性骚扰的立法、婚内强奸、同性强奸的认定问题，以及在不知情的情况下与精神障碍患者及幼女发生性关系的性质认定问题等。由于法律的缺失，此处不再讨论。

三、性犯罪的原因

（一）生物学原因

从生物学的角度来讲，性犯罪是有其生物学基础的。研究认为男子性犯罪行为，除了与社会、心理、教育等原因有关外，无疑也存在着物质基础，即生物学基础。

性犯罪的物质基础自然离不开性激素。性激素是内分泌细胞制造的，人体内分泌细胞形成了内分泌腺，例如，脑垂体、甲状腺、甲状旁腺、肾上腺、胰岛、卵巢、睾丸以及下丘脑分泌肽类激素细胞等。

性激素有共同的生物合成途径：以胆固醇为前体，通过侧链的缩短，先产生 21 碳的孕酮或孕烯醇酮，继而去侧链后衍变为 19 碳的雄激素，再通过 A 环芳香化而生成 18 碳的雌激素。性激素在分子水平上的作用方式，与其他甾体激素一样，进入细胞后与特定的受体蛋白结合，形成激素 - 受体复合物，然后结合于细胞核，作用于染色质，影响 DNA 的转录活动，导致新的或增加已有蛋白质的生物合成，从而调控细胞的代谢、生长或分化。

1. **雌激素**　雌激素并不是一种激素，而是甾体激素中一类独具苯环（A 环芳香化）结构者，包括雌二醇、雌三醇和雌酮等。其中雌二醇（又称动情素或求偶素）的活性最强，主要合成于卵巢内卵泡的颗粒细胞，雌酮及雌三醇为其代谢转化物。雌二醇的 2- 羟基及 4- 羟基衍生物也具有重要生理意义。

雌二醇的合成呈周期性变化，其有效浓度极低，在人和常用的实验动物如大鼠、狗等的血液中含量微少。雌激素的靶组织为子宫、输卵管、阴道和垂体等。雌激素的主要作用在于维持和调控副性器官的功能。早年利用去卵巢的动物观察其副性器官变化，并与外源补充雌二醇的动物做比较，发现在雌激素的影响下，输卵管、子宫的活动增加，萎缩的子宫重新恢复，其腺体、基质及肌肉部分都增生，子宫液增多，阴道表皮细胞增生，表面层角化等。雌激素在中枢神经系统的性分化中也起重要作用，而且由于其 2- 羟基或 4- 羟基衍生物属于儿茶酚类化合物，与儿茶酚胺等神经介质能竞争有关的酶系，从而相互制约、调控，形成了神经系统与内分泌系统之间的桥梁。这方面的深入研究将可能有助于阐明性分化、性成熟、性行为及生殖功能的神经 - 内分泌调控机制。

2. **孕激素**　孕酮是作用最强的孕激素，也称黄体酮，系哺乳类动物卵巢卵泡排卵后形成的黄体以及胎盘所分泌的激素。其主要功能在于使哺乳动物的副性器官作妊娠准备，是胚胎着床于子宫、并维持妊娠所不可少的激素。孕激素的分布很广，非哺乳动物，例如：鸟类、鲨鱼、海星和墨鱼等卵巢中也有孕激素合成，鸟类输卵管卵白蛋白的生成即受孕酮激活。

孕激素和雌激素在机体内的联合作用，保证了月经与妊娠过程的正常进行。雌激素促使子宫内膜增厚、内膜血管增生。排卵后，黄体所分泌的孕激素作用于已受雌二醇初步激活的子宫及乳腺，使子宫肌层的收缩减弱，内膜的腺体、血管和上皮组织增生，并呈现分泌性改变，孕激素使已具发达管道的乳腺腺泡增生。

3. **雄激素**　睾丸、卵巢及肾上腺均可分泌雄激素。睾酮是睾丸分泌的最重要的雄激素。雄激素作用于雄性副性器官，例如前列腺、精囊等；促进其生长并维持其功能，也是维持雄性副性征所不可少的激素，例如家禽的冠、鸟类的羽毛、反刍动物的角以及人类的须

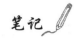

发、喉结等。雄激素还具有促进全身合成代谢,加强氮的潴留等功能,这在肝脏和肾脏尤为显著。

雄激素在动物界分布广泛,系 19 碳甾体化合物。雄激素的分泌不像雌激素,无明显的周期性,然而也与垂体促性激素形成反馈关系,睾酮是在血液中运转、负责反馈作用的形式,但在细胞水平起作用时,睾酮常需转化成双氢睾酮,后者与受体蛋白结合的亲和力高于睾酮,雄激素在细胞水平,例如:下丘脑等组织中的另一转化方式是 A 环的芳香化而形成雌激素,致使某些动物的睾丸中雌激素含量甚高。这种转化在中枢神经系统中已经证明与脑的性分化有重要关系。

正常情况下,性激素具有促进个体生殖器官发育成熟、生殖功能的作用,并在一定程度上促进恋爱和性行为的发生。但在性犯罪行为中,也发现了犯罪分子的激素水平及其调节机制的异常。例如:伍学焱、张达青及杨韵秋等测定了 53 例男性暴力性性犯罪罪犯血清垂体促性腺激素 LH、FSH、血浆甾体类性激素睾酮(T)等 10 项激素指标和睾丸容积,并以同狱 42 例非性犯罪男性罪犯为对照,发现性犯罪组 ST 值比对照组明显增高($P<0.001$),E_2 明显降低($P<0.001$),两组间睾丸容积比较无显著性差异。表明男性暴力性性犯罪罪犯体内游离睾酮(FT)水平升高,E_2 降低为其性犯罪行为的内分泌学基础。由于两组间 LH、FSH 无差异,提示男性暴力性性犯罪罪犯可能与垂体 - 睾丸轴的负反馈调节机制异常有关。他们还测定了 21 例服刑性犯罪女犯血清垂体促性腺激素 LH、FSH,孕酮(P)、唾液睾酮(ST)等 10 项指标,并以同监 21 例非性犯罪女犯为对照。结果发现性犯罪组 ST 值明显增高($P<0.01$)。而其他 9 项指标无组间差异。表明性犯罪女犯体内反映睾酮生物学活性的游离睾酮(FT)水平增高可能是性犯罪女犯性行为偏离的生物学原因。以上研究提示了某些性犯罪行为可能存在性激素分泌异常的影响因素。

总之,性犯罪存在一定的生物学因素,性激素水平异常和调节功能异常,以及精神和神经系统疾病,都可能导致个体的性犯罪行为。

(二)家庭因素

家庭是婚姻的基本单元,在婚姻中的夫妻双方无论是在法律层面还是在道德层面都享有合法性权利的主体。家庭的性文化直接导致家庭成员中的性行为导向。在上古时代,男女交际自由。进入封建宗法社会后的家庭生活,逐渐转化为以传宗接代为家庭性爱的基本目的,以"男女授受不亲"的封建礼法作为家庭伦理制度,整个家庭性文化呈现封闭性知识的学习渠道、压抑合理的性需求、强调性的责任意识以及强化性耻感这四大特征。这些传统的家庭性文化特征直到今天仍然在诸多家庭教育模式中产生着潜移默化的影响。

随着我国的改革开放和社会变迁,传统家庭模式正向现代家庭模式转型,"自由、开放、民主"的观念逐渐融入到家庭伦理中,对传统家庭性文化产生着猛烈的冲击。人们的家庭伦理价值观念走向多元化,出现了价值评判和取向的多元视角。一方面,文明进步的家庭伦理观念,如男女平等、婚姻自由等民主观念深入人心,个体更倾向于以自己的情感需求来确定自己的择偶和性爱观;另一方面,不同家庭模式间的矛盾导致家庭性文化的不完整,例如现代社会个体有倾向于性开放的态度,但是来自家庭成员特别是夫妻间的性知识和性经验的分享却相当匮乏,性行为仍然被束缚在传统道德层面下,性耻感仍然非常强烈,这种既开放又封闭的家庭文化矛盾增大了个体通过在家庭内部合法释放自己压抑的性焦虑的机会难度。过度张扬的个性、追逐利益的功利意识也往往导致人们家庭责任感的缺失和性道德观念的淡化。以上这些来自家庭的因素,从一定意义上来说增加了家庭成员发生性犯罪行为的机会。

家庭教养方式直接导致子女包括性取向在内的社会价值取向。由于社会的开放,西方的性自由思想在年轻一代中的影响与父母受传统道德观念的影响和自身对性知识、性经验的缺乏之间的矛盾，使得子女在青春期性萌动的过程中，父母难以通过科学合理的态度和方法传授孩子性知识，往往对孩子性萌动施以过度管束，这种做法一方面增加了孩子的性耻感，另一方面可能会将孩子推向更极端的性自由化方向。孩子在缺乏性知识和法律道德意识的情况下，贸然走向社会寻求性满足，其中一些个体就容易在某种社会因素（如向心仪的女性求爱不得恼羞成怒；去性服务场所"尝鲜"以证明自己是个男人；误入犯罪团伙和黑社会等）诱导下施以性犯罪行为。社会生活节奏加快，导致有些家庭成员之间的情感关系日渐疏远，离婚率升高，单亲家庭、婚外情、家庭暴力等现象日渐增加，这些现象对于子女正确的性观念培养无疑是非常不利的因素。

随着我国经济发展和城市化进程推进，导致大量流动人口涌入发达地区和城市，且流动人口中以青壮年男性居多，这些流动人口远离家庭，缺乏合法的性需求满足渠道，导致其成为性犯罪的高发人群。与此同时，农村的留守家庭中缺乏青壮年男性成员，形成了易被性侵犯的弱势群体。留守家庭中的孩子缺少父母的关爱和来自父母的家庭性教育，未来也可能是性犯罪的潜在高危人群。

（三）心理社会因素

1. 社会因素 ①改革开放使我国经济进入快速的发展轨道，经济在飞速发展，人民生活在不断改善，国家在快速崛起，但也带来了不少负面的影响，比如说充斥互联网的黄色网站、黄色图片、黄色视频也进入了人们的视野，西方过度开放的性观念也在腐蚀着人们的心灵，毒害着青少年。充斥大街的部分歌厅、发廊、迪厅、酒吧，洗浴等，灯红酒绿，使人们的传统的性观念受到潜移默化的影响；②由于城乡及区域发展的不平衡，导致数亿流动人口大军涌动，根据国家统计局的最新数据（2016 年），我国农民工总量已超过 2.77 亿，而他们中的大多数人都过着"牛郎织女"般生活，如"平常"般过着夫妻常年分居、家庭生活缺失的"不平常"日子。这也是个比较严重的社会问题，其中蕴藏着潜在的隐患；③性教育的滞后是一个重要的原因之一：性是人类得以繁衍的基础，也是人类美好生活不可缺少的一部分。自古以来，围绕这个话题，人类展开丰富的讨论。当今社会，随着人类文明的进步，性被定义为隐晦私密的东西。在我国，性一直是人们避而不谈的话题，而这更增加了性的神秘感。正是因为此，青少年由于性教育的缺失，引发了一系列社会问题。因此，必须加强对学生的性教育，从客观上正视"性"这一话题。调查显示：75.6% 的人认为是"学校未能有效开展性教育"；71.0% 的人表示是因为"互联网信息良莠不齐"；67.4% 的人认为"大众媒体"传递了过多暴力和色情信息"；64.5% 的人表示是"家长没有承担起性教育责任"；59.3% 的人指出"整个社会环境和风气太差"；57.6% 的人表示是"电影、电视剧涉性镜头过多"由上面的数据不难看出，我国青少年由于性教育的不足甚至缺失，不同程度受到伤害，而更多的是由于父母教育的缺失、社会及网络的影响。这也使他们不具备与其年龄和文化程度相适应的性知识水平，对性的自我保护措施知之甚少，易造成性观念、性行为的偏离，导致严重后果和终身遗憾。性知识普及不够，近几年性知识的普及虽得到一定的发展，但科学的性教育在我国依然很不普及；大学生普遍需求的性知识主要来源于报刊、杂志、影视和互联网等媒体，而来自父母、教师、医务人员的比重很少，系统完善的性教育涵盖面亦很小，且关于性知识的专题讲座不多，他们就转向社会，通过各种途径去获取性知识来满足求知欲。

2. 心理因素 ①我国重性精神病患者约 1600 万人（保守数据），抑郁症患者已达 3000 万人，17 岁以下儿童、青少年中有情绪障碍和行为问题的约 3000 万人，精神疾病已成为我国严重的公共卫生和社会问题。"这 10 大类约 400 多种精神障碍中，许多精神障碍及神经疾病发病期患者，由于受病情的影响，对自己行为的约束力和社会规则的适应力薄弱，更容易导致性犯罪行为的的发生。例如，常见的精神发育迟滞患者，因受性防卫能力丧失或减弱的

231

影响,而导致被性侵犯的发生。还有诸如精神分裂症青春型的患者,心境障碍患者如躁狂症,在疾病期有可能发生非法性行为;②精神活性物质或非成瘾性物质所致精神障碍患者等都可能在发病期发生性犯罪行为:如醉酒的人(去抑制期),兴奋、冲动甚至激越,易发生非法性行为。吸食冰毒的人,兴奋期是也是如此。

(四)历史、社会文化因素

我国有着悠久的性文化历史。早在周朝的《诗经》中就有着非常丰富描写男女爱情生活的诗篇,其中不乏脍炙人口的爱情名句。孔子在《礼记》里讲"饮食男女,人之大欲存焉。"肯定了"食欲"与"性欲"是人的两大本能。中国古代将对性问题的探讨与实践结合,汉代著名科学家张衡以乐府形式写的《同声歌》,描写了新婚洞房中的欢乐。唐代传奇大多涉及性爱,内容多是肯定婚姻自主,强调爱情专一,宣扬人性与享受性欢乐,其中以元稹的《莺莺传》最负盛名,元代时将之改编为杂剧《西厢记》,对后世文学影响深远。中国古代学者探讨了包括性观念、生殖器官的形态、性心理反应、性生理、性行为、性疾病治疗、孕育与优生、性禁忌等各类性问题。这些为家庭性生活提供了指导,强调了两性间和谐,并强调将性生活与养生紧密结合起来,即在享受性快乐时,还能兼顾优生与健康长寿。汉朝、唐朝的女子性自由远远多于其他朝代,此时期也是性文化蓬勃发展的时期。

宋代以后,理学兴起。朱熹提出了"存天理灭人欲"、"妇道从一而终,岂以存亡改节"和"饿死事小,失节事大"等礼教观点,中国社会开始了漫长的性禁锢、性歧视和性压迫时代。朱熹对此做过很好的解释:"闺房之乐,本无邪淫;夫妻之欢,亦无妨碍,然而纵欲生患,乐极生悲。"认为夫妻若完成了传宗接代的任务,就不应该纵情于两性关系。这似乎是由于担心过去的"纵欲文化"的泛滥所做的平衡,但却形成了因为担心走向一个极端而刻意转向另一个极端的现象。包办婚姻、女性缠足、"三从四德"和历史悠久的宦官文化、贞洁文化等,都是性禁锢、性歧视和性压迫的真实写照。由于这一时期历史影响深远,直到新中国成立以前,一直没有明显转机。

新中国成立后,政府将性观念的建设提升到了社会主义精神文明建设的高度来加以重视。特别是《中华人民共和国婚姻法》的颁布和两次重要修订,对我国现行的恋爱、婚姻和家庭观念作了重要的法律保证。随着改革开放和我国社会的不断发展,民众新的性观念正逐步形成。然而,由于我国封建历史上性禁锢的积尘过深,相当一部分民众对性生理、性心理、性行为、性道德、性规范和性文化等都还缺乏足够的认识,更是缺乏对青少年的科学性教育体系。例如,不少父母仍然耻于对孩子谈性,仍然不能科学地告诉孩子是如何从父母相爱相合、受孕生产这个过程中诞生的这一事实。当孩子进入青春期时,很难从正规的教育中获取足够的性知识。而西方社会的性观念和性文化正严重冲击着我国民众头脑中尚未成型的性文化模式,造成民众心理层面上的"性迷茫"现象。外在的表现就是现时性观念的混乱,突出表现在:早恋、婚外恋、试婚潮、一夜情潮、离婚潮等现象。特别是"性自由"的思想对于民众头脑中长期的性禁锢文化无疑是一种解放,但许多人却只知"自由",并未深入了解其背后整体的性文化体系,从而造成了性责任意识缺乏的不良后果。加之当前社会在一定程度上对中国传统文化中优良美德教育的忽视和淡化,这些都造成了当前性观念混乱的重要原因,在一定程度上促进了性犯罪率的上升。

媒体特别是电影电视中不加干预和掩饰的性镜头,以及色情文学的泛滥,对于性犯罪率上升也起着推波助澜的作用。美国心理学家戴维·迈尔斯在其所著《社会心理学》一书中指出:"一个典型的性暴力场景中,一个男人硬要和一个女人性交。最初她会抵抗……但逐渐地,她被性唤醒,也停止了抵抗。最后她完全进入了欣快状态,并不断地要求更多……观看这样的小说情节可以歪曲阅读者关于女性对性攻击的真实态度,从而增加男人对女人的性攻击行为。"马拉默斯和切克(Malamuth & Check)于1981年在曼尼托巴大学做了一项实验，将男性大学生分为两组，分别观看没有性的电影或是描写性的电影（主题是一个男人制服了一个女人）。一个星期后，做另外一个主试的实验时，看过有性暴力镜头的被试更容易接受对女人施暴的行为。在马林和林茨（Mulliin & Linz, 1995）的试验中，连续看三天性暴力的电影后，男性被试对强奸的焦虑水平逐渐降低了。基于这些研究结果，迈尔斯认为："观看性暴力镜头可以强化所谓的'强暴谬论'即女性会欢迎性骚扰——在说不要的时候并非真的意味着不要。"值得注意的是，这种"启示"对人的性道德和性观念的影响是非常微妙的，为数不少的男性，甚至许多女性都会相信，女性是喜欢被男性征服的。而一些专家指出，由于20世纪六七十年代色情文学的蔓延，世界各地报告的强奸案发率陡然上升，两者间的相关性说明，影视作品对于性犯罪者的心理诱导效应是不容忽视的。现代社会呈现三大特点：一是电视的普及使得媒体引导民众生活和思维的力量越来越强大；二是网络的普及使得民众特别是青年人群获得了比电视更为广泛的信息来源；三是信息的传播正使得文化彻底打破了时间、空间和阶层间的限制，在全球范围内流行。这就使得一个中国的大学生在家中打开网页可以免费学习耶鲁大学的公开课，也可以打开另一个网页免费下载色情电影。这些无疑对性犯罪者起着推波助澜的作用。

由于上述历史原因所形成的习俗，使得我国民众羞于谈性，也羞于在公开渠道（如家庭、合法的论坛和学习场所）学习、交流与性有关的生理、心理、法律和文化信息，这普遍增加了民众潜在的性焦虑水平和性迷茫感；而另一方面，本能的驱使又会使处于青春期的个体更容易通过缺乏监管的媒体、网络等途径满足其性需求，其中不乏被误导者。而在当代中国社会中，已经出现了男性以权取性（如贪腐官员包养情妇），以及女性以性获权（如大学生求包养）的现象，这些现象一方面不断侵蚀着中国传统的道德底线，另一方面与当前的社会环境相结合，在民众心中广泛形成了一种性权不公的感受。其中一些个体，由于性道德观念和法律意识淡薄，或被不良的性教育所误导，或者在失恋、失业、失学等情况下出现对性的扭曲心态，就可能产生性犯罪行为。

综上所述，性犯罪心理的产生，不但由于其生理因素影响，也受其家庭因素的影响和历史、文化、社会舆论、道德风气、媒体与网络等多种因素共同作用的结果。

四、与性犯罪相关的法律问题

（一）性犯罪范围设置问题

与性犯罪相关的法律问题较多，值得商讨的领域不少。比如"强奸罪"，"强奸罪"只界定为男性特有的一种犯罪，而女性则不能成为"强奸罪"的犯罪主体。纵观人类历史乃至当今社会中，大多数人认为性侵犯是男性对女性实施的，虽然女性性侵犯男性的情况也有发生，但由于数量少、法律的"盲区"及传统认识的问题，而不被人们所认知。又比如"奸淫幼女罪"，随着"两高"的司法解释把"奸淫幼女罪"作为一个独立罪名的剔除，刑法在侵犯公民人身权利、民主权利这一章中对于性犯罪的规定只剩下了三个：强奸罪、强制猥亵、侮辱妇女罪和猥亵儿童罪。应该肯定，这些规定与我国的基本国情是相符的，反映了当前性侵犯的主要形式。但随着经济社会的迅速发展，这些法律设置显得不能适应社会的情势变化，特别是近年来国内外各种不良思潮的影响，以及大量涌入的西方淫秽、暴力影视和小说，严重腐蚀着人们的思想。而某些法制文学作品刊载大量性侵犯和性变态行为的细节描写，又对一部分性侵犯实施者产生诱导和示范作用。一些以前比较少见的性侵犯形式开始增多，给公民的生命健康安全造成了严重的威胁，有的案件造成了恶劣的社会影响。而我国的立法由于各种原因，对于这方面的认识仍然停留在比较保守和滞后的状态，结果导致不能有效地打击犯罪、保护公民的合法权益，使得相当一部分罪行严重的性侵犯者得以逃脱法律的制裁，其后果不言而喻。

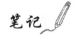
笔记

（二）性侵犯的主体不完整

以强奸罪为例，强奸罪的犯罪者只能是男性，是男性特有的一种犯罪，妇女不可能成为直接实施强奸犯罪的主体。即便是在共同犯罪中，妇女可以成为嫌疑人的帮助犯、教唆犯而已。人类历史上乃至现实社会中绝大多数的性侵犯都是由男性对女性实施的，女性侵犯男性的事件虽然有，但由于数量少而不被人重视。然而，随着社会的发展，"女权"运动和"性解放"思想的影响，女性不再仅仅是作为性侵犯的受害方出现，女性实施性侵害的情况已经逐渐增多。实际生活中，由于中国传统思想的影响，相当一部分男性在受到类似的侵犯时选择了沉默，因为说出来既没人相信，也没面子。另一方面，随着社会发展变革，原先被人们视为异端的同性恋逐渐被默许和容忍，同性恋的人数也在逐渐增加。专家估计，我国的同性恋人数已在 2000 万以上。按照男女同性恋人数之比一般为 2∶1，女同性恋人数也是一个相当庞大的数字。在这种情况下，就有可能出现女同性恋者对其他不愿与其发生性关系的女性进行性攻击的情形。虽然女性的生理特征决定了其不可能出现像异性强奸那样的情形，认定标准可能不同，由于法律的缺失，一般将女性攻击女性划入到猥亵或侮辱当中去，或以故意伤害罪论处（视具体案情而定），在实践中既有男同也有女同间发生性攻击的案件。

（三）性犯罪客体界定狭窄的问题

我国的《民法通则》和《刑法》则更精确地将儿童的年龄界定在 14 周岁以下。刑法规定的性侵犯的犯罪对象只能是妇女或者儿童，作为 14 周岁以上的男性，包括未满 18 周岁的未成年人则被排除在法律的保护范围之外。但实际上，男性被侵犯的情况并不少见，特别是男性受到男同性恋者的攻击，一旦受害者报案，会遇到报案无门或是寻求法律援助无门的窘境。同样，当发生"鸡奸"行为时，如果受害人报案，也会有相同的待遇。

（四）罪与非罪、此罪与彼罪的界定不清问题

1. **刑法第 236 条第 2 款规定** 奸淫不满 14 周岁的幼女的，以强奸论，从重处罚。所以奸淫幼女不能单独定罪，但原先的司法解释却将此条款单独定为奸淫幼女罪，这显然是矛盾的。此外，刑法规定的"奸淫"与"猥亵"在犯罪对象为女童时会发生重合。因为奸淫幼女即指发生"性交"。而在猥亵女童中，猥亵行为同样包括用生殖器接触幼女的性器官，这样要认定犯罪人是奸淫还是猥亵，就只能凭他的犯罪目的来判断了，而这无疑是相当困难的。如果双方性器官没有直接接触，如对受害者进行手淫、口交或者肛交等，都只能算是猥亵，而不能算是奸淫。

2. **我国刑法对于性行为特别是"性交"的界定给司法实践带来了麻烦** 对于人类而言，性交的最本质的自然功能是繁衍后代，因此传统上的性交只是指男女之间发生的生殖器交，即阴茎插入阴道。随着时代的发展，"性交"的范围和方式也在发生改变。比如"鸡奸""口交"等。一旦发生实质上是侵犯公民性权利的侵害行为时（比如"鸡奸"），犯罪分子甚至可以逍遥法外，因为法律有缺失。

总之，我国现行打击性犯罪的法律法规，在打击性犯罪的实践中发挥了巨大的作用，有效地震慑了性犯罪分子，保护了公民的合法权益。但是，仍然存在一些缺陷，随着法制化进程的不断推进，应该及时进行修订。

案例 11-2

张某，女，21 岁，汉族，未婚，高中文化。户籍所在地：河北省某地。

张某自幼读书，2012 年在某县职教中心高中毕业。2013 年 1 月来京打工，2013 年 5 月21 日至 5 月 28 日在海淀区某饭店当服务员。同事反映因其工作中，表现呆愣、反应慢，有时哭泣，因不能胜任工作被辞退。2013 年 5 月 29 日 17 时许，张某从打工的饭店出来，想坐

地铁到丰台某地找其父，因迷路，后来走到天桥商场附近，遇见犯罪嫌疑人王某，后王将其带到旅馆开房，并与其发生性关系。案发过程中被鉴定人表现顺从，无明显反抗。张某家人发现其身上有伤，追问下说出案情（被强奸），遂报案。预审时犯罪嫌疑人王某对案情供认不讳，承认曾两次与被鉴定人发生性关系的事实。张某父亲反映：2012年考完学后出现精神异常，表现话多，外跑，见人就搭讪，花钱大手大脚等。后住当地精神病医院13天，出院后基本恢复正常，又服药半个月后停药，具体诊治情况不详。继续上学半年，因自述听不懂课，后退学与其父一起来北京打工。衡水某心理康复医院病历记载：张某于2012年6月10日至2012年6月23日住该院治疗。主诉：情感高涨，易激惹，话多、事多，失眠1周。诊断为心境障碍，躁狂发作，服碳酸锂、奥氮平治疗，疗效好转出院。

精神检查：张某意识清晰，定向力完整，年貌相当，一般接触可，对答切题。称其去年住某精神病医院时，心情好，兴奋、话多，感觉自己精力特别足，到处找同学聊天，骑电动车，有电没电到处跑，自觉住院后恢复正常。称案发前数月又出现了跟上次住医院时相同的情况，精力充沛，到处给异性亲属打电话，被辞退后还给一名异性厨师留言，表示爱慕。在街上一边听歌，一边走，后来就遇见了王某。王某问其累不累，让其上他的车内休息，当时有些犹豫、害怕，但后来还是上了王某的车，称当时就是想找个地方休息，于是就和王去了旅馆。称发生性关系时自己不愿意，但没有力气反抗，也没有呼救。离开旅馆后因感觉事情不算挺大就没有报警，因腿上、胳膊上有伤，被家人发现，追问下说出与人发生性关系的事情，后由其父报案。知道强奸的含义，是男的强迫女的发生性关系，但觉得没有什么伤害，称从旅馆出来后，看见其父心里又高兴了。知道应该依法处理嫌疑人，情感反应协调，问及案情时有脸红、害羞等情感变化，检查合作，未见异常行为。分析意见：张某，女性，21岁，高中文化，有精神异常史1年余，自2012年6月出现精神异常，表现话多，见人就搭讪，乱花钱，外跑等。曾在当地精神病医院住院治疗，诊断心境障碍，躁狂发作，经服用碳酸锂、奥氮平治疗，疗效好转出院。精神检查：张某在案发前数月情感高涨，话多，爱管闲事，自我感觉好，精力充沛，活动明显增多等表现，依据中国精神障碍分类与诊断标准（CCMD-3），诊断为心境障碍，躁狂发作。

张某对非法性行为的性质虽能简单理解，也知道强奸的含义，以及应当依法处理嫌疑人等。但受所患疾病（躁狂发作）影响，情绪高涨，行为紊乱，性欲亢进。与陌生男子开房，行为极轻率，对其行为后果预期不足，其不知道被奸一事对自己身心有何伤害，案发后不知主动报案，在家人追问下才说出案情。综上所述，张某对非法性行为的辨认控制能力不完整，从而导致性侵事件的发生。

第二节　性犯罪者的心理问题与心理矫治

一、性犯罪者的心理问题

通过对上述章节的学习，不难看出性犯罪侵犯的客体有：女性的不可侵犯的权利，女性的自由权利，女性合法婚姻性行为的不可侵犯的权利，女性的人身权利、身心健康、人格和名誉等。性犯罪主要是通过力量的使用、年龄的悬殊、对亲密关系的侵犯和对公共秩序的侵害来定义的。事实上，性犯罪的本质并不仅仅是一种性行为和犯罪行为，往往同时也伴有心理功能失常的一种现象。同时，有时也是一种感情脆弱或心理不安全的个人，无法处理日常生活中的压力、紧张和要求时进行的一种自暴自弃、不顾生死的暴力行为。

一般而言，性犯罪者既有性问题，也有其他方面的问题。因此，需要对性犯罪者进行社会、认知、情感、生理方面功能等的综合评价。需要分析犯罪之前、犯罪期间和犯罪之后的事件，例如：心境的作用，是否周密筹划，是否饮酒，攻击行为的性质，性犯罪者对被害人的感情，对自己行为的认知等。分析也应当涉及性犯罪者性发育和社会发展，包括早年家庭关系，越轨性活动和非越轨性活动频率、性幻想频率，性犯罪者与性伴侣的性行为情况等。也应当分析越轨行为起作用的生活方式因素，例如：性犯罪者的人际关系模式、娱乐活动、精神活性物质、非成瘾性物质使用、兴奋剂、麻醉品使用等。应当重视其他方面的信息，例如：家庭成员，被害人，法庭记录等。部分行为主义心理学家认为，有必要对性唤醒模式进行评价，阴茎体积描记器是鉴别性偏好的可靠手段之一。

（一）强奸者的分类

强奸犯不是同质的群体，识别同质亚群体的尝试集中于行为动机的变化。大体可分为5种类型：

1. 暴力型性侵犯　暴力型性侵犯，是指性犯罪者使用暴力和野蛮的手段，例如：携带凶器威胁、劫持受害者，或以暴力威胁加之言语恐吓，从而对女性实施强奸、猥亵等。暴力型性侵犯的特点如下：

（1）手段残暴：当性犯罪者进行性侵犯时，必然受到被害者的抵抗，所以很多性犯罪者往往要施行暴力且手段野蛮和凶残，以此来达到自己的犯罪目的。

（2）行为无耻：为达到侵害受害者的目的，性犯罪者往往会厚颜无耻地不择手段，比野兽还疯狂地任意摧残凌辱受害者。

（3）群体性：性犯罪者常采用群体性纠缠方式对受害者进行性侵犯。这是因为，人多势众，容易制服被害人的反抗而达到目的；还会使原来单个不敢作案的罪犯变的胆大妄为，这种形式危害极大。

（4）容易诱发其他犯罪：性犯罪的同时又常会诱发其他犯罪，例如：抢劫财物、杀人灭口、聚众斗殴等事件。

2. 胁迫型性侵犯　胁迫型性侵犯，是指利用自己的权势、地位、职务之便，对有求于自己的受害人加以利诱或威胁，从而强迫受害人与其发生非暴力型的性行为。胁迫型性侵犯的特点如下：

（1）利用职务之便或乘人之危而迫使受害人就范。

（2）设置圈套，引诱受害人上钩。

（3）利用过错或隐私要挟受害人。

3. 社交型性侵犯　社交型性侵犯，是指在自己的生活圈子里发生的性侵犯，与受害人约会的大多是熟人、同学、同乡、甚至是男朋友。社交型性侵犯又被称"熟人强奸""交往强奸""沉默强奸""酒后强奸"等。受害人身心受到伤害以后，往往出于各种考虑而不敢加以揭发。

4. 诱惑型性侵犯　诱惑性侵犯，是指利用受害人追求享乐、贪图钱财的心理、诱惑受害人而使其受到的性侵犯。

5. 滋扰型性侵犯　滋扰型侵害的主要形式：①利用靠近女性的机会有意识地接触女性的胸部，摸捏其躯体和大腿等处，在公共汽车，商店等公共场所有意识地挤碰女性等；②暴露生殖器等变态式性滋扰；③向女性寻衅滋事，无理纠缠，用污言秽语进行挑逗或者做出下流举动对女性进行调戏，侮辱，甚至可能发展成为集体轮奸。

根据强奸行为中的敌意和控制情况，可以把强奸分成三类：

（1）震怒型的强奸：其强奸行为是一种表达并发泄个人愤怒的工具，表达了对妇女的狂怒、轻视和憎恨，并且对被害人使用了极度的暴力。这种强奸可能是由于对所觉察到的侵犯行为进行报复而激起。在这种类型的强奸中，性动机处于次要地位。强奸时间通常发生在案犯沮丧、冲突或激奋的事件之后。

笔记

（2）权力型强奸者：性犯罪者的目标是征服，强奸使其重新获得个人安全感，或者表达男子气和支配性，或者消除关于男子气的怀疑，保持男人的感觉。

（3）虐待型强奸者：性满足和暴力揉和在一起，用造成对方痛苦的方式寻找自我的兴奋和刺激，在无端地贬损、虐待及咒骂中获得满足。这是心理不正常的粗野表现。施虐者是孤独的、胆怯的、过分拘谨的、自卑的，特别是性的方面感到自卑，他们很难与妇女建立关系。性交和性高潮不是必要的组成部分，往往被害人的恐惧和遭受的痛苦会使性犯罪者产生兴奋。

强奸犯依据攻击对象不同，分为约会强奸、帮伙强奸、陌生人强奸等。

根据是否患有性变态，分为性变态强奸者和非性变态强奸者。

（二）强奸者的心理

1. 强奸者常有如下的心理或社会特性

（1）部分个体的早年生活中父亲的教育缺失，或存在与父母间的亲密关系严重失衡，多表现为对异性父母的过分依恋，而与同性父母的关系缺失的现象。

（2）部分个体的早年存在家庭破碎、遭受性侵犯或青春期的性接触过多等。

（3）有强烈的虐待妄想。

（4）1/4 是已婚者，但其婚姻生活并不和谐美满，性对象较少达到性高潮。

（5）很多有各种犯罪记录或其他有伤风化的性变态行为记录（如暴露狂或窥阴癖）。

（6）大多数个体存在严重的人格扭曲和心理异常，主要表现在挫折承受能力低，有严重的自卑感，自我中心，社会责任意识低下，人际关系处理能力拙劣等。

2. 强奸者的心理类型

（1）虐待狂：这些人常有暴力倾向和习惯性的敌意。

（2）无道德的"自我为中心主义者"。

（3）酗酒者：由于酒醉后的幻想引发的狂乱。

（4）突发者：平常循规蹈矩，由于生活或事业的挫折而导致。

（5）人格分裂的心理变态者：可能受其人格影响而没有明确的上述原因地实施性犯罪。

（三）强奸者的认知

1. 强奸迷思　强奸迷思这一概念是由罗灿英在 1995 年引介的概念，是指社会上普遍流传的，对强奸事件以偏概全、似是而非的论点。由于人的认知决定了人的行为，强奸者之所以强奸，某种程度上是受到了这些歪曲、错误的信念所驱使。正是这些对性的态度、信念为可能的强奸行为提供了理由，给强奸者一种权利感，也怂恿强奸者轻视甚至拒绝承认自己的强奸行为。

常见的强奸迷思大致分为三类：①有关被害者的刻板印象。例如，好女孩不会被强奸；女性若奋力抵抗，男性决无法得手；妇女若无反抗，就不算强奸；被强奸的女性一定是穿着暴露或行为不检点；女性说"不"只是故作矜持；女性面对被奸，多是惊吓过度，无法冷静应付；强奸被害者多是情绪不稳定者、歇斯底里的女性。②有关加害者的刻板印象。例如，强奸女人的男人是心理不正常的；男性因为无法控制性欲才会强奸女性；正常的男人不会强奸女人。③有关强奸控诉的刻板印象。例如，强奸目的就是为了满足性欲；大部分针对约会强奸的控诉是令人怀疑的；强奸事件多发生在陌生人之间；强奸案件的成立，须有暴力证据；女人会为了某些原因而谎称受暴。

2. 大男子主义　涉及男性对男子气的认知。男子气的共同特征包括成就、控制、权力、攻击、暴力。而有些男人试图通过滥用贬低、限制、侵犯女人以达到维持自己的控制、优势、地位，这其中往往存在自卑情结，即不相信通过自己合法合理的手段来获取男子气的表现。这一群体中的个体可能在某些情况下产生强奸犯罪行为。

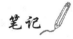

3. **性幻想** 非法侵害的性幻想促使强奸者对攻击产生非正常的性唤起模式，而这又被认为是强奸发生的主要动机。性攻击幻想充当某些强奸情节的原型，当抑制作用减弱，这些强奸情节就可能会被付诸行动。性攻击的经历反过来会为进一步的性幻想提供基础，从而增强了非正常的性唤起模式。

在性犯罪者中，社会能力缺陷很有可能既涉及外部社会交往技能方面的缺陷，也涉及社会问题解决、愤怒控制、人际关系技能和生活管理技能方面的缺陷。

（四）猥亵妇女和儿童犯罪者的心理问题

这类个体的犯罪行为涉及强奸罪、强制猥亵侮辱妇女罪和猥亵儿童罪。除其中部分个体具有上述强奸者的心理问题外，这类个体可能还存在其他的病态心理。例如我国台湾林山田、林东茂于1990年引述英国学者Fitch的见解，将猥亵儿童犯罪者的心理成因归为五种类型：

1. **不成熟型** 此类个体存在严重的社会自卑，自觉无法成功地担当男性的社会角色，而对于幼童存在幻想，在情绪上处于不成熟的状态。

2. **挫折型** 这类个体曾经从成年女性得到性挫折感，对正常的性充满不安全感和被拒绝焦虑，从而诉诸原始的行为模式。例如，有的夫妻性关系不合的父亲可能以自己的儿女作为泄欲对象。

3. **反社会型** 由于对社会的不满，为发泄自己短暂的冲动所驱使，通常以陌生的幼童为对象。

4. **病理型** 由于精神疾病、精神发育迟滞等原因而导致起无法控制性冲动所致。

5. **多重型** 即上述多种因素共同导致，或由于不包括在上述四种因素之内的其他因素所致。猥亵妇女者的心理成因缺乏足够的研究数据，但大致与上述几种类型相符。

值得一提的是，当代社会不乏某些人利用职务之便，对妇女和儿童进行猥亵行为，特别是对下属的性骚扰行为。这些案例往往存在侵害者多为社会成功人士，公众对其可能存在心理上的光环效应。以偏概全，不能接受其内心中可能存在的心理扭曲，而其自身也可能因为自己的职业优势而忽视对自身心理问题的及时疏导，导致利用职务之便以非法行为满足其变态的性欲，而受害者因为受到侵害者的社会光环的笼罩，往往投诉无门，或因有求于侵害者而委曲求全，被迫放弃抗争的权利。此类现象对于受害者的心理创伤更为严重，因为在遭受创伤的过程中无力反抗会对受害者造成二次创伤。对于侵害者来说，往往在事件初期不会被发现，而使其不但忽视了自我觉察和疏导变态心理的机会，反而纵容自己的非法行为，甚至使侵害者对法律和社会规范产生错误的认识，如错误地认为自己的权势和财富可以使自己践踏一切法律公平，直到事件被披露后，往往造成的是全社会性的恶劣影响。所以，提升自己的心理健康水平和社会责任意识，是每个个体都需共同承担的义务。

（五）女性性犯罪者的心理问题

女性性犯罪指女性实施的与性欲满足或性行为的进行相关的违法犯罪行为，主要包括卖淫、聚众淫乱、故意传播性病、性贿赂等。近年来，我国女性性犯罪的人数呈一定的上升趋势，这既有认识、情感、意志等心理过程上的原因，也有个性心理特征方面的原因。某些女性在错误的性意识支配下，过分追求所谓的性自由、性解放，把性需求同社会责任分离开来，认为性爱是随心所欲的行为，不应受社会公德和法律规范的约束。这种认识必然导致性放纵，进而产生五花八门的性犯罪行为。

女性性犯罪者不仅因个人的需要而畸形发展，而且大多数意志力薄弱。有的女性本人能力差、经验少，在外出从事经济活动时，往往容易上当受骗，或为了物质、金钱甘受屈辱，不惜牺牲自己的人格。性格上偏外向、交往面宽、抑制力差、性情急躁又不自爱的，很容易走上歧途。思想观点上是非观念不强，思想道德易蜕变。在环境发生变化时对社会道德的认同往往会发生改变，法律素质不高、法律观念淡薄。当她们面对冲突和矛盾时缺乏理性，易感情冲动，而走上性犯罪的道路。

二、性犯罪者的心理矫治

随着我国监狱事业的迅速发展，一种以人为本，体现人性化理念的新型改造手段——罪犯心理矫治正在全国监狱系统全面推开。例如，北京监狱管理局要求每个监区都要配备心理咨询人员，并与相关专业机构进行合作，培养了大量心理咨询人员充实基层。心理矫治被看作除狱政管理、教育改造、劳动改造之外的第四大罪犯改造手段。这不只是引进了一种科学的改造手段，更是引进了一种全新的行刑理念。矫治罪犯要以尊重罪犯为前提。心理矫治作为一种改造手段，通过改变罪犯的认知、情绪和行为，完善他们的人格，使他们更好地适应社会，不致再重新犯罪。

由于性犯罪具有多维度性质，矫治目标也很广泛。因此，许多矫治计划将一种以上的矫治方法加以结合。通常情况下，矫治是指导性的，要求犯罪者承担对犯罪行为的责任，担负起转变的责任。

在对罪犯的心理矫治过程中，矫治工作者既要严格遵守平等交友、为来访罪犯保守秘密等原则，又要善于运用倾听、关注、支持等技术，还要真正做到细心、耐心和诚心。矫治罪犯要以引导罪犯自我面对问题为目标。内因是变化的根据，外因是变化的条件，罪犯认知、情绪和行为的改变，尽管离不开矫治者的专业工作，但是矫治者的作用只是"授之以渔"，而不是"授之以鱼"。所以，在矫治关系中，矫治者只是起着"助推者"的角色，而罪犯自己才是改变自己的真正主体。让罪犯自己主导自己的矫治过程，不仅揭示了罪犯心理矫治的内在机制，而且充分体现了心理矫治制度的人文化特点。心理矫治以相信罪犯自己能够面对引发异常心理的问题为认识基础，也正是依靠这一基础上，矫治者才能够与罪犯建立起平等互信的关系，并进行真诚、深入的交流与沟通。在这一过程中，罪犯从矫治者那里获得大量的新信息，而这些新信息又促使罪犯反思问题，寻找问题根源，重新选择解决问题的方式和方法。随着心理问题的解决，罪犯获得了解决类似问题的方法。如果今后再遇到类似问题，罪犯自己也就可以从容面对，不至于再引发心理问题。所以，心理矫治的过程是促进罪犯成长的过程，也是培养罪犯适应社会能力的过程。

（一）建立、完善罪犯心理矫治工作网络和制度

罪犯心理咨询，是指监狱咨询员运用心理学的理论和方法，帮助有心理问题的罪犯发现自身的问题及其根源，挖掘罪犯的内在潜力，改变其原有的认识结构和不良的行为模式，以提高罪犯对监狱生活的适应性和应付各种不幸事件的能力。罪犯心理治疗，就是在建立良好治疗关系的基础上，由受过专业训练并取得相应资格的心理医生或其他心理学工作者（可以是管教民警，也可以是社会上的专业人员），应用心理学的理论和技术，对患有心理障碍及其他异常心理和行为的罪犯，给予诊断与治疗，以减轻或消除其心理症状，促使其克服行为障碍，增进心理健康的过程。

建立由心理健康教育中心、心理咨询联络员、心理健康宣传员组成的三级心理矫治网络是做好该项工作的组织保障。心理健康教育中心一般隶属于监狱的教育改造部门，由若干专兼职心理咨询师组成；心理咨询联络员由各监区热心于此项工作的管教干部组成，主要是负责检查心理健康板报情况，收集反馈，并指导有心理问题的罪犯前来心理咨询；心理健康宣传员由各监区具有一定文化水平的服刑人员组成，宣传员主要任务是向本监区罪犯宣传心理健康，动员有心理问题的罪犯前来咨询并及时收集咨询后的效果反馈等。

（二）性犯罪者的治疗

1. 躯体治疗　躯体治疗包括神经外科手术、外科阉割、抗雄性激素药物治疗。这些方法的使用，源于还原论见解，即性越轨行为是性驱力的一种功能，是性行为的内部动机或者性激素引起意象的一种功能。因此，治疗的着眼点集中在降低活性睾酮水平。

2. 精神分析治疗　心理动力学观点，把性犯罪看成是内部精神问题的一种症状。治疗的目标是通过暴露早年的创伤性关系引起的焦虑，增强自尊，减弱防卫。让犯罪者认识到自己的问题，承担起对自己行为的责任，重新评价自己对性和攻击的态度，认识到性犯罪是一种必须加以控制的犯罪行为。

3. 认知行为治疗　早期的行为治疗把重点放在改变性偏好和增强异性社会技能方面，虽然有些人仍赞同这样的治疗目标，但目前许多行为矫正计划把认知方法和目标结合起来。一般目的就是促进自我控制，把性行为、社会能力和认知歪曲作为治疗目标。技术有减弱越轨唤醒、增加非越轨唤醒、增强社会能力等。

减弱越轨唤醒技术，主要是厌恶程序。早期的厌恶疗法使用短暂的电击刺激肢体或者使用诱发恶心药物，采取经典条件反射模式，厌恶性刺激（无条件刺激）并不同时伴随引起越轨唤醒（条件刺激）的越轨幻想或视觉刺激（条件刺激）。在其他情况下，当伴随着越轨反应（勃起）而呈现厌恶性刺激，就会采取操作性（惩罚）范式。虽在抑制恋童癖刺激和强制性性刺激的越轨唤醒方面取得成功，但产生了一些伦理问题，现在已弃用。近年来，使用更多的的是内隐致敏法。在使用这种方法时，治疗对象想象越轨行为的后果，这些越轨行为最终会导致身体痛苦或者心理痛苦，这就是内隐惩罚程序的原理。也可以让治疗对象想象控制欲望带来的奖赏性后果，这就是内隐强化法。想象的材料可以通过多媒体呈现，也可以由治疗对象自己控制。

增加非越轨唤醒技术，是手淫或性高潮重建条件反射。让治疗对象为了他偏爱的性幻想进行手淫，但是在即将达到性高潮时，让他转而进行不越轨的幻想，之后逐渐将进行非越轨幻想的时间向手淫开始的时间前移。有时用塑造、消退两种技术。

增强社会能力的尝试依赖于模仿、指导、角色扮演、反馈和重复这样一些技能训练方法。现在许多矫治计划不仅关注异性间社会技能，而且关注社会问题解决、被害人移情、愤怒管理、闲暇技能和自尊。这些技能一般通过小组形式进行训练，强调通过模仿和重复进行经验学习。同时也关注社会认知，把认知歪曲作为治疗目标。性犯罪者的认知歪曲有性别角色、认为儿童-成人之间的性行为可以接受、极力缩小性侵害的危害结果方面的信念等。

（三）罪犯心理矫治质量评估

罪犯心理矫治质量评估，是根据监狱开展罪犯心理矫治工作的总体目标和要求，按照一定评估标准，选择恰当评估方法，对经过一定阶段矫治的罪犯是否达到预期矫治目标和要求，所作的判断和鉴定。

通过心理测查、模拟实验和系统评定，评估罪犯心理与恶习的消除程度，守法心理与良好行为习惯的建立程度。例如，通过情境实验让女性性犯罪者接触与性有关的刺激信息，观察其情绪变化是否具备克制性冲动的意志力。女性性犯罪者的社会心理缺陷主要表现为错误的性道德观念和缺乏对自己性心理及冲动的自我调控能力。因此，对这类罪犯的矫治成效应侧重从以下几方面进行评定：

1. 错误的性爱观念是否减弱以至消除，正确的性意识是否已建立。

2. 对性心理及冲动的自我调控能力以及对色情诱惑的抵御能力是否增强。

3. 一部分罪犯的性变态心理是否得到矫治。

最后，要做好再犯罪心理预测工作。建立再犯罪预测评估体系，运用人格量表或专门的再犯罪预测量表,罪犯自评与他人评定相结合,对性犯罪者的人格状况、心理健康水平及性犯罪倾向进行测查,对出狱后再犯罪的可能性进行预测,从而为出狱人员的再犯罪预防工作奠定基础。

(四) 预防性犯罪的对策

1. 应当动员社会力量开展综合治理工作。大力加强社会主义的精神文明和物质文明建设,提高全民族的文化水平和道德水准,是预防性犯罪的根本措施。加强心理调解,提供人性化管理。例如为城市流动人口夫妇团聚提供便利。

2. 应当坚决摒弃各种色情文化,净化周围社会环境,排除淫乱思想的侵蚀。同时丰富业余生活,开展男女互相交流共同参与的活动,通过正常的、健康的异性社会交往来舒缓性压力,调解情绪。

3. 应当不断完善中国的法律机制,长期坚持、严厉打击性犯罪,震慑那些有性犯罪倾向的人,保护受害人的合法权益,倡导、弘扬见义勇为的社会风尚,切实有效地保护人们的性权利和性健康。

4. 应当在全社会推动性教育的开展,特别加强对青少年的疏导、教育工作,把法学教育、青春期性教育和对青少年的性保护有机结合起来,向他们进行文明、礼貌、自强自立、尊重他人、预防性病、计划生育、抵御性暴力、自我保护等教育。

5. 对犯有性罪错者,除了给予必要的刑事、行政处分外,还应结合劳改、劳教的实践。

6. 自觉抵制性诱惑。

案例 11-3

汪某,男性,36 岁,汉族,未婚,高中文化。户籍地为浙江省某地。

汪某自幼上学,高中文化。曾服兵役。案发前为北京某公司员工。2011 年 12 月 15 日中午,汪某与同事一起到海淀区某户做家政服务。1 小时后,同事离去。汪某又接着为客户服务 1 小时。之后,在换零钱的过程中,汪某喝了一小瓶二锅头、一听啤酒。15 时许,汪某在房间内对事主进行强奸(未遂)。预审时,汪某知道是因为要强奸女客户被抓的,能够清楚地叙述事情的经过。称"因为我们是老乡,而且当时我们喝酒了,想强奸对方,但是没有得逞。""因为我在楼下买酒喝了,酒精的缘故一时冲动有了想和女房主发生性关系的念头。"称没有征求对方的同意,但强行亲嘴、摸胸。因对方挣扎,并咬住了他的舌头。称事主报警几次都没有接通,自己报警称自己是强奸犯。并书写亲笔供词,称自己的行为是犯罪行为,认识到自己错了。

汪某的父亲反映:既往无精神异常。曾服役 3 年,是五好战士。复员后,先在某集团当保安,后在某机场当临时工 8 年。此次,2011 年 10 月 1 日来京务工,家人不知其在京情况。2012 年 5 月 20 日,家里收到他的一封信,说他是被逼进看守所的,说有人醉酒闹事、要砸他电脑、要打他;说堂堂国家领导人的后代关进看守所内了;说在看守所内没有害他;说他在去年夏天提出过用杭州湾跨海大桥发电的方法来对付电荒。否认有精神病家族史。

被害人反映:在做家务时,汪某说过其是国家领导的后代,认识很多明星。

精神检查:汪某意识清晰,年貌相当,定向力完整,接触主动。问答切题,语速、语量适中。能够清楚地叙述案发经过,知道自己犯"浑",抱住女客户,亲嘴,摸胸,被咬住舌头。对违法行为的原因解释为,一是当时饮酒了,有酒劲,但没醉,借酒壮胆;二是用对客户非礼来影响公司的声誉,因为公司对自己不好。认为自己的行为是猥亵,不是强奸未遂,随便关 7、8 个月就该放了。否认有性侵的想法,称受害者长得丑,自己的目的就是想非礼她,让她告发。称其父是国家领导人的儿子,母亲是一位将军的私生女,这事别人都知道。说自己通过微博与很多明星沟通,自己跟他们很熟。称自己跟曹某(女演员)很熟,曹某也是许世

笔记

友的私生女,让他检举国家领导人。说公司的经理经常派人过来捣乱、要砸自己的电脑、派人打他等,目的是让自己"滚蛋"。说当兵时,曾有一发炮弹飞过来,差点把自己炸死。称连队领导不能让总理的后代去死,所以,自己才幸存的。称自己也是近2年才知道身世的,并以此来解释以前的事情。称自己提出过很多大的设想,如用海水治理沙漠,用杭州湾跨海大桥上建风电来解决电荒,但这些成果都被别人占有了。认为自己一直被压制。称有时有自语,独处时能听到有人在说话,内容不详。案发时虽饮酒,但头不晕,脸不红,否认醉酒了。情感反应不协调,如谈及被害、身世时无相应情感变化。说希望看在自己是忠良的后代、自己对国家所做的贡献上从轻处理自己。

分析意见:被鉴定人汪某何时起病不详,从精神检查自述内容分析,至少来京时(即案发前2个半月)已经处于疾病期。为持续性病程,未曾进行过相应诊断治疗,病情延续至今。临床表现为说自己是国家领导人的后代,认为自己做出很多贡献,有人在害他、对他不好。精神检查中,存在幻听、夸大妄想、被害妄想,妄想内容荒谬、离奇,并对以前的经历进行妄想性解释;情感不协调,无自知力。IQ 89,属于正常智力。案发前虽曾饮酒,但未达醉酒状态。综上所述,根据《中国精神障碍分类与诊断标准(第三版)》(CCMD-3),汪某诊断为精神分裂症。案发时处于疾病期。

2011年12月15日15时许,汪某在海淀区某户内,有意识的选择犯罪时机(等同事离开后,又额外给事主做家政1小时),对女事主进行强奸(未遂)。案发后自行报警。预审时,其称当时想借酒劲强奸对方,知道自己的行为不对,承认错误,愿意接受处罚。但由于案发时,其处于疾病期,受妄想等精神病性症状的影响,认为公司对其不好,想用非礼客户来影响公司声誉,故而实施强奸行为。

对于此类性犯罪嫌疑人,治疗其精神疾病是首当其冲的事务。可用抗精神病药物系统的治疗。可选择住院治疗,条件不允许的可门诊治疗。当其精神病性症状得到控制时,其辨认能力及控制能力会进一步恢复正常状态。

第三节　性受害者的心理问题与心理辅导

性受害者比起其他犯罪的被害人,具有诸多独有的特征。除可能存在身体损伤、物质损失外,其性权利被侵犯,会受到长期的精神折磨,这一更具危险性的伤害有时很难从外观上看出来。性受害极具隐蔽性,隐案的发生率高。成为隐案的原因可能有:被害人太年轻,受到犯罪者的恐吓,犯罪者是亲属,或者因为向司法机关人员报告这种犯罪行为可能引起"指责被害人"的压力,担心将来名誉受到损害、无法在社会中生存等。具有耻辱性、持久性,性受害者会不自觉地感觉到耻辱、自责,遭受自身、社会的双重压力,会持续很长时间甚至终生。

一、性受害者的心理问题

(一)性受害者的分类

1. 生理、心理特点分为正常成年被害人、未成年被害人、缺陷型被害人(指患有精神障碍、智力障碍等的人)。

2. 被害人的责任程度,可以分为有责被害人、无责被害人。前者是指由于被害人本身的某些原因成了被害的原因之一,例;被害人行为轻佻、举止轻浮、衣着暴露等。幼女、女性精神障碍患者多为无责被害人。

3. **被害的自身原因**　分为:①激怒型被害人:因自身的某种行为激怒了对方而受到性侵害的被害人;②表现型被害人:因在不适宜的场合穿着过于暴露的衣着,刻意表现自己而遭受被害；③愚昧型被害人：因为自己愚昧无知，迷信等情况而被奸；④好奇型被害人：出于对性的好奇心而遭受性侵害，多为未成年少女；⑤盲目型被害人：因盲目相信别人而被性侵害；⑥贪利型被害人：因贪图某种利益，如金钱、器物、职位等而遭到性侵害。

（二）性受害者的心理问题

性侵害几乎总是会成为一种改变命运的经历，并且可能影响被害人的余生，事件本身及随之的混乱、挑战甚至可能改变其身份和对这个世界的看法。情绪影响主要为恐惧、焦虑、抑郁及情感疏离；精神损伤表现为安全感丧失，感觉自己不再纯洁，不再相信自己对所生活的环境的直觉，不再相信生命的意义，自我价值感降低；其他的包括慢性疼痛、滥用药物、意外怀孕、性功能障碍、感染性病等。性侵害造成的毁灭性后果，不仅使被害人自身承担沉重的负担，他们的家人和朋友，甚至她寻求帮助、给她提供关心的人也可能遭受感情上的替代创伤。

强奸创伤综合征（rape trauma syndrome，RTS）是在 1974 年提出的，用来描述 92 名遭受强奸的被害者的一系列反应，而且这些人的反应具有很大的一致性。强奸创伤综合征可以表现为躯体、认知、情感、行为等多方面的症状。通常由突发性危机阶段和长期阶段两个阶段组成。

突发性危机阶段是一个生活紊乱阶段，它在被强奸后立即开始，大约持续 2～3 周。会在被害后的短时间内产生恐惧、震惊、耻辱、绝望、愤怒、悲痛、焦虑和紧张等强烈情绪反应，以后会表现出否认强奸事实、呆滞、冷漠、行动迟钝、羞耻感、自责感、惊恐不安、报复情绪、失眠等反应。此期的被害人通常表现为强烈的情感反应和部分躯体症状。情感反应趋向于表达和控制，例如痛苦和哭泣，微笑或大笑，平静和竭力控制，情感平淡，休克或麻木，也可能表现为生气、害怕或紧张，有一些人还可能掩饰她们的感觉、行为，仿佛一切都好。急性反应源于对身体损伤或死亡的恐惧，一旦其感到安全，她们又开始体验到情绪激动、羞辱感、自责、情绪低落、内疚、担心再遭攻击、无助、报仇和愤怒等。强奸极度的痛苦一般在受到伤害 3 个星期后达到峰值，而且会在第 2 个月继续达到一个峰值，受到伤害后的 2～3 个月将会有逐步的改善。

艾利森（J.A.Allison）等人 1993 年在访谈报告中，根据以下特征对第一阶段的这些反应进行了分类：

1. 否认、震惊和不相信　"这不可能在我身上发生"，是一种常见的反应。一位被害人在后来叙述遭受强奸期间的思想时说："当我试图理解发生了什么事情时，多种思想闪现在脑子里。这是一个玩笑吗？这种行为是不是太残忍了？这不是真的。"被害人可能怀疑家人和朋友是否了解强奸发生的情形。

2. 人格分裂　被害人可能不同程度地表现出人格解体。她们可能出现意识模糊和定向障碍；有些人出现神情迷茫、感觉麻木，对周围环境没有反应。

3. 罪恶感、敌意和责备　贾诺夫 - 布尔曼 1979 年提出自责反应（self-blaming response）概念，可能是除了恐惧之外最经常发生的反应。"要是我锁上那扇窗户就好了"，"要是我早一点乘公共汽车回家就好了"一类的念头，是被害人因为遭受强奸而责备自己行为的常见例子。这类反应至少意味着，如果他们采取不同的行为，就可以避免被奸的发生。她们有相当强烈的自责，以致使她们相信被奸就是自己的过错，或者相信强奸犯喜欢她们。

有些被害人把目标指向强奸行为，责备所有的男人或者责备导致发生性侵害行为的社会。

4. 退回到无助状态或者依赖状态　遭受强奸的被害人往往诉说她们体验到自己不再是一个独立的人的感觉。自主感或有能力感被自我怀疑感取代。被害人往往体验到自己不能再控制自己的生活和自己身上发生的事情的感觉。必须依赖与自己关系密切的那些人，帮助其做出甚至最重要的决定。有时，包括早上起来后穿什么衣服，都觉得很难做决定，需要家人帮助来决定。

5. 歪曲的知觉　不信任、悲观,甚至偏执狂都是遭受强奸者经常出现的反应。在她们眼里,世界变成了一个可怕的生活场所。

随后的阶段是一个重组阶段,即长期阶段。这时被害人开始重新组织其生活方式,重新找回平静感和对自己生活的控制感。这种重新组织可能适应也可能不适应,不同个体之间在这个阶段的反应是明显不同的,主要决定于受害者的年龄、人格特征、生活状态、强奸的环境和被害人支持者的反应等。被害人会有生活方式的改变,例如改变电话号码、搬到新住所、选择外出旅行一段时间等。部分人会害怕人群,产生恐惧症状,影响了社会功能。有些受害者害怕孤独,一个人单独时候会有焦虑、紧张、恐惧等心理症状。有时又害怕处于人群和陌生人当中,并且害怕有人从后面悄悄地接近。在被害人受害之后的性生活中,性功能紊乱或改变很常见,例如性厌恶、性交时强奸的闪现、阴道痉挛和性高潮障碍等,通常可能终止与亲密伙伴的性关系。

在强奸案件中,创伤后综合征更常见于被用器具和(或)极端的体力威胁的被害人、被陌生人强奸的人和造成身体损伤的案例。反复重现创伤性体验表现为其以各种形式体验强奸的情景,例如不由自主地回想受打击的经历,出现强奸时的图像、知觉、想象;频频出现于被奸内容相关的噩梦;有时其仿佛又完全回到被强奸情境中,重新表现出强奸事件发生时的各种情感和行为。其回避症状包括对强奸相关的刺激存在持续的回避和麻木的感觉。回避对象不仅限于具体的场景、情节,还包括有关的想法、感受与话题,对强奸事件的某些重要方面失去记忆。受害人尽量回避与强奸有关的场景、情景,人和物,有关的想法、感受、话题等。有些会出现选择性遗忘,不能回忆起与强奸有关的一些重要内容。同时,会有"心理麻木"或称作"情感麻痹"的表现,例如感到对过去热衷的活动、兴趣索然无味,甚至难以对任何事情发生兴趣,感到自己与外界隔离、疏远和格格不入,似乎对什么都无动于衷,难以表达与感受各种细腻的情感,与家人、朋友自我强迫性隔离,增加药物或酒精的使用,参加高危险的活动,刻意回避能够想起遭受攻击的地方、活动、人等;另外,还有持续性焦虑和警觉水平增高,例如难以入睡或不能安眠,容易受惊吓,做事不专心等。

强奸创伤综合征与创伤后应激障碍之间,可能有很多相似之处。而且后者属于精神障碍的一种,有明确的操作定义,也能反映被害人的一些精神症状,同时在法庭上避免了"强奸"这个词汇。因此,有些学者提出用后者来替代前者。有些学者则不同意,一是因为遭受性侵害者的一些反应,例如性功能障碍、价值观被破坏等不是创伤后应激障碍的诊断标准内容;二是前者强调的是对遭受性侵害者的危机干预、救助,所包含的时空范围更广。

并非所有的强奸被害人都有同样严重的症状。科斯等人的研究支持这个研究结果,他们使用了一种遭受强奸反应的生态学模式,这种模式强调不同的个人因素、事件因素和环境因素,这些因素会影响从性侵害中的康复。其中,有关联的个人变量包括被害人的年龄和所处的发展阶段;被害人识别和利用可以得到的社会支持的能力;被害人、家庭、朋友和其他人(包括警察、医务人员、心理救援人员)对创伤性事件意义的认识。其他环境变量还有被害人在创伤后的安全和控制程度;对性侵害的社会态度和价值观等。

(三)被性虐待儿童的心理问题

1999 年,WHO 在关于儿童性虐待(child sexual abuse)的预防磋商会议上阐述为:"儿童性虐待是指涉及性行为的儿童,他或她不能完全理解,不能给予知情同意,或由于儿童尚未发育成熟,不能给予同意;或违反了法律或社会风俗习惯的禁忌。儿童性虐待被一个儿童或一个成年人之间的行为所证实,或处于被其他同龄或成熟的孩子负责、监管或控制的关系中,该行为趋于满足其他人的需要。"它多是成年人对儿童实施以性刺激以满足自己性冲动的行为,包括带有性刺激目的的亲吻、拥抱、调戏儿童身体,玩弄儿童的性器官。其中,最严重的是强迫性交、乱伦、逼迫儿童卖淫。

虽然大多数国家都把儿童性虐待当做犯罪，但报道的案例远远低于实际发生率。不愿报警和申诉的理由包括家长反对、害怕施虐者、羞耻感等。

儿童性虐待分为三类：非性接触的性侵害、有性接触的性侵害、性剥夺。

儿童被性虐待的后果：

1. 近期影响　表现为被害人的躯体损伤、精神创伤和行为变化，也可能感染性传播疾病或造成女童妊娠。精神方面，多表现为焦虑、恐惧、创伤体验的重现和抑郁、睡眠紊乱、愤怒等。有时表现为转化症状，例如自我伤害、自暴自弃、企图自杀、躯体不适等。

2. 后期心理变化　包括自尊心降低、多疑、敌意、抑郁、退缩等，对成年男性的恐惧，尤其对陌生男性有所猜忌、不信任，也可能出现各种神经症性症状。不同年龄的受害儿童或青少年的表现会有特异性，5岁以下幼童会造成惊恐发作或某些发育障碍；学龄儿童则突然表现焦虑、抑郁、恐惧、学习困难和离家出走，或变得有攻击性等；青春期时，除了上述表现外，还会有强烈的反抗意识，特别是对父母的反抗。

3. 远期影响　男孩更多的出现各种反社会行为和不良习惯。女孩较多出现精神异常，例如焦虑、抑郁、恐惧等。若没有得到很好的支持，这种情绪和"噩梦"会长期相伴。不少人出现性自尊降低、性功能障碍，也有出现过度自娱、性犯罪等。

二、性受害者的治疗

对性受害者进行积极的干预治疗，有助于防止在其心中形成被害标签，防止招致反复被害；防止自杀；有助于性受害者积极报案、指认犯罪嫌疑人，防止更多的女性受害；也有助于防止性受害者仇恨社会，成为犯罪者。帮助其恢复到正常状态，重新积极地回归社会，促进社会和谐稳定。

对性受害者的治疗一般包括帮助度过被侵犯事件后的危机，致力于建立长期的适应。危机干预一般给性受害者提供支持和信息，鼓励她们将情绪表达出来，并且制定应对创伤的策略。心理治疗，包括个体治疗和团体治疗，可以帮助性受害者处理被害后的一系列情绪问题，提高自尊，避免自责，认识与此经历有关的情绪起伏，以及建立或维持正常爱的关系。治疗师还应帮助性受害者认识到启动社会支持系统的重要性。家人、朋友和医疗专业人员等都是提供帮助的潜在资源。

（一）危机干预

在危机阶段，应当提供紧急援助措施，例如心理援助热线服务，陪同性受害者到医院急诊，以收集法医需要的证据并获得急救，陪同去公安机关录口供，开展教育活动，解除其对被奸的不理性认识，确立正确观念。协助解决性受害者的需要和问题。

心理援助热线干预的基本策略是先稳住对方情绪，导其倾诉，晓之以理。面谈干预，基本方法是倾听、评价、干预措施包括调整认识、改变应对技巧、放松训练、扩大交往、建立支持系统等。干预技术要点：

1. 心理急救

（1）接触和参与：倾听与理解，应答性受害者，或者以非强迫性的、富于同情心的、助人的方式开始与性受害者接触。

（2）安全确认：增进当前的和今后的安全感，提供实际的和情绪的放松。

（3）稳定情绪：使在情绪上被压垮或定向力失调的被害人得到心理平静、恢复定向。愤怒处理技术、哀伤干预技术。

（4）释疑解惑：识别出立即需要给予关切和解释的问题，立即给予可能的解释和确认。

（5）实际协助：提供实际的帮助给性受害者，比如询问目前实际生活中还有什么困难，

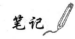

协助幸存者调整和接受因此改变了的生活环境及状态，以处理现实的需要和关切。解决问题技术。

（6）联系支持：帮助性受害者与主要的支持者或其他的支持来源，包括家庭成员、朋友、社区的帮助资源等建立短暂的或长期的联系。

（7）提供信息：提供关于应激反应的信息、关于正确应付来减少苦恼和促进适应性功能的信息。

（8）联系其他服务部门：帮助性受害者联系目前需要的或者即将需要的那些可得到的服务。甄别处理。

心理危机干预的注意事项：

（1）心理危机干预是指针对处于心理危机状态的个人及时给予适当的心理援助。这不是一种程序化的心理治疗，而是一种心理服务。

（2）心理危机干预的最佳时间是遭遇创伤性事件后的 24～72 小时。若是 72 小时后才进行危机干预，效果有所下降。若在 4 周后才进行危机干预，作用明显降低。

（3）心理危机干预的方法是最简易的心理治疗方法，例如：倾诉、危机处理（心理支持）、松弛训练、心理教育、严重事件集体减压等。

（4）心理危机干预必须和社会支持系统结合起来。尤其是在遭遇重大伤害的时候，心理危机干预和社会工作服务是紧密结合在一起的。

2. 集体心理晤谈　晤谈过程一般分为六期，有时可以把第二、三、四期合并进行，但要注意避免二次伤害。

第一期　介绍期：指导者进行自我介绍，介绍心理晤谈的规则，仔细解释保密原则等。

第二期　事实期：请性受害者描述被侵害事件发生过程中的一些实际情况；询问性受害者在这些严重事件过程中的所闻、所见和所为；原则上每一性受害者都必需发言，然后性受害者会感到整个事件由此而真相大白。

第三期　感受期：询问有关感受的问题，事件发生时有何感受，目前有何感受，以前是否有过类似感受等。

第四期　症状期：请性受害者描述自己的应激反应综合征症状，例如失眠，食欲不振，脑子不停地闪出事件的影子，记忆力下降，注意力不集中，决策和解决问题能力减退，易受惊吓、爱发脾气等；询问被性侵害事件过程中性受害者有何不寻常的体验，目前有何不寻常体验，事件发生后，生活有何改变。请性受害者讨论其体验对家庭、工作和生活造成什么影响和改变。

第五期　辅导期：介绍正常的反应；提供准确的信息，讲解事件、应激反应模式；应激反应的常态化；强调适应能力；讨论积极的适应与应对方式；提醒可能存在的消极应对方式，例如饮酒等；提供有关进一步服务的信息；给出减轻应激的策略；自我识别症状。

第六期　恢复期：总结晤谈过程，回答问题，讨论行动计划，重申共同反应，强调小组成员的相互支持和可利用的资源等。

整个过程需 2 小时左右完成全部过程。严重事件后数周或数月内进行随访。

也可以实施一对一的心理晤谈，过程及原则同集体晤谈。

（二）防止被性攻击的对策

1. 易发情境

（1）夏天是女性容易遭受性侵害的季节：夏天天气炎热，女性衣着单薄，裸露部分较多，因而对异性的刺激增多。夏季街道、校园等处绿树成荫，罪犯作案后容易藏身或逃脱。

（2）夜晚是受害者容易遭到性侵害的时间：这是因为夜间光线暗，犯罪分子作案时不容易被发现，所以在夜间女性应尽量减少独自外出。

（3）公共场所和僻静场所是女性容易遭受性侵害的地方：这是因为公共场所，例如舞池、礼堂、游泳池、车站、码头、影院、宿舍等场所人多拥挤时，不法分子乘机性侵害女性；僻静之处，例如树林深处、夹道小巷、楼顶晒台、没有路灯的街道楼边、尚未交付使用的新建筑物内、下班后的电梯内等。

2. 预防方法

（1）筑起思想防线，提高识别能力：特别应当消除贪小便宜的心理，对一般异性的馈赠和要求应婉言拒绝，以免因小失大。谨慎待人处事，对于不相识的异性，不要随便说出自己的真实情况，对自己特别热情的异性，不管是否相识都要倍加注意。一旦发现某异性对自己不怀好意，甚至动手或有越轨行为，一定要严厉拒绝、大胆反抗，并及时向有关人员和部门报告，以便及时加以制止。

（2）行为端正，态度明朗：如果自己行为端正，不法分子便无机可乘。如果自己态度明朗，对方则会打消念头，不再有任何企图。若自己态度暧昧，模棱两可，对方就会增加幻想、继续纠缠。在拒绝对方的要求时，要讲明道理，耐心说服，一般不宜嘲笑挖苦。中止恋爱关系后，若对方仍然是同学、同事、不能结怨成仇人，在节制不必要往来的同时仍可保持一般正常往来关系。参加社交活动与男性单独交往时，要理智地有节制地把握好自己，尤其应注意不能过量饮酒。

（3）学会用法律保护自己：对于那些失去理智、纠缠不清的犯罪分子，女性不要惧怕他们的要挟和讹诈，也不要怕他们打击报复。要大胆揭发其阴谋或罪行，及时向相关人员报告，学会依靠组织和运用法律武器保护自己。

（4）学习防身术，提高自我防范的有效性：一般女性的体力弱于男性，防身时要把握时机，出奇制胜，即使不能制服对方，也可制造逃离险境的机会。同时，在一定情境下要注意设法在不法分子身上留下印记或痕迹，以备追查、辨认案犯时做证据。

案例 11-4

马某，女性，23 岁，汉族，未婚，大学文化。马某自幼上学，大学毕业，现为某公司管理中心员工。2011 年，犯罪嫌疑人余某两次开车到北京郊区的小树林，在车内对被鉴定人马某实施强奸。马某既往性格外向、开朗、阳光。在某校上大学时曾两次获得优秀学员称号。2012 年 6 月 3 日之后，其不愿上班，要父亲为其换工作，欲哭，不想吃饭，丢三落四，夜眠差，有时夜里蜷坐在床上发愣。报案后，其出现情绪不稳定，有时心烦，发脾气，摔东西，曾欲从住所的高层楼上跳下被母亲抓住。追问何故，称其被强暴。表现情绪非常激动，称如余某不死，她就死；如余某被放出来，她就把余某给杀掉。其认为别人都知道这事了，父亲也因此事受牵连了，所以不出门，即使出门也戴着眼镜，要求换地方住。其睡眠差，有时有自残行为。其认为这个世界是肮脏的，自己的一生都被废了，没有希望了。否认有精神病家族史。其就诊资料记载：2011 年 6 月被单位领导强暴后心烦、压抑，又不敢得罪领导，精神上受惊吓，不敢看见单位，不愿上班，偶有哭泣，食欲缺乏，夜眠差，要求父亲给其换工作。其反复回想被强暴过程，痛苦，卧床不起，有时又很冲动，说要把坏人给杀了，用刀在自己身上乱划。事主称"这几天，我感到头晕、头痛、心慌胸闷，有时发脾气、摔东西，夜里也睡不着。总是觉得门窗开着，很害怕。睡着了又做噩梦。我很想离开去一个安全的地方。"对检察院同志问及被强暴经历时感到极为不适、难以应对，记忆也出现问题。精神检查（被奸后 11 个月）：马某意识清晰，年貌相当，定向力完整，接触被动。问答切题，语速、语量适中。其称不愿回想被强暴一事，但总是不由自主地想起这事并伴紧张、害怕，有手抖、心慌，经常做有关此事的噩梦，为此感觉非常痛苦。在司法机关问及此事时，自己有些细节记不起来，有些细节又记错了。说此事发生以后，自己不想吃饭，体重下降 10 公斤。

笔记

认为这事将自己的一生给毁了，没希望了。承认自己想跳楼自杀一事。说晚上睡不着，总是害怕、担心，总是感觉有奇怪的声音，像是脚步声，总担心余某从看守所出来害她。精神检查过程中，其一直低头，与鉴定人员没有目光交流。其用几绺头发将半边脸遮住。称别人都知道自己被强暴一事了，走在路上总是感觉有人在对自己指指点点、议论这事，所以不敢出门，即使出门也要戴着墨镜、打着伞、用一些头发遮住脸才可以。认为父亲也因为这事受到牵连了，有自责。对单位、所住的大院有回避，要求换工作、换住所。情感低落，愁眉苦脸，谈及案情时则情绪激动。明尼苏达多相人格测查量表结果：心理状态中度异常，提示抑郁或焦虑性障碍89.69%。分析意见：马某自2011年6月初被奸后，不愿提及案发经过，情绪抵触，悲伤、愤怒，仍存在病理性重现，如出现反复不由自主地回想被奸一事，有相关的梦境，对此感到非常痛苦。有回避行为，如不愿回单位，要求换单位、换住所。存在被议论的超价观念，如认为别人都知道自己的事情了，都在对自己指指点点。其对将来丧失信心，认为人生被废了。存在情绪低落，行为退缩；有纳差、体重下降明显（短期下降10公斤）；夜眠差，有自杀想法及企图。其社会功能受损，不能去上班，怕见人。明尼苏达多相人格测查量表结果：心理状态中度异常。综上所述，根据《中国精神障碍分类与诊断标准（第三版）》（CCMD-3），马某临床诊断为创伤后应激障碍，目前仍处于疾病期。

对被性侵者的干预一般包含两个部分。第一部分是及时的到有资质的医疗机构进行诊治，必要时予以对症治疗。由于该案例中马某情绪低落，失眠，体重明显下降，不能坚持工作，并有自杀观念，因此给予了抗抑郁治疗6～8周后，上述症状基本缓解。第二部分是心理援助。心理援助和抗抑郁治疗不是截然分开的。案发后可适时应答性受害者，或者以非强迫性的、富于同情心的、助人的方式开始与性受害者接触。增强其安全感，有利于其情绪的放松，稳定情绪。找出立即需要给予关切和解释的问题，立即给予可能的解释和确认。提供实际的帮助，比如询问目前实际生活中还有什么困难，协助幸存者调整和接受因此改变了的生活环境及状态，以处理现实的需要和关切。帮助性受害者与主要的支持者或其他的支持来源，包括家庭成员、朋友、社区的帮助资源等等建立短暂的或长期的联系等等。经过近3个月的干预，马某终于恢复了平静的生活。

（孙　毅）

推荐阅读

[1] 任骋.中国民间禁忌.北京:作家出版社,1991.

[2] 安云凤.性伦理学新论.北京:首都师范大学出版社,2002.

[3] 王伟,张宁.临床心理学.2版.北京:人民卫生出版社,2016.

[4] 赵靖平,张聪沛.临床精神病学.2版.北京:人民卫生出版社,2016.

[5] 刘新民.变态心理学.2版.北京:人民卫生出版社,2013.

[6] 刘毅.变态心理学.广州:暨南大学出版社,2005.

[7] 张伯源.变态心理学.北京:北京大学出版社,2005.

[8] 姚树桥,杨彦春.医学心理学.6版.北京:人民卫生出版社,2013.

[9] 郝伟.精神病学.7版.北京:人民卫生出版社,2013.

[10] Gelder M, Mayou R, Cowen P.牛津精神病学教科书.刘协和,袁德基等,译.成都:四川大学出版社,2004.

[11] 刘新民.性障碍.北京:人民卫生出版社,2009.

[12] 王宝安.问世界性为何物-解读性心理障碍.西安:陕西科学技术出版社,2012.

[13] 邱鸿钟.性心理学.广州:暨南大学出版社,2008.

[14] 陆峥.性功能障碍与性心理障碍.北京:人民卫生出版社,2012.

[15] 霭理士.性心理学.潘光旦,译.北京:商务印书馆,1999.

[16] 陆时莉,魏月霞.犯罪心理学.北京:高等教育出版社,2007.

[17] 王伟.临床心理学.北京:人民卫生出版社,2009.

[18] 《中国性科学百科全书》编委会.中国性科学百科全书.北京:中国大百科全书出版社,1998.

[19] 王建平,俞斌,姚洪亮.性心理学.北京:首都师范大学出版社,1998.

[20] 弗洛伊德.弗洛伊德文集(第一卷).车文博,译.长春:长春出版社,1998.

[21] 萨特,存在与虚无.陈宜良等,译.北京:三联书店,1987.

[22] 罗洛.梅.自由与命运.杨韶刚,译.北京:中国人民大学出版社,2010.

[23] 欧文.亚隆.存在心理治疗(上)死亡.易之新,译.台北:张老师文化事业股份有限公司,2003.

[24] Ruscher JB, Hammer EY.社会心理学新进展(影印版).申继亮,译.北京:北京师范大学出版社,2007.

[25] 陈一筠.陈一筠婚恋辅导手册.北京:中国妇女出版社,2006.

[26] 恩格斯.家庭、私有制和国家的起源.北京:人民卫生出版社,2003.

[27] 刘发岑.婚姻通史.沈阳:辽宁人民出版社,1991.

[28] 弗洛伊德.性学与爱情心理学.罗生,译.天津:百花文艺出版社,1996.

[29] 胡佩诚.性心理学十五讲.北京:北京大学出版社,2006.

[30] 胡珍.性爱 婚姻 家庭-大学生性教育教材.北京:科学出版社,2011.

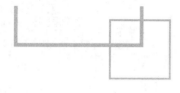

中英文名词对照索引